JN290977

結果の出せる整形外科理学療法

運動連鎖から全身をみる

著者
山口光國
福井　勉
入谷　誠

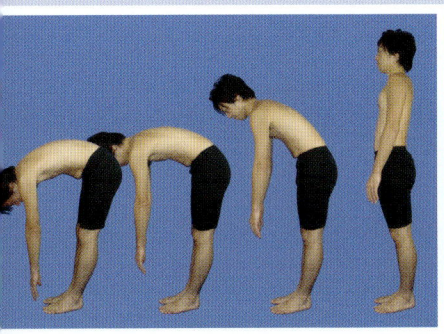

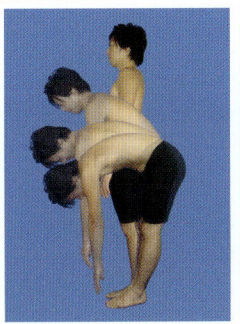

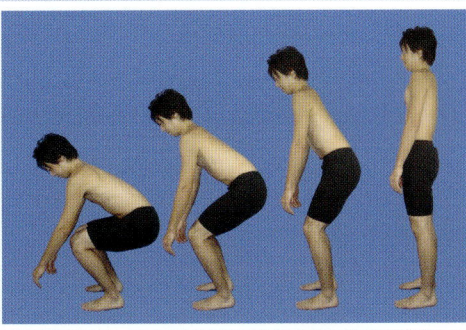

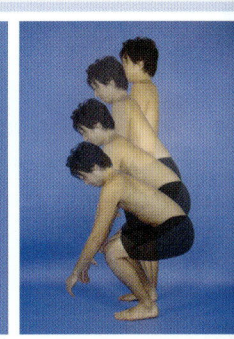

MEDICAL VIEW

Effective Orthopedic Physical Therapy
(ISBN 978-4-7583-0666-9 C3047)

Writer：Mitsukuni Yamaguchi
　　　　Tsutomu Fukui
　　　　Makoto Iritani

2009. 2.10　1st ed

©MEDICAL VIEW, 2009
Printed and Bound in Japan

Medical View Co., Ltd.
2-30 Ichigayahonmuracho, Shinjyukuku, Tokyo, 162-0845, Japan
E-mail　ed @ medicalview.co.jp

結果の出せる整形外科理学療法
序文

　12年前にそれぞれの道を進むことになるその以前からの経緯でも，我々3名で初めて一緒に仕事をすることになったのが本著である．同時に職場にいたのはわずか5年間であるが，全く別の視点で「理学療法」を粒粒辛苦の基礎造りを一緒にしたのだと今は多少感慨深い思いがある．

　入谷　誠，山口光國両氏は今まで自分が会った理学療法士のなかで群を抜いて独創的な2名である．本当に圧倒的な臨床力を有している．模倣を嫌い意地を張って仕事をしてきた二人である．私自身はこの両名に出会うことがなかったら仕事を低い次元で考えていたと確信をもって言える．一緒に働いていたとき「絶対にこの二人には負けたくない」という強い意識で仕事をしていたように思う．しかし，負けたくないという意識は，一緒に働いていたときには私自身口にしなかった．講演に行って懇親を深める場で，時折3名の関係を聞かれるときがあり，正直にその話をすると，「その話，先月講演に来られた入谷先生あるいは山口先生も同じこと仰ってましたよ」と聞かされたことが一度や二度ではない．その度に「なんだ．そんなこと思ってたのか！」と嬉しく，不思議な信頼感を感じてきた．知識の豊富な人は大勢いるように思うが，技術を自分の創造力で発展させてきたことに関して私の出会った理学療法士で最高の二人である．

　我々が一緒に仕事をした，昭和大学藤が丘病院，昭和大学藤が丘リハビリテーション病院では，当時非常に力の強かった黒木良克整形外科教授と我々共通の恩師，山嵜　勉先生がとても近い関係であった．たくさんの整形外科医との論議と山嵜先生の影響で，発展途上の技術開発の場では，「模倣だけでは駄目」であることを教え続けられたのだと思う．山嵜先生から毎日毎日「理学療法ってのは……」と言われ続ける話を聞かなくて済むように各々の世界に入って行ったような気もする．

　我が国の理学療法の歴史は，欧米輸入の現在完了進行形であり，さらに現在はコンプライアンス，リスクマネージメント，エビデンスなどの重要性が謳われている時代である．テクノロジーを基盤とする職業である以上，それらの流れを否定する気はないが，理学療法のような未だ技術基盤の薄い分野ではもうしばらく混沌とした時代を続ける必要があるように思う．何故なら，理学療法は薬の処方のようには同条件にならない，半無体系的な理論を基盤に証拠といわれてもピンとこないのである．結果主義の功罪を論じる前に，患者の変化がみられないことに対する自己嫌悪から避けるために空理空論をしているだけは展開力に欠けるように思う．もっともっと作り出す力が必要なのではないだろうか．自分で展開する力が無いと，大きい体系に入り込んで安心する傾向は今も強い．時代の流れで教員をしている人のうち，一体どれくらいの割合の人が，臨床の専門家の前で唸らせる内容を有しているのか．学生の前だけでしか話をすることのできない専門家など普通はいないはずである．それくらい理学療法は個人の力にばらつきの大きい仕事であると思う．基盤が希薄だからである．

　理学療法はapplied scienceであると私は思う．実学としての還元対象つまりは患者に対して強く意識をしないと技術を高める努力の対象が曖昧になってしまう．したがって本著の模倣はあまり価値が無いと思う．若い理学療法士の踏み石となってもう少し創り出す時代が続けば，体系の糸口がみつかり踏み石冥利に尽きると我々（相談はしていないが）は考えている．

文京学院大学 保健医療技術学部
福井　勉

執筆者一覧・目次

執筆者（掲載順）

山口光國　　　　有限会社フィジストレーナー代表取締役
福井　勉　　　　文京学院大学保健医療技術学部理学療法学科教授
入谷　誠　　　　有限会社足と歩きの研究所代表取締役

I 上肢からみた動きと理学療法の展開
山口光國

上肢帯の機能解剖 …… 2

上肢と他の身体との関係 …… 2
上肢機能と心理的因子との関係 …… 2

上肢帯の機能解剖 …… 3
肩甲上腕関節・第2肩関節 …… 4

前額面 …… 5
関節包・靱帯による関節安定化メカニズム …… 5
回旋筋腱板による安定化メカニズム …… 7
外力に対する安定化メカニズムと随意的運動における安定化メカニズム …… 7
関節運動の変化に伴う安定化メカニズムの対応 …… 8
腱板機能の代償作用 …… 10
肩鎖関節 …… 10
肩鎖関節の機能 …… 11
肩甲胸郭関節 …… 13
胸鎖関節 …… 15

身体活動における上肢帯 …… 16

身体活動における上肢帯機能 …… 16
身体活動における上肢帯の安定化機構 …… 17
第1の安定化機構（肩甲上腕関節の解剖学的特徴） …… 17
第2の安定化機構（関節包・腱板の機能） …… 18
第3の安定化機構（肩甲胸郭関節の機能） …… 18

身体活動における上肢帯の筋活動コントロール …… 19
意識されない反応としての筋活動 …… 22

上肢帯の理学療法評価と対応（1） …… 24

上肢帯における愁訴の捉え方 …… 24
愁訴を捉えるための注意点 …… 24
愁訴の変化 …… 24
愁訴と解釈 …… 24

上肢帯の機能評価－可動域 …… 25
肩甲胸郭関節の評価 …… 25

	肩甲上腕関節	28
	可動域と関節包	30
	関節包以外の関節可動域にかかわる構造的因子	31
	他の因子による影響	32
	可動域評価における臨床的な注意	33

筋力・筋活動　34
　　　肩関節における筋力　34
　　　関節複合体としての筋力　35
　　　他の因子による影響　36
　　　筋活動バランス　36

疼痛の評価　37

上肢帯の理学療法評価と対応（2）　38

上肢帯機能評価の実際　38
可動域評価　38
　　　終末抵抗感（end feel）がなく，突然な疼痛出現による可動域制限　38
　　　終末抵抗感（end feel）に呼応した疼痛の出現による可動域制限　39
　　　終末抵抗感（end feel）が急性でロッキング（spring block）様の制限　39
　　　筋緊張により運動が制限　40
　　　他の因子による影響からの制限　41

疼痛誘発（愁訴誘発）テスト　42
　　　外転（挙上）抵抗テスト　42
　　　外旋抵抗テスト　46
　　　内旋抵抗テスト　47

特殊テストによる疼痛誘発テスト　48
　　　肩鎖関節に対する疼痛誘発テスト　48
　　　胸郭出口症候群に対するテスト　51

筋活動の評価　51
　　　肩関節における筋力評価　51
　　　筋力評価の際における注意点　52
　　　腱板機能を考慮した評価　53
　　　腱板機能の影響　54
　　　他の因子による影響　56
　　　筋活動バランス（腱板機能）　58
　　　setting phase にみられる特性　59

上肢帯障害の結果の出し方　62

上肢帯障害の結果の出し方　62
　　　体表からの観察　62

肢位・姿勢の評価　63

姿勢評価	63
肢位の観察	64

形状，その他の変化 — 68
- 頸部形状の左右差 …… 68
- 肩周囲形状の左右差 …… 69
- 上腕・前腕部 …… 71

他の因子による影響 — 72
おわりに — 73

II 体幹からみた動きと理学療法の展開
福井　勉

体幹，上下肢の運動連鎖 — 76
体幹と上肢および上肢間の運動連鎖 …… 76
- 代償運動とスティッフネス …… 76
- 皮膚・浅層筋膜の動きとスティッフネス …… 78
- 手関節・手の動きの観察 …… 80
- 上肢と体幹インナーマッスル筋群との関連 …… 81

体幹と下肢および下肢間の運動連鎖 …… 82
- 股関節とスティッフネス …… 82
- 股関節運動と皮膚・筋膜の動きの関係 …… 84
- 下肢回旋運動連鎖 …… 87

体幹内での運動連鎖 …… 89
その他の運動連鎖 …… 92
- 胸腰筋膜 …… 92
- 体幹上部と頸部の運動連鎖 …… 94
- 上下肢の遠隔部位の運動連鎖 …… 95

体幹から全身へ — 96
- 身体重心〜上半身質量中心と下半身質量中心の中点 …… 96
- 上半身質量中心と下半身質量中心の相対位置 …… 100
- 足圧中心 …… 104
- 身体重心制御と足圧中心制御 …… 106
- 瞬間中心法〜Instant center techniqueの視覚的評価への応用 …… 108
- スティッフネス …… 110
- 関節モーメント …… 114
- 二関節筋と単関節筋 …… 122

姿勢・動作の捉え方 — 126

姿勢・動作分析に有効な基本動作の導入と骨盤運動	126
矢状面	126
前額面	129
水平面	130
立位における姿勢・動作の捉え方	130
前屈運動	131
後屈運動	132
側屈運動	133
回旋運動	134
スクワット運動	135
座位における姿勢・動作の捉え方	136
座位における上半身質量中心と座圧中心	136
上半身質量中心の移動運動	136
上半身質量中心の評価	140
臥位における姿勢・動作の捉え方	141

姿勢・動作改善を目的とした結果の出し方 ——— 144

治療目標としての姿勢・動作改善	144
股関節からの結果の出し方	146
股関節屈曲可動域増大のためのエクササイズ	147
股関節伸展可動域増大のためのエクササイズ	150
股関節内外転可動域増大のためのエクササイズ	152
股関節内外旋可動域増大のためのエクササイズ	156
骨盤からの結果の出し方	158
うなずき運動が大きい場合	158
起き上がり運動が大きい場合	159
体幹からの結果の出し方	160
腹腔内圧	160
体幹下部屈曲－伸展	165
体幹下部側屈	168
体幹下部回旋	168
体幹上部	170
体幹全体	172
その他の方法	174

III 下肢からみた動きと理学療法の展開

入谷　誠

足の機能解剖 ——— 178

| 距腿（足）関節 | 178 |
| 距骨下関節（ST関節） | 180 |

横足根関節（MT関節） ………………………………………… 181
　　足根中足関節および列 …………………………………………… 182
　　中足趾節関節（MP関節） ……………………………………… 184
　　趾節間関節（IP関節） …………………………………………… 184
　　足部アーチ ………………………………………………………… 185
　　　内側縦アーチの機能 ……………………………………………… 186
　　　外側縦アーチの機能 ……………………………………………… 186
　　　横アーチ …………………………………………………………… 188
　　爪 …………………………………………………………………… 189

足（下肢）から全身へ ──────────────────── 190
　　第1列の動きと運動連鎖 ………………………………………… 190
　　距骨下関節（ST関節）の動きと運動連鎖 …………………… 191
　　足関節の動きと運動連鎖 ………………………………………… 193
　　中足趾節関節（MP関節）の動きと運動連鎖 ………………… 194
　　足趾の動きと運動連鎖 …………………………………………… 195
　　中足骨レベル前方部分の横アーチと運動連鎖 ………………… 195
　　中足骨レベル後方部分の横アーチと運動連鎖 ………………… 196
　　楔状骨レベルの横アーチと運動連鎖 …………………………… 196
　　後足部レベルの横アーチ ………………………………………… 197
　　外側縦アーチ ……………………………………………………… 198
　　第1リスフラン関節と楔舟関節 ………………………………… 199

立位における下肢の補償機能 ──────────────── 200
　　足部による正常な補償 …………………………………………… 201
　　身体面における体幹肢位の偏位による補償と運動連鎖 ……… 201
　　後足部肢位の変化と横足根関節（MT関節）の補償 ………… 205
　　地形変化とMT関節の補償 ……………………………………… 206

歩行時の正常な足部と下肢の動き ─────────────── 208
　　歩行周期 …………………………………………………………… 208
　　　接地期（Contact） ………………………………………………… 208
　　　立脚中期（Midstance） …………………………………………… 209
　　　推進期（Propulsive） ……………………………………………… 209
　　立脚相での関節運動 ……………………………………………… 210
　　　股関節 ……………………………………………………………… 210
　　　膝関節 ……………………………………………………………… 210
　　　距腿関節 …………………………………………………………… 212

距骨下関節（ST関節） ·· *212*
　　　第1列 ·· *212*
　　　第5列 ·· *213*
　　　足趾 ·· *213*
　遊脚相 ··· *213*
　歩行における足部の重要性 ·· *213*

歩行時の足部の筋機能 ———————————————— *214*

　接地期 ··· *215*
　　①踵接地での足関節底屈の減速 ··· *215*
　　②外側から内側へ荷重負荷される前足部 ························· *215*
　　③距骨下関節（ST関節）回内と下腿内旋の減速 ············ *215*
　　④下腿の前方モーメントの減速 ··· *216*
　立脚中期 ··· *216*
　　①ST関節回外と下腿外旋の加速 ··· *216*
　　②脛骨の前方モーメントと膝伸展の減速 ························· *216*
　　③足根骨の固定 ··· *217*
　　④中足骨の固定 ··· *218*
　推進期 ··· *219*
　　①推進期が始まる踵離地 ·· *219*
　　②足関節背屈 ··· *220*
　　③中足骨の水平固定 ·· *220*
　　④荷重の内側移動 ·· *221*
　　⑤足趾の推進機能 ·· *222*
　　⑥母趾の推進機能 ·· *222*

歩行分析のポイントと捉え方，考え方 ———————— *224*

　歩行動作の捉え方 ··· *224*
　歩行分析のポイント（全体像）の捉え方 ································ *228*
　歩行分析のポイント（局所像）の捉え方 ································ *229*

下肢の障害に対する理学療法の結果の出し方① 入谷式足底板 ——— *230*

　入谷式足底板の概要 ··· *230*
　足底板作製のための評価の大要 ··· *230*
　足底板作製の手順 ··· *231*
　足底板作製のための直接的評価の前評価 ······························· *232*
　　一般的足部変形 ··· *233*
　　生体力学的な足関節・足部の評価 ····································· *236*
　　機能的テスト ··· *244*
　足底板作製のための直接的評価 ··· *249*

作製の準備 ·· *255*
　　　　中敷きベースの作製 ······································ *255*
　　　　足部，アーチパッドおよび中敷きへのマーキング ············· *255*
　　直接的評価と足底板処方の仕方 ·· *257*

下肢の障害に対する理学療法の結果の出し方② 　テーピング ──── *261*

　　膝関節 ·· *261*
　　　　前十字靱帯損傷（ACL 損傷） ···························· *261*
　　　　後十字靱帯損傷（PCL 損傷） ···························· *261*
　　　　内側側副靱帯損傷（MCL 損傷） ························· *261*
　　　　外側支持機構損傷 ·· *263*
　　　　膝伸展機構の障害 ·· *265*
　　　　腸脛靱帯炎 ·· *266*
　　　　鵞足炎 ·· *266*
　　　　膝窩筋腱炎 ·· *266*
　　　　変形性膝関節症 ·· *268*
　　下腿・足関節障害 ·· *269*
　　　　足関節捻挫 ·· *269*
　　　　アキレス腱障害 ·· *272*
　　　　シンスプリント（過労性骨膜炎） ························· *272*
　　足部障害 ·· *272*
　　　　足底筋膜炎 ·· *272*
　　　　有痛性外脛骨障害 ·· *274*
　　　　後脛骨筋腱炎 ·· *275*
　　　　腓骨筋腱炎 ·· *275*
　　　　母趾種子骨障害 ·· *276*
　　　　外反母趾 ·· *277*
　　　　陥入爪 ·· *277*
　　その他 ·· *278*
　　　　変形性股関節症 ·· *278*

下肢の障害に対する理学療法の結果の出し方③ 　運動療法 ───── *279*

　　筋強化法 ·· *279*
　　　　股関節を安定させる筋の強化 ···························· *279*
　　　　膝関節を安定させる筋の強化 ···························· *279*
　　　　足関節および足部を安定させる筋の強化 ················ *279*
　　ストレッチング ·· *280*
　　固有感覚訓練 ·· *281*

　　付録
　　　　文献 ──────────────────── *284*
　　　　索引 ──────────────────── *288*

I 上肢からみた動きと理学療法の展開

　肩関節障害に対する理学療法は，身体機能にかかわるすべての因子についての幅広い知識が必要となり，そして，何をすべきか見極めるためには，今の機能状態を明確に把握することが大切となる。

　各種病態は画像診断などにより確認され，病態から引き起こされる機能の障害はリスク管理を前提に，エビデンスをもとに対応することができる。しかし，機能障害は病態だけが原因と限らず，その原因を直視により確認できないことが多い。また，機能障害を構成している要素は多岐にわたり，複雑に関係しあうため，これまでの実証科学的な対応では十分な結果が得られないことが多い。肩の機能障害も同様であり，機能状態は普遍的ではなく，常に変化しうるものと考え，現在の状態を把握するためには，得られた情報をもとに推論を立て，推論の信憑性を自らシミュレーションという形で確認し，現在の状態を構成する因子と，問題となる因子の順位付けから，対応すべき事柄の決定をなすことが必要となる。

山口光國

- 上肢帯の機能解剖
- 身体活動における上肢帯
- 上肢帯の理学療法評価と対応（1）
- 上肢帯の理学療法評価と対応（2）
- 上肢帯障害の結果の出し方

I ●上肢からみた動きと理学療法の展開

上肢帯の機能解剖

上肢と他の身体との関係

　重力という目に見えない力がかかっている地上での生活において，身体の運動には，身体各部の重さのつり合い，あるいは，意図的なつり合いのずれ（変化）が重要となる。一般的には，重心，下半身の質量中心点，上半身の質量中心点との位置関係が基本となり，この位置関係の変化は，運動，姿勢維持など身体の活動にさまざまな影響を及ぼす。それゆえに重心をはじめ，これらの点は身体活動を観察ならびに評価するうえで重要な点である。

　しかし，臨床的に観察点として重要とされる重心は，上半身の質量中心点と下半身の質量中心点の中間として位置づけられ，前屈時など身体外へとその位置がはずれてしまう。下半身の質量中心点はおおよそ，大腿部の中間に位置するとされるが，2足であるがゆえ，下半身の質量中心点も両脚支持時は，その位置は身体の外に位置することとなる。これに対し，上半身の質量中心点は計算上，体外に位置することはなく，意図的なコントロールに最も適するといえる。それ故に，上肢は，手という道具として使う上肢の機能の他，体重支持，推進力，身体バランスの保持にとあらゆる機能に関与している。

　本来，上肢の機能は当然のことながら，上肢の運動機能を中心として働くべきであり，他の身体機能に関しては，主とした機能としてではなく，あくまでも1つの補助的な役割を果たしているものである。しかし，上肢は上記にあげた身体の機能を遂行するに際し，他の身体各部での機能が十分に果たされなければ，代償的に上肢の機能が不足する働きを補うことなる。その結果，人間が他の動物と異なり，上肢を道具として使える機能を阻害し，上肢にかかる負担の増大をまねくなど，肩の傷害に強くかかわってくる。

　また，上肢の土台となる上肢帯は，胸郭上に浮遊するという特徴を有しており，さらに身体各部とのつながりを有するため，身体各部の機能的変化は，少なからず上肢帯機能に影響を及ぼしていることが多い。そのため，身体各部の機能障害が上肢の傷害を引き起こすことが多い。このように，上肢帯の機能は他の身体各部の機能に影響を及ぼし，身体各部の機能は上肢・上肢帯の機能に影響を及ぼすため，上肢帯の傷害は，他の身体各部の機能障害から，逆に身体各部の傷害が上肢帯の機能障害からまねいた結果となっていることがある。

上肢機能と心理的因子との関係

　機能的観点の他，さらに「肩」という言葉は「肩を落とす」「肩をいからせ」「肩で風を切って」「肩入れ」「肩代わり」「肩透かしを食らう」など，心理・感情を示す言葉に用いられることが多い。もともと姿勢は心理を表し，感情は動きに表れるといわれ，姿勢や運動の質と深くかかわる非外傷性の整形外科疾患においては重要

▶肩章：「肩を怒らす」「肩を落とす」など，肩という言葉を使った心理状態を表す言葉が多く見受けられる。また，動物でも，チンパンジーの威嚇の姿勢は肩に現れ，ヒトもその威厳を肩章という形で示しているなど，肩と心理とは深い繫がりがあるといわれている。

な項目となる．姿勢の変化は，上半身の質量中心点を中心とした上半身の姿勢変化に強く表れるため，肩にかかわるこれらの言葉が多く使われるものと考える．前述のように，姿勢変化は肩の機能に強く影響を及ぼすため，他の関節と比較しても，心理的な影響を非常に強く受ける関節であるともいえ，運動機能だけにとどまることなく，心理的な影響をも考慮しなければならない部位である．

このように，上肢帯は身体機能に影響を及ぼし，逆に身体各部からの影響を強く受け，さらに，心理，感情の変化による影響も受けるなど，他の関節以上にかかわる因子が多い．そのためか，上肢帯への対応は難しいと受け取られる傾向が強いが，決して上肢帯は特別ではなく，他の関節同様，身体における運動器の一部であり，他の関節同様に注意深く観察，評価，確認を行うことにより，理学療法士として対応すべきことはしっかり見極めることができる．

上肢帯の機能解剖 [1〜4)]

上肢帯は，上腕骨，鎖骨，肩甲骨，胸骨から構成される肩甲上腕関節・肩鎖関節・胸鎖関節の解剖学的関節からなる．しかし，機能的な見地からすると，解剖学的な関節だけで，複雑な運動を遂行するためには不十分であり，構造上は関節とはいえないが，機能的にあたかも関節としての働きを有する，肩峰下関節（第2肩関節）・肩甲胸郭関節，さらに諸家によっては鎖骨下の烏口鎖骨間関節，肋鎖関節を含め，これらを総称して上肢帯あるいは肩関節複合体とよぶ（図1）．

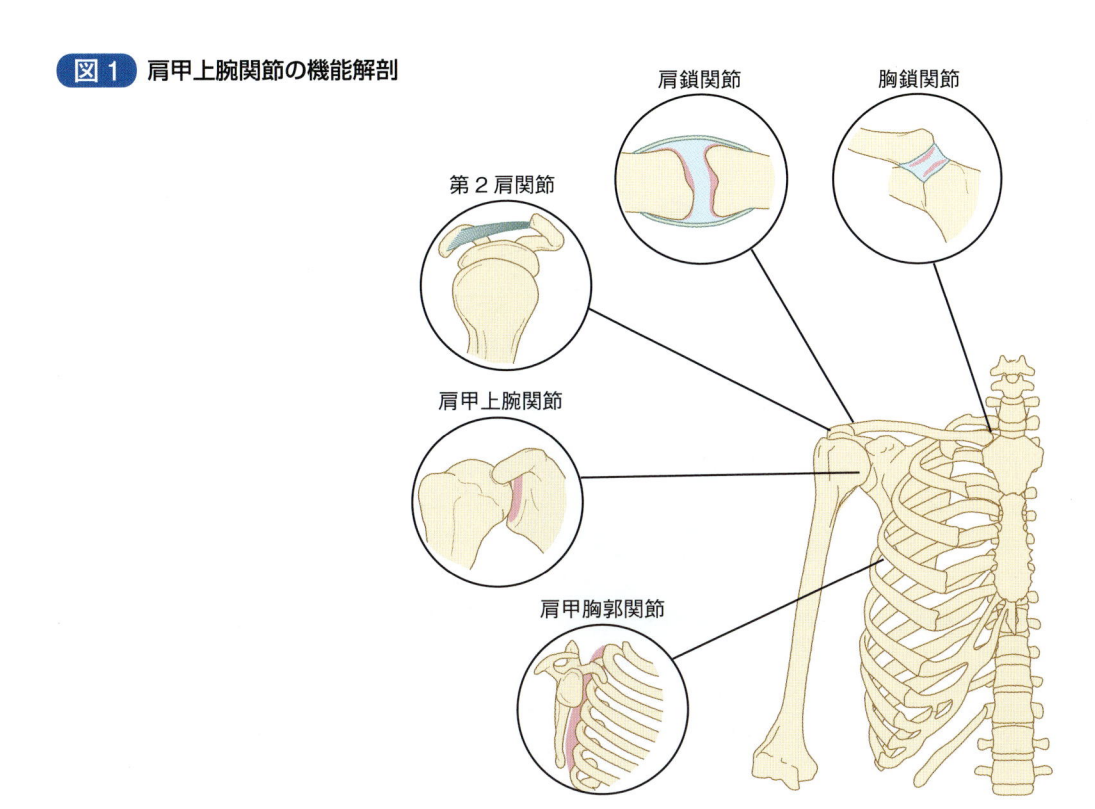

▶肩関節複合体：肩関節は，狭義の解釈として肩甲上腕関節だが，実際にはそれだけではなく，肩甲胸郭関節，第2肩関節といった機能的関節や，鎖骨を含めた肩鎖関節，胸鎖関節も含めて，肩関節複合体として広義の肩と解釈されている．また，上肢の挙上は最終的な15％は胸郭の動きが含まれているため，成書によっては，肋鎖，胸肋関節も肩関節複合体として含めているものもある．

図1　肩甲上腕関節の機能解剖

第2肩関節
肩鎖関節
胸鎖関節
肩甲上腕関節
肩甲胸郭関節

肩甲上腕関節・第2肩関節[5〜14)]

　肩甲上腕関節は狭義の肩関節であり，肩甲骨関節窩と上腕骨頭により構成される。また，烏口突起と肩甲骨肩峰を結ぶ烏口肩峰靱帯と上腕骨頭の上方は，見かけ上，関節に類似しており，その働きも重要な関節としての機能を果たしている（図2）。

　関節内は，関節軟骨が関節窩，上腕骨頭を覆い，さらに関節窩では，肩甲上腕関節の安定化を図るため，線維軟骨の関節唇が関節窩の辺縁を取り巻いている。また，関節唇上縁には上腕二頭筋長頭腱が付着し，後縁に向かい二頭筋腱と関節唇が混在し，上肢の動きに伴う肩甲骨の動きに重要な働きを果たしている（図3）。

図2　第2肩関節

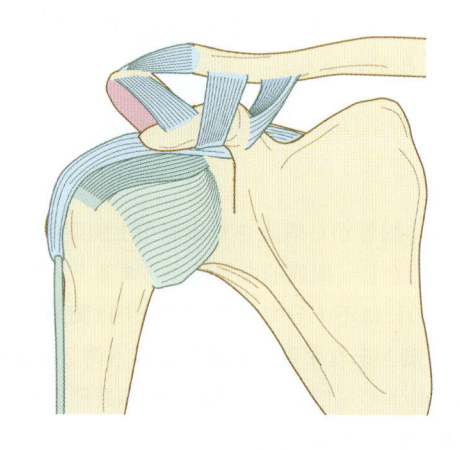

図3　肩甲上腕関節の機能解剖

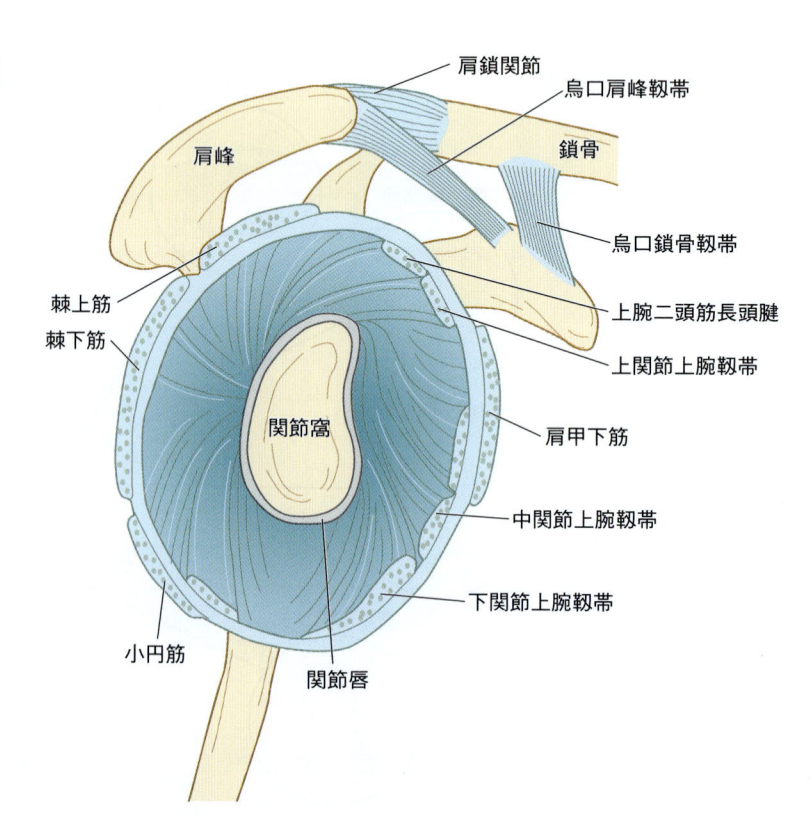

前額面

関節包・靱帯による関節安定化メカニズム

　肩甲上腕関節全体を覆う関節包は，関節の可動性，安定性，運動の誘導とに関与している。関節包は何層にもなるコラーゲン線維から構成されている。関節（関節包）の容積は上腕骨頭の2倍といわれ，関節内はわずかな量ではあるが関節液が満たされ，下垂位での関節内は陰圧に保たれていることで，関節の安定化，ならびに骨同士の衝突を防いでいる。

　関節包には，内側前方に上・中・下の関節上腕靱帯が存在し，後方にも関節包の肥厚部が認められるが，その形態はさまざまであり，報告では靱帯というよりは関節包の肥厚部とすべきとする説もある。しかし，大きな可動性を有する肩甲上腕関節の，特に脆弱部とされる前方においては，いずれにしても，これらは関節安定化機能に重要な働きをすると考えられている。関節包は上腕骨頭の動きに伴い，各部が緊張する。これまでの報告では，肩甲上腕関節角度20〜30°関節窩面上挙上，内旋・外旋中間位の位置関係で，関節包の張力が均一となると報告されている[15]（図4）。

　この肢位から，上腕が動くことにより，関節包の各部が運動に呼応し緊張または弛緩するが，上肢挙上に際しては，回旋を含む3次元的な運動により，関節包のねじれが生じ，関節の安定化が増すと同時に，上肢挙上90°以降では関節内が陽圧に変わることで，関節の安定化と関節内の保護を図っていると考えられる。

図4 関節包
下関節上腕靱帯は骨頭の下方部から関節窩の後下方に走行している。
MGHL；middle glenohumeral ligament，中関節上腕靱帯
IGHL；inferior glenohumeral ligament，下関節上腕靱帯

文献15）より引用改変

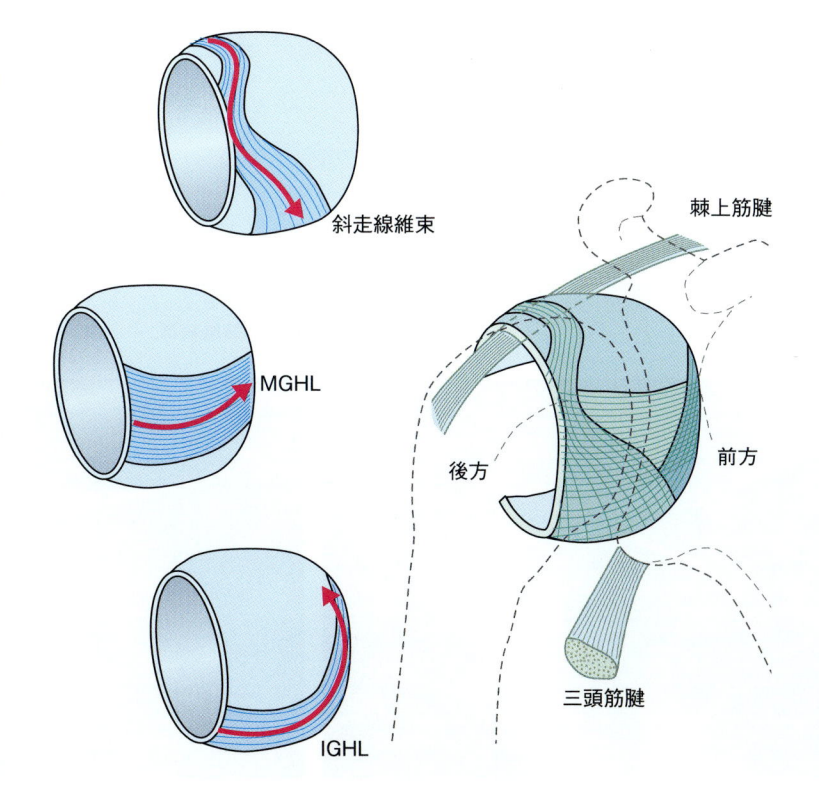

肩甲上腕関節の運動制限にかかわる靱帯は，関節上腕靱帯を関節包の肥厚部として捉えると，烏口突起から上腕骨に付着する烏口上腕靱帯だけであり，その働きは下垂位の外旋，伸展運動の制限として働く．一般的に靱帯の変性や肥厚などの変化は，そのほとんどは非可逆的変化であり，運動療法だけでは改善させることは難しい．しかし，近年の報告では，烏口上腕靱帯は烏口突起に付着する小胸筋と線維性のつながりが確認されており，臨床的に小胸筋の緊張を緩和することで関節可動域の改善が得られることからも理解される．このことからも，烏口上腕靱帯と小胸筋との深い関係が推察される．

　その他，肩甲上腕関節にかかわる靱帯としては，機能的関節である第2肩関節を構成する烏口肩峰靱帯があり，烏口肩峰靱帯は機能的関節としてはもちろん，肩甲上腕関節の安定化に働く腱板の機能にかかわることからも，運動の制限としてではなく，関節の安定化機能にかかわる靱帯として働いているものと考えられる．

　挙上時における筋活動量の変化を調査した報告によると，最大挙上と筋活動のピークは異なり，挙上途中に筋活動のピークを認め，それ以降は筋活動の減少が認められている．起始停止からみても，挙上運動に際しその距離は減少することからも，筋活動の変化は予想されるが，烏口肩峰靱帯の滑車作用によって，筋活動の減少が認められても，十分な役割を果たすことができるものと推察される（図5）。

図5 棘上筋と烏口肩峰靱帯の関係

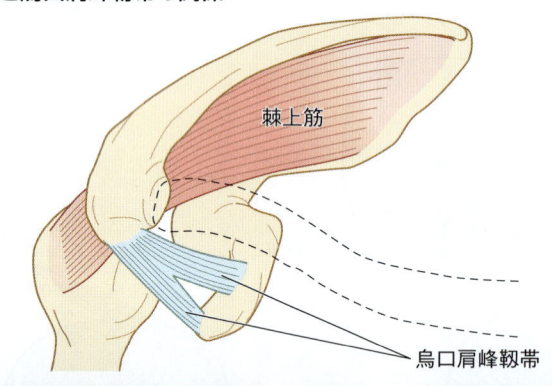

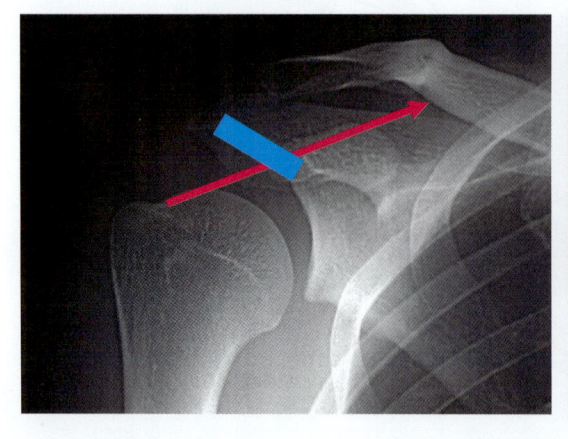

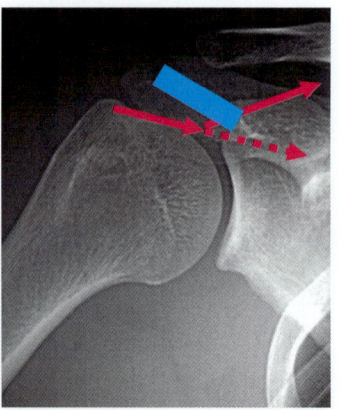

肩甲上腕関節にかかわる筋は，機能的に大別すると主に関節の安定化にかかわる筋群と，関節の運動にかかわる筋群に分類される。

回旋筋腱板による安定化メカニズム

　関節の安定化にかかわる筋群は，回旋筋腱板（腱板）とよばれ，関節包の外側に密接し関節を覆っている。腱板を構成する筋は関節の前方に肩甲下筋，上方に棘上筋，後方に棘下筋と後方の下部に小円筋が位置し，4筋によって関節の安定化が図られている。

　各筋とも，構造上は羽状筋であり，筋内に腱を有しており，この筋内腱は上腕骨頭に付着する腱性の部分においても，腱内腱として腱板構成上重要な役割を果たしている。筋内腱，腱内腱は各筋によってその本数は異なり，棘上筋は1本，後方に位置する棘下筋は上下に2本，小円筋は1本であり，肩甲下筋は複数の腱が認められるが，大まかに分類すると上中下の3本であり，前後から，上中下の3本の腱が関節を挟む形をとっている。それぞれの筋は，単独に働くことは少なく，いずれの運動においても少なからずその活動が認められる。しかし，肩甲下筋は関節の肢位により，主として活動する部位が異なり，下垂位では上部線維が中心となり，挙上角度が増すに従い下方の線維へと主とした活動部位が移動すると報告されている。

　腱板の構成上の特徴から考えると，前方は大まかに3つの部位に分けられ，後方も棘下筋と小円筋にみられる筋内腱は，その配置から前方部と同様，3つに分けられ，前後ともに関節肢位により，主とした活動部位が存在すると考えられる。また，前記のように棘上筋は烏口肩峰靱帯のプーリー的役割から，棘上筋の作用する方向も挙上角度とともに変化し，下垂位ではむしろ骨頭を挙上する方向に作用するが，挙上とともに作用方向が前後に位置する肩甲下筋，棘下筋，小円筋の作用部位と呼応し変化するものと考えられる。

外力に対する安定化メカニズムと随意的運動における安定化メカニズム

　基本的に，外から受ける関節への力に対しては，時間差のない対応が必要とされる。そのため，筋は外力を受けてから活動までの時間的な問題があり，外力に対して関節を守るための機能として適しているとはいえない。一般的には外力に対しては，関節の最も近くに位置する関節包が，関節にかかる力を受け止め，関節の安定化が図られている。しかし，随意的な動きに際し関節包は，構造上の特徴から緊張部と弛緩する部位が生じてしまうため，他に関節の安定化を図る機能が必要となる。この関節運動における関節の安定化機能という問題に，関節包と密着している腱板機能が重要な役割を果たしている。

　腱板の機能は，筋の面積から関節運動にも深くかかわることが予想されている。しかし，腱板は前述のように，関節運動のためよりはむしろ，関節の安定化を図り，関節運動を円滑にするために働いていると考えられ，その機能は複雑であるものの，それ故に，一部の機能障害を有していても，他の機能でまかなうことができるようになっている。

特に，棘上筋と他の筋の関係は複雑であり，これまで，棘上筋は挙上ならびに外旋に働くと考えられていたが，近年の報告では，棘上筋の付着部を観察すると，下垂位では骨頭中心よりその走行は前方を走っており，むしろ内旋筋として働くことが予想される[10]（図6）。しかし，構造上の特徴を考えると，上肢挙上が進むと骨頭中心と棘上筋との関係は変容し，外旋方向への筋として機能することとなる。下垂位で，被験者に外旋を指示した際，肩甲骨を下制，下方回旋しながら外旋運動を遂行しようとする現象は，棘上筋を外旋筋として使おうとするために生じる動きとも考えられ，臨床上興味深い現象であり，実際の評価時にこのような現象がみられるか否かは非常に重要な情報となることも多い。

図6 上腕骨回旋と棘上筋の作用の関係について

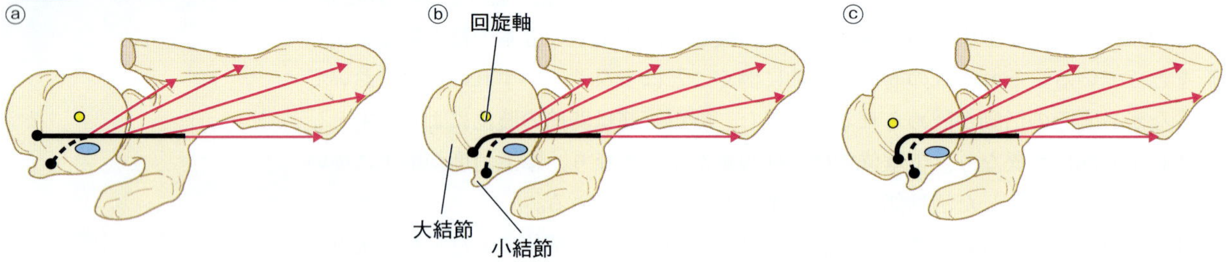

文献10）より引用改変

　上肢下垂時のさらなる肩甲骨下制運動は肩甲骨の下方回旋を伴うことになり，上腕骨の空間的な位置において挙上角度の変化がないとすると，相対的に肩甲上腕関節では外転位となる。この下垂時，上肢回旋運動の際に肩甲骨下制という運動は，内旋に主として働くであろう棘上筋の作用を，外旋方向への作用を得ようとする所作であるとも理解され，外旋にかかわる筋の機能が十分でないことが疑われるなど，何気ない所作が評価あるいは理学療法を実施する際の有用な情報となることに注意を払うことが大切となる。

関節運動の変化に伴う安定化メカニズムの対応

　非外傷性肩関節障害の誘因はこの関節の安定化メカニズムと深くかかわっており，特に挙上位における働きが着目されることが多い。挙上運動に際しての，関節窩と骨頭の位置関係は，諸家により報告されているが，一般的に，下垂位では関節窩に対し相対的に骨頭は下方に位置し，45°で，関節窩中心と骨頭の中心の位置関係は，若干，骨頭の相対的下方ではあるものの，ほぼ近似し，それ以上の運動では，相対的に骨頭の位置が上方に変化すると報告される[4]。これらの変化は，関節包の運動に伴う緊張の関与が予想され，運動に伴う骨頭と関節窩の位置関係，関節包の状態変化を考えると，下垂位では骨頭はやや上方に向かって，そして挙上運動が進むにつれて，関節の安定を図るために骨頭へ加わる力は，徐々に方向を変化させ，関節窩の下方に向かって働くものと考えられる。

　しかし，上肢挙上は運動範囲が非常に大きく，単独の筋が常に働くためには，その起始停止の距離的関係から非常に不利となることが予想される。実際，これまで挙上

に際して主として働くと考えられていた棘上筋の活動は，挙上運動の途中から活動量の漸増的な変化は認めず，逆に，途中から再び活動量の減少が確認されている[16]（図7）。これらの現象は生理学的に当然のことであり，筋の生理学的な機能のみを考えると，挙上運動全般にわたり役割を果たすことは難しいが，これらの不利は棘上筋の上に位置する，烏口肩峰靱帯により機能的な解決が図られているものと考えられる。

図7 上肢挙上に働く筋活動

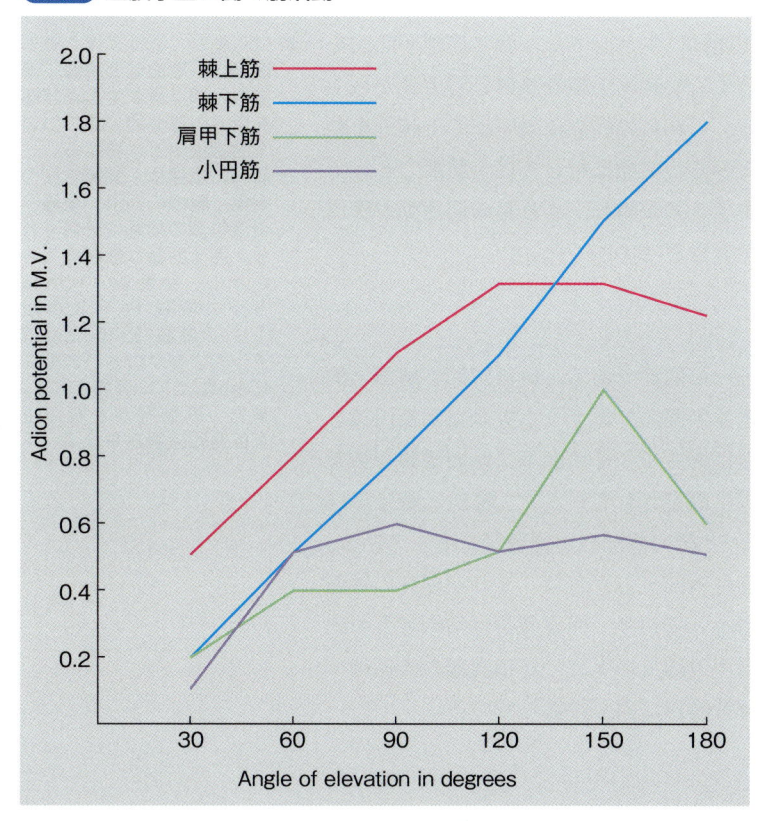

文献 16）より引用改変

　上肢挙上運動により，当然のことながら棘上筋の骨頭付着部は移動し，烏口上腕靱帯の位置に対し相対的に上方の位置となる。そのため，棘上筋は烏口肩峰靱帯により押さえられ，肩甲骨から烏口肩峰靱帯までの棘上筋の走行と，烏口肩峰靱帯から上腕骨頭までの棘上筋の走行が異なることになる。その結果，運動初期は相対的に骨頭を引き上げる方向に働いていたものが，運動が進むにつれ，下方へと変換されていくこととなり，烏口肩峰靱帯が滑車的な役割を果たし，骨頭と関節窩の関係において最も理にかなった機能を果たすものと推察される（図5）。

　また近年，挙上に際し主として働く筋は棘下筋との報告があり，挙上に際しての筋活動をみても，棘下筋は終始その活動の増加が認められる。これは，前述の筋内腱，腱内腱の走行が深く関与すると考えられ，主として活動する部位の変化により継続した機能の維持が図られているものと考えられる。

腱板機能の代償作用

腱板の代償機能に関しては，種々の報告が散見され，棘上筋断裂の症例では棘上筋の代わりに棘下筋が，バレーボール選手によくみられる棘下筋萎縮症例では棘下筋の代わりに棘上筋がその機能を代償している様子がみられる。また，肘関節の筋であるが，腱板断裂症例のなかには上腕二頭筋の代償活動が確認されるとの報告[44]もある。腱板の代償機能はいまだ解明されていない部分も多く，加齢とともに自覚されない腱板断裂症例が多くなり，何らかの腱板の代償機構が働き，腱板断裂を有しながら愁訴を伴わず，日常生活を送っているものと理解される。

肩甲上腕関節にかかわる筋は，この他，関節運動に主としてかかわる筋群が関節を取り巻いており，体幹部から直接上腕骨に付着する躯幹－上腕骨筋群と肩甲骨から上腕骨に付着する肩甲－上腕骨筋群に分けられる。これらの筋群は効率よく上腕骨を動かすために位置しているが，筋の運動方向からみると関節に対しては，剪断力として働くため，関節の安定化を図る腱板機能とのバランスが崩れ，これらの筋活動が優位となりすぎると，各種傷害が誘発されることが報告[29]されている。

肩鎖関節

肩鎖関節は上肢帯と体幹部を骨性につなぐ唯一の関節である。肩鎖関節の解剖学的構造は，肩甲骨肩峰突起と鎖骨外側端からできる半関節であり，不完全な関節円板を有している。肩鎖関節の関節包は薄く弛緩状態にあるが，その上下に厚い肩鎖靱帯で補強され，烏口肩峰靱帯，烏口鎖骨靱帯で強固に固定されている[17]（図8）。特に烏口鎖骨靱帯には，前外側部の僧帽靱帯（菱形靱帯）と後内側部の円錐靱帯を有している。僧帽靱帯は烏口突起の上内側縁すなわち小胸筋付着部後方からはじまり，鎖骨の外側裏面の菱形靱帯稜に付着する幅が広く厚い菱形をしており，円錐靱帯は僧帽靱帯の内側の円錐形の線維束で，基部は上方にあって肩甲上切痕の上方で烏口突起の内側端にあたるところから始まり，鎖骨外1/3の円錐靱帯結節に固く付着している。

▶腱板断裂と腱板損傷：腱板断裂は，関節包と肩峰下滑液包との交通が生じた状態を示し，部分的に傷のついた腱板損傷とは異なる。一般的に損傷は，関節包側の損傷，腱内の損傷，肩峰下滑液包側の損傷に分類される。完全断裂は断裂の大きさから，小断裂（1cm以下），中断裂（1～3cm以下），大断裂（3～5cm以下）およびグローバル断裂（5cm以上）に分類される。また，断裂腱が2腱以上を広範囲断裂ともよぶ。

図8 肩鎖関節の機能解剖図
文献17）より引用改変

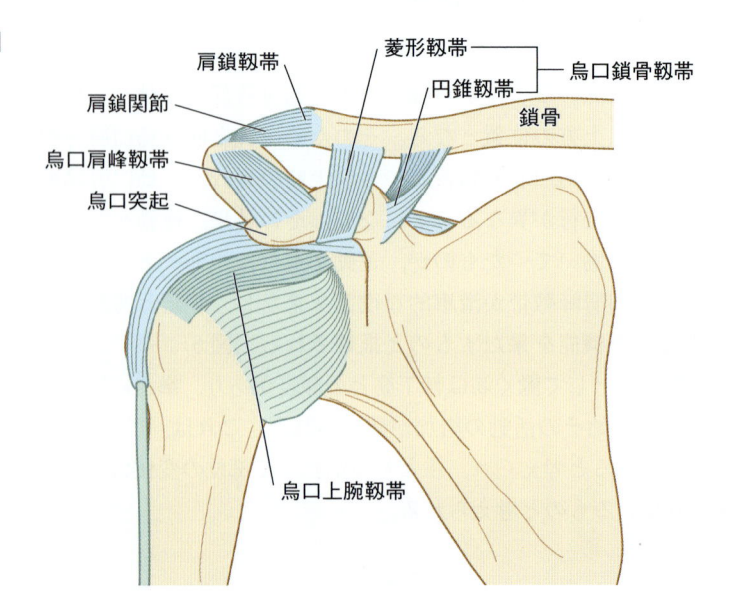

さらに関節包，僧帽筋，三角筋が鎖骨や肩峰に付着していることによって，肩鎖関節の安定性はより強固に保たれている。

関節面の適合性は上下に垂直のもの，鎖骨端が肩峰に乗り上がるもの，鎖骨端が肩峰に肩峰の下に潜り込むものがあり，UristはX線の分類を6タイプに分類している[18]（図9）。

肩鎖関節の機能

肩鎖関節は主として2つの機能をもつ。1つはクランクシャフト様をした鎖骨の動きを肩甲骨に伝える機能，もう1つは，肩甲骨回旋運動の支点となることである。しかし，この関節は上肢運動の支点とはなるものの，支持機能としては烏口鎖骨靱帯（菱形靱帯，円錐靱帯）にかかっている周囲の力のバランスに頼っている。

肩鎖関節の運動として，鎖骨に対する肩甲骨の運動と胸鎖関節を含めた空間における鎖骨の動きが重要となる。鎖骨に対する肩甲骨の運動は，垂直軸のまわりでの運動（winging，最大50°），矢状軸のまわりの運動（肩甲骨外転運動，最大30°），さらに前額軸のまわりの運動（肩甲骨の前傾，最大30°）の3方向に分けられる[1]（図10）。

図9 Uristの肩鎖関節のX線分類

Ⅰ型　overriding type 49%
Ⅱ型　vertical type 27%
Ⅲ型　underridding type 3%
Ⅳ型　incongruent & overriding type 9%
Ⅴ型　incongruent & no contact type 6%
Ⅵ型　incongruent underridding type 6%

文献18）より引用改変

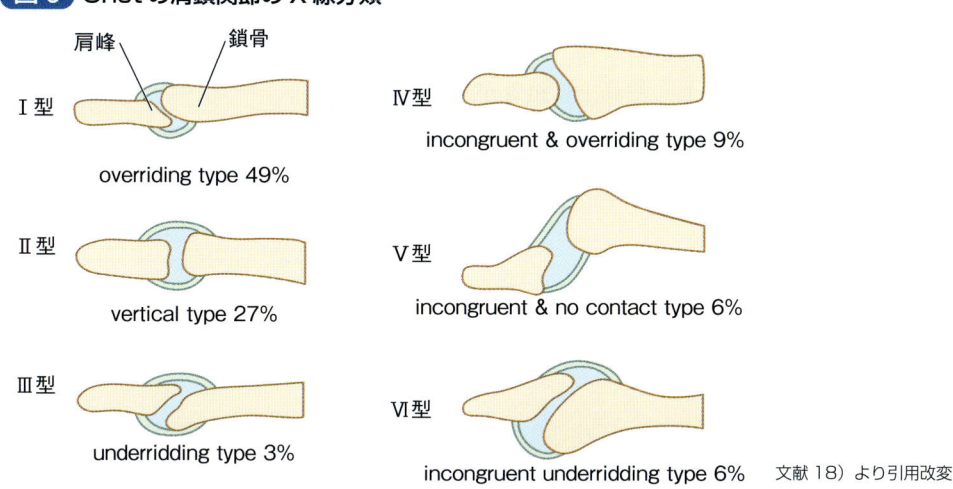

図10 肩鎖関節における肩甲骨の運動
ⓐ：垂直軸（最大50°）　ⓑ：矢状面（前後）軸（最大約30°）　ⓒ：前額面軸（最大約30°）

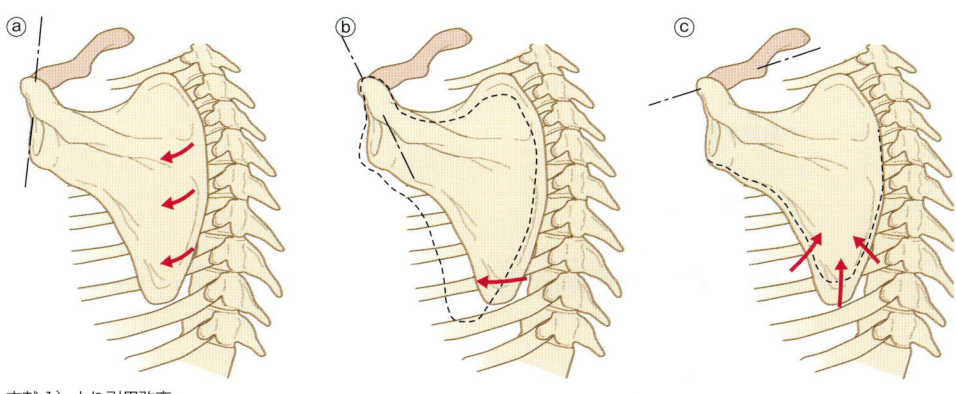

文献1）より引用改変

上肢挙上運動の際にみられる鎖骨の運動と肩鎖関節を介して起こる肩甲骨の運動との関連は臨床上重要であり，上肢挙上90°までに鎖骨は胸鎖関節を軸に36°の挙上を行い，挙上90°以降ではじめて鎖骨の回旋が生じ，肩鎖関節を介して肩甲骨は30°外転する。

　運動の支点としてこの関節をみると，全可動域では約20°であるが，その詳細について肩関節外転でみると以下のとおりである。

① 30°までは肩鎖関節は運動の支点として骨性支持態勢をとる。
② setting phase 後の肩甲骨は肩鎖関節を介して回旋を始める。
③ 胸鎖関節で鎖骨は挙上し始め，外転90°では肩鎖関節は元の位置から30〜36°上昇している。
④ 鎖骨が回旋を始めると必然的に肩鎖関節は動き始め，鎖骨が30〜40°の回旋を終える外転135°付近で停止する。

　機能的な関節とされる烏口鎖骨間関節（C-Cメカニズム）の肩鎖靱帯は，特に鎖骨の後方移動と後方軸回旋に強い制動作用を発揮する。また烏口肩峰靱帯のうち，コイル状の円錐靱帯は上方ばかりでなく，前方への安定性に対して強い制動作用を有し，扇状の菱形靱帯では肩鎖関節の関節面が近づく運動に際し作用する[19]（図11）。また両者が1つとして働いた場合，肩鎖関節の保持，肩甲骨の支持，鎖骨と肩甲骨間の運動の介達という機能がある[20]（表1）。つまり，烏口鎖骨靱帯は肩甲骨をつり下げながら肩甲骨の内側への移動を防止し，肩峰上に鎖骨が乗り上げることを防ぎ，上肢挙上に伴う肩甲骨の上方回旋運動と鎖骨の回旋との緩衝・調節を行い，肩甲骨が回旋すると同時に靱帯に牽引され，鎖骨は回旋を開始することになる。

図11 肩鎖関節の安定性
ⓐ：円錐靱帯の作用　ⓑ：菱形靱帯の作用

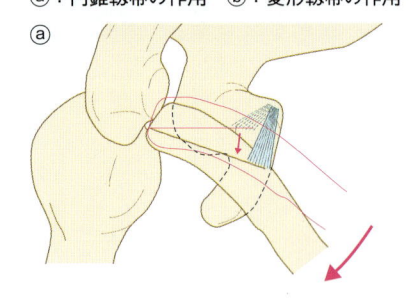

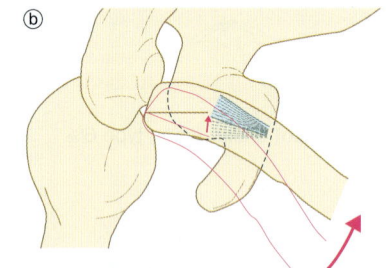

文献19）より引用改変

表1 烏口鎖骨靱帯の機能

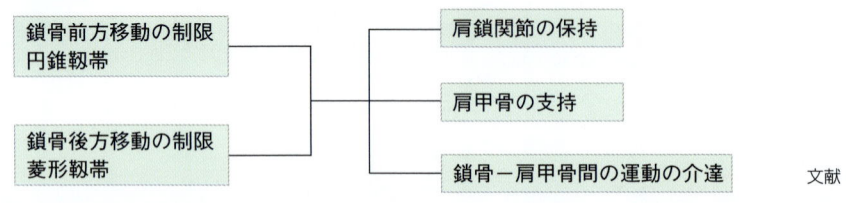

鎖骨前方移動の制限 円錐靱帯	─┬─	肩鎖関節の保持
鎖骨後方移動の制限 菱形靱帯	─┼─	肩甲骨の支持
	─┴─	鎖骨−肩甲骨間の運動の介達

文献20）より引用改変

肩甲胸郭関節[21]

　肩甲骨の形態は四足獣のように体重を支えることが第一の目的となっているわけではなく，上肢の空間での活動における機能の遂行が中心となっている。その結果として，肩甲上腕・肩甲胸郭の各関節に関与するさまざまな筋が肩甲骨に付着するため現在のように幅の広い骨形態に変化したといわれている。胸郭上に浮遊する肩甲骨の躯幹との連結は，筋による連結のみであり，肩甲骨と胸郭をつなぐ筋群は躯幹肩甲骨間筋群（表2）と称されている。これらの筋群を構成する筋の主とした働きは，それぞれで，肩甲胸郭関節の運動に合わせ区別されているが，実際には，単独の筋ではなく，複数の筋による共同作業により肩甲骨の胸郭上での固定，さらに挙上，下制，外転，内転，上方回旋，下方回旋，前方傾斜，後方傾斜などの多方向への運動を可能としている（図12）。

表2 肩関節周囲筋の分類（Quring 1946）

躯幹－肩甲骨間筋群
僧帽筋・大菱形筋・小菱形筋・肩甲挙筋・小胸筋・鎖骨下筋・前鋸筋
躯幹－上腕骨間筋群
広背筋・大胸筋
肩甲骨－上腕骨間筋群
棘上筋・棘下筋・小円筋・肩甲下筋・三角筋・大円筋・上腕二頭筋・上腕三頭筋・烏口腕筋

図12 代表的な肩甲骨の運動

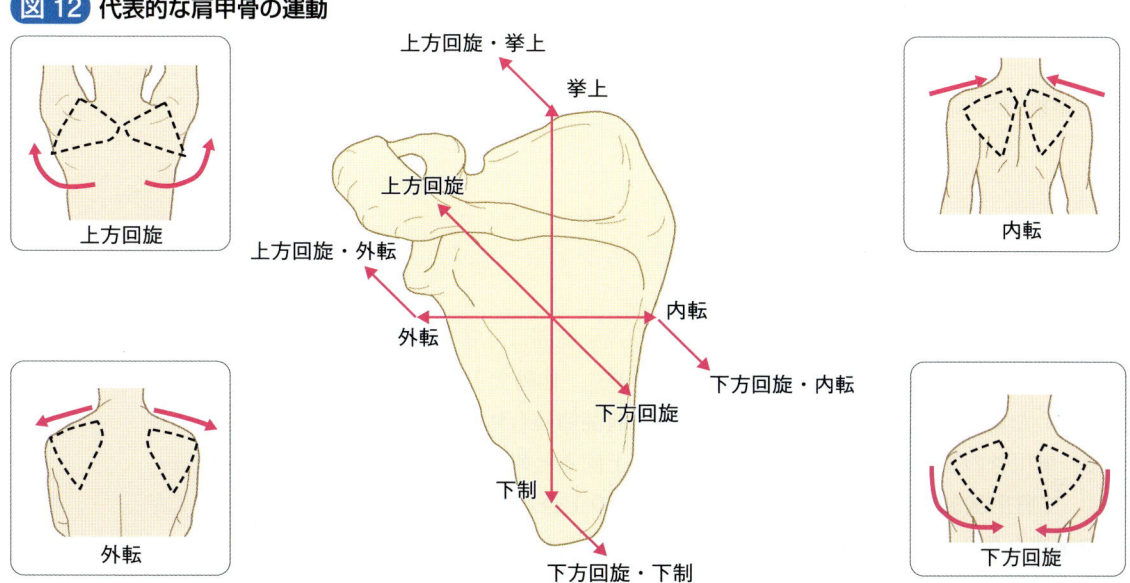

上方回旋／外転／内転／下方回旋／上方回旋・挙上／挙上／上方回旋／上方回旋・外転／外転／内転／下方回旋・内転／下方回旋／下制／下方回旋・下制

ただし，近年では，単純に肩甲骨周囲筋群のみにより肩甲骨の運動が遂行されているのではなく，鎖骨が運動の支点となるため肩甲骨の運動が可能となっているとの報告もある[21]（図13）。さらに，前鋸筋など肩甲骨に付着する筋には，同じ筋でありながら筋線維ごとに作用方向が異なることも報告されており，肩甲骨にみられる運動は複雑にコントロールされていることがうかがえる。また，上肢運動中の微妙な肩甲骨の位置変化は，上腕の位置に呼応した変化が必要となることから，末梢からの情報獲得の機構も有していることが予測され，今後のさらなる検討が必要と考える。

肩甲胸郭関節の運動方向は，前記のように挙上・下制・上方回旋・下方回旋・外転・内転・前方傾斜・後方傾斜と多方向に運動が可能となっており，その可動域は，個体差が関与し，年齢・性別・体格差などによる胸郭の形状などの違いにより差が生じると報告されている。

図13　肩甲骨の運動模式図

胸鎖関節と肩鎖関節の位置の違いにより，僧帽筋の働きが肩甲骨の挙上を促す。

R：胸鎖関節での反力
F：僧帽筋 C6 にかかる最大の力
W：鎖骨遠位端にかかる重さ
L：鎖骨の長さ
α：鎖骨挙上角
β：水平面上での角度

文献 21) より引用改変

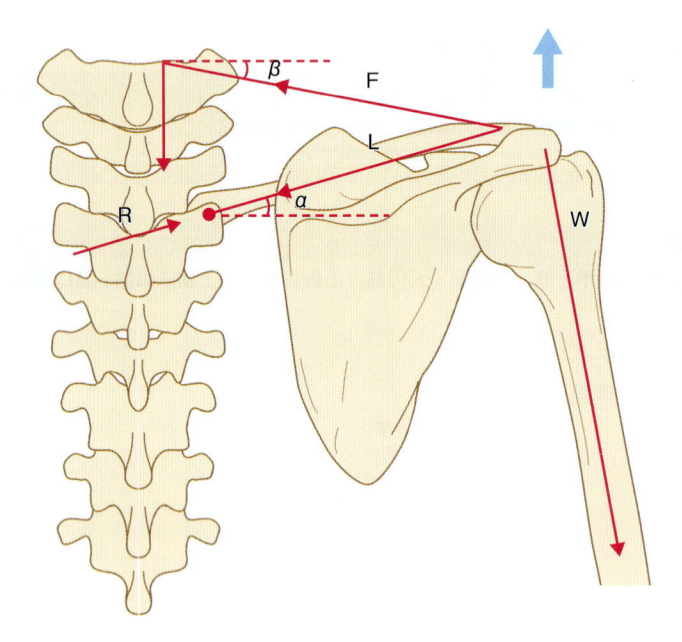

また肩関節複合体としての運動域中での肩甲骨の担う運動範囲は非常に大きく，肩甲骨を固定した場合の肩甲上腕関節側挙範囲は，自動で90°，他動で120°，さらに上腕骨を内旋していた場合には60°と報告され，中川らは肩関節複合体として動く全運動域のなかで，肩甲骨の運動領域は上腕骨の運動領域を上回ると報告している[52]。

上肢帯において肩甲胸郭関節は，肩甲上腕関節の運動の土台となっているだけではなく，肩関節複合体としての関節可動域の中心的な役割をも果たしている。

胸鎖関節

　胸鎖関節は胸骨，第1肋骨，鎖骨で構成される関節円板を介在した球関節の機能をもっており，上肢帯と体幹を結ぶ唯一の関節である[15]（図14）。関節包は比較的ゆるいが厚く，その前後に前胸鎖靱帯，後胸鎖靱帯があり，これを補強すると同時に鎖骨と胸骨を連結している。さらに関節包の上部には両鎖骨間を結ぶ鎖骨間靱帯が張っていて関節を補強し，また鎖骨と第1肋骨の間には肋鎖靱帯がある。この靱帯は強靱で，第1肋骨の内側より起こり，斜外側に走って鎖骨の下面に付着している。

　胸鎖関節は肩と体幹を連結する唯一の解剖学的関節であり，肩鎖関節を介して肩甲骨の動きの支点となっている。そして上肢の外転挙上に際しては，肩関節の動き以外に肩甲骨の上方回旋を必要とするが，その際，胸鎖関節を支点とした鎖骨の動きには回旋が生じる。したがって胸鎖関節の可動性，特に回旋制限は，上肢の挙上運動の制限を生じさせる[22, 23]。

図14 胸鎖関節の機能解剖図

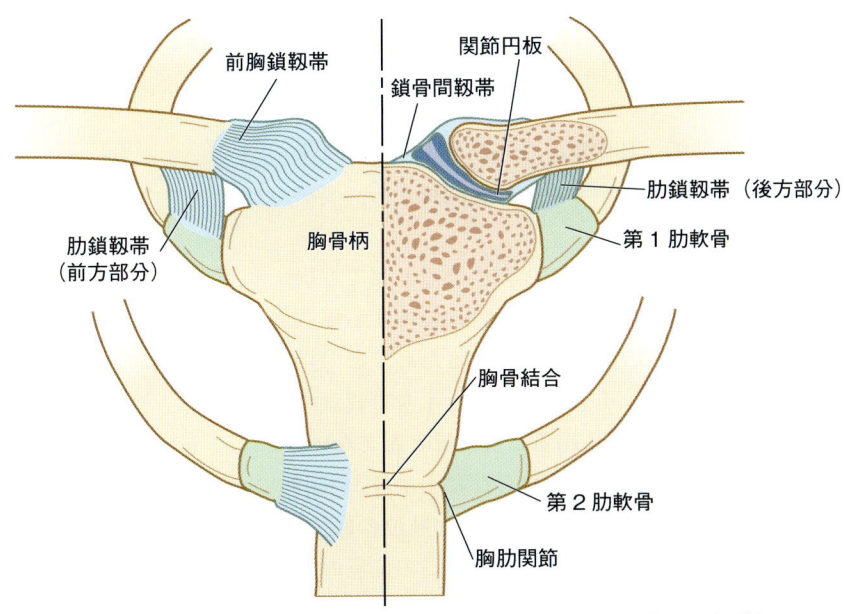

文献15）より引用改変

I ● 上肢からみた動きと理学療法の展開

身体活動における上肢帯

身体活動における上肢帯機能 [19, 22, 24〜30]

　身体活動における上肢帯機能の第一の目的は，手という効果器を使うための上肢運動機能である。この上肢運動機能は自由度が非常に高く，巧緻性が要求されるため，特に運動の土台となる上肢帯の機能は広い範囲にわたる，運動性，固定性，巧緻性，調節能などさまざまな重要な機能特性が必要となる。

　これらの機能を遂行するため，上肢帯は構造的に，あるいは機能的に複雑なメカニズムが配備されている。そのため，上肢帯の機能は単に動く範囲の確認や，筋力の程度を明らかにするだけでは不十分となってしまうことが多い。症例個々の上肢帯機能の特徴を見出すためには，代表的な評価はもちろん，症例本人が意識しない身体の反応を，見落とさずに観察し，その現象を客観的に説明ができるよう，さまざまな条件下において，確認を施すことが大切となる。

　また，章のはじめに記したとおり，重力がかかる地上での生活において，上肢帯の機能は身体活動においても重要な役割を果たしている。

　身体を重力に抗して保持するための機能として，身体重心ならびに上半身，下半身の質量中心点の配列が大切となる。この重心，質量中心点の位置関係から，姿勢維持と，逆に運動への変換が可能となる。

　重心は上半身の質量中心点と下半身の質量中心点を結ぶ線上の中心点としても捉えることができ，実際，前屈動作などにおいての重心は，身体の外に位置する場合もある。下半身の質量中心点は，大腿の1/2，左右の中間に位置するため，この点も当然のことながら，身体外に位置することが多い。それに対し，上半身の質量中心点は，胸郭内の胸椎7〜8に位置し，その位置は体外に出ることはほとんどない。よって，随意的にその位置をコントロールすることに，重心ならびに上半身・下半身の質量中心点の配列を調整することに適していると考えられ，抗重力肢位の保持，身体の移動における推進力などに大きな影響をもつといえる。また，この位置のコントロールとしては，上肢の動きの他，肩甲胸郭関節による運動によって胸郭の位置を変化させるなど，上肢帯の機能が重要となる。

　上肢帯の本来の役割である，手という効果器の使用に上肢帯を働かせる他，四足獣の名残である，身体を支えるための機能，衝突などに際してのショックアブソーバー（緩衝作用），そして，抗重力下の活動における，姿勢保持（バランス調整），身体の推進力などすべての活動にかかわるといえる。

　また，それ故に，身体のいずれかの機能が損なわれ，その損なわれた機能を補うために上肢帯の機能が必要となると，他の機能への働きが抑制されてしまうことになる。よって投球時にみられる姿勢保持の破綻，推進力の不足が原因となり，元来の投球動作における上肢の役割が遂行されず，投球傷害をまねくことが多い。

一般の日常生活動作においても同じであり，上肢帯の傷害は，上肢帯を構成する機能の障害による傷害だけでなく，その他，上肢帯機能以外の機能の代償や補償により，上肢帯にかかる負担の超過が原因となり傷害をまねくことも多い．それゆえ，上肢帯に対する理学療法は，単に上肢帯にだけ着目しても，期待される結果が得られないことが多く，他の機能を含めた，総合的な評価が必要となる．

身体活動における上肢帯の安定化機構

　上肢帯，特に肩関節は小さな関節窩に対して骨頭が大きく，また身体のなかで骨性の連結が乏しい浮遊関節であるため，非常に不安定な関節である．この不安定な肩関節の安定化を図り上肢帯としての運動のコントロールを遂行するためには，種々の機能が複雑に関与し維持している．

第1の安定化機構（肩甲上腕関節の解剖学的特徴）

　肩甲上腕関節を構成する関節窩と上腕骨頭の形態は，骨頭半径に対して関節窩の横径が微妙に小さく，また，関節窩の接触面積を大きくするために関節唇が存在する．これらの形態は，構築学的な強度をできるだけ損なうことなく，物理学的に安定化する最も有利な構造となっている（図1）．

図1　関節唇の構造と機能
関節唇は関節窩の凹面をより深くし，表面積を大きくすることで骨頭との適合性をよくする．
G：関節窩の深さ　L：関節唇の深さ

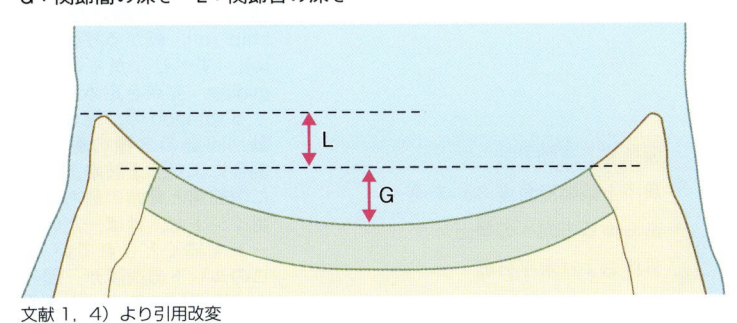

文献1，4）より引用改変

第2の安定化機構（関節包・腱板の機能）

　関節包は前記したように，scapular plane（関節窩面上）で肩甲上腕関節角度20〜30°，内・外旋中間位の肢位で，上・下・前・後関節包の張力がほぼ一律となる。この肢位から上腕骨の動きに伴い，起始停止間が広がれば緊張し，逆に起始停止間が近づけば弛緩するように，関節包の張力は自動的に変化する。関節運動に伴う各関節包の緊張の変化の特徴をまとめると表1のようになる。当然のことながら，これらの変化は単独で生じるものではなく，あくまでも張力変化の中心となる部位を示している。また，回旋運動が加わると，関節包のねじれも加わり，張力の変化する部位の範囲が拡大され，さらなる張力の増加を伴う。さらに，外力が加わり上腕骨頭が関節窩上の求心位から逸脱する場合，関節包の走行が変化し，逸脱方向に抗する張力が生じ，運動ベクトルを修正することが可能である。

　しかし，関節包は関節運動に際し，一方が弛緩し，一方が緊張するといったバランスの崩れも生じ，随意的運動においては安定化機構として機能が不十分となることが多い。腱板はこの機能を補うように関節包の外側を取り巻き，張力方向が一致しているため，機能的に関節包の補助をしている。

　さらに腱板はその構造上の特徴から，動的にも関節窩に骨頭を維持するよう働き，肩甲上腕関節の安定化機構の中心的な役割をなしている。

　また，各種運動において主として活躍する筋は存在するものの，単一の筋として働くというよりは，むしろ1つのファンクショナルユニットとして機能し肩甲上腕関節の安定化機構の最も重要な役割を果たしていると考えられる。

　その結果，肩甲上腕関節内の運動，関節内運動（Gleno-Humeral rhythm）は上肢挙上に際し，rotation，gliding（ball roll），ship roll などの運動が起こり，そのため各運動中における運動軸は常に一定に固定されているわけではなく常に変化しているが，その変化は不規則に行われているのではなく，一定のリズムが保たれていることが報告されている。

▶Gleno-Humeral rhythm：上肢の運動の際に，肩甲上腕関節内の関節窩に対する骨頭の動きにみられる一定のリズムを称したもの。関節内では，骨頭は揺れる ship roll，転がる移動 ball roll，すべりながらの移動 gliding，支点を定めて回旋する rotation の，揺れ，移動，回旋の3種の動きの割合により，上肢挙上の際に関節窩と骨頭の最も近いポイントが，ほぼ一定のルートを描くとされている。このルートの逸脱が，関節の構造学的破綻をきたす原因ともいわれている。

表1 関節包の緊張する運動方向の目安
関節包は scapular plane 上30°挙上，内・外旋中間位が，張力の均一となる肢位。この肢位を基準としての運動。

部位	緊張する運動方向
上部	肩甲上腕関節角度30°未満
下部	あらゆる方向への挙上
前部	外旋および水平外転
後部	内転および水平内転

第3の安定化機構（肩甲胸郭関節の機能）

　第3の安定化機構には肩甲骨（肩甲胸郭関節）の運動があげられる。

　伊藤らは，関節窩からの骨頭を逸脱させる方向への不意な外的刺激に対し，肩甲上腕関節の筋群による保護的な活動は，反応速度から考察しても時間的に不十分であると報告している[22]。しかしこれは肩甲骨が固定されていることを前提にした仮説であり，肩甲骨が胸郭上を浮遊している構造上の特徴により，不意な外的刺激に対するシ

ョックアブソーバーとしての機能を果たしているとも考えられる。また肩甲上腕関節の安定化機構の中心となる腱板はすべて肩甲骨に付着しており，肩甲骨が胸郭上に固定されなければ，腱板機能は十分にその機能を発揮することができない。

また，一般的には関節窩に対し骨頭が適合する感が強いが，リーチ動作のように，先に上腕骨の動きが先行し，上腕骨骨頭の位置を基準に肩甲骨関節窩が動き，適合するといった，両方向からの協調運動により関節の適合が図られている。実際，上肢挙上の際にみられる setting phase も，下方に偏位している骨頭を関節窩が迎えにいく運動として捉えることもでき，腱板断裂症例では，骨頭が下方に偏位していても関節窩のこのような運動は認められない。これらのことからも，肩甲胸郭関節が単独で動きをコントロールしているのではなく，相互の強調によりコントロールされるものと考えられる。

身体活動における上肢帯の筋活動コントロール

　上肢帯はさまざまな身体活動に際し関与するため，逆に上肢帯の筋活動はさまざまな影響を受けやすいことになる。また，前記のように肩甲上腕関節は他の関節と異なり，関節内運動の安定化と，関節としての機能を発揮するための筋活動を同時に遂行しており，複雑な筋活動のコントロールが要求される。そのため，上肢帯においては筋活動のコントロールが破綻し，各種の傷害をまねくことも多い。

　上肢帯の筋活動コントロールは意識される運動と意識されない運動に相違がみられる。

　外傷を契機として，肩甲上腕関節の構造破綻により，肩関節の不安定性を有する反復性肩関節脱臼症例の多くは，上肢の外転外旋位での不安定性が主とした症状となり，スポーツ活動あるいは日常生活でこの肢位の必要となる活動において愁訴が再現される。この肢位での筋力，ならびに筋活動量を調査した結果，屈曲位の内旋筋力に比較し，外転位での内旋筋力の値が有意に低い値を呈していた。また，筋活動量も同様に，外転位での活動が屈曲位での活動と比較し，低い活動量となっていた。随意的に最大の筋力および筋活動量の計測である本調査の結果は，一般的には，筋力の低下として捉えられるが，この調査において，肩甲上腕関節の不安定性，疼痛を訴えた症例は認めなかった。

　本調査の参加した被験者1名は，投球動作での不安定感を有しており，実際の愁訴を伴う動作の実施では，随意的最大筋力発揮時と比較して明らかに，筋活動量の増加が認められる。

　これらの現象は，下肢の歩行における筋活動のコントロールと類似するものと考えられる。通常の歩行での筋活動はほとんど反射的に制御されており，障害物などがある場合にのみ，意識的運動を変更させるため筋活動が制御される。図2に示す投球動作における筋活動のコントロールも，反射的活動の1つとして活動がコントロールされているのに対し，筋力評価した肢位での活動は非日常の動作であり，自覚しないうちに関節の安定性を図るための筋活動コントロールがなされているものと考えられる。一般的に用いられる上肢の運動と，非日常的な特異的な動作では筋の活動コントロールは同じではないことが推察され，非日常的な肢位による筋力評価の結果のみから，筋活動量の是非を決定することに十分注意する必要があることを示すものである。

▶反復性肩関節脱臼：外傷による初回肩関節脱臼の後，繰り返し脱臼するようになったもので，習慣性肩関節脱臼は，生まれつき肩関節脱臼を繰り返すものを示す。この他，随意性脱臼とは，自力で脱臼，整復ができるもので，loose shoulder とは異なる。

▶loose shoulder：元来は，脳卒中片麻痺での肩関節が下方へ逸脱している状態を示したもので，いわゆる loose shoulder，あるいは動揺肩と整形外科では表記される。無症候性を含め，遠藤先生が世界にさきがけて報告をしたもので，現在では，下方だけではなくあらゆる方向に不安定性を示すということで，multi directional instability（MDI）といわれる。

図2 随意的最大筋力発揮時と投球時における筋活動
ⓐ：等速性機器による測定時筋活動　ⓑ：投球時筋活動

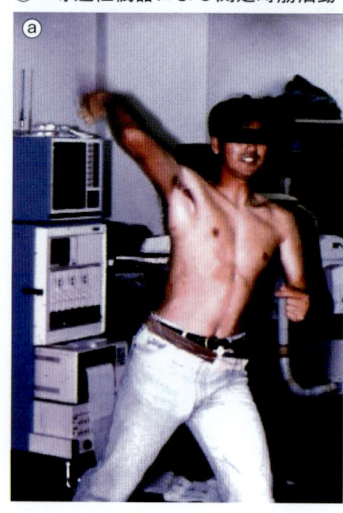

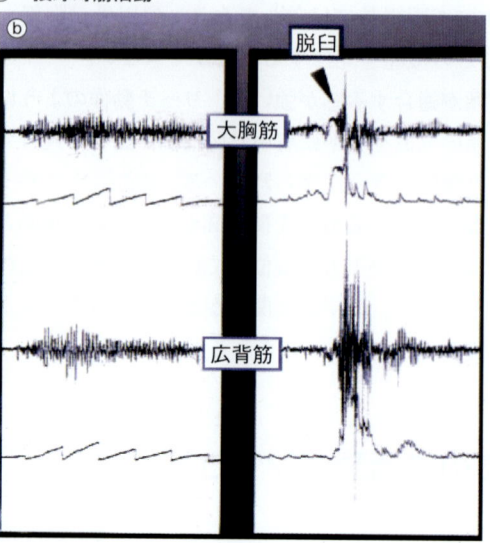

　上肢帯の筋活動コントロールは，意識されない反射的な活動が多いことはこれまでの調査からも確認されており，代表的なものとしては肩甲上腕関節リズムがあげられ，随意的運動に際しても，また他動的運動に際しても，運動の種類によるリズムの違いは認めながらも，再現性は保たれていることは周知のとおりである。また，関節の安定化に関与する腱板筋群の活動と，腱板を取り巻く関節の能力，出力に関与する筋活動といった意識されない筋活動のバランスの破綻が，各種疾患をまねくことが確認されている（図3）。

図3 挙上時，負荷増加に伴う筋活動の変化
ⓐ：健常者。負荷増加に伴い三角筋と棘上筋の活動バランスが維持される
ⓑ：症例。負荷増加に伴い三角筋のみの活動が増加，両筋の活動バランス破綻がうかがえる

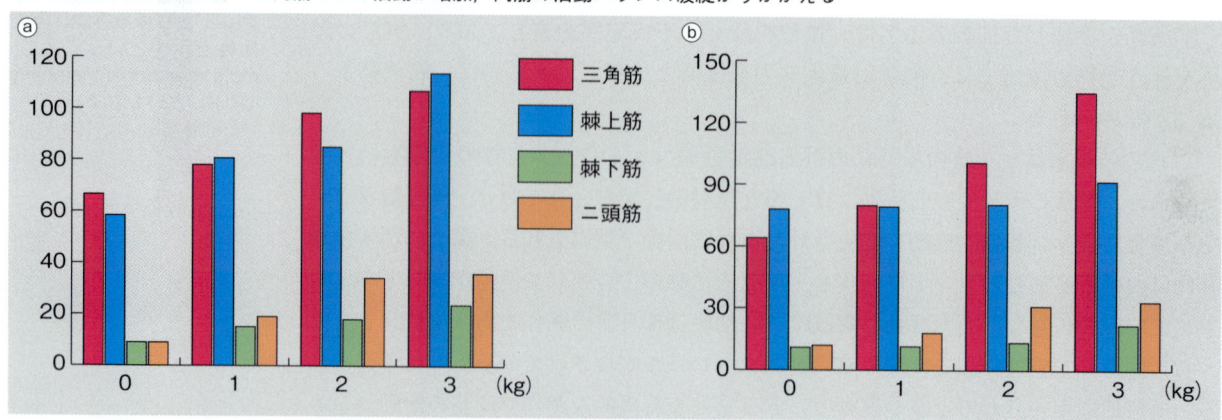

また，一般的にこれらの筋活動のコントロールは，意識されない運動のコントロールではあるものの，何らかの経験を契機として，自在に筋活動をコントロールできる症例も経験される。図4は肩関節随意性後方亜脱臼の症例であるが，亜脱臼時に安定化に関与する腱板の活動を随意的に抑制し，関節に剪弾力を生じる外側を取り巻く筋の活動を活発にさせている。さらに，下方への随意的な不安定性を有する症例について，肩甲骨の動きと下方への不安定性について調査した結果，肩甲骨の位置を保持したまま，上腕骨のみを下方へ下制する症例や，肩甲骨は上方へ回旋させながら，上腕骨を下制するなど，意識的に運動の分離を遂行させていた（図5）。

図4 肩関節後方亜脱臼時の筋活動

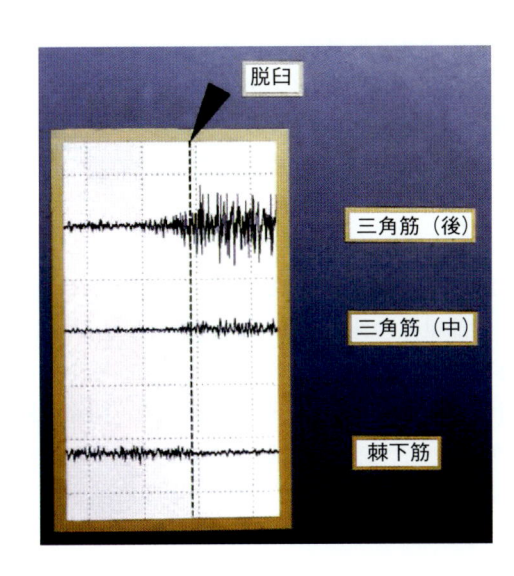

図5 肩関節下方不安定性の助長時における骨頭下降率と肩甲骨回旋角度の変化

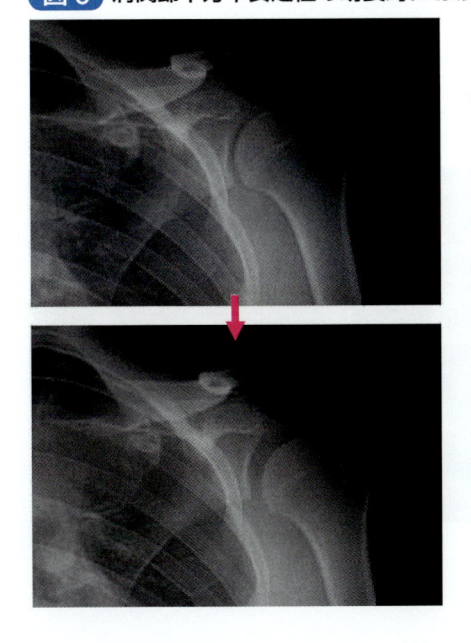

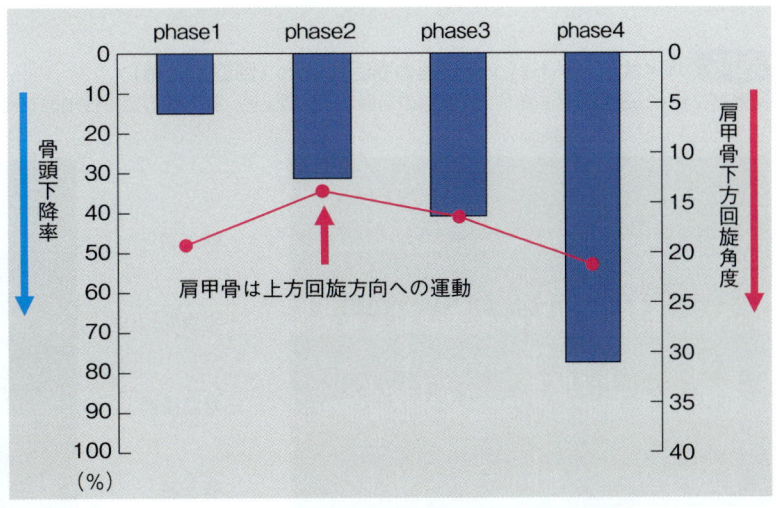

しかし，これらの筋活動のコントロールは，視覚的あるいは別の感覚を介して，再教育することは可能であり，視覚的なフィードバックにより，筋活動のコントロールを習熟させ，最終的に無意識に筋活動コントロールを変化させることもできうることが確認されている（図6）。

意識されない反応としての筋活動

ただし，構造的な問題は筋活動にも深く関与しており，構造上の問題が破綻されている場合は，バランスのとれた筋活動のコントロールを，運動療法のみで期待される結果を望むことは難しい。構造的な問題として骨，靱帯，筋の構築学的な問題はもちろん，その他に，肩甲上腕関節は関節周囲の組織に圧力などの変化を感知し，筋活動のコントロールに関与するメカノレセプターに富み，このメカノレセプターの機能が問題となることが多い。

臨床的には，メカノレセプターが豊富といわれる関節唇において，同部の損傷によって，繊毛状，あるいは膜状になった一部が関節内に残存すると思われる症例は，ある特定の肢位で他動的な関節運動の終末に，伸張性を感ずることのない突然の運動制限を認める（spring block）が，関節の肢位を若干変えるだけでも，認められた突発的な運動制限が消失し，軟部組織の伸張による運動制限とはまったく異なる。また，所見上，関節の位置関係に問題がないにもかかわらず脱臼感を訴え，関節の運動が他動的にも随意的にも行えない症例では，関節造影の際，関節中間で液の貯留が認められ，関節唇の損傷が疑われ，さらなる造影剤の注入により，中間に貯留していた液が通常通り下方へ移動したのと同時に，関節の亜脱臼感が消失し，随意的にも他動的にも運動が可能となった。

▶ spring block：関節運動の終末は，いろいろな抵抗感（end feel）が存在する。骨性の制限は急性で，動きの余裕は感じられない。これに対し，軟部組織による制限は，可動域終末に漸増的な抵抗感が感じられるのが特徴である。肩の場合，骨性の制限は通常考えられないため，可動域終末には必ず漸増的な抵抗感が感じられるはずだが，関節内の問題によっては，あたかも骨性の制限に感じるような抵抗感が表れる。これを，spring block（スプリングブロック）と称する。

図6 バイオフィードバック前後の筋活動変化（回旋運動時）
運動前に比べ，運動後は三角筋，大胸筋の活動低下，棘上筋，棘下筋の活動性増加が認められる。

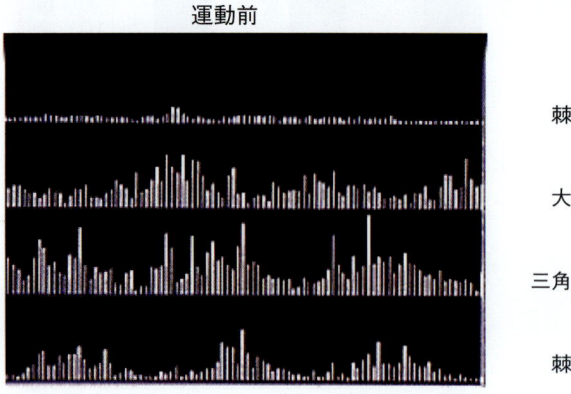

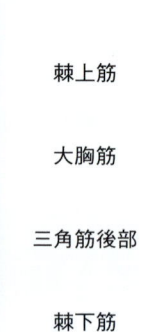

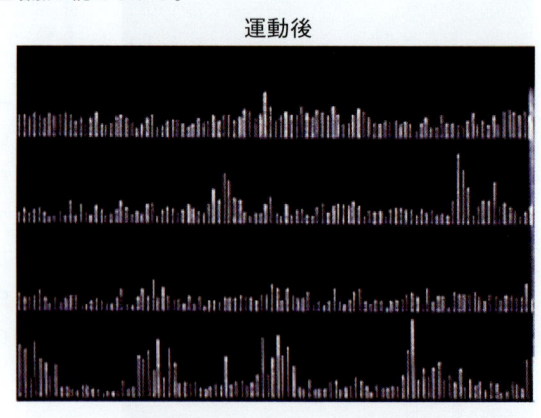

運動前　　　　　　　　　　　　　　　　　　　　運動後

棘上筋
大胸筋
三角筋後部
棘下筋

さらに，図7は健常者と肩関節不安定症（multidirectional instability）に対し，上肢を下垂させ力を抜かせた状態で，漸増的に上肢遠位端に錘を加えていったときの筋活動の変化を調査したものである．健常者は意識的には力を抜いているにもかかわらず，筋活動の増加が確認されるのに対し，関節周囲を取り巻くメカノレセプターが単位面積あたり少なく，また軟部組織が未成熟とされる肩関節不安定症では，肩の下方への逸脱を感じながらも，筋活動は認めない．これらのことからも，関節周囲に存在するメカノレセプターが関節の位置関係を把握し，意識しない筋の活動によるコントロールがなされているものと推察することができる．

図7 下垂懸垂負荷による筋活動の変化

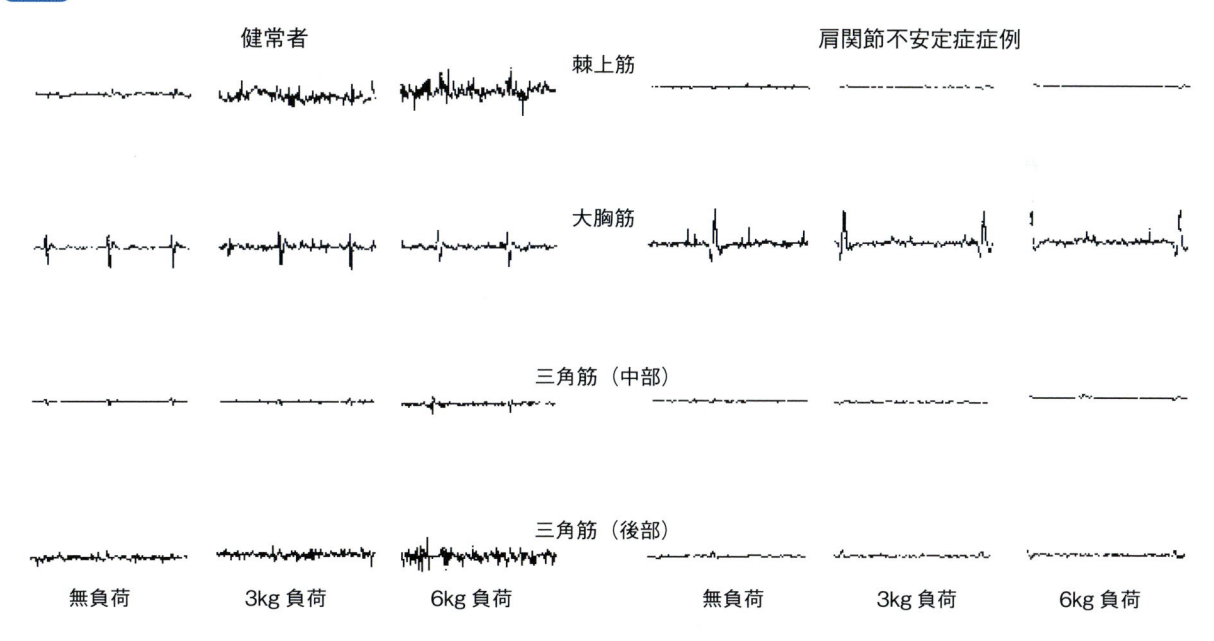

Ⅰ●上肢からみた動きと理学療法の展開

上肢帯の理学療法評価と対応（1）

上肢帯における愁訴の捉え方

愁訴を捉えるための注意点

　一般的には，愁訴は病態に呼応して出現するものとして捉えられる。実際に構造上の破綻が，愁訴としての根本的な問題である場合には，当然のことながら，上肢帯の機能は損なわれ，機能の回復は構造上の破綻修復が先になされてから対応するものとなる。また，構造上の破綻に対する対応と並行して機能的改善を図る場合においても，まずは病態の影響を考慮し，あくまでも医師の指示の下による対応を図ることが肝要となる。臨床では急性期炎症症状が主とされる状態にあたり，この時期は，機能的問題よりも構造的問題が優先されることを理解させ，安静とは力を入れ固定したものではないことなど，症例の解釈へ対応が大切となる。

　また疼痛などの愁訴は，不快，不安，不満，不便，不利といった心理的影響につながり，その結果，筋の緊張持続，姿勢不良などをまねくことがあり，そのために症状の重積，装飾，新たな症状の加算といった複雑な状態に移行することがあり注意が必要である。

愁訴の変化

　一般的には，症状の重要な項目である疼痛は，構造上の破綻の程度により疼痛範囲が異なるが，疼痛範囲は，構造上の破綻の大きさ程度だけではなく，新たな二次的愁訴の関与を予想することもできる。構造上の破綻が明確である場合や，炎症所見がはっきりしている場合は，症例自身により指一本で疼痛部位を示すことが多い（finger sign）。しかし，責任病態の構造学的破綻に，二次的な症状の重積，装飾，加算が加わると，症状の範囲が広がり，手掌で疼痛部位を示し（palm sign），さらにときとして，手掌を動かし広範囲の疼痛部位を示す（area sign）などへと拡大することが多い。このような場合には，病態治療の一助に加え，心理的な要因への配慮，二次的な愁訴を引き起こす機能的な反応への対応が重要となる。

　上肢帯に認められる愁訴は，一般的には構造上の破綻がかかわるが，必ずしも構造的変化の程度と一致するとは限らず，上肢帯に認められる愁訴は，あくまでも結果であり，さまざまな因子が複雑に関係したものと捉えなければならない。

　大まかに分類すると，他の関節疾患と同様に，構造学的な問題，上肢帯を含めた身体各部の機能の問題，本人の解釈の問題が関与し，結果として愁訴となり現れるものと認識し，それぞれの因子への働きかけが必要となる。また，この3因子は，そのすべてが必ず関与するとも限らない。

愁訴と解釈

　また，上肢帯に愁訴を有する症例でありながら，構造学的破綻を認めない症例も

多く，代表的な症例としてはスポーツ障害による上肢痛があげられ，以前は，過負荷，疲労，技術的問題として片付けられる傾向にあった。構造学的破綻を認めないにもかかわらず，投球時に疼痛を訴える投球傷害症例は，確かに解釈の違いによる投球動作の破綻が原因となり，上肢帯機能への負担を増長させていることも多く，技術指導者側による解釈の改変が必要となる。しかし，本人の解釈についての問題も，技術にかかわる体の使い方についての技術的解釈と，疲労などからくる関節可動域制限など身体各部の機能障害により，投球動作が破綻していることに気づかず，つまり，いつもと同じと解釈した，身体機能の問題に自覚しないという身体的解釈の問題がかかわる。前者は技術指導者との協力が必要となるが，後者は，身体機能の改善はもちろん，再発防止のためにも，セルフチェックなどの指導が必要となる。

また，上肢に現れる症状は，上肢帯の症状とは限らず，頸部の症状として現れる場合や，内科系疾患の放散痛として現れることもあり，肢位による症状の変化，重なる他部位の症状など，その特性に十分注意を払うことが大切となる。

上肢帯の機能評価－可動域

肩甲胸郭関節の評価

●角度による計測

静的な評価として一般的な方法は，角度計測によるものであるが，肩甲骨の動きは性別，体型の違いにより異なるため，角度による運動範囲の計測は，左右の差で確認されることが多い。また，肩甲胸郭関節は解剖学的関節と異なり，機能的関節であるため，角度による評価は肩甲骨のすべての動きを網羅するものではなく，一部の動きを評価するものである（表1）。

表1 肩甲帯の可動域計測（日本整形外科学会，日本リハビリテーション医学会制定）

部位名	運動方向	参考可動域角度	基本軸	移動軸	測定肢位および注意点	参考図
肩甲帯 shoulder girdle	屈曲 flexion	20	両側の肩峰を結ぶ線	頭頂と肩峰を結ぶ線		
	伸展 extension	20				
	挙上 elevation	20	両側の肩峰を結ぶ線	肩峰と胸骨上縁を結ぶ線	背面から測定する。	
	引き下げ（下制）depression	10				

文献31）より引用改変

この他，任意の垂直線に対する肩甲棘の角度を計測したり，上腕骨長軸と肩甲棘とのなす角度を計測することにより（図1），肩甲骨の動きを評価する方法も有用である。ただし，体幹の動きによる影響が強いため，体幹の影響を排除するか，体幹の動きを分別する手段が必要となる。

図1　肩甲骨の角度変化計測法
A：脊柱と肩甲棘とのなす角度より計測

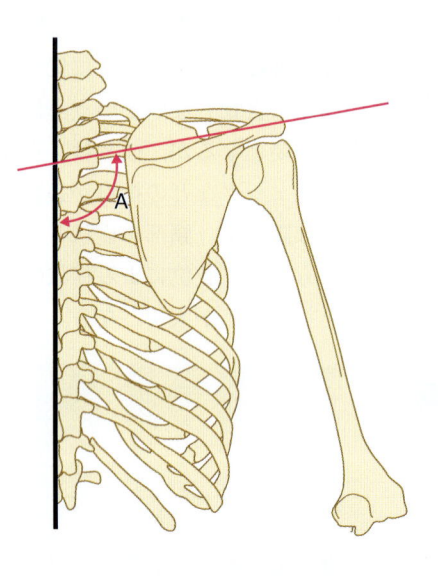

●長さによる計測

　肩甲骨の動きを体表から計測する方法として，DiVetaらの報告[32]が代表的方法としてあげられる。計測方法は，安静立位にて第3胸椎棘突起から肩峰の後角までの距離と，肩甲棘内縁から肩峰下角までの距離を測り，肩甲骨最大内転位，最大外転位での第3胸椎棘突起から肩峰の後角までの距離を再計測する[32]（図2）。安静・肩甲骨最大内転時・肩甲骨最大外転時での第3胸椎棘突起から肩峰の後角までの距離を肩甲棘内縁から肩峰下角までの距離とし，個体間の差，つまり体格の違いを考慮した肩甲骨の移動能力を調査するものである。

図2　肩甲骨の計測法－DiVetaらの方法
A：第3胸椎棘突起から肩峰後角までの距離
B：肩甲棘内縁から肩峰後角までの距離

文献32）より引用改変

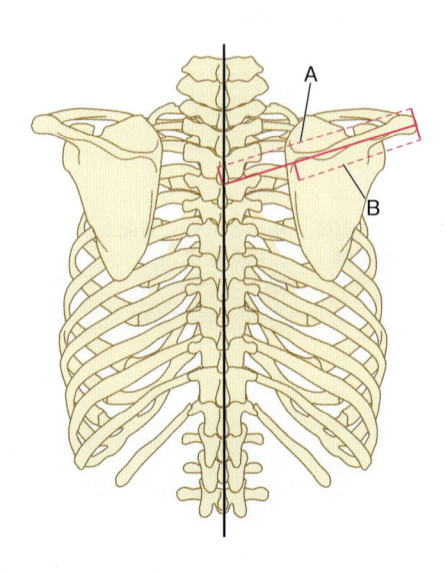

この方法は角度変化ではなく胸郭上の移動距離を調査するものである。本評価法はあくまでも立位安静時における肩甲骨内転・外転運動を調査する方法であり、上肢を挙上し肩関節を内・外旋した肢位では、肩峰後角を触診することが難しく、測定された値がばらついてしまうという報告[33]もあり、基本的な限られた肩甲骨の運動性の評価にしか用いることができない。しかし、肩甲骨の動きが十分であるか否かは非常に重要な因子であり、体格による差を考慮したDiVetaの方法は有用な方法といえる。

●臨床における肩甲胸郭関節の評価

肩甲胸郭関節の動きは、個人差が大きいため、左右差は非常に有用な評価となる。また、体幹部の影響を強く受けることから、体幹部の動きを含め評価することにより、さまざまな情報を得ることができる。

投球障害肩を有する症例は、肩甲骨の胸郭上における位置の違いを認め、投球側が非投球側に比較し下方に位置することが多い。

肩甲骨が下方に位置する理由として、肩甲胸郭関節自体の問題、側弯症による結果があげられ、僧帽筋、菱形筋など肩甲胸郭関節の上に位置する筋の問題、逆に、広背筋など肩甲胸郭関節の下に位置する筋の問題が考えられる。

特に、広背筋など、肩甲胸郭関節の下に位置する筋の緊張による、肩甲骨の下制であるならば、立位時の指床間距離と前屈位での指床間距離は逆転し、立位で下制が著明であった側が、前屈することで床からの距離が大きくなるなどの現象から予測することができる。このように、体幹の運動を含めると、肩甲骨の運動の左右差がどのようになるかを、観察するだけで理学療法を施行する際の有用な情報を得ることができる（図3）。

図3 立位，ならびに前屈位での指床間距離

立位では、左側に比べ右側が下方に位置しているが、前屈位では、逆に左側に比べ、右側が上方に位置する。

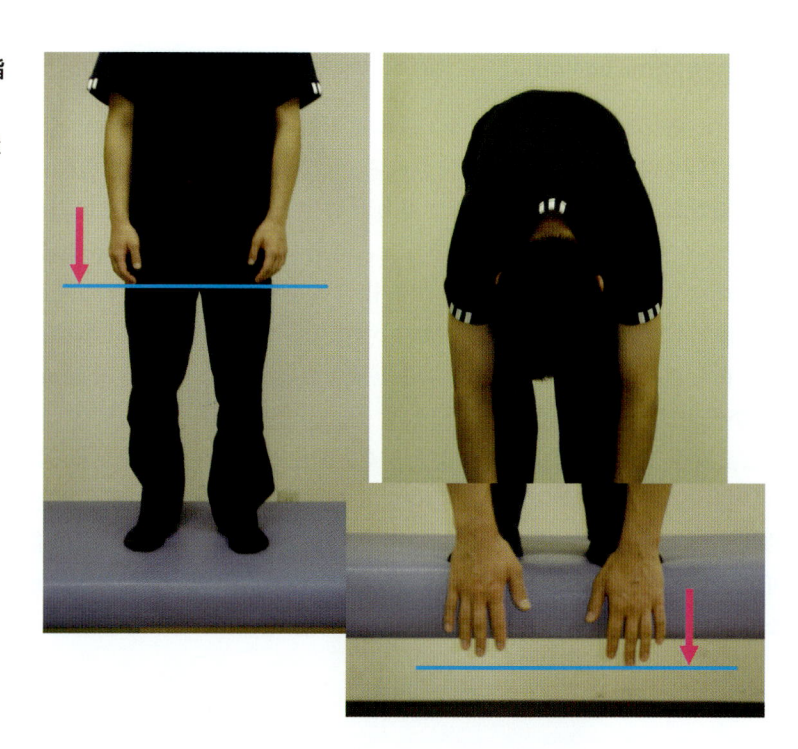

また，上肢挙上と下垂時の肩甲骨の位置に関して，左右差を比較することによっても，有用な情報が得られる．一般的に，肩甲骨の位置が上方に変移している場合，肩甲骨の挙上にかかわる筋の過剰な緊張が疑われるが，広背筋などの下方への引き下げに，抗する，いわゆる防御のために必要な収縮がなされていた場合，比較側に対し下垂位は肩甲骨の高位を認めるが，挙上位では，逆に，低位を示すことがある．このような症例の場合，安易に挙上にかかわる筋の緊張に対してのアプローチは，肩甲骨の下制をまねき，新たな症状を呈することがあるなど，動きに伴う位置変化の観察から，防御性であるか，そうではないかといった，現象だけに囚われることのない評価の情報とすることができる（図4）．

図4　下垂時・挙上時の肩甲骨位置の相違
下垂位では右に対し左の位置は高位にあるが，挙上時では逆に右に対し，左は低位を示す．

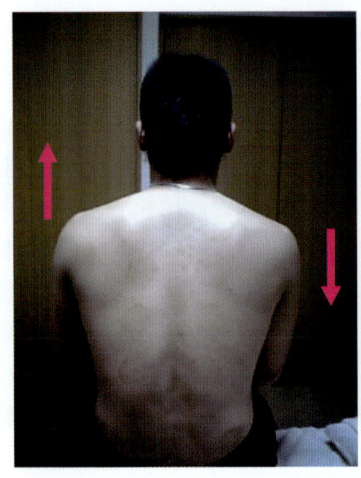

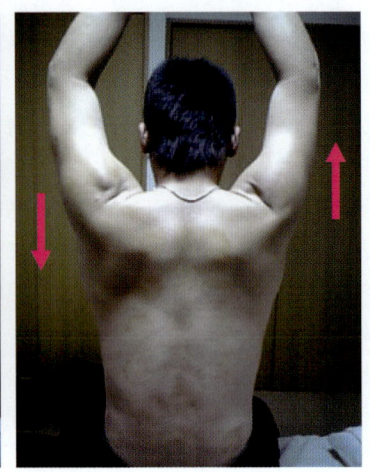

肩甲上腕関節 [15, 34〜41]

　一般に用いられる可動域の計測は，日本整形外科学会，日本リハビリテーション医学会の定める計測法に準じて実施されるが（表2），あくまでも肩関節複合体としての評価であることを認識すべきであり，肩甲上腕関節の評価ではない．これらの計測法は，一般的な比較として用いられることを主眼としており，他者との比較，一定の基準設定には適しているが，関節複合体を構成する，個々の関節に対する詳細な評価としては，適しているとはいいがたい．簡易的な肩甲上腕関節の計測としては立花らが報告する肩甲棘に対する上腕骨長軸とのなす角度（Spino-Humeral angle）が代表的である[40]（図5）．
　しかし，肩甲上腕関節は運動範囲が大きく，関節可動域制限にかかわる因子は複雑であり，特に回旋運動は関節肢位の違いにより，制限にかかわる因子は異なるため，代表的肢位だけでの計測結果では，制限因子を特定することは難しく，肢位の違いによる可動域の変化も重要な情報となるため，さらなる肩甲上腕関節の可動域における詳細な評価が必要となる．

▶ 1st plane, 2nd plane, 3rd plane：下垂位の肢位を1st plane，外転の90°の肢位を2nd plane，屈曲の90°の肢位を3rd planeと称し，内・外旋の運動を各肢位ごとに分類するための称し方をして用いられる．

表2 肩関節の可動域計測

部位名	運動方向	参考可動域角度	基本軸	移動軸	測定肢位および注意点	参考図
肩 shoulder（肩甲帯の動きを含む）	屈曲（前方挙上）forward flexion	180	肩峰を通る床への垂直線（立位または座位）	上腕骨	前腕は中間位とする。体幹が動かないように固定する。脊柱が前後屈しないように注意する。	
	伸展（後方挙上）backward extension	50				
	外転（側方挙上）abduction	180	肩峰を通る床への垂直線（立位または座位）	上腕骨	体幹の側屈が起こらないように90°以上になったら前腕を回外することを原則とする。	
	内転 adduction	0				
	外旋 external rotation	60	肘を通る前額面への垂直線	尺骨	上腕を体幹に接して，肘関節を前方90°に屈曲した肢位で行う。前腕は中間位とする。	
	内旋 internal rotation	80				
	水平屈曲（水平内転）horizontal flexion (horizontal adduction)	135	肩峰を通る矢状面への垂直線	上腕骨	肩関節を90°外転位とする。	
	水平伸展（水平外転）horizontal extension (horizontal abduction)	30				
その他の検査法						
肩 shoulder（肩甲骨の動きを含む）	外旋 external rotation	90	肘を通る前額面への垂直線	尺骨	前腕は中間位とする。肩関節は90°外転し，かつ肘関節は90°屈曲した肢位で行う。	
	内旋 internal rotation	70				
	内転 adduction	75	肩峰を通る床への垂直線	上腕骨	20°または45°肩関節屈曲位で行う。立位で行う。	

文献31）より引用改変

図5 Spino-Humeral angle
A：肩甲棘と上腕骨長軸のなす角度より計測

文献40）より引用改変

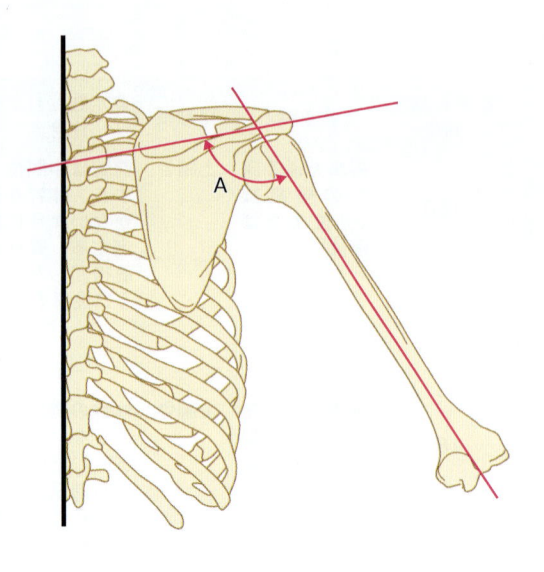

　肩甲上腕関節における他動運動における可動域制限において，筋は自発的な収縮がない限り制限因子としては働かないとされている。しかし，実際の臨床では，筋の緊張などにより可動域の制限因子となっていることも多く，他の因子と分別することが重要となる。
　一般的には，可動域終末肢位において，制限因子と考えられる筋の筋腹を把持または圧迫することで，制限因子と考えられる筋が担う関節運動が誘発されることで確認される。

可動域と関節包

　肩甲上腕関節における通常の関節可動域制限因子は，主として関節包，靱帯によるとされているが，関節内にある関節上腕靱帯は，ときとして関節包に癒着しているように観察され，また，ときとして関節包の一部が肥厚しているかのように観察されることから，機能的には関節包の機能と類似するものと考えられる（5ページ図4）。
　関節包の構造は網目状の走行をした何層にもなるコラーゲン線維でできており，その内部（関節面側）は絨毛構造となっている。
　関節包の背側は非常に薄く，腹側は厚くなっており，互いに約90°で交差するコラーゲン線維束で構成されている。
　関節包を前・後・上・下に分類し，その緊張状態を確認した報告や，関節包に穴を開け，その際の骨頭下降率の計測から，scapular plane上，肩甲上腕関節角度20～30°付近，内・外旋中間位で全関節包の緊張がつり合うと推察されている。この肢位を基準として，肩関節の運動の際，緊張する部分が運動の制限因子となる。ただし，関節包の張力つり合いの特徴から，内旋・scapular planeを超えての水平内転は後方の線維が，外旋・scapular planeを超えての水平外転は前方の線維が制限因子として働くと考えられる。また，scapular plane 45°位からの挙上では下方の線維が，下制では上の線維が制限因子として働くと考えられ，上肢挙上に際しては，肩甲骨関節窩に対し上腕骨頭の回旋運動を伴うため，関節包全体がねじれ関節の安定化が図られるとされている。
　いずれにしても，この基準となる肢位の把握は重要であり，この肢位を基準として各肢位における回旋角度の変化を確認することで，さまざまな有用な情報が得られる。

▶ scapular plane：以前は，前額面上より30°前方として規定されていた。しかし，肩甲骨は胸郭上を動くため，肩甲骨の向く方向が変化することから，角度を規定すべきではないと，信原先生がscapular plane-Nとして，肩甲骨関節窩の向く方向の面として提示されたものが，現在では，scapular planeとして用いられている。

▶ zero position：この肢位は，1961年にSAHAにより提唱され，内・外旋が生じない肢位，一般的にscapular plane上で155°付近（肩甲棘と上腕骨軸が一致する肢位）とされる。もともとは，1961年にSAHAが提唱した肢位であり，その後，国内外でその肢位を調査され，さまざまな角度報告がなされている。類似表現としてCodmanのハンモック肢位がある。

一般的に生体では，自動他動にかかわらず，上腕の動きに伴い肩甲骨の運動が生じる（肩甲上腕リズム）ため，肩甲上腕関節20〜30°付近は，上腕の挙上角度45°付近にあたる。体表から厳密にscapular planeを確認することは困難であるが，通常，肩甲棘の方向で，肩甲骨体部の傾きの面をscapular planeとしている。また，内外旋中間位は肘関節の内顆－外顆を結ぶ線をもって大まかながら決定している（図6）。また，野球活動を長く行っている選手の場合，左右に上腕骨のねじれの差を有していることもあり注意が必要となる。

関節包以外の関節可動域にかかわる構造的因子

　関節包以外の可動域制限因子としては，烏口上腕靱帯が唯一の制限因子と考えられ，構造上の特徴から，特に伸展，下垂位の外旋，挙上の制限に働くとされている。さらに近年の報告では，小胸筋の線維が烏口突起を超えて烏口上腕靱帯の一部にかかわっているとの知見もあり，小胸筋の緊張が烏口上腕靱帯の張力に影響を及ぼすことが予測される。

　また，これらの関節包，烏口上腕靱帯は，伸張される程度により運動制限の程度が変化するため，肢位の変化に伴い，制限角度も呼応する（図7）。よって，肢位の変化に呼応せず，突然認められる運動制限や，逆に制限の改善を認められる場合は，関節包，烏口上腕靱帯の軟部組織による運動制限でないことが多い。また，そのような場合の可動域終末に感ずる抵抗感（end feel）は，非常に硬く，spring block様の制限であることが多い。

▶ scapulohumeral rhythm：上肢挙上の際に，上腕骨と肩甲骨が動く比が一定という協同運動を示したもので，一般的には上肢の動きの内，上腕骨の動きが2に対し肩甲骨の動きが1の割合で運動が遂行される（30°の挙上であれば，上腕が20°肩甲骨が10°）といわれている。しかし，近年の報告では，上肢挙上の方向の違い（屈曲，scapular plane，外転）や，体型の個人差，肘関節の肢位などにより，その値は異なることが確認されている。ただし，同一個人の同じ運動であれば，挙上だけではなく，他の運動にも，肩甲骨と上腕骨の定率的な協調運動が認められることも確認されている。

図6　基本的安静肢位
内・外旋中間位は，あくまでも，個人的特徴を踏まえ，肩甲骨関節窩面を基準とした肢位であり一般的な内・外旋中間位と区別する。厳密には，若干の相違を生じるが，肘関節内顆－外顆を結ぶ任意の線が関節窩面と平行，つまり前腕と関節窩面が直交する肢位を中間位と想定する。

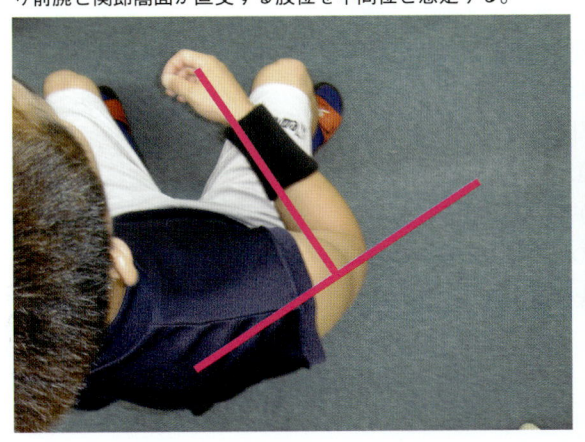

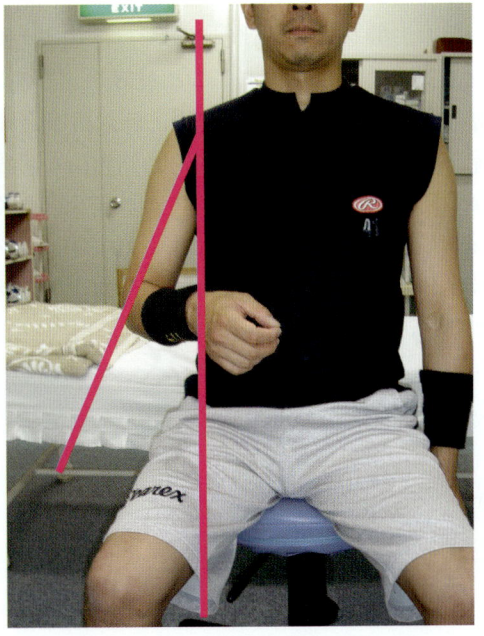

図7 肢位の違いによる可動域の変化

同じ内旋運動でも，肢位の違いにより，可動範囲は変化し，軟部組織の影響によるものであるならば，肢位変化量と可動域変化は呼応する．

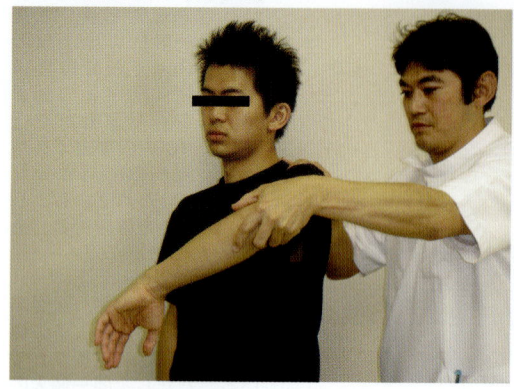

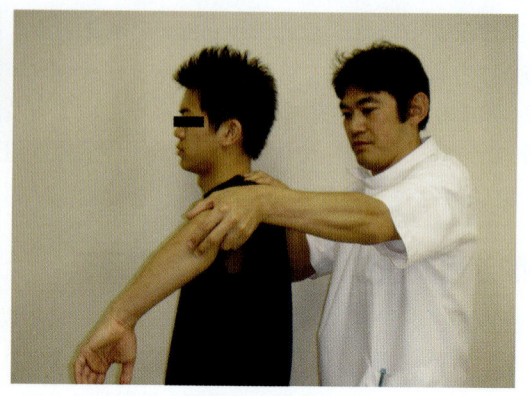

他の因子による影響

　肩関節は胸郭上に浮遊する関節であり，また，体幹と上肢を連結する部位にあたるため，さまざまな因子が肩の機能に影響を及ぼす．関節可動域も例外ではなく，姿勢性の影響，他の関節可動域制限が影響する場合など，さまざまな因子が関与する．特に投球障害肩症例においては，前腕および，体幹，股関節の影響が肩関節の運動制限に関与することが多い．このような症例は，臨床において，結果として肩関節の可動域に制限を認めるため，肩関節に対応してしまうことが多く，オーバーストレッチを強いてしまうこともあり注意が必要である．臨床では，運動を誘導されている関節の制限が生じると，近接する部位へ，その運動が波及する．肩の場合，肩甲上腕あるいは肩甲胸郭関節の動きが，終末となると，近接する胸郭上部が伸張運動として確認され，さらに，下部へと波及される．しかし，股関節周囲筋などの影響を強く受ける症例では，胸郭の動きへの波及以前，あるいは同時に，骨盤帯の動きを確認することがあり，このような症例は下肢からの筋緊張が強く関与することが疑われ，肩甲上腕，肩甲胸郭関節を評価する以前に，下肢からの影響を取り除く必要がある．また，筋力的な問題がないにもかかわらず，臥位での上肢挙上角度に対して，立位での上肢挙上角度が明らかに低下する症例も多く，立位保持のために肩の機能が阻害されているものと考えられ，肩の機能のみならず身体全体の機能改善が必要となるなど，肢位を変えての評価も臨床上重要となることが多い．

可動域評価における臨床的な注意

　肩甲上腕関節の可動域評価を，正確に実施する際は，基本的に二人一組の計測が望ましい。特に疼痛を有する症例では，患肢の扱いに注意を払う必要があり，評価の際に疼痛助長などのリスクを考えた場合，あるいは，以後，患肢を扱うときの恐怖感の払拭などを考えると，一人が，患肢を誘導させつつ動かし，もう一人が角度計で計測することが望ましい。

　しかし臨床上では，必ずしも二人一組で計測できることは少なく，一人での計測を強いられることの方が多い。その際のポイントとして，いかに関節にかかる負担を少なくするかを考慮し，上肢の質量中心点把持など，上肢が単独で空間に位置しても，重力の影響を受けにくい部位の指示に努めるなどの工夫が必要となる。また，疼痛を有する関節は，疼痛出現の恐怖などから，日常生活上経験しない運動は抵抗する傾向が強く，また，日常に経験しない運動は疼痛を誘発しやすい。肩甲上腕関節の場合，単独の回旋運動は日常生活ではほとんどみられないため，成書通りの動かし方による評価は，不安と疼痛を強いる傾向が強い。そのため，肩甲上腕関節の伸展や水平外転といった，運動と複合させた，日常生活で用いる運動様式に近づけ誘導することが望ましい。ただし，最終的にはいかなる運動様式であっても，同じ可動域範囲を得られることが当然であることはいうまでもない。

　さらに，成書に従った可動域計測と，日常生活様式に準じた運動での可動域計測に差が生じる場合，それが，単に恐怖感などによる心理的な問題であるか，あるいは構造学的，または機能的問題としての結果であるかどうかも，本来は検討する必要があり，どちらが正しいということではなく，どちらも，あるいは両方を確認することで有用な情報となることを認識することが望ましい。

　また，肩甲上腕関節の可動域計測において，最終可動域は抵抗のない範囲までであり，抵抗感の生じた後は，伸張域，拘縮の程度を評価する伸張テストであることを明確に把握する必要がある。特に，肩甲上腕関節は，軟部組織の柔軟性の相違による制限と，spring block 様の関節唇損傷のような構造学的破綻による制限と明確に分類されることから，自動運動範囲，他動運動範囲，伸張運動範囲の分類は非常に重要となる。さらに，関節内の圧力が変化しても疼痛となり現れる，炎症期にみられる，再現性の高い疼痛出現運動範囲の確認は，病態時期の変化に合わせた各種理学療法手技選択の際に有用な情報となることから，疼痛発現肢位の確認も合わせて計測しておくことが望ましい。

筋力・筋活動

　肩の運動にかかわる筋は，その構造上の特徴から，種々の分類がなされる。

　一般的には，肩甲胸郭関節にかかわる筋，肩甲上腕関節にかかわる筋として分類されるが，起始停止部位の違いから，肩甲骨・上腕骨間筋群，躯幹・上腕骨間筋群，躯幹・肩甲骨間筋群に分類されたり，発生学的に神経支配から分類がなされることもある。機能的分類としては，やはり肩甲胸郭関節にかかわる筋群と，肩甲上腕関節にかかわる筋群との分類が理解しやすく，また，肩甲上腕関節にかかわる筋群はパワーやスピードを発揮するといったパフォーマンス的な役割を担う，関節の外側を覆う outer muscles と関節運動に際して関節内の適合を保持する，関節の安定化を担う，関節に密接した inner muscles とに分類し，評価，改善を図るべきと考える [16, 42〜45]（表3）。

▶inner muscles：この用語は，造語であり，解剖学的用語ではない。筋の分類として，発生学上，役割上などが用いられているが，Inman が相対的な位置関係から，inside, middle side, out side に分類していたものを，機能上から区別したものを，Inman の表記と混同しないようにつけられたものである。

表3 肩関節周囲筋の機能的分類

肩甲帯筋群
僧帽筋・大菱形筋・小菱形筋・肩甲挙筋・小胸筋・鎖骨下筋・前鋸筋

肩甲上腕筋群
① inner muscles（主として安定化にかかわる）棘上筋・棘下筋・小円筋・肩甲下筋
② outer muscles（主としてパフォーマンスにかかわる）三角筋・大円筋・広背筋・大胸筋

肩関節における筋力

　左右差についての調査では，報告者により若干の差はあるものの，肩のどの運動においても有意な差は認められないことが望ましいと報告され，肩関節の筋力を評価するうえで，簡易的に健側と比較することの有用性が確認されている。遠心性，求心性，収縮様式の違いについての調査では，回旋運動において，遠心性収縮の値が求心性収縮に対し114%と高い値を示すと報告されている[46]。また回旋運動における拮抗する筋間についての調査では，外旋筋力に対し内旋筋力は高い値を示し[24, 27, 49]（表4），このバランスの破綻が肩関節不安定症などの疾患における誘因の1つと推察する報告も散見される。

表4 等速性筋力評価機器を用いた諸家の報告

肩関節内・外旋筋力の最大筋力と角度

	評価速度	体重比
内旋	60deg/sec	20.1%
	120deg/sec	18.8%
外旋	60deg/sec	16.2%
	120deg/sec	14.0%

肩関節内・外旋筋力の最大筋力と角度

	最大筋力	最大筋力発揮角度
内旋	44.1 ± 7.5ft.lbs	39.8 ± 6.6
外旋	23.3 ± 4.7ft.lbs	32.6 ± 7.5
内外旋比	0.53 ± 0.1	

肩関節内・外旋収縮様式による差
ECC：遠心性収縮　CON：求心性収縮

	評価速度	ECC/CON
内旋	60deg/sec	1.23
	120deg/sec	1.21
外旋	60deg/sec	1.15
	120deg/sec	1.16

文献24, 27, 49）より引用改変

さらに，肢位の変化に伴う筋力の変化として，前挙・側挙・関節窩面上挙上 90° 位での内・外旋運動筋力は，健常者では有意な差を認めず，同じ 90° 挙上位であるならば肢位の変化にかかわらず発揮される筋力は同じであることが報告されている[47, 48]。

関節複合体としての筋力

肩の運動は，単一の関節による運動ではなく，複数の関節が関与し合いながら運動が遂行される。そのため，肩の最大筋力はあくまでも関節複合体の筋力であることを考慮する必要がある。

上肢挙上保持を指示し，上肢遠位端に徐々に負荷を加えた結果では，図 8 のように，3 kg 以上の負荷で肩甲骨ならびに肩甲上腕関節の角度が維持されていた症例は 23.5% であり，肩甲骨が上方回旋または下方回旋していた症例は 76.5% となっており，健常者においても一定の負荷を加えると，関節複合体として筋力が発揮され，単関節の機能評価にはなりにくいこととなる[50]。

筋活動を評価する際には，発揮される筋力と筋の活動量を評価する筋電図による評価が代表的であるが，この筋電図による評価の結果は，肩関節複合体という特徴が強く影響される。筋活動を評価する際には，最大努力時の筋活動（MVC）に対する比率，%MVC により比較検討される。しかし，肩の運動は前述のように複数の関節が関与し，一定の負荷量を超えるとさまざまな代償が働く。そのため肩甲上腕関節を取り巻く筋の場合，最大努力時の筋活動に対して，低負荷の筋活動量が勝ることもしばしばであり評価不可能となることも多いため注意が必要である。

臨床上，肩周囲の筋力評価をする際には，以上の事柄に十分に認識し対応する必要があるが，これらの特徴を利用し，一般的に行われている徒手筋力評価において，固定するべき部位をきちんと固定しての評価と，固定点を比較的自由にしての評価を比較することにより，有用な情報を得ることが多い。

▶最大努力時の筋活動：maximum voluntary contraction；MVC

図 8 　45° 挙上保持における肩甲骨の動き
上肢遠位端に負荷を与えたときの肩甲骨回旋角度の変化を示す。

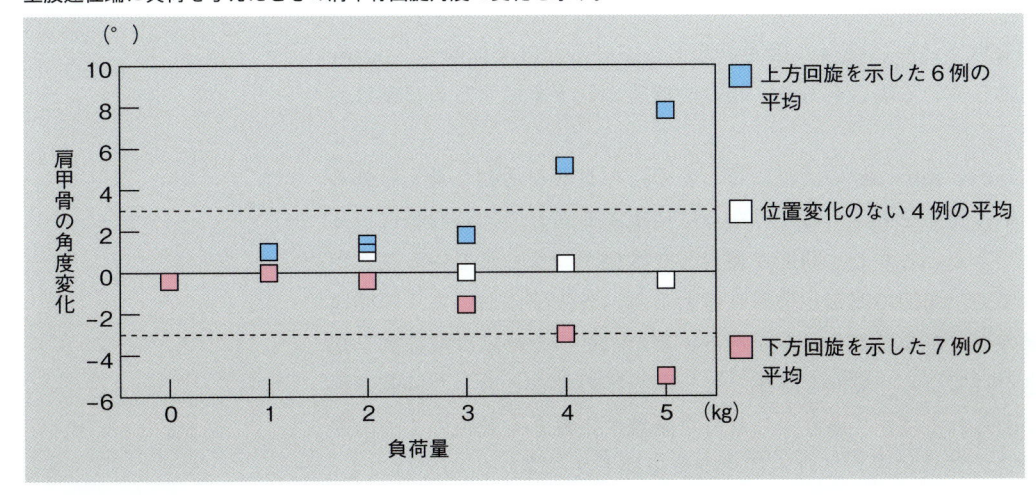

文献 50) より引用改変

他の因子による影響

　肩関節は浮遊する関節であるため，他の関節からの影響を非常に受けやすい。また，肩は上肢を機能させるために働くとともに，身体全体から考えると，立位保持など抗重力肢位保持に非常に重要な役割を果たしている。そのため，肩の筋力はあらゆる関節機能の影響を受け，上肢を動かすための機能を十分に発揮できずにいることも多い。

筋活動バランス

　肩甲上腕関節の安定した動きは，内側の筋（inner muscles）である腱板が上腕骨頭を関節窩に適合させ，関節の安定化を図るとともに動作時の支点を得るという重要な役割を担っている。この機構が十分に機能しはじめて外側を取り巻く筋（outer muscles）が働き，動作に必要な筋収縮を行うことができる（図9）。この2つの機構のバランス破綻はさまざまな疾患の誘因となっており，1990年の調査では，スポーツ障害肩の診断を受けた症例の96%は相対的な腱板機能の障害が認められた。7年後の調査では60%となったものの，いまだ，高い頻度で相対的な腱板機能の低下が認められている[51]。

図9 outer muscle と inner muscle の走行例

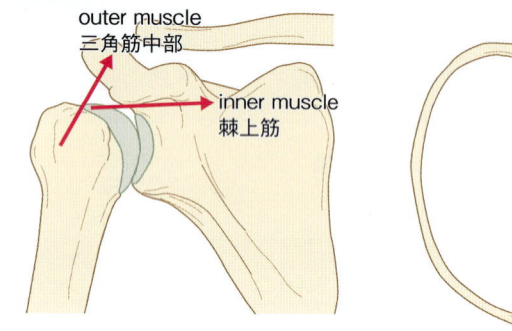

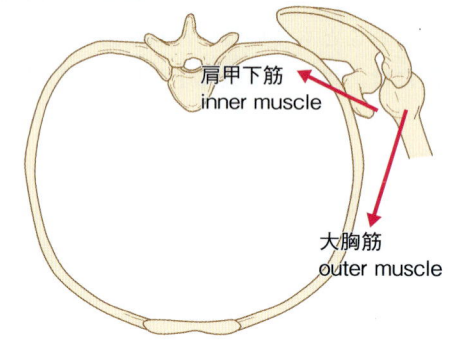

　腱板機能の相対的な低下は単に腱板の機能が低下しているだけではなく，outer musclesが過剰に活動している場合もあり，相対的機能の低下を呈する負荷量は症例ごとによって異なる。

　また，腱板機能はouter musclesの活動に対しての，相対的な活動と考えられるが，関節の安定は，単に関節を固定するだけならば拮抗する筋との同時収縮によっても十分保つことができる。しかし，関節が適合した状態がつくられていることが前提となることを踏まえ，関節の安定化機構を考えると，各肢位において，関節運動に先立ち必ず関節の適合がなされる必要がある。また，そのためには関節窩を基準とした骨頭の動きだけでなく，骨頭を基準とした関節窩の動きといった協調運動による関節の適合が図られるはずであり，これらを誘導する働きも腱板の1つの機能とも考えられる。この誘導に果たされる筋活動量は決して大きいものではなく，ごくわずかな活動でもまかなえるものと推察される。

疼痛の評価

　疼痛は，身体の防御反応として現れるサインの1つとして捉えられるが，愁訴の1つであり，主観的要素であることも忘れてはならない。痛みの不快さから恐怖心が芽生え，その恐怖心から，痛みを生じさせることも少なくない。そのため，疼痛の程度，再現性は評価因子として非常に重要であり，条件の統一化など，細心の注意が必要となる。

　外傷は別として，非外傷性の疾患で疼痛の自覚としては，まず，漠然とした動作に対する疼痛を感じ，限局した動作での疼痛と変化し，疼痛の再現が可能となるなど，動作のなかでの限局性が時間とともに明確となる傾向が多い。しかし，逆に，疼痛の限局性が認識されると，疼痛に対する不安，不快，不満，不便，不利益などが生じ，筋緊張，循環阻害などの身体的反応を引き起こし，愁訴の重積，加算，装飾が生じる。当初，指先一本で限局した部位の指摘が可能であった疼痛（finger sign）が，掌に拡大され（palm sign），さらに掌をある範囲にわたり動かす（area sign）と変化することもあり，疼痛を単なる身体の防御サインとしてだけ評価するのではなく，2次的な症状の悪化を防ぐためにも，疼痛が，どのような心的影響を与えているかも，対話や身体的反応から引き出すことが大切となる。

　さらに疼痛の評価は，医学的知識として必要な評価と，実施すべき評価は異なることも認識する必要がある。病態判断のための評価は，本来，医師により実施されるべきものであり，何らかの理由から理学療法で実施しなければならない場合を除き，むやみに実施することは控えるべきものと考える。理学療法は，病態診断後，リスク管理と機能改善の立場から，実施すべき対応が決められる。病態診断は，あくまで病態の把握を目的とするため，損傷部に負担をかけることで確認される。しかし，このようなテストは他者により疼痛を誘発されるため，以後，患部を持たれることに恐怖を抱かせ，適切な運動を誘導することに抵抗を示すことが多い。理学療法を実施する際には，どれだけ恐怖感を払拭させるかも大切であり，避けられるものであれば，病態を明確にするためのテストは必要以外，極力避けることが望ましく，むやみに行うものではないと考える。

　さらに，訴える症状は確認される病態だけの症状とは限らず，他の合併した症状，あるいは，機能的なストレスが加わっていることが予想され，訴えられる症状と，確認された病態との間に矛盾がないかどうかを探ることも非常に重要となる。

上肢帯の理学療法評価と対応（2）

上肢帯機能評価の実際

　上肢帯の評価は，前記のように，抗重力位においては，姿勢維持（バランス保持），推進力，衝撃吸収，体重支持など，上肢の運動がさまざまな活動にかかわってくるため，筋力，可動域といった，部品的な評価の他，他の機能とのかかわりあいなど，多方面に渡り評価することが望まれる。

　理学療法における評価は，大きく分けると病態評価と機能評価に分類される。理学的評価における病態評価は，確定診断のために行うものではなく，理学療法を実施するにあたり，病態を悪化させないためのリスク管理の一情報として得るためのもので，得られた情報は，適切な運動負荷ならびに実施すべき項目の選択に際しての情報となる[41, 52～55]。

　また，機能評価は，損失した病態に直接関係した機能障害程度の把握はもちろんのこと，逆に病態を引き起こしたと考えられる機能障害の評価が重要であり，原因の追究，現状の把握，機能の改善，再発予防を念頭に置き評価することが望ましい。

可動域評価

　肩甲上腕関節における可動域制限の種類としては，骨性・軟部組織性・炎症性（疼痛逃避）・その他（心理的影響）などに分類される。これらは他動的に関節を動かしている間の抵抗感，可動域終末における抵抗感（end feel）の種類ならびに抵抗感の程度，運動中における疼痛出現の有無と抵抗感との関係，また抵抗感や疼痛の再現性を評価することにより，可動域制限の原因を大まかながら予測することができる。またその結果から，適切な訓練方法も導き出すことができる。

終末抵抗感（end feel）がなく，突然な疼痛出現による可動域制限

　関節内の炎症性滑膜の増生や損傷部の腫脹・充血が生じ炎症が広範囲に渡ると，わずかな運動や関節内圧の上昇により疼痛が出現する。臨床上の特徴としては，他動的に上肢を運動させた場合，end feelを感じることなく，激しい疼痛の出現により運動が制限される。このような場合の目的は病態部位の安静であり，積極的な運動は極力避け，炎症軽減を目的とした安静を促すべき肢位・日常生活上の留意点についての指導を実施する。

　また，心理的な要素から疼痛が出現する症例では，上記のような，end feelを感じることなく，疼痛により運動を制限するが，再現性に乏しく，その出現角度，疼痛程度は一定しないことにより判断される。

▶**肩関節周囲炎**：肩関節周囲炎は病態診断ではなく，肩周囲の炎症所見がある疾患の総称で，特定の病態診断名ではない。その範疇は広く，肩鎖関節炎も含めば，肩峰下滑液包炎，腱板損傷，関節包炎，二頭筋腱炎など，肩を取り巻く炎症所見はすべて肩関節周囲炎としても間違いではない。もちろん，肩を専門とされている医師は，病態診断をしていただけるものの，通常は総称として用いられていることが多い疾患である。

▶**四十肩・五十肩**：もともとは江戸時代の記録に，長寿病の一つとして，四十手，五十手と載っていたことから，四十肩，五十肩という呼び名がつけられたのだという。年代ごとに呼び名が変わるというものではなく，長寿という括りでの呼び方である。

終末抵抗感（end feel）に呼応した疼痛の出現による可動域制限

end feel 増強に伴い疼痛が呼応し，抵抗感が少ないときは疼痛が軽度であり，抵抗感が強くなるに従い疼痛が強くなり運動が制限される現象は，炎症期を脱した症例に多くみられる。これらの現象は炎症後の滑膜肥厚や瘢痕組織の残存による軟部組織の柔軟性の低下による運動の制限と考えられる。

終末抵抗感（end feel）が急性でロッキング（spring block）様の制限

関節唇損傷や関節内の異物などによる病態を有する場合の多くは，ある特定の肢位における運動だけが疼痛または違和感とともにロッキング様に運動を制限されることが多い。

関節内の損傷についての病態評価は挙上位にて，日常では本来あるべきではない動きを強い，症状を誘発する手技が一般的であり，病態評価のうえで非常に有用となる。しかし，挙上位は他の因子による疼痛も誘発されることも多く，また，評価後に徒手的療法を施行することが必要になった場合，他動的に動かされる不安感を考慮すると，特殊な動きを強いる他動的な愁訴の再現は，理学療法の現場にとって有用とは限らないため注意が必要である。

投球障害肩，特に関節唇に問題のある症例は，ほとんどが関節上方の問題であることが多く，関節包上部が緊張する下垂位での回旋運動にも spring block 様制限の所見をみることが多い。さらに，下垂位から徐々に scapular plane 上を挙上させていくと，30〜45°付近以降，spring block 様所見は消失し可動域の制限を認めなくなることがほとんどである（図1）。これらの所見の発生メカニズムは推察の域を出ないが，下垂位という関節包上部が緊張した状態での回旋運動が，肩甲上腕関

▶ Codman 体操，アイロン体操，振り子運動：もともとは Codman が「重力を利用することで，関節への負担を少なくできる。また，上肢の重さで伸張刺激を与え，こわばりを改善できる」との考えで，前かがみになり，上肢を垂らす stooping exercise として紹介したもの。その後，諸家がアレンジするなかで，それならば，錘をかけいろいろな方向に動かすことで，一層の効果が得られると考え，アイロン体操のように，前後左右への振り子運動考えたと推測される。あくまでも筋収縮を起こさせないことがポイントとして明記されている。

▶ SLAP Lesion：関節唇損傷のうち，特に上方（Superior）を中心とした関節唇（Labrum）に，前方（Anterior），後方（Posterior）も含めた損傷ということで，SLAP Lesion と称されている。

図1 特定肢位での spring block 様の可動域制限
角度の違いにより，可動域制限の著明な変化が認められる。
ⓐ：可動域終末の抵抗感が spring block 様
ⓑ：関節角度を変化させることで spring block 様の制限が消失

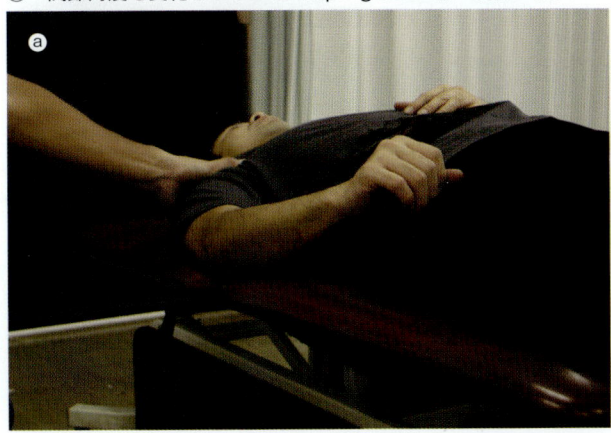

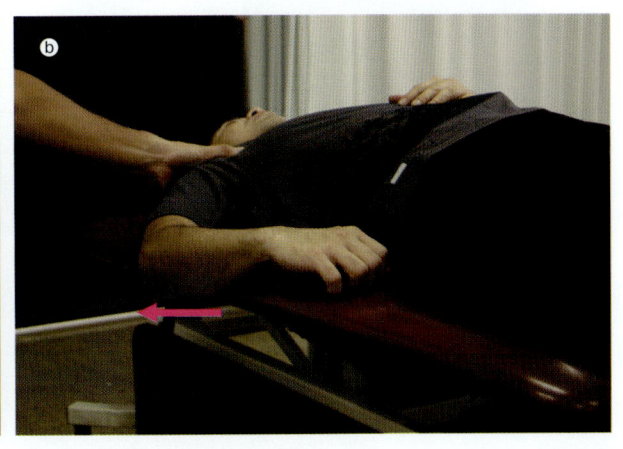

節内に多少なりとも入り込んでいる損傷部の機械的刺激を助長するものと考えられる。特に，spring block様の制限が確認されると同時に，骨頭の動きを注意深く触診にて観察すると，ある特定の方向への移動が認められ，その方向に対し，逆にあたる部位に対し関節モビライゼーションを施行することにより，一時的ながら疼痛・違和感とともに関節可動域の改善が得られることが多く，腱板訓練などによる関節の安定化を図ることにより症状の消失を得られることも多い。

さらに，一時的ながら消失した，spring block様の制限が，運動負荷のどのレベルまで保たれるかを調査することで，以後の治療方針決定に有用な情報となる。日常レベルで維持できない症例，関節機能，他の身体機能の問題がないにもかかわらず，維持されない症例は観血的療法を視野に入れ対応されるが，実際には，機能の改善が得られてしまえば，損傷自体が残存していても問題なく，競技に復帰する症例が多い。

筋緊張により運動が制限

外傷・外科的侵襲などがない場合には，関節運動の制限として筋自体の伸張性欠如や癒着などによる運動制限はほとんど認められないとされているが，臨床上では筋緊張による運動制限と思われる症例も多い。

しかしこのような症例では，他動的な運動の最終域で抵抗感（end feel）を感じた時点において，制限の原因と考えられる筋に対し圧迫を加えることにより，自発的な運動が観察される（図2）。

▶ 肩の触診：ヒトはパーソナルスペースという，各個人の侵略されたくない空間をもっている。特に前方はその感覚が強く，不快感，恐怖感を生じさせやすいため，肩の触診は決して前方から行うことはない。また，背後の場合，別の恐怖感も生じるため，最も受け入れられやすい，僧帽筋中部，一般的に肩こりを生じやすい部分に触れ，その後触診箇所に移るのが適切である。ある国では，肩の専門医試験において，前方から肩を触診しただけで，試験を中止させられることもあるという。

図2 筋の把持による可動域の変化
筋緊張による可動域の制限ならば，筋を把持することで，筋の作用方向に向かい，関節運動が確認される。

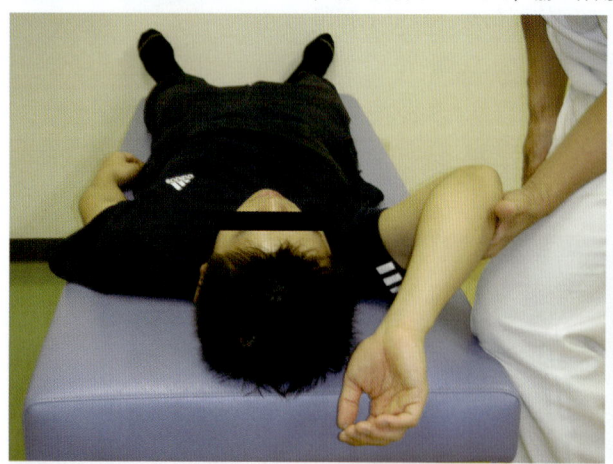

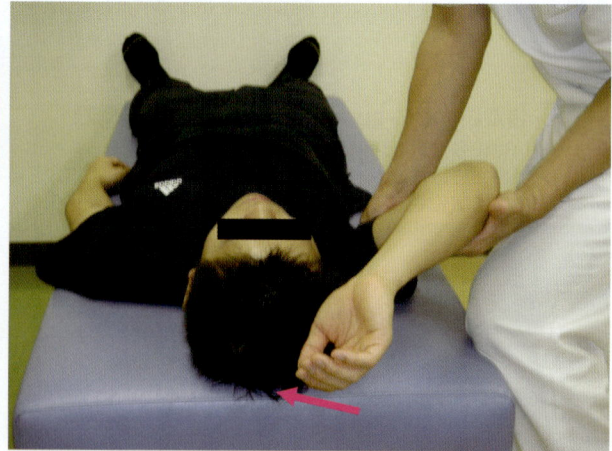

他の因子による影響からの制限

●前腕部からの影響

　上腕骨は，尺骨と直接連結するため，前腕部の状態変化は，肩関節可動域に多大なる影響を与える。特に前腕部の可動域変化は，過用による筋の緊張性可動域制限であることが多く，そのほとんどは自覚されない。実際，肩，肘に特別な愁訴を有さない社会人野球選手に対し，可動域評価を行った結果，股関節に次いで，投球側前腕の自覚されない可動域制限が多くみられたが，決して野球活動に限られたものではなく，ペンなど書字動作が多い職種などでも確認されることがあり注意が必要である。

　これらの症例は，前腕の肢位を誘導しての肩関節可動域評価を実施することで，その影響を明らかにすることができる。通常は，前腕肢位を変化させても，肩関節可動域に変化を認めることはほとんどないが，前腕からの影響を認める症例では，前腕肢位を変化させることにより，明らかな肩関節可動域の範囲に差を認めることが多い（図3）。

図3 前腕肢位の違いによる肩関節可動域の変化
通常は前腕肢位に関係なく，肩関節の可動域は一定となる。症例は前腕肢位が回外から回内に向かうにつれ可動域が減少する。
ⓐ：前腕回内位　ⓑ：前腕中間位　ⓒ：前腕回外位

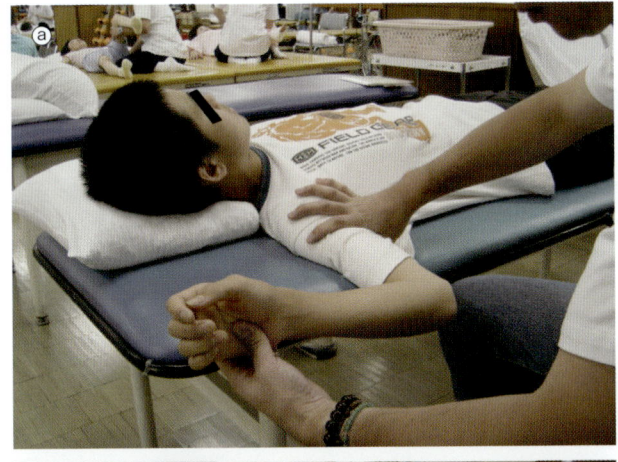

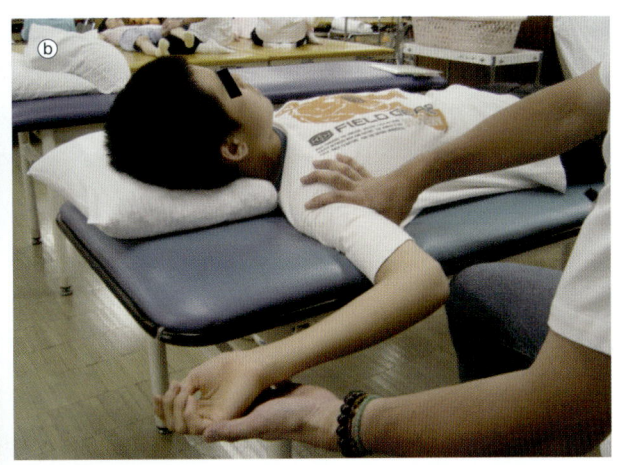

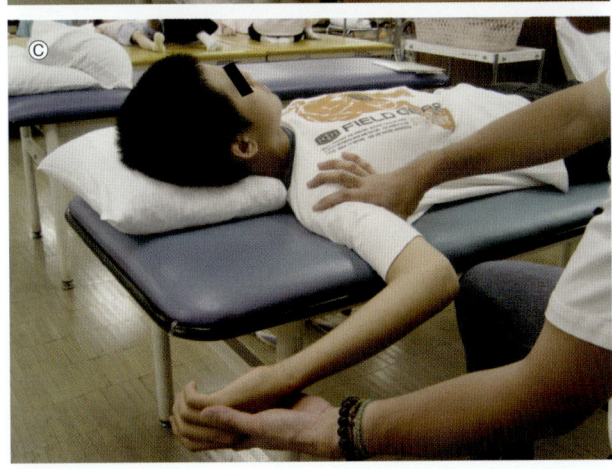

●肩甲胸郭関節からの影響

　肩の動きは単独の関節で行われているのではなく，関節複合体として機能している。そのなかでも肩甲胸郭関節の担う役割は重要であり，肩甲胸郭関節の問題は当然のことながら肩甲上腕関節機能に影響を及ぼす。また肩甲骨は，胸郭上に浮遊しているため，さまざまな因子の影響を受け，結果として肩甲上腕関節の可動域制限に強く関与することが多い。

　特に，肩甲胸郭関節は解剖学的関節と異なり，胸郭と肩甲骨とのなす機能的関節であり，運動のコントロールおよび制限は周りを覆う多くの筋によりなされている。

　この肩甲骨を覆う筋の多くは，筋膜性に体幹，下肢につながっているため，投球障害肩症例においては，体幹や股関節を中心とした下肢の問題から，影響を受けていることが多い。

　肩甲上腕関節以外の部位からの可動域への影響については，関節運動に伴う他の部位の動きに注意を払うことが重要となる。通常ならば可動域終末に感ずる抵抗感を感じ始めても，肩の運動の他，前胸部の伸張が観察される程度のものであるのに対し，体幹，下肢からの影響が疑われる症例では，早期から，肩甲上腕関節の動きに伴い体幹下部，下肢の動きが観察される。

　疼痛は本人の主観であり，病態起因の疼痛と機能的理学療法における，疼痛誘発テストは単に整形外科的に紹介される疼痛誘発テストを再現するだけのものではなく，訴えている症状に機能的な影響が含まれているか否か，さらにどのような機能の改善が必要かを推察するための評価として捉えるべきと考える。よって，基本としてのテストの他，各種条件を変化させ愁訴の変化を調査することが大切となる。

疼痛誘発（愁訴誘発）テスト[50, 54〜58)]

外転（挙上）抵抗テスト（図4）

●基本テスト

　徒手抵抗による疼痛は一般的には筋収縮による疼痛誘発であることから，組織の損傷などを推察するために用いられることが多い。しかし，肩の場合，構造的な特徴を理解したうえで，条件を変え徒手抵抗による疼痛誘発テストを実施することにより，より詳細な情報を得ることができる。

　基本的には，下垂ならびにscapular plane上45°位で内外旋中間位を基準とし，運動方向を確認させ，他動的に基本肢位（下垂位内・外旋中間位，scapular plane上45°内・外旋中間位）に上肢を他動的に移動させた後，指示とともにその場で抵抗運動を行い，疼痛の有無，疼痛部位を確認する。この結果を基に，条件を変化させることによる疼痛の増減，疼痛部位の変化を調査し，病態ならびに機能障害の部位，程度を予測するものである。実施に際しては，外旋位をとり二頭筋で代償する症例が多く，Speed's Testとならぬよう注意が必要である。また，抵抗は3kgを超えると，健常者であっても，肩甲胸郭関節の代償，あるいは肩甲胸郭関節の下方回旋が生じるため，抵抗運動施行の際も3kgを超えない負荷が適切と考える。

関節包の解剖学的特徴は，scapular plane 上 20 ～ 30°，内・外旋中間位の肢位が張力のつり合う肢位とされ，体表では 45° 挙上位の肢位に相当する。この肢位より，内転（下垂方向）では上方の関節包が緊張し，逆に挙上位では下方の関節包の緊張が増す。そのため，下垂位での挙上方向抵抗運動では上部関節包の緊張により肩峰下での impingement は起こりえない。これに対し，scapular plane 上 45° 挙上，内外旋中間位は，関節包の緊張による影響が最も少ない肢位と考えられ，腱板機能の問題を有する症例では，この肢位で挙上抵抗運動を指示すると，関節窩に対し骨頭が相対的上昇位となることが確認され，この肢位における挙上抵抗テストは腱板の機能障害による，impingement を誘発できる 1 つの手技であると考える（図 5）。

図 4 外転（挙上）抵抗テスト

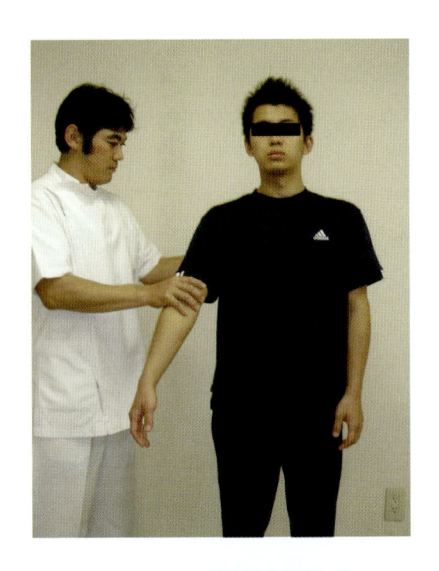

図 5 外転（挙上）抵抗テスト時の X 線像
ⓐ：健常例
ⓑ：腱板機能障害例。関節窩に対し，骨頭の相対的上昇傾向が認められる

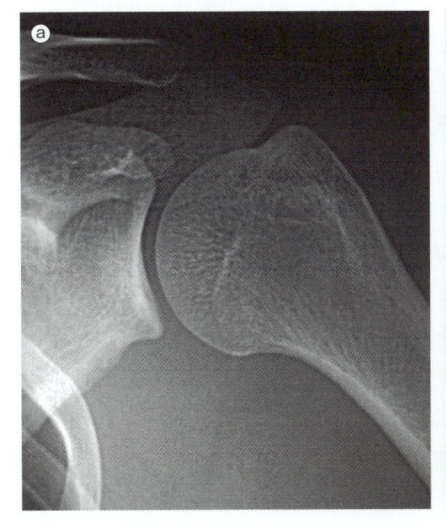

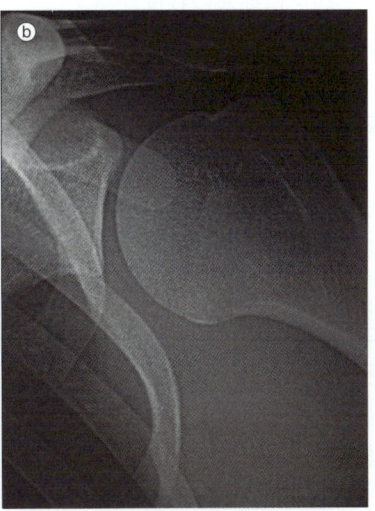

これらの特徴を踏まえると，腱板，特に棘上筋に損傷を有する場合や，関節内の炎症が著しい症例では，挙上抵抗運動に際し筋の収縮，またそれに伴う関節内圧の変化により疼痛が引き起こされ，下垂位，挙上位にかかわらずいずれの肢位においても疼痛が誘発される。また，このような場合は積極的な棘上筋の訓練は損傷程度を悪化させる危険があるため，控えることが望ましい。

　腱板機能の障害による肩峰下でのimpingementであれば，関節包の解剖学的特徴から，下垂位における挙上抵抗テストでは疼痛は出現せず，scapular plane上45°位での挙上抵抗テスト時のみに疼痛を訴えることが多い。

●関節包の解剖学的特徴を考慮したテスト

　関節包は解剖学的特徴から，関節包の張力のつり合う肢位，体表では45°挙上位内外旋中間位より，水平内転位は後方の関節包が緊張し，前方が弛緩し，逆に水平外転位では後方が弛緩し，前方が緊張する。そのため，水平内転位では後方に位置する棘下筋，小円筋の役割に比べ前方に位置する肩甲下筋の役割が重要になる。

　これに対し，水平外転位では逆の後方に位置する棘下筋，小円筋の役割が重要となる。この解剖学的特徴を踏まえ，屈曲45°位（水平内転位），外転45°位（水平外転位）においても同様のテストを実施することでいくつかの示唆が得られる。特に，上肢挙上に際して棘上筋のみならず，他の腱板も肩甲上腕関節における安定化メカニズムに関与しており，検査肢位を変化させることにより棘上筋以外の機能に関しての問題も浮き彫りにすることができる。

　通常，棘上筋の機能が損なわれているためのものであれば，scapular planeのみならず，屈曲位，外転位でも同様に疼痛が誘発される。これに対し，屈曲位から外転位に向かう水平伸展では，前述のように肩甲下筋よりむしろ棘下筋の機能の役割が重要となる。実際の臨床でも，棘下筋に問題が疑われる症例では肢位の変化に伴い，徐々に疼痛の程度が増すことが多い。また，逆に外転位に向かって疼痛の程度が低くなる症例は，肩甲下筋の機能障害が疑われる（図6）。

●肩甲胸郭関節の影響を考慮したテスト

　腱板はすべて肩甲骨に付着しており肩甲胸郭関節機能は腱板機能に対し直接影響を与える。一般的には肩甲骨は挙上30°まではsetting phaseとよばれ，その動きには個人差があるが，それ以降では，必ず上方回旋運動が認められ，上肢挙上45°位では，最低5°の上方回旋を伴っている。

　しかし，肩甲骨の機能障害がある場合，上肢挙上45°保持させても，肩甲骨の下方回旋位をとる症例も多く，他動的に上肢を挙上する際，逆の手で肩甲骨下角を触診し，保持を指示すると，肩甲骨の下方回旋が確認される。さらに，肩甲骨の下方回旋が認められ，45°における挙上抵抗テストに際し疼痛を有する症例は，抵抗運動時に肩甲骨の下方回旋が生じないよう，体表から肩甲骨を保持することで，疼痛の軽減を認めることが多く，腱板機能が肩甲胸郭関節機能に阻害された結果と予測され，腱板機能ではなく肩甲胸郭関節の機能評価の必要性が明確となる（図7）。

挙上抵抗テストは，以上のように疼痛のあるなしだけではなく，条件を変化させて調査することにより病態の予測，機能障害部位の予測など有用な情報を得ることができる。

図6 肢位を変えての挙上抵抗テスト

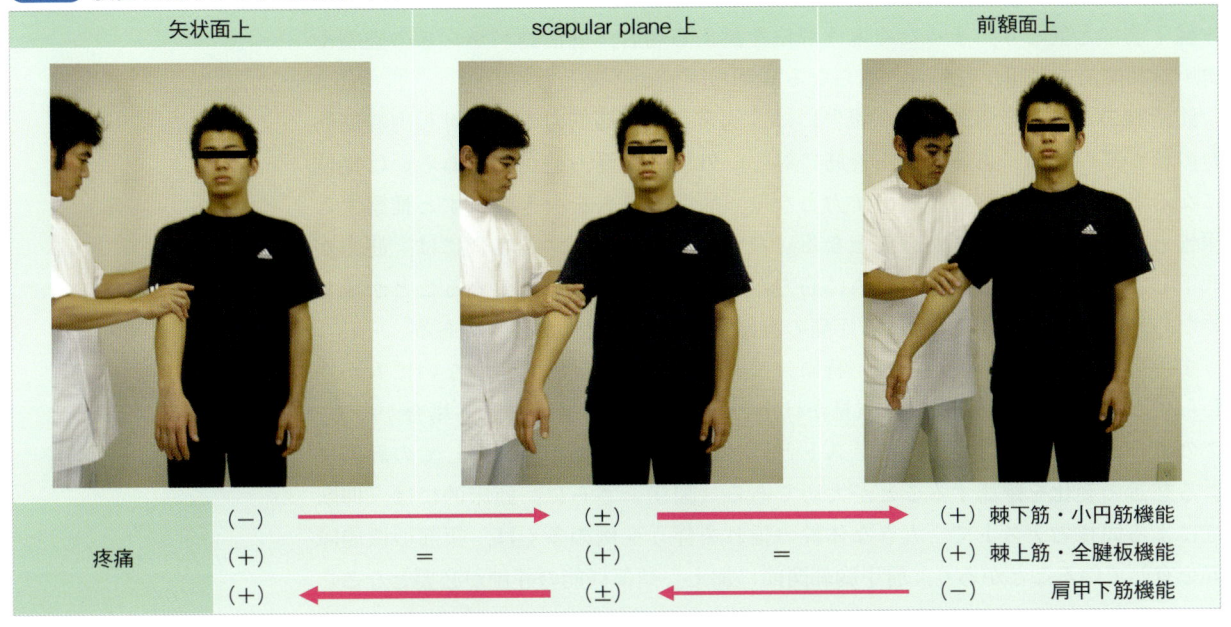

	矢状面上	scapular plane 上	前額面上	
疼痛	(−) →	(±) →	(+)	棘下筋・小円筋機能
	(+) =	(+) =	(+)	棘上筋・全腱板機能
	(+) ←	(±) ←	(−)	肩甲下筋機能

図7 肩甲胸郭関節の影響を考慮した挙上抵抗テスト

肩甲胸郭関節の問題による愁訴であれば，肩甲骨の固定により愁訴の改善が得られる。

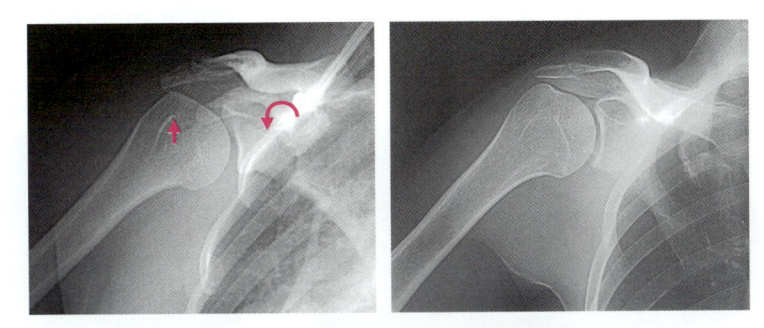

肩甲骨の介助により，肩甲上腕関節の適合改善が認められる。

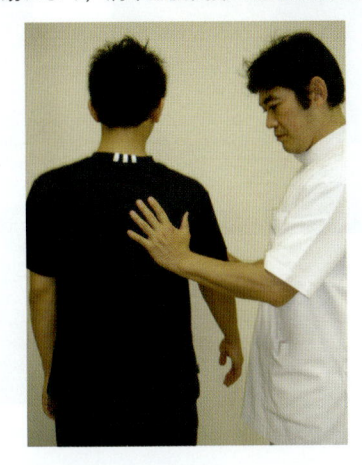

外旋抵抗テスト（図8）

　基本テストは下垂位，内・外旋中間位を保持させ，評価者が他動的に内旋方向へ力を加え，保持させる等尺性外旋抵抗運動による疼痛誘発テストで，挙上抵抗テスト同様，疼痛の有無および疼痛部位を調査する。棘下筋の収縮を強いる，このテストで棘下筋部に疼痛が誘発される場合は，棘下筋そのものの損傷が疑われるため，外転時と同様，棘下筋の積極的訓練は控える。また，疼痛部位が収縮する棘下筋部と異なり，まったく違う部位を訴える場合，筋活動バランスの破綻や肩甲胸郭関節の問題が疑われ，さらなる詳細な評価が必要となる。

　筋活動のバランスを調査した報告には，通常，外旋筋筋力の値に対し内旋筋筋力の値が高い傾向にあるが，内旋筋に対し，外旋筋の筋力値が同等あるいは優位になると骨頭の前方への押し出す力となり，肩関節障害を引き起こすと推察する報告もあり，詳細な評価が必要となる。ただし，疼痛を有する場合には，筋力が低下しているものか，痛みのために筋力が発揮できないかを見極めることが難しいため，筋力評価実施時における疼痛の有無には十分な配慮が必要である。

　また肩甲胸郭関節の問題では，特に，前鋸筋，長胸神経に問題がないにもかかわらず，運動時に肩甲骨が内転（見かけ上のwinging）が認められる場合が多く，このような場合には，挙上抵抗テストと同様に肩甲骨の動きを制限しての評価による愁訴の変化を確認することが大切である（図9）。さらに，臨床的には，仰臥位による同様のテストで，大きな体幹の揺れを伴う症例の多くは，頸部の機能障害を有していることがあり，肩甲胸郭関節に加え，頸部機能の評価が必要となる。

図8 外旋抵抗テスト
前腕を把持し，被検者に外旋旋運動を指示する。

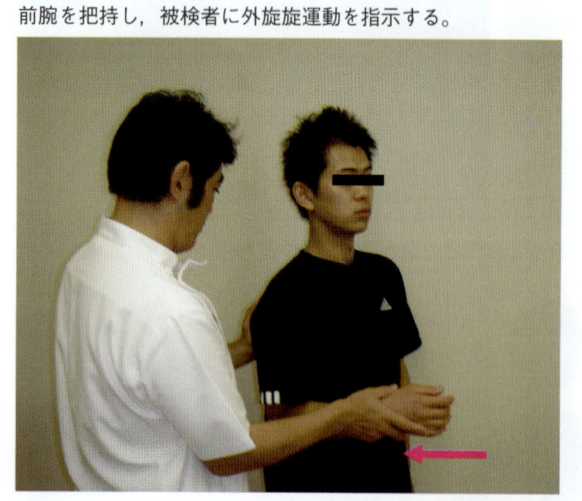

図9 肩甲骨を介助しての外旋抵抗テスト
外旋抵抗運動時に，肩甲骨内側部の浮き上がりを呈する場合は，肩甲骨の浮き上がりを制限して同様のテストを実施し，疼痛の変化を確認する。

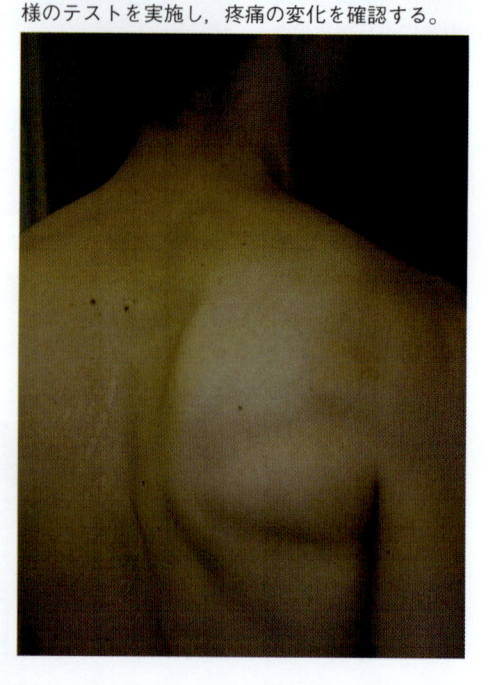

内旋抵抗テスト（図10）

　基本テストは下垂位，内・外旋中間位を保持させ，評価者が他動的に外旋方向へ力を加え，保持させる等尺性外旋抵抗運動による疼痛誘発テストで，挙上抵抗，外旋抵抗テスト同様，疼痛の有無および疼痛部位を調査する。このテストで疼痛が誘発される場合は，肩甲下筋の損傷だけでなく上腕二頭筋，腱板粗部の損傷が疑われるため，他の検査法（Yergason Test, Speed's Test など）を併用しその病態を明らかにすることが望ましい。

　また，外旋抵抗テスト同様，肩甲骨の動きを十分考慮し，本来，開始肢位に保持されるべき肩甲骨の外転運動が確認される場合は，肩甲骨の動きを制限させての再評価での結果と比較する。症例によっては，単なる肩甲胸郭関節の機能障害ではなく，疼痛逃避のために肩甲骨が代償的運動をとっていることも多い。このような症例は，肩甲骨を固定されることにより，逆に疼痛が増すことがあるため，肩甲骨の保持がされないからといって，機能障害と決めつけず，確認することが肝要である。

　肩甲胸郭関節は頸部のみならず，体幹，下肢の影響も強く受け，肩甲胸郭関節の筋力評価では問題なくとも，立位，座位になると機能的問題を呈すこともある。内旋運動に際しても同様であり，仰臥位において同様の内旋抵抗運動を実施した際に，体幹部の大きな揺れ，あるいは体幹が固定されず，上肢側に引き寄せられる現象が認められる症例は，体幹，股関節機能の低下を認めることが多く，併せて評価することが望ましい。

図10 内旋抵抗テスト
前腕を把持し，被検者に内旋運動を指示する。

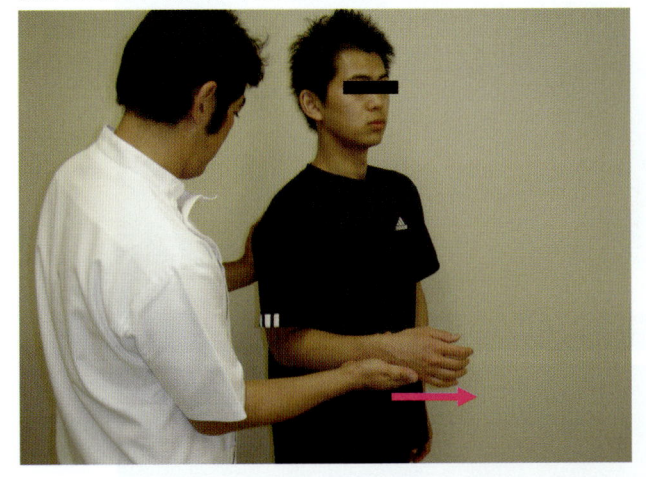

特殊テストによる疼痛誘発テスト

肩鎖関節に対する疼痛誘発テスト

　肩鎖関節に対する疼痛誘発テストは，単に病態を確認するためのものではなく，各テストによって生じるメカニカルストレスがかかわる程度を確認することが大切である．メカニカルストレスの影響が大きければ大きいほど，徒手的な補助により，疼痛の程度も大きな変化をきたす．その変化から，理学療法で一助となる操作を予想することが重要となる．

● high arc（図11）

　high arc は運動学的に肩鎖関節に対する回旋ストレスを強いると考えられる．よって，鎖骨の動きを抑え，肩鎖関節の回旋をさらに制限すれば，疼痛の程度は増し，逆に鎖骨の動きを補助し，肩鎖関節における回旋を促すことで，疼痛の程度は軽減する．基本的なテストを実施し，徒手的に制限，補助をすることで，high arc と考えられる愁訴の真偽をある程度確認することが可能となる．また，開始肢位の鎖骨位置が異なることによる，最終的な肩鎖関節の過剰な回旋が強いられる場合は，開始肢位，下垂位で鎖骨の下方回旋を促した後，再評価すると，疼痛の軽減が認められることが多い．このような症例に対しては肩甲骨下制位にてテーピングを施し対応することで，愁訴の軽減を得ることができる（図12）．

図11 high arc テスト

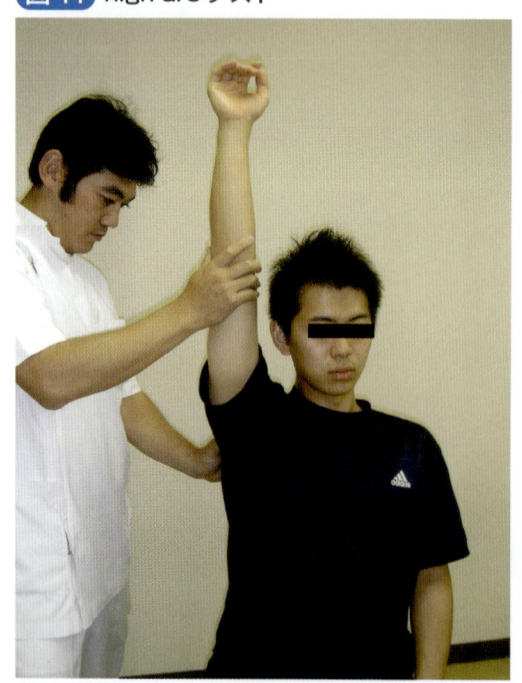

図12 high arc テスト陽性に対するテーピング
鎖骨の下制・下方回旋を誘導したうえで，後方から前方に向かってテーピングを施行する．

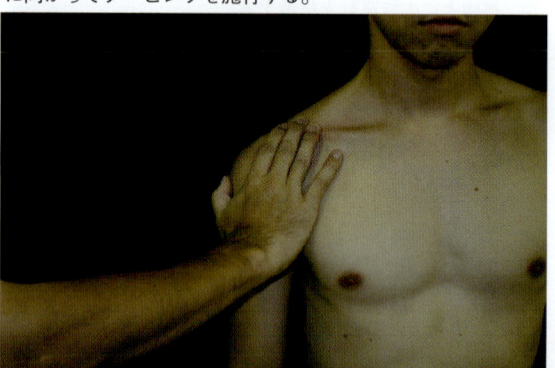

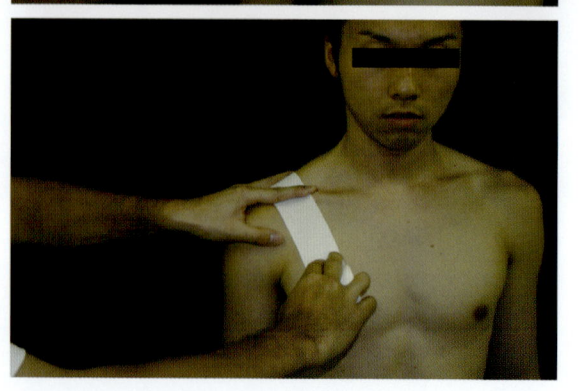

● horizontal arc（図13）

　horizontal arc は運動学的に，肩鎖関節の前後方向へのストレス，特に鎖骨の後方移動によるストレスを強いるテストと考えられる。よって鎖骨の動きを抑え，後方への移動を抑制すると，疼痛の軽減が得られ，逆に後方への移動を補助すると，疼痛の程度が増す。これらを確認することで，horizontal arc による疼痛か否かを確認することができる。また，このような症例に対しては，テーピングパッドなどを鎖骨の後方にあてがいテーピングを施行することで，鎖骨の後方への移動を抑制し，愁訴の軽減を図ることができる（図14）。

図13 horizontal arc テスト

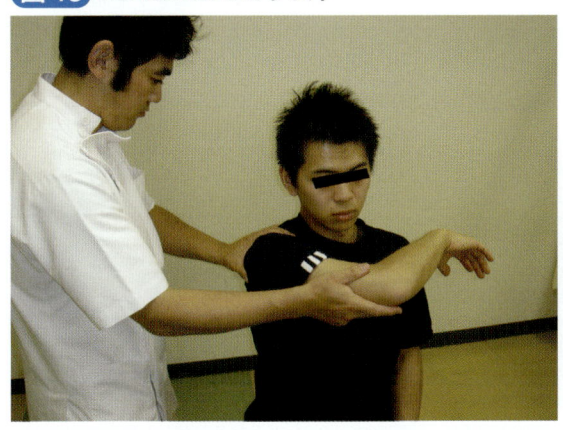

図14 horizontal arc テスト陽性に対するテーピング
鎖骨と肩甲棘間にパッドをあてがい，後方から前方に向かってテーピングを施行する。

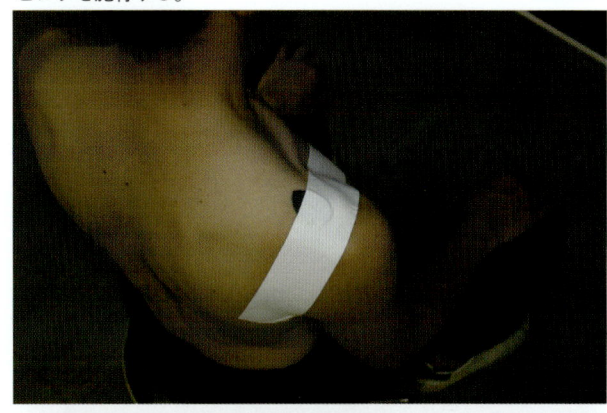

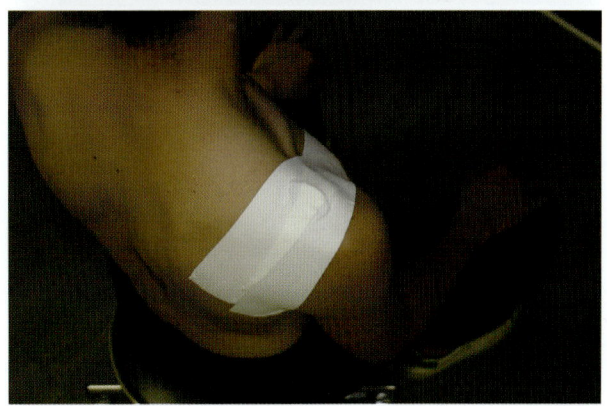

● **distruction test**（図15）

　distruction test は運動学的に肩鎖関節の上下方向へのストレス，特に鎖骨の上方への移動に伴うストレスを強いるテストとして考えられる。よって，鎖骨の上方への移動を抑制することにより，疼痛の軽減が得られ，逆に上方への移動を促すと疼痛程度は強くなる。これらを確認することで distruction test による肩鎖関節に生じた疼痛であるか否かを確認することができる。また，このような症例は肩鎖関節直上部にテーピングパッドをあてがいテーピングを施行することで，鎖骨の上方への移動を抑制し愁訴の軽減を図ることができる（図16）。

図15 distruction テスト

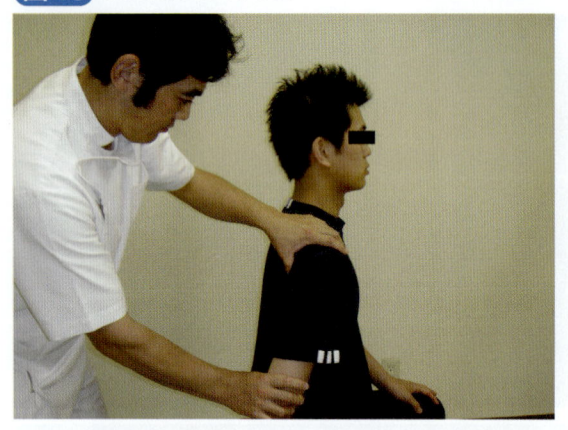

図16 distruction テスト陽性に対するテーピング
肩鎖関節直上，鎖骨と肩峰ともにかかるようパッドをあてがい，テーピングの両端を持ち，上から抑えるようテーピングを施行する。

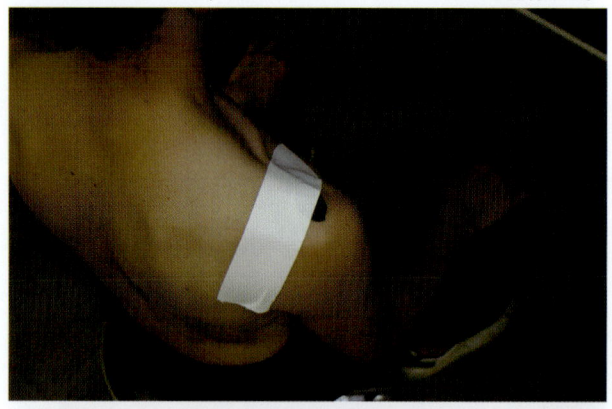

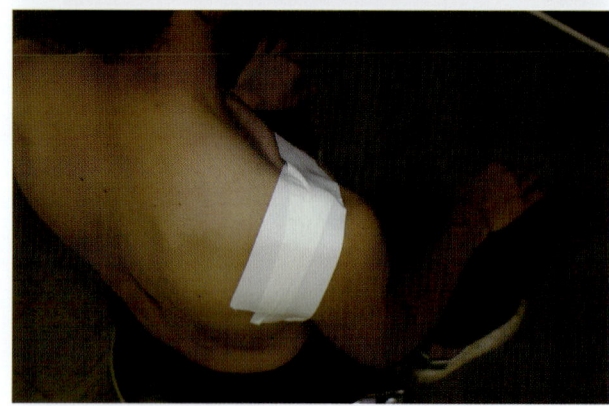

胸郭出口症候群に対するテスト

　胸郭出口症候群に対するテストは，単に胸郭出口症候群であることを確認することが目的ではなく，理学療法においては，その症状が，解剖学的な異常から出現するのか，あるいは機能的な障害から症状を発現させている可能性があるかどうかを探ることが大切となる。解剖学的な異常による場合は，理学療法を実施しても期待される改善が得られることは少なく，観血的療法が選択されることが多い。これに対し，機能的な障害により発現する場合の多くは，姿勢，動作などからの影響により発現することが多いため，理学療法により改善することも多い。

　よって，胸郭出口症候群に対する評価も，一般的な検査法を単に施行するだけでなく，肢位を変え，検査肢位を再現できる検査であれば臥位で同様のテストを実施するなど，検査結果が肢位により差が生じるかを確認する必要がある。特に肋鎖間隙の問題，頸部筋群の問題による投球障害肩症例では，肢位の違いによる差が著しく，臥位では所見が認められないことも多く，姿勢などの影響が強く疑われ，詳細な姿勢評価の実施が必要となる。

筋活動の評価

　肩は他の関節と異なり，構造的には決して安定した関節ではないため，筋活動の評価は単に発揮される筋力だけからでは十分とはいえない。特に，肩甲上腕関節における安定化機構の評価は投球障害肩にとっても，重要となる。また，肩は胸郭上を浮遊しているため，肩以外の関節機能の状態により，多大な影響を受けることも多く，肢位，条件の変化に伴う筋活動への影響を詳細に評価し，機能障害の種類，程度，他の部位からの影響を明らかにすることが，適切な理学療法施行の鍵となる。

肩関節における筋力評価 [26, 59～62]

　一般的に筋力の評価として用いられる徒手筋力評価では，可動範囲を運動させての評価が基準となるが，肩甲上腕関節はその構造上の特徴から，可動範囲を運動させての筋力評価に際し，肩峰と骨頭の衝突など，逆に傷害を誘発してしまうおそれがあるため，通常は肢位を保持させて抵抗を加えるbreak testが用いられる。また，肩甲胸郭関節においても，機能的関節という特徴から運動方向が規定しにくい，運動範囲が大きくない，また運動をさせながらの固定点保持がしにくいなどの理由から，肩甲上腕関節同様，break testによる評価を用いることが多い。

　近年，等速性機器を用いた評価も報告されるが，固定点の問題，関節にかかる大きな負担などの問題から，危険性，再現性など，その妥当性を問う報告もなされ，臨床上では必ずしも必要な評価とはいいがたい。特に，肘伸展での挙上動作では健常者であっても強い負荷により疼痛をまねくこともあるため，徒手的な評価であっても，急な抵抗は避けるべきであり，漸増的な抵抗を用いることが望ましい。また，機器の発展により，得られるトルク曲線の揺らぎを押さえるスムーズ化が施されるため，得られる波形は実際のものとは異なることがあることも十分認識すべきと考える。

筋力評価の際における注意点

　さらに評価の際，体型など身体的な特徴を考慮し，評価することが大切となる。特に内旋，外旋における筋力評価では，肩甲骨と上腕の位置関係を十分考慮する必要がある。腹部が出ている肥満体型の症例では腹臥位になることで，体幹が前傾し，その結果，肩甲骨も前方傾斜位を強いられていることもあり，外旋位そのものが非生理的肢位となってしまうことで筋力が発揮されないことも多く，体幹部が平行となるよう，胸のあたりに枕，タオルなどをあてがい高さを調節する必要が生じる。前胸部の発達した症例では，scapular planeが通常より前方（下方）を向いていることが多く，検査台と上肢を平行にした肢位では，外転位を超え，水平伸展が強いられ，筋力が発揮できないことも多い（図17）。他者との比較，経時的な変化を比較するためには，評価肢位の再現性の高いscapular plane上での内旋・外旋筋力の評価が有用と考える。

図17 関節面の方向を考慮した徒手筋力テスト

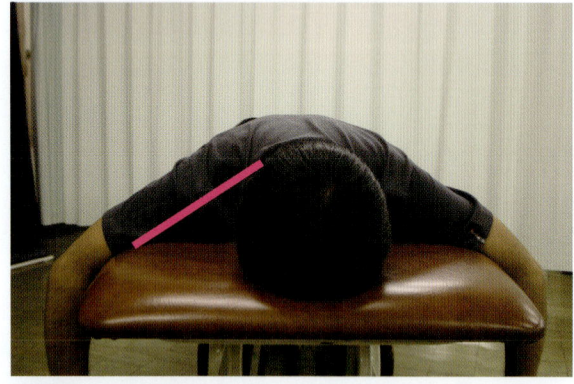

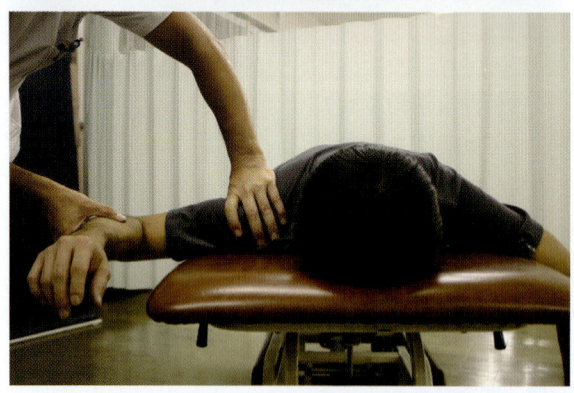

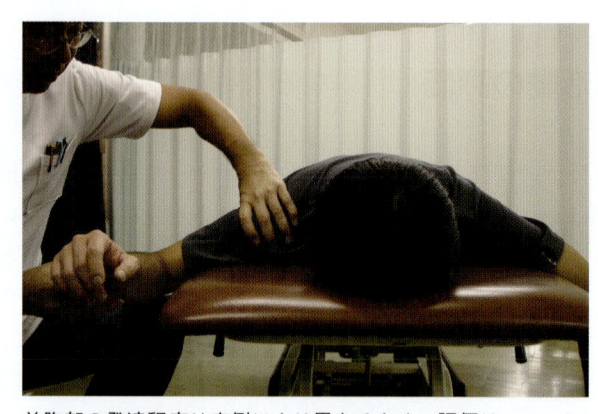

前胸部の発達程度は症例により異なるため，評価はscapular planeを基準にして実施している。

前胸部の発達した症例は，腹臥位となると，肩甲骨の前下方への傾斜が強くなることが多いため，通常の実施肢位は，水平外転を強いた状態となりやすく評価自体が関節への過剰な負担を掛ける危険を伴う。

腱板機能を考慮した評価

　発揮される筋力は腱板機能による関節の安定化がかかわり，本来ならば下垂位から scapular plane 上で，挙上90°までのいかなる角度でも，徒手的な評価による外旋・内旋筋力に差は認めない。腱板は関節の上方に棘上筋が，前方に肩甲下筋，後方に棘下筋と小円筋が位置し，それぞれが単独で働くわけでなく，どのような動きに際しても functional unit として機能している。しかし，そのなかでも，中心となり機能する部位は肢位ごとにより異なり，肢位を変化させての筋力評価は，腱板機能の細かな評価をするうえでの有用な情報となる。特に，腱板を構成する筋のすべてに筋内から腱内に腱が走行しており（筋内腱・腱内腱），棘上筋は1本，棘下筋2本，小円筋1本である。棘下筋・小円筋と比較して前方にあたる肩甲下筋は複数の腱が蟹の足のように走行しており，大まかに上・中・下の3部分に分けられる。また後方も棘下筋・小円筋を合わせると，上・中・下の部分となり，前方の肩甲下筋と呼応する。さらに肩甲下筋は上肢の挙上角度により，同一の筋でありながら，主として活動する線維が異なり，下垂位では上部が，挙上角度が進むにつれ，中部，下部へと移行するとの報告がある（図18）。

図18　上肢挙上角度の違いによる腱板機能
上肢の挙上角度により，主として活動する部位が異なる。

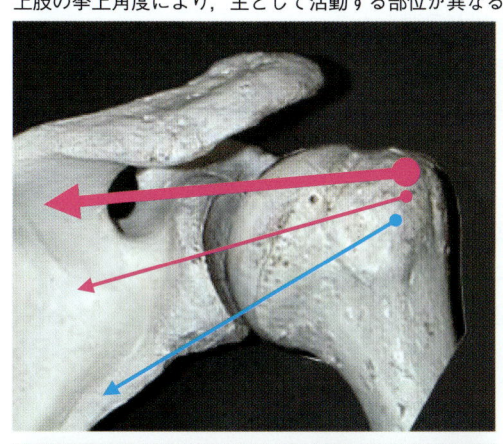

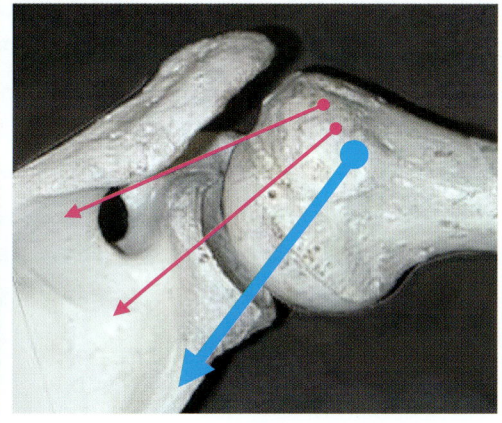

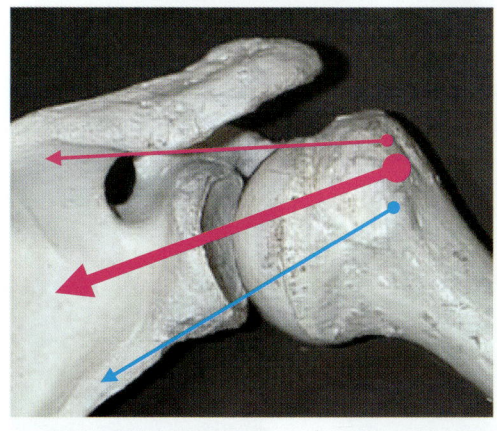

よって，scapular plane 上で挙上角度を変えての内旋・外旋筋力の評価は，腱板機能の詳細な評価をするうえで，有用な1つの情報となりうる。ただし，あくまでも挙上角度を変えての結果は，関節の前後に位置する腱板を上・中・下に分け機能的に差があるかどうかについての情報であり，その結果から，そのまま機能障害部位を特定することは難しい。

腱板機能の影響

　さらに，より詳細な情報を得るためには，腱板に密接する関節包の影響を考慮する必要があり，関節包の機能解剖学的な特徴を利用しての評価が必要となる。関節包の張力は肢位の変化により必然的に変化し，内・外旋中間位より内旋位では後方の関節包の緊張が，外旋位では前方の関節包の緊張が余儀なくされ，緊張した部分については，すでに関節の安定化が図られ，腱板機能による安定化の必要性が少なくなり，逆に弛緩した側では腱板機能の果たす役割が重要となる。この特徴を利用し，同一挙上角度で，内旋位での break test，外旋位での break test を内旋運動，外旋運動について施行することで，より詳細な情報が得られる（図19）。内旋・外旋筋力は最大筋力，ピーク値のはっきりしない，ほぼ一定の筋力を呈し，特に徒手による差は，通常認めない。

　しかし，腱板機能の障害を有する場合，その腱板機能の役割が少なくてすむ関節包の張力が増した肢位での筋力（肩甲下筋ならば外旋位，棘下筋・小円筋ならば内旋位）と，腱板機能の役割が必要となる関節包の張力が低下した関節肢位（肩甲下筋ならば内旋位，棘下筋・小円筋ならば外旋位）での筋力を比較すると，腱板機能の役割が重要となる，関節包の緊張が低下した肢位で，明らかな筋力の低下を認めることが多い。また，症例の多くは，内旋・外旋筋力とも同様な傾向を示し，肩甲下筋の障害を有する場合，内旋位での内旋・外旋筋力の低下がみられ，外旋位では内旋・外旋ともに筋力の低下を認めず，棘下筋・小円筋に機能障害を有する場合，外旋位での内旋・外旋筋力の低下が認められ，内旋位では内旋・外旋筋力とも低下を認めなくなるといった結果となることが多い。

　同じ回旋筋力の評価でも，挙上角度を変化させての評価，さらに回旋角度を変えて評価と合わせることにより，あくまでも予測ではあるものの，腱板のより詳細な評価となりうる。

図19 運動初期ならびに終末における回旋筋力の比較
通常，徒手による肩の回旋筋力評価では，角度による筋力差は認めない。

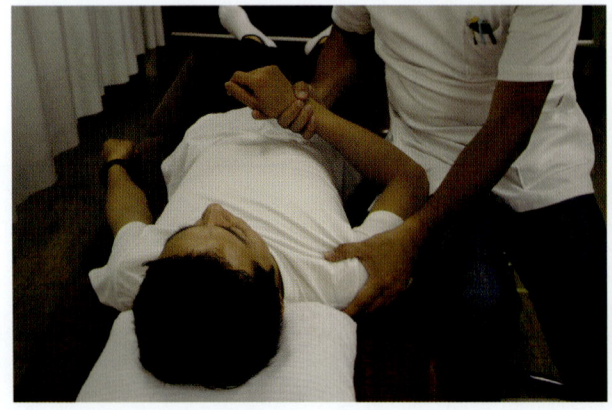

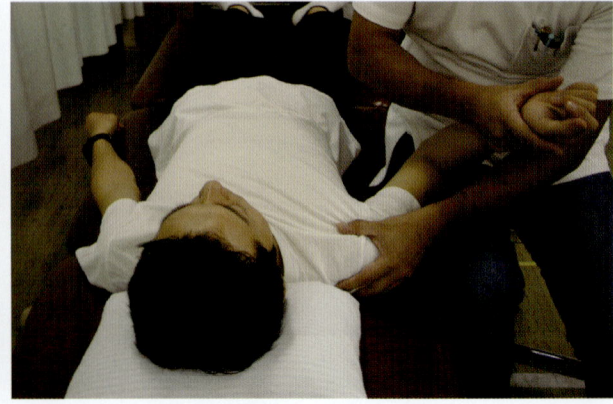

●関節複合体としての筋力

　前述のように，肩の運動は，単一の関節による運動ではなく，複数の関節が関与し合いながら運動が遂行される。そのため，一部の機能障害は，他の部位に代償，補償され，問題となる部位が隠れてしまっていることが多い。

　臨床上，行われている徒手筋力評価においても，これらのことを認識することは重要であり，発揮される筋力について，安易に症例本来の機能として決めつけるべきではなく，できる限りの確認を図ることが重要と考える。そのための一例として，徒手筋力評価に準じ，固定するべき部位をきちんと固定しての評価と，固定点を比較的自由にしての評価は，簡易的ではあるが有用な情報が得られる。

　図20は肩関節回旋運動の各角度における筋力を示したものである。肩甲胸郭関節の固定を比較的自由にした状態での筋力と比較し，肩甲骨の固定をしっかりすることにより筋力は明らかに低下しており，他の代償運動の強い関与が予想されると同時に，肩甲上腕関節における筋力は十分ではないことが推察される。逆に，図21のように固定をしっかり行うことにより筋力が増加する例では，肩甲胸郭関節機能の問題が疑われ，肩甲上腕関節の土台としての機能が果たされず，肩甲上腕関節の機能を十分に発揮できない状態が余儀なくされ，肩関節複合体としての機能も障害されていることが予測される。

　これらの情報を得ることにより，行うべき運動とその目的を明確にすることができる。

図20 肩甲骨固定時・非固定時の回旋筋力

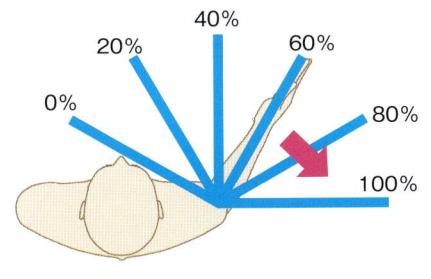

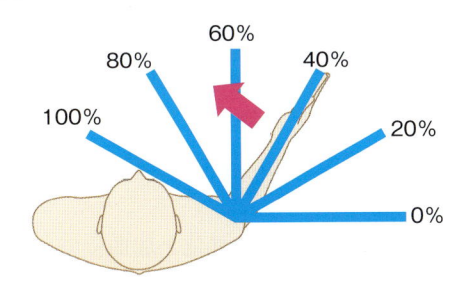

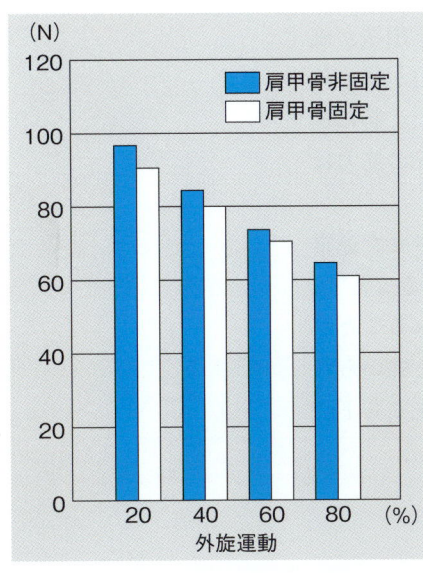

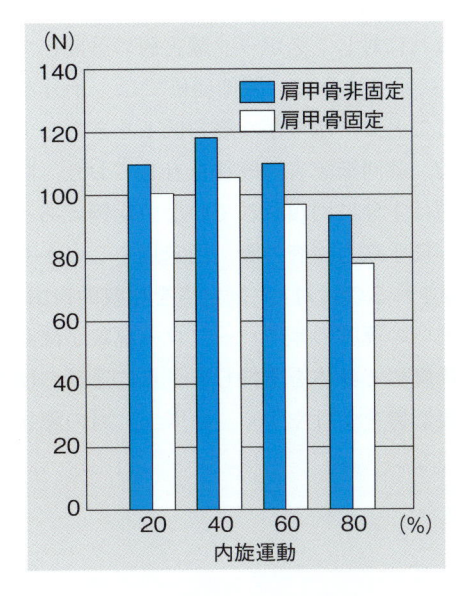

図21 肩甲骨固定・非固定により発揮筋力の異なる代表例

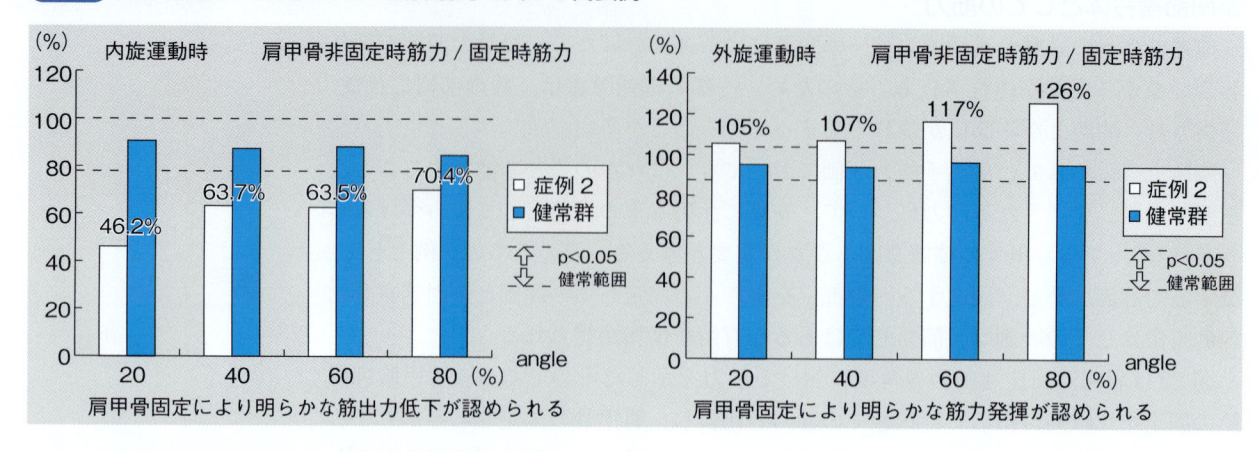

左グラフ：内旋運動時　肩甲骨非固定時筋力／固定時筋力
- 20：46.2%
- 40：63.7%
- 60：63.5%
- 80：70.4%
- 肩甲骨固定により明らかな筋出力低下が認められる

右グラフ：外旋運動時　肩甲骨非固定時筋力／固定時筋力
- 20：105%
- 40：107%
- 60：117%
- 80：126%
- 肩甲骨固定により明らかな筋力発揮が認められる

凡例：症例2／健常群／$p<0.05$／健常範囲

他の因子による影響

　肩関節は浮遊する関節であるため，他の関節からの影響を非常に受けやすい．特に肩関節複合体として機能する際の土台である肩甲胸郭関節は，胸郭上の機能的関節であり，筋力を発揮する際には，多くの筋の協調する活動により肩甲胸郭関節の安定化が図られる．そのため，隣接する頸部，体幹そして，体幹の安定に深く関与する下肢に至るまで，さまざまな因子が，肩の機能に影響する．

　また，肩は上肢を機能させるために働くとともに，身体全体から考えると，立位保持など抗重力肢位保持に重要な役割を果たしている．

　そのため，立位，座位といった抗重力位保持に肩の機能が必要となる場合は，他の肢位と異なり，十分な機能を発揮できず肩の筋力へも影響をきたすこともある．よって，肩の筋活動に対する評価は肢位の変化だけでなく体位の変化による影響も確認することが望ましい．

　図22は，肩甲胸郭関節内転運動の際，膝関節伸展位と屈曲位での筋力（体重比）とを比較したものである．健常者の場合，膝を屈曲することで若干の筋力低下を呈すものの，その差は少ない．これに対し，スポーツ障害肩の診断にて理学療法が施行された症例のなかには図23に示すように，膝伸展位では，十分な筋力が得られているのに対し，膝を屈曲することで，明らかな筋力低下をきたしていた．特に症例1は肩関節痛が出現する以前，膝関節障害の既往を有しており，膝関節の筋力は回復していたものの股関節筋力は十分に回復されていない症例であった．

　これらの症例の特徴として，徒手筋力検査の際，固定点をしっかりとさせた通常の検査では，十分な筋力が発揮されるのに対し，固定点を比較的自由にすることで，筋力の低下ならびに体幹・下肢への運動のオーバーフロー現象が確認されることが多い．特に投球動作の場合，片脚にて身体を支持し，さらに運動の伝達を強いられるため，下肢の機能障害が直接影響を受けやすく，臨床上，肩の障害に先立ち下肢機能の改善を図ることも少なくない[63]．

図22 肩甲胸郭関節内転筋力（膝屈曲位・膝伸展位との比較）
ⓐ：膝伸展位での肩甲骨内転
ⓑ：膝屈曲位での肩甲骨内転

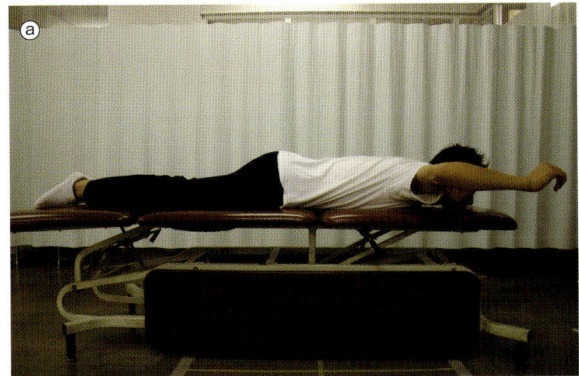

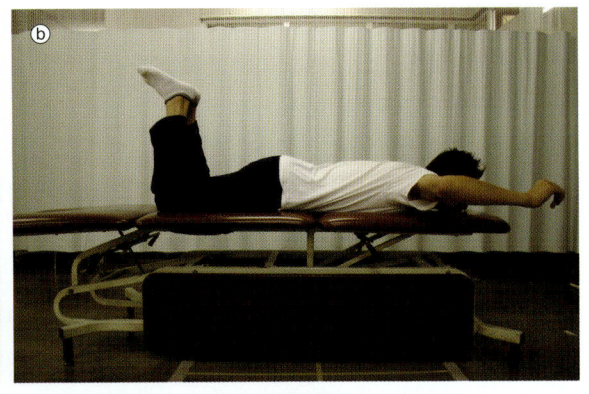

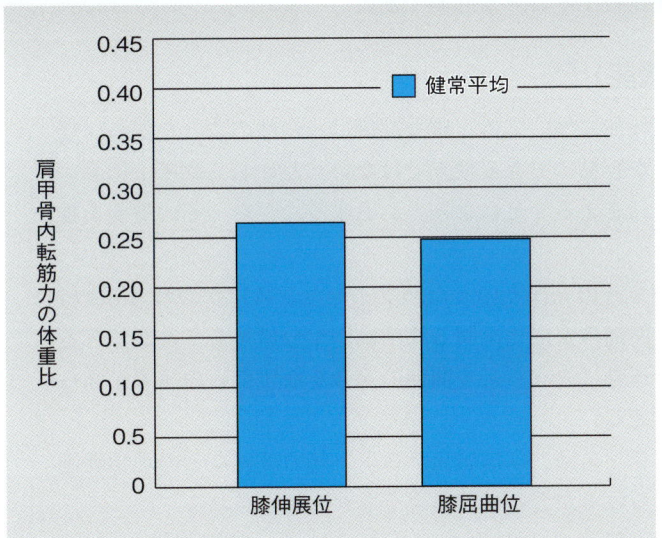

図23 下肢の機能障害が肩甲胸郭関節内転筋力に及ぼす影響

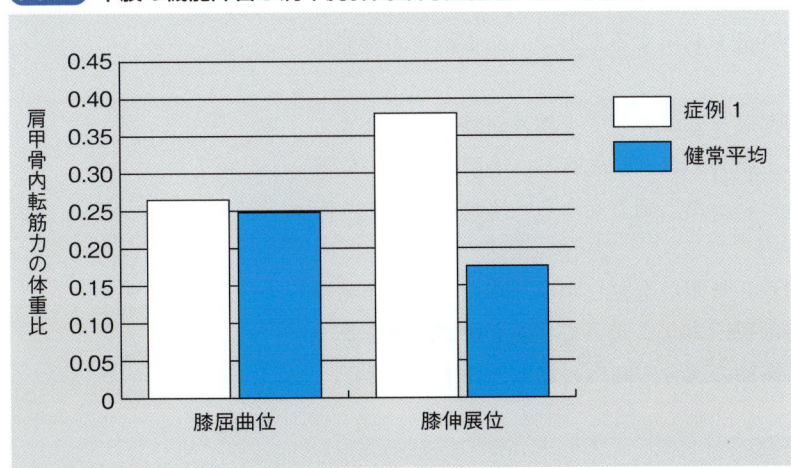

肩甲胸郭関節機能が他の部位の問題により阻害されている場合は，この他にも，体位と固定点を変化させることでさまざまな情報を得ることができる。固定点をつくらず仰臥位による外旋テストの実施で，比較的軽い負荷でありながら大きな体幹の揺れを伴う症例の多くは，頸部の機能障害を有していることがあり，肩甲胸郭関節に加え，頸部機能の評価が必要となる。内旋運動に際しても同様であり，仰臥位において同様の内旋抵抗運動を実施した際に，体幹部の大きな揺れ，あるいは強い抵抗を加えたときのように身体全体が上肢側に移動するのではなく，体幹が固定されず側屈様に胸部が，上肢側に引き寄せられる現象が認められる症例は，体幹，股関節機能の低下を認めることが多く，併せて評価することが望ましい。

　ただし，検査時に疼痛を伴う症例では，疼痛逃避のために肩甲骨が代償的運動をとっていることも多いため，肩甲胸郭関節機能障害と決めつけず，固定点の有無による愁訴の変化の確認を必ず比較することが肝要である。

筋活動バランス（腱板機能）[64]

　筋活動バランス，特に腱板機能についての正確な評価は，当然のことながら，筋電図学的な評価が必要となるが容易にできる検査ではない。しかし，臨床上においても，腱板機能の特徴を十分踏まえることにより，おおよそながら，その機能を推察することもできる。

　腱板機能は，スピード，パワーの発揮といったパフォーマンスにかかわるouter musclesの活動に相応して，関節の安定化を図る筋活動が十分に得ることができるかと，各肢位において，関節運動に先立ち必ず関節の適合をなすための誘導が図られるかという機能が重要と考える。

　outer musclesとの活動バランスは，疼痛誘発テスト，筋力評価などの理学評価から，腱板の十分な活動が得られるか否かをおおよそながら評価される。

　また，前述のように，単に関節の安定化を図るためには，関節運動，outer musclesの活動に先立ち，肩甲上腕関節の適合を誘導がなされる必要がある。この，適合を得るための誘導も腱板機能の重要な役割と考えられ，重要な評価項目となる。

　体表から肩甲上腕関節の適合を誘導する腱板機能を正確に評価することはできないが，腱板が関節の適合を誘導する形態特徴を利用することで，ある程度の機能状態を予測することができる。

　肩甲上腕関節の動きは，常に肩甲骨関節窩を基準として上腕骨が動き，適合するだけでなく，リーチ動作のように，先に上腕骨の動きが先行し，上腕骨骨頭の位置を基準に肩甲骨関節窩が動き，適合するといった，両方向からの協調運動により関節の適合が図られている。

　理論上でも，不意の外力により関節窩から骨頭が逸脱しかけた時点で，関節窩を基準として骨頭を誘導すると，その分力は脱臼方向に向いてしまうが，骨頭を基準として，誘導がなされると，その分力は関節の適合方向への働きを促す（図24）。

図24 筋活動作用方向の違いによる関節への影響
ⓐ：関節窩を基準として，骨頭を引き寄せると，全体としては求心方向の力となるが骨頭にかかる分力には脱臼方向へ働く力が生じる。
ⓑ：骨頭を基準として，関節窩を引き寄せると，ほとんどの場合にすべての力が求心方向へと向かう。

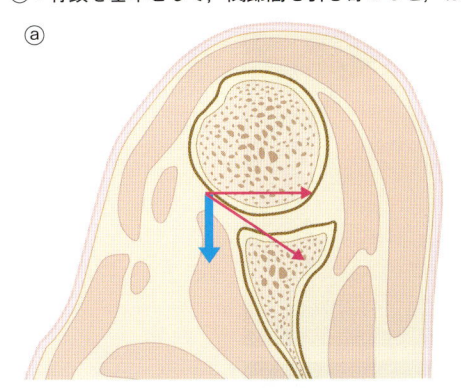

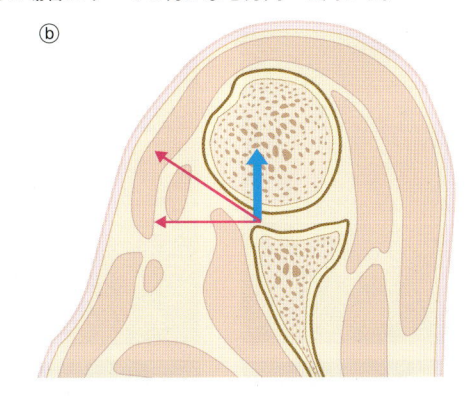

setting phase にみられる特性

　この特徴は健常人でも確認でき，挙上運動時に観察される setting phase がこれにあたるものと推察される。実際，徒手的に上腕骨頭を関節窩から下制し，下方への逸脱を助長した状態から，挙上運動を指示すると，上腕骨頭の動きではなく，肩甲骨の下方回旋が著明となり，関節の適合が得られると，上腕骨とともに挙上運動が開始される（図25）。逆に，通常の挙上動作に際し setting phase で肩甲骨の下方回旋がみられる対象者に，上腕骨と関節窩の適合を他動的に図るよう徒手的に誘導した場合には，肩甲骨の下方回旋は生じなくなる。また，上肢下垂位の骨頭下降率は健常者でも大きなばらつきがあることが知られ，setting phase におけるばらつきとの関係が予測される。

　これに対し腱板機能の障害が明らかな，腱板断裂症例では，骨頭を下制させ，下方への逸脱を誘導した状態から，挙上運動を指示しても，肩甲骨の下方回旋は認めず，逆に明らかな肩甲骨の挙上，上方回旋が生じてしまう。さらに，腱板機能の障害が疑われる症例にも同様の傾向が伺える。

　このことから setting phase は，関節運動に先駆けて，骨頭を基準とした関節窩誘導による関節適合が図られることにより，生じる現象とも考えられる。このような骨頭を基準とした関節窩誘導による関節適合は，挙上動作だけに限られず，あらゆる動作においても生じるはずであり，実際に関節の適合を他動的に変位させ，人為的に不安定な関節適合状態にし，関節運動を指示すると，setting phase と同様，骨頭を基準とした関節窩の誘導が確認される。

　この特徴を利用し，outer muscles の活動に先立ち，肩甲上腕関節の適合を誘導するという腱板の機能が保たれているか否かを推察している。

　評価体位は，比較的関節の操作がしやすく，他の身体機能の影響が少ない，仰臥位を基準として実施することが多い。評価は，scapular plane 上の挙上，ならびに scapular plane 上での外旋，内旋運動について確認している。また，関節運動を伴うと肩甲骨の運動確認が難しくなるため，指示した肢位を保持させ，検者が徒手抵抗を加える等尺性運動を選択している。

図 25 腱板機能と肩甲上腕リズム（setting phase）
腱板機能の問題を有する症例は，肩甲骨の動きは乏しく，骨頭の動きが著明となる。健常例は，関節下方への不安定性に応じ，肩甲骨の下方回旋が先行する。

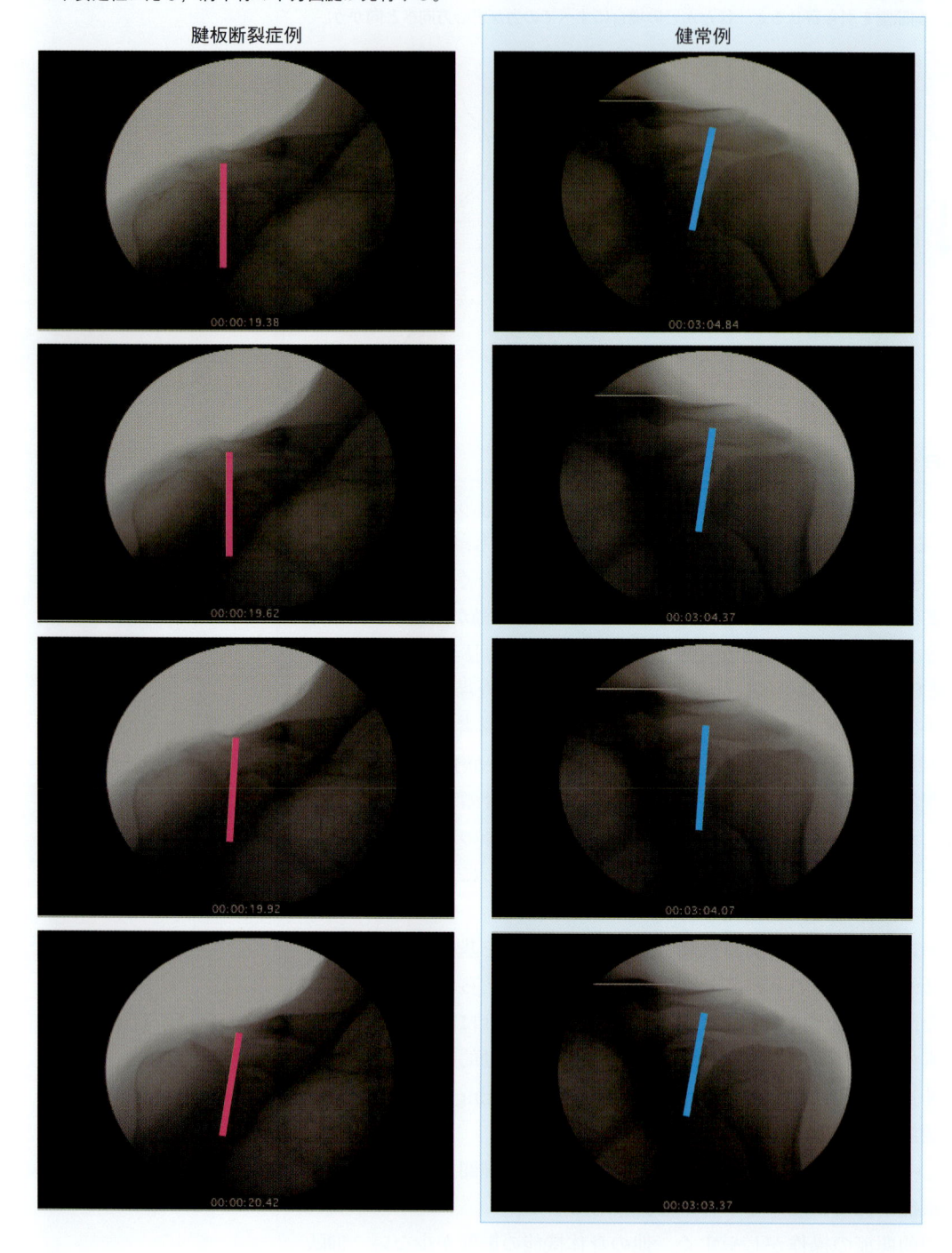

挙上運動における評価肢位は，関節包の影響が少ないと考えられる，scapular plane 上 45°，内・外旋中間位を基準とし，必要に応じ，角度を変化させる。人為的な関節の操作は，被験者に力を抜かせ，肩甲骨を固定したまま，ゆっくりと上腕骨を長軸方向に牽引し，不安定な状態を確認できる程度で保持する。そのままの状態から，内転方向への力に負けないよう，肢位の保持を指示しゆっくりと内転方向へ抵抗を加え，肩甲骨の動きを確認する。通常ならば，肩甲骨の下方回旋を認め，腱板機能の障害が疑われる症例では，骨頭の上方への移動と，肩甲骨の挙上または上方回旋が生じる。また，肩甲骨の下方回旋は，肩甲胸郭関節における機能障害によっても生じるため，関節窩と骨頭の適合を図り，同様の評価を実施した場合には，肩甲骨の下方回旋が生じないことも併せて確認する。

　内旋・外旋運動における評価肢位は，肩甲下筋，棘下筋，小円筋の機能的特徴を踏まえ，単一の肢位だけではなく，scapular plane 上の下垂位，45°位，挙上位について，内・外旋中間位を基準とし調査する。人為的な関節の操作は，被験者に力を抜かせ，肘関節屈曲 90°位のまま他動的に上腕骨を検査肢位に誘導し，肩甲骨を固定したまま，ゆっくりと上腕骨を前方方向に移動させ，不安定な状態を確認できる程度で保持する。そのままの状態から，内旋あるいは外旋方向への力に負けないよう，肢位の保持を指示しゆっくりと内旋，あるいは外旋方向へ抵抗を加え，肩甲骨の動きを確認する。通常ならば，肩甲骨の前方への移動を認め，腱板機能の障害が疑われる症例では，骨頭の後方への移動が生じる。また，外旋運動時における肩甲骨の前方への移動は，肩甲胸郭関節における機能障害によっても生じるため，関節窩と骨頭の適合を図り，同様の評価を実施した場合には，肩甲骨の前方への移動が生じないことも併せて確認する。

I●上肢からみた動きと理学療法の展開

上肢帯障害の結果の出し方

上肢帯障害の結果の出し方

　上肢帯障害は他の関節と同様に病態，機能の他，さまざまな因子の関与を踏まえ対応することが必要となる。

　特に上肢帯は，他の関節と異なり，常に重力という力が加わり，さらに空間に位置することから，身体の各機能の状態に応じ，常に補正しながらその機能を遂行する必要がある。

　また，上肢帯の特徴として全身麻酔下でも肩関節を亜脱臼させるためには，3～5kgの負荷が必要であり，さらに，睡眠中であっても肩甲上腕リズムが維持されることからも，上肢帯の機能を果たすためには，大脳からの制御だけではなく，相反神経支配によるコントロールといった，反射レベルの働きも加わるものと考えられる。つまり，上肢帯の動きはすべてが意識されるものではなく，無意識下に制御されていることが多く，本人の自覚だけではその詳細を知りえない。

　よって，上肢帯の障害に対し結果を得るためには，最も適切な対応をいかに選択するかがポイントであり，そのためには，症例本人すら自覚しない身体の反応を観察しうることができるかが大切となる。特に，重力下での肢位保持との関連など，身体の位置関係，あるいは身体の抗重力下での遂行される機能の状態により，上肢帯の果たす役割が大きく変わるため，上肢帯の機能だけに偏ることなく，全身的な身体各部の位置関係，身体機能の状態に注意を向けることが重要となる。

　言い換えるならば，上肢帯以外の関節疾患において，上肢帯機能の補正や代償を見極めることができれば，上肢帯以外の，どのような機能が損なわれているかを予測することが可能であり，他の関節機能障害の状態，あるいは変化を知るためにも有用となることが多い。

　いずれにしても，上肢帯の障害に対して結果を得るためには，症例が自覚しないメッセージをセラピストに送っていることを常に念頭に置き，さまざまな条件を変化させての対応から，自覚されないメッセージを，正確に受けとめることができるかどうかが，最大のポイントとなる。

体表からの観察

　体表からの観察は，症例が自覚しない数々の身体的変化を把握するうえで非常に重要であり，機能評価と合わせることで，実施すべき理学療法の手順を考慮する際，有用である。

　代表的な観察点を以下にあげる。

肢位・姿勢の評価

　肢位・姿勢の評価は，投球障害肩を評価するうえで有用であり，肢位・姿勢の偏りは肩に限らず，投球にかかわる身体の機能を推察するための重要な情報となりうる。

姿勢評価 [65, 66]

　姿勢評価は成書に紹介されるとおり，重心線の通る部位の観察（一般的に耳垂－肩峰－大転子－膝蓋骨後面－外果前方2cm）と，左右差が基本となる。姿勢評価のポイントは，臥位，座位，立位での変化があげられる。下肢の影響が強く，身体の反応として姿勢に現れる場合は，座位，あるいは臥位と立位での姿勢に大きな変化を認め，抗重力における反応であるならば，臥位のみに変化が認められることが多い。しかしながら，長期にわたる，姿勢の調節は，重力を排除しても身体機能に影響を及ぼしていることもあることから，腸骨の高さの左右差，肩峰の左右差，また，腸骨の高さの左右差と肩峰の高さの左右差が同側なのか，逆側となっているのか，また，一方だけであるのかを確認し，脚長差，側弯の有無などから，現れている姿勢変化が身体的特徴からであるかどうかを検証することが大切となる。

　また，姿勢変化を確認するだけでなく，上肢帯の運動を行わせることによってもさまざまなメッセージを受け取ることができる。一般に，側弯症を有している症例は，片側の肩峰が下がっており，立位，あるいは座位における指床間距離も左右に差を認める。しかし，機能的に問題のない症例では，前屈することにより後方から観察される胸郭の形状に左右差を認めるが，前屈位では指床間距離が左右同じとなる（図1）。逆に広背筋などの疲労による上肢帯の下制が原因であれば，前屈位では，指床間距離の左右差が逆転することが多くなることからも推察することができる（27ページ図

図1　側弯症にみられる前屈位の姿勢
立位では両肩峰の高さ，両手指の高さに違いを認めるが，前屈位ではともにほぼ同じ高さとなる。

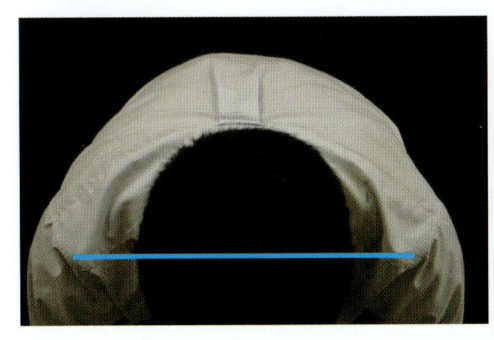

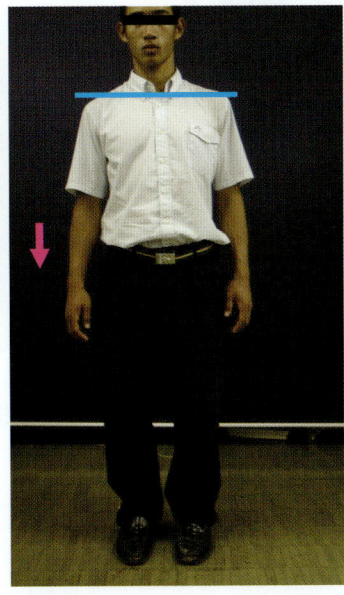

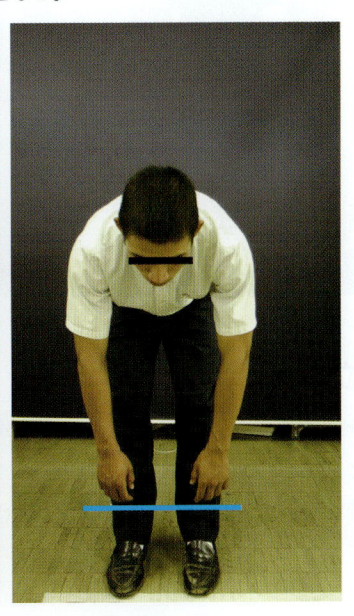

3)。また，肩峰部の下垂は頸部筋群の機能障害によっても生じるが，この場合，上肢挙上における肩峰の高さに左右差は認めても，前屈位では指床間距離は逆転することはなく，側弯の影響を疑われる場合には，体幹の回旋を助長した状態で，前屈を指示すると，側弯の影響が強く疑われる場合，回旋助長の左右差で前屈位の指床間距離が大きく異なることなどからも，体幹の影響によるものか，上肢帯筋群の影響によるものか，頸部筋群の問題による影響かなど，条件を変え評価することで，さまざまな有用な情報を得ることができる（図2）。

図2　下肢を交差しての立位および前屈位における指床間距離
躯幹の影響が強いときは，下肢を交差させることによって，如実に差が現れる。

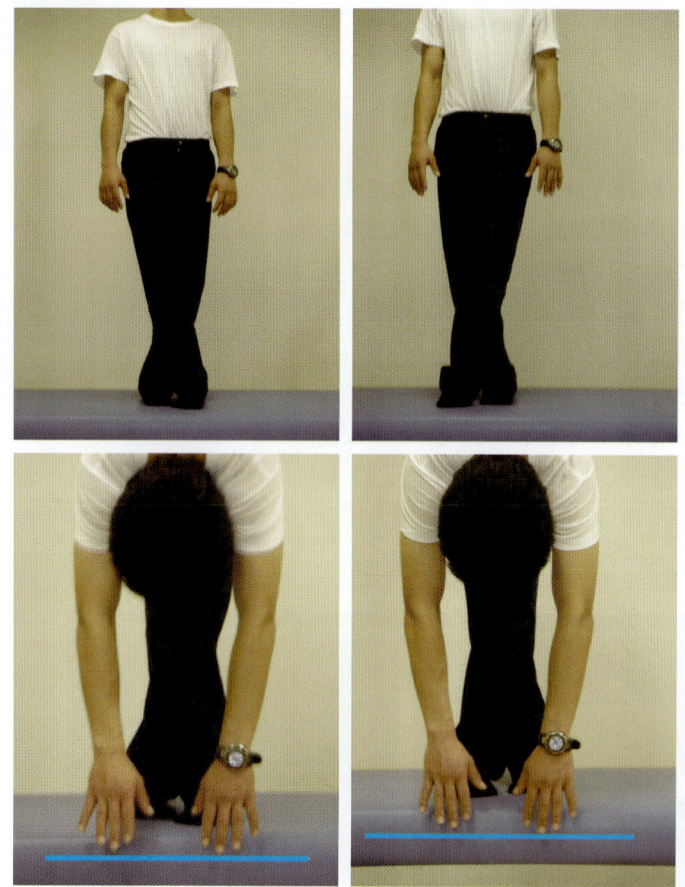

肢位の観察 [67]

全体的な位置関係を評価する姿勢に対し，関節における肢位の観察も，有用な情報となる。

特に立位で上肢が自然下垂位における上肢の肢位。立位，臥位における両下肢の肢位は各種上肢帯の障害に強く関与することがあり，確認することが望ましい。

●肩甲骨と上腕との関係

　姿勢評価や，肢位の評価をする際，一般的には遠位に注目しがちであるが，遠位を基準として観察することも上肢帯の場合は重要となる．代表的な例として，肩甲骨と上腕骨の位置関係があげられる．肩甲骨の位置に左右差を認めると，上腕を含め位置関係の是正を図ることが多い．しかし，頭上より観察すると，骨頭の位置関係は左右差がなく，肩甲骨の位置だけに左右差を認めることがある．この場合，上腕骨頭を含め，肢位の是正を図ると，結果として，上腕の位置関係に左右差を生じることとなり，体幹，骨頭位置は保持したまま，肩甲骨の位置関係のみの是正を図らなければならない（図3）．このような症例は，特別ではなく，上肢帯の日常での使い方を観察しても容易に理解される．代表例がリーチ動作であり，リーチ動作は遠位に近位が位置補正をしなくてはならず，遠位の位置をそのままに，近位の位置関係を誘導することが望ましい（図4）．

図3 肩甲胸郭関節に対する徒手的対応の一例

胸郭－肩甲骨－上腕の位置関係で，肩甲骨の位置に問題を有し，肩甲上腕関節の可動域に影響を及ぼしている場合も多く，このような症例に対しては，遠位の上腕ではなく，肩甲骨の位置に対し対応を図る．
ⓐ：骨頭位置はほぼ対称的であるのに対し，肩甲骨の位置に左右差を認める
ⓑ：上腕骨は固定し肩甲骨の動きを誘導
ⓒ：施行前の可動域
ⓓ：施行後の可動域

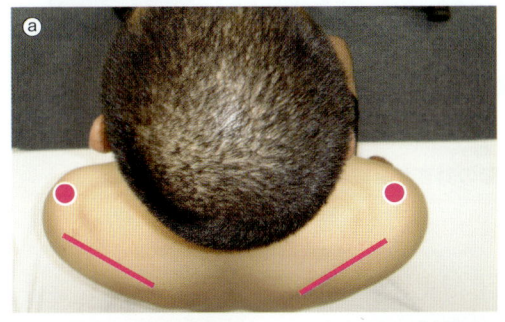

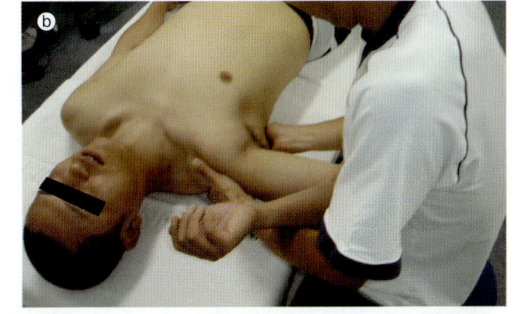

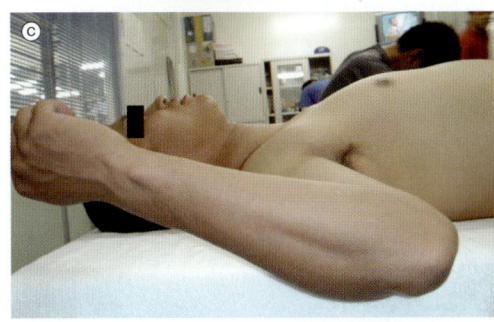

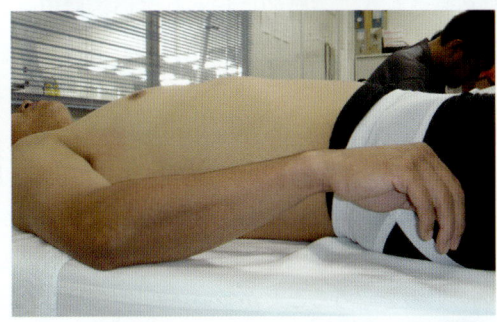

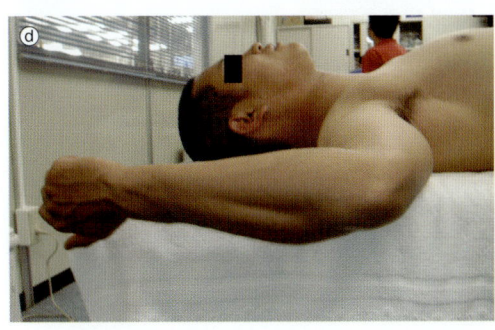

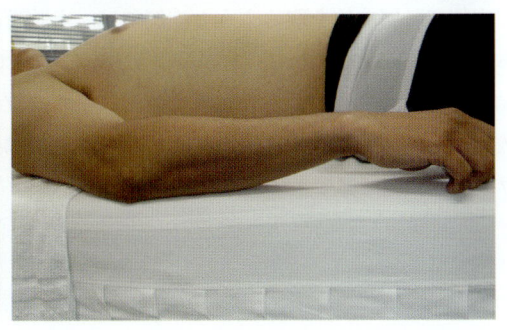

図4 いろいろな方向へのリーチ動作にみられる特徴

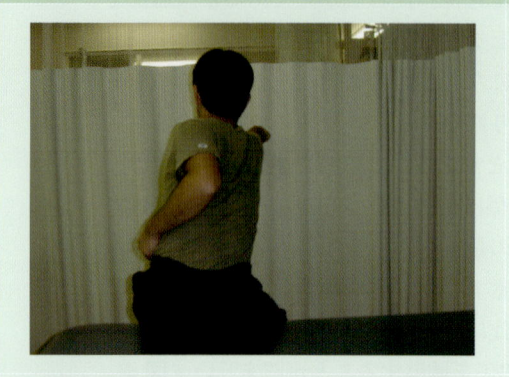

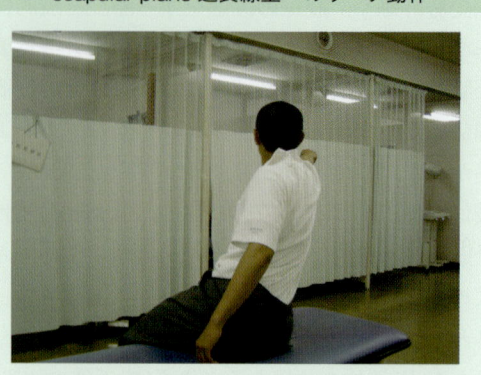

	前方へのリーチ動作	scapular plane 延長線上へのリーチ動作
健常例	運動方向の差にかかわらず，体幹の回旋，肩甲骨の対となる運動が確認される	
リーチ動作不良例	体幹の回旋を伴わず体幹の屈曲動作となり，肩甲胸郭関節の動きが阻害される	

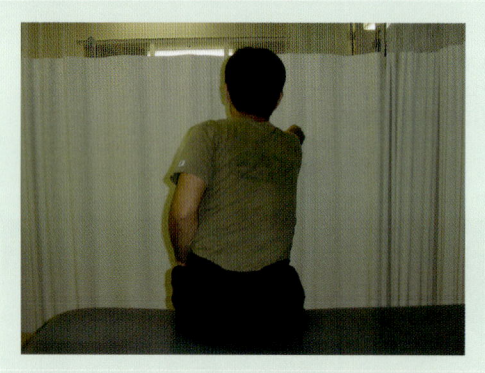

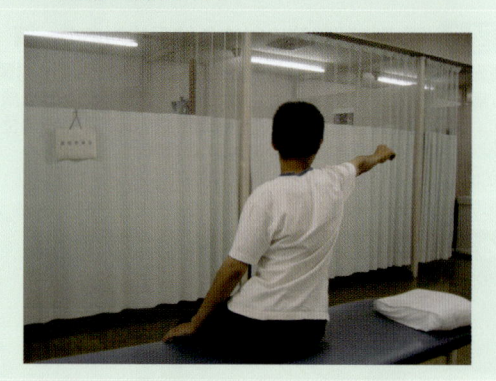

　よって，リーチ動作に必要な肩甲上腕関節の位置関係は，上腕骨に肩甲骨が位置関係を合わせる動きが必要であり，一般的に行われている肩甲骨の位置に合わせ上腕骨を誘導するような対応を図っても，実際の動作では，役に立たないことが多い。

● 自然下垂位における上肢の肢位

　通常，自然下垂位における上肢の肢位は，肘関節伸展位であり，上腕骨内顆－外顆を結ぶ線は，肩甲骨面にほぼ近似している。また，前腕遠位部は中間位となっている。この肢位に対し，肘が屈曲位を保持する症例は，肘関節の伸展制限の他，肩甲骨の過度な前傾や内転，上腕二頭筋の緊張を認めることが多い。特に，臥位では肘伸展位であるにもかかわらず，座位，立位で肘屈曲位を取るような症例では，上肢帯の胸郭上での位置関係に問題が生じており，二頭筋で上肢をつり上げるよう過剰に働いていることも多い。

　上腕内顆－外顆を結ぶ線と肩甲骨面の関係の変位と前腕肢位の変位が同側方向（肩関節内旋位前腕回内位・肩関節外旋位前腕回外位）に認められる症例は，肩甲上腕関節を取り巻く筋の活動バランスの問題，肩甲上腕関節可動域制限の影響などが疑われる。

また，前腕遠位部は中間位を保ちながら，上腕内顆-外顆を結ぶ線と肩甲骨面との変位は，前腕の可動域制限による影響がかかわることが多い。さらに，前腕遠位部は回内にありながら上腕が外旋位にある症例では肘関節，前腕の問題を有することもあり，肩関節に限らず肘，前腕の十分な評価が必要である（図5）。

図5　自然下垂位における上肢の肢位
躯幹の影響が強いときは，下肢を交差させることによって，如実に差が現れる。

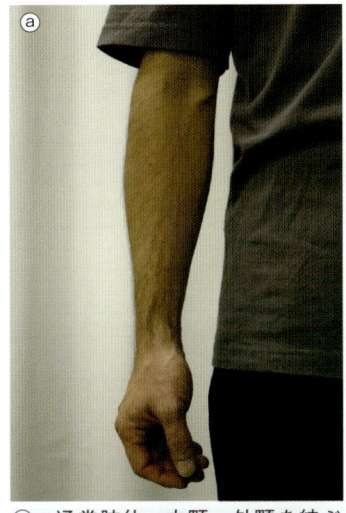

ⓐ：通常肢位。内顆-外顆を結ぶ線は肩甲棘の延長線上，前腕は中間位を呈する

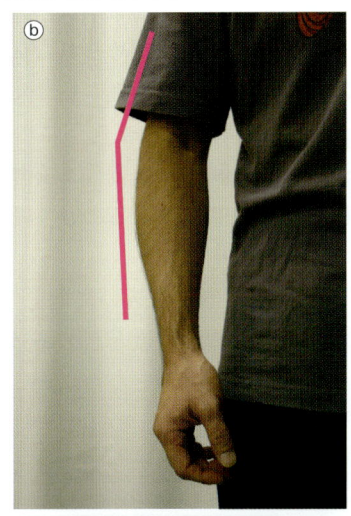

ⓑ：肘関節屈曲位を呈する場合は，肘関節伸展制限の他，肩甲帯の空間上での位置による影響，二頭筋の緊張が疑われる

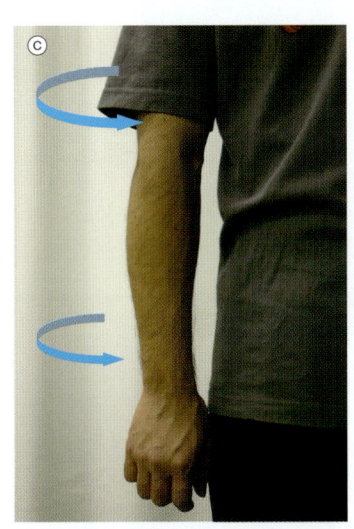

ⓒ：上腕・前腕ともに同側に変位している例は，肩甲上腕関節の影響が疑われる

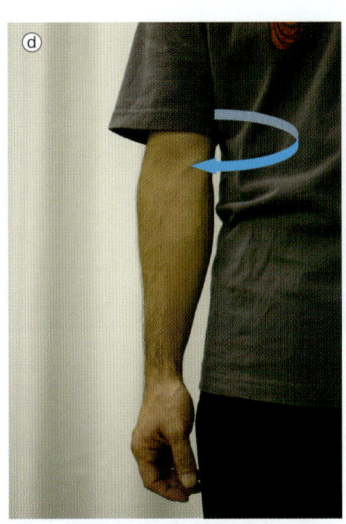

ⓓ：上腕だけが変位している例は前腕部の影響が疑われる

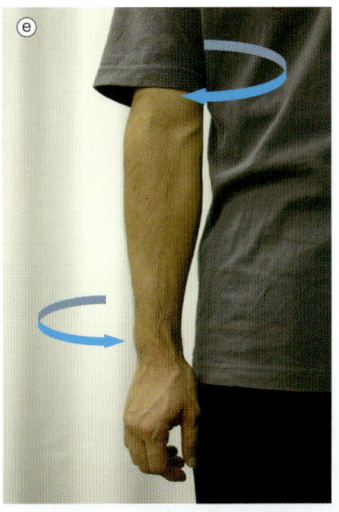

ⓔ：上腕と前腕との異なる変位は肘関節・前腕の影響が疑われる

形状，その他の変化

頸部形状の左右差

　頸部の機能は上肢帯に深くかかわり，また頸部の症状として出現せず，上肢帯の症状として表れることも多いため頸部の形状変化は，注意が必要である。

●後方からの観察

　後方からの観察点として立位，座位における頸部後方の皮皺線があげられる。一般的に皮皺線は，関節の運動に呼応し現れる。通常頸部の運動は限局した部位での運動ではないため，頸部後方を横断する皮線は認められない。皮線の認められる症例は，投球時または通常の運動時に，限局した頸椎レベルでの運動が集中し，一部に負担を強いていることが予想される（図6）。また，このような症例は頸部伸展位が優位となったままの動作が疑われ，相応する動作の有無を確認することが大切となり，相応する動作が，単に動作上の問題であるのか，それとも，機能的な問題から生じた結果であるのか探ることが大切となる。

　皮線の他，後方からの観察では，左右形状の違いに関しても重要であり，特に，僧帽筋上部の左右差は，自覚されない身体的特徴としてあげられる。このような症例は，筋力評価では肩甲挙筋で代償され明らかとならないことが多いため，見過ごされることが多い。

図6 頸部にみられる皮線
通常，観察されることのない皮線が観察される

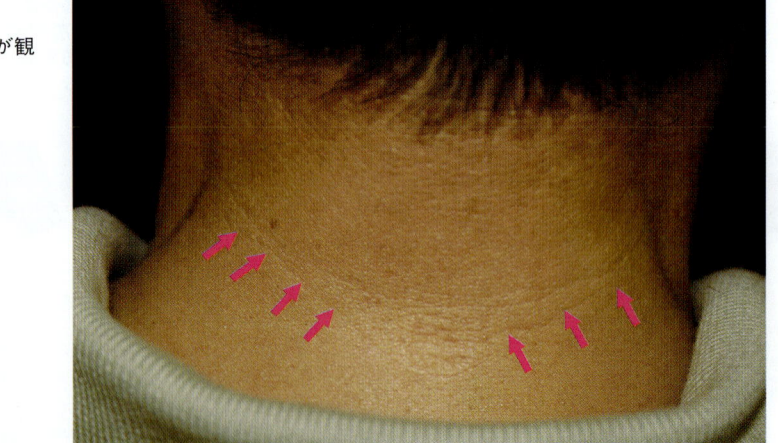

　しかし，仰臥位にて下垂位外旋抵抗運動を施行すると，頸部，肩甲帯の固定が十分図れず，頸部を含めた体幹の動揺が認められ，これらの症例に対し僧帽筋上部を中心とした頸部の筋緊張を促し，再評価すると，頸部を含めた体幹の安定化とともに，「力が入りやすい」など，外旋運動の容易さを実感することが多い。

● **側方からの観察**

　側方からの観察点としては，胸鎖乳突筋部の形状が臨床上，有用な情報となることが多い．通常，体表から観察した場合，その多くは胸鎖乳突筋部が浮き出ることなく，他の周囲筋とはっきりとした区別がつくほどではない．これに対し，上肢帯の障害例のなかには，体表からでもはっきりと胸鎖乳突筋が浮き出ている症例を経験する．

　これらの症例の多くは，胸郭出口症候群を合併していることもあり，確認が必要である．また，皮皺線と同様に，動作を含めその原因を探ることが肝要となる．

肩周囲形状の左右差

　肩周囲の形状は，当然のことながら，上肢帯障害を評価するうえで，直接的な情報として重要であり，特に，機能障害を予測するうえで有用な情報となることが多い[68,69]．

● **後方からの観察**

　後方からの観察点として，肩甲骨周囲，特に肩甲骨棘下窩部，肩甲骨内側の形状が代表的であり，差異には注意が必要である．

　肩甲骨棘下窩部の形状，特に筋の量感の低下は，一般的に棘下筋部の萎縮が疑われるが，棘下筋あるいは肩甲上神経由来による萎縮は棘下窩全体にわたる一様の萎縮が確認される．これに対し，肩甲骨内側に近い部位が著明の萎縮は，一過性の機能障害による萎縮であることが多い．これらの症例は，棘下筋の軽度筋力低下と前鋸筋の軽度筋力低下をきたしていることが多く，同時に頸部，特に胸鎖乳突筋外側部，肩甲舌骨筋部の筋緊張を有していることが多く，徒手的に緊張部を改善させることにより，筋力，形状の改善を認めることが多い．この部位は機能解剖学的に肩甲舌骨筋部の背後を肩甲上神経，長胸神経が位置しており，一過性の神経絞扼による障害が疑われるが，血流障害の関与も否定できない．

　後方からの観察で，肩甲骨内側縁の形状も重要な情報を得られることが多い．症例のなかには，見かけ上肩甲骨内側縁部の浮き上がりを認めることが多い．一般的に肩甲骨内縁部の浮き上がりは，前鋸筋の障害，長胸神経の障害として捉えられる．しかしこれらの症例のなかには，前鋸筋の徒手抵抗検査では正常でありながら，安静位から，浮き上がりを呈していたり，外旋抵抗時に浮き上がりが著明になるなど，一般的な障害と異なることが多い．座位，立位などの安静位から，肩甲骨の浮き上がりが認められる症例は，左右骨頭の位置関係，および，前方からの形状評価が必要となり，症例によっては，股および体幹機能の問題により生じた姿勢不良のまま，姿勢保持バランスを保つため，肩甲胸郭関節の運動（外転）が生じている場合や，肩甲上腕関節のアライメント不良を有していることが原因となっていることもあるため注意が必要である．

　この他，肩峰の高さ，肩甲骨内側縁の傾きなどについて左右差を確認し情報として得ておくことも重要である．しかし，あくまでも情報であり，差異が認められたからといって異常と決めつけ，すぐに対応し改善を図るべきではなく，他の評価項目と合わせ，障害との関連づけがなされてからの対応が望ましい．

● **前方からの観察** 45, 70)

　前方からの観察では，鎖骨の形状，前胸部（大胸筋部）の形状などが有用な情報となる。

　鎖骨の運動は上肢挙上運動の際にみられる肩鎖関節を介して起こる肩甲骨の運動とともに臨床上重要である。上肢挙上に伴う，鎖骨および肩甲骨の運動は以下のように整理される。

- 上肢挙上30°までは肩鎖関節は運動の支点として骨性支持態勢をとり，鎖骨自体の運動はほとんど観察されない。
- 上肢挙上30°（setting phase）後，胸鎖関節を支点とし，鎖骨は挙上し始め，上肢挙上90°では，30～36°上昇が観察され，肩甲骨はそれに伴い，回旋運動が始まる。
- 上肢挙上90°以降で鎖骨の回旋運動が生じ，肩鎖関節での回旋運動を伴い，挙上最終域までに鎖骨は30～40°の回旋が観察される。

　以上のように鎖骨は，運動学的特徴から，上肢の運動に際し，重要な役割を担い，鎖骨の運動の破綻は肩甲上腕リズムの破綻をまねき，障害発症に深く関与する。

　安静位での鎖骨形状の差は，すでに安静位において，鎖骨の上昇，回旋が生じている結果であることも多く，運動開始以前にスムーズな運動が阻害される状態となっている場合がある。これらの症例に対しては，他動的な水平内転，挙上運動を確認し，可動域の低下，あるいは他動運動終末に通常感ずる柔軟性のある抵抗感と異なる柔軟性の乏しい，急性の制限の有無，さらに肩鎖関節の障害に認められる，horizontal arc，high arc の確認が必要である。

　前方からの観察において，前胸部（大胸筋部）も非常に重要な観察点の1つと考えられる。特に，前胸部の左右差は，投球障害に代表されるように，体幹－上肢の投球運動における運動連鎖の破綻が予測され，いわゆる手投げとなり肩関節に負担が強いられている疑いが強い（図7）。

図7 前胸部の形状観察
大胸筋部における形状の左右差を観察する。

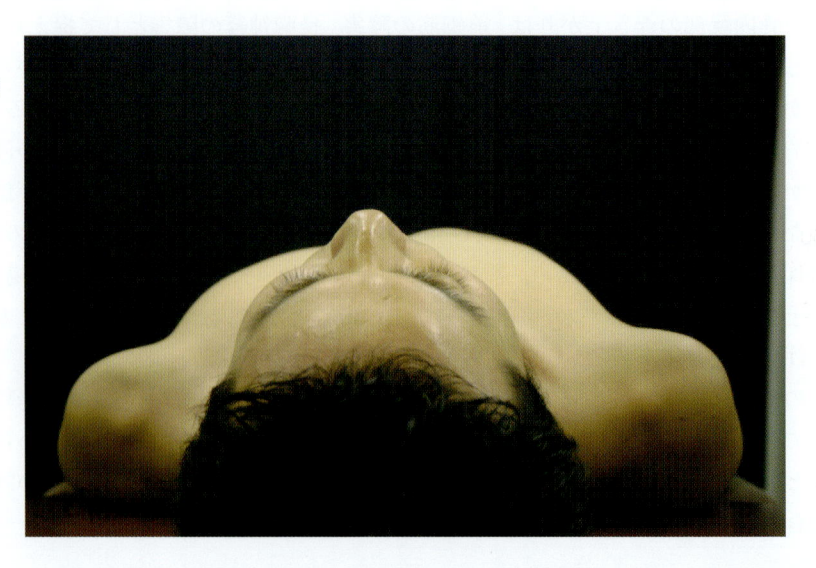

また，両側性に異常に発達した前胸部を呈する症例の多くは，最近認知されるようになった精神障害の1つ，筋異形症（muscle dysmorphia）的要素が強い。筋異形症的要素の強い症例は，小柄の身長に比べて不つり合いに筋肉が発達した体格になることを望む反復的強迫的執着傾向が強く，この執着を満たすために，プロテインなど補助食品を多用し，ウエイトトレーニングを好み，過剰な運動を継続する傾向にある。そのため，オーバーワークやボディバランスの破綻から生じる障害が多く，また，ウエイトトレーニングを基本とした強化運動の一時中止を嫌い，治療の進行の妨げとなることが多い。これらの症例に対しては，単なる機能的対応を図るだけでなく，心理面を踏まえた症例との十分な対話と理解が必要となる。

上腕・前腕部

　上腕・前腕部の観察は，筋萎縮などはっきりとした左右差はもちろんのこと，肘および手関節にみられる皮皺線の状態も重要な情報源となる。通常，肘関節にみられる皮皺線は，1本ないしは平行する2本で，直線的に肘関節部を横断し，肘屈曲とともにその線は鮮明となる。上肢障害例のなかには，この部位の皮皺線が平行とならない場合や，途中から皮皺線の角度が異なる場合などが観察される（図8）。前記のように，皮皺線は，その多くが関節運動の位置に呼応することから，角度の違う2本の皮線，途中で角度の変わる皮線は，場合によっては橈尺，腕橈，腕尺のいずれかのアライメント不良が疑われ，肘関節，前腕の可動域などの評価が必要となる。

図8 肘関節部における皮線の観察
通常の皮線は，直線が観察されるが投球障害例は皮線の角度変化，または平行でない2本の皮線が観察される。

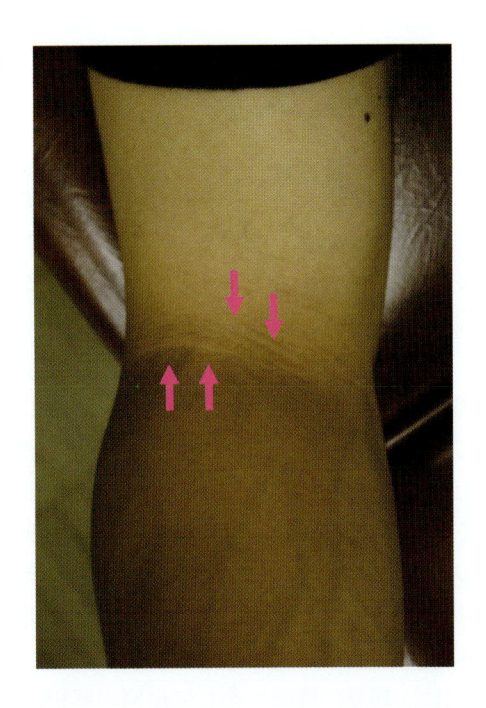

手関節，掌側にみられる皮皺線も同様であり，皮皺線の方向に呼応して関節運動がなされていると推察され，通常は，濃淡が均一となった1本または2本程度の平行する皮線が確認される。これに対し，尺側に向かって皮線の陰影が強くなる症例では，手関節の尺側優位の運動が予測される（図9）。また，肘と同様，平行しない皮線，角度が途中から異なる皮皺線は，橈側手根関節，尺側手根関節，橈尺関節のアライメント不良が疑われ，手関節・前腕の可動域確認が必要となる。特に，橈尺関節における機能障害は，肘関節運動に直接かかわり，結果，上腕骨の動きにも影響を及ぼすことから，体表からの観察点として重要な部位にあたる。

図9　手関節部における皮線の観察
通常の皮線は，同じ深さの直線が観察されるが，投球障害例は皮線の角度変化または尺側と橈側で深さの異なる皮線が観察される。手関節の尺屈傾向が強く，尺側の皮線が深くなっている。

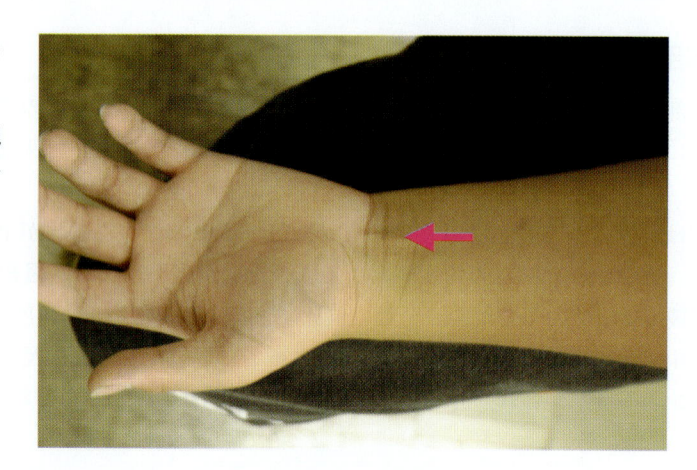

他の因子による影響

　上肢帯はこれまでにも記したように，重力という力を常に受け，他の関節と異なり胸郭上に浮遊するため，さまざまな因子の影響を受ける。
　その代表として，姿勢変化をあげたが，機能的な姿勢変化だけではなく，心理的な姿勢変化からも影響を強く受けることを忘れてはならない。
　心理は姿勢に強く影響を及ぼし，感情は運動に強く関与することは，諸家により報告されており，臨床的にも上肢帯症例を扱う場合には重要となる。心理的な問題は，これまでのような，問題行動として治療に難渋する症例だけではなく，心理的変化が姿勢に影響を与え，姿勢が変化したことに気づかず，作業を続けるために上肢帯への負担をまねくといった症例が少なくないことを認識し，症例とのコミュニケーションを通し，身体的機能の評価と実際の姿勢との比較など，細心の注意が必要となる。
　残念ながら，現時点では心理的影響による姿勢変化と上肢帯障害との明確な関係を示した報告は十分とはいえない。しかし，他の関節疾患も同様であるが，特に上肢の障害に対し結果を出すためには，病態，機能，そして症例の解釈に変化をもたらすことが必要であり，臨床上での配慮に加え，今後の検討が必要と考える。

また，関節疾患は栄養，あるいはホルモンバランスなど栄養状態，加齢変化に伴う運動器系以外の身体機能の状態も強く影響をもつ．
　過酸化脂質と炎症性疾患との関連など，徐々に運動器系以外の身体機能と運動器系疾患との関連も報告されつつあり，機能的な面だけに捕らわれすぎることなく，広い視野をもって症例の対応にあたることが望まれる．

おわりに

　上肢帯障害は，単に病態やバイオメカニカルな評価や対応だけでは結果を引き出すことは難しい．そこには，スポーツにおけるフォームなど運動における本人の解釈の問題，知らずに変化してきた運動機能の変化や姿勢変化，それに伴う運動形態の変化，さらに運動器系以外の身体機能の変化による影響などさまざまな影響が加わる．しかし，それらは言葉だけではなく，症例本人も気がつかないメッセージをセラピストに発しており，そのメッセージに気づくことができるかどうかが，ポイントになる．病態診断や，成書にある理論に症例を押しつけるのではなく，条件変化から得られる反応の違いなど，教科書通りの評価だけではない細部にわたった観察から，その症例に応じた障害モデルを構築し，他の職種と協力し合い対応することが大切となる．

II 体幹からみた動きと理学療法の展開

　身体中心に位置する体幹部は内臓含有質量が大きいだけではなく，四肢と関節や筋と連結するため，あらゆる運動の土台となっている．肩関節，股関節は四肢との連結関節として重要であるばかりでなく，体幹と四肢相互に関連性を有する．体幹は立位や座位姿勢では荷重関節となり，多くの関節によりかなり自由な運動を呈するが，胸郭を構成することにより特徴的な運動を呈している．

　本章では体幹と上下肢の運動連鎖を述べた後に，力学的解釈から理学療法を展開する理論について述べる．そして応用科学として還元すべき具体的な評価方法と治療方法にページを割いたつもりである．特に重要と考えているのは，アウトカムに姿勢や動作を置いた点である．紙面では技術的側面と筆者の能力不足から現状では伝えられる限界もあり，読者の創造性に多大に委ねている．読者諸氏の興味の発動の機会になれば幸いである．

福井　勉

体幹，上下肢の運動連鎖
体幹から全身へ
姿勢・動作の捉え方
姿勢・動作改善を目的とした結果の出し方

体幹，上下肢の運動連鎖

体幹と上肢および上肢間の運動連鎖

　上腕骨が屈曲する際に肩甲上腕関節内で生じる動きは，矢状面で上腕骨が動かずに肩甲骨が前傾する動きと類似している。関節運動は相対運動で表現されるため，肩甲上腕関節（肩関節）における上腕骨と肩甲骨の動きの関係は表1のように表現できる。また肩甲上腕関節が運動制限を有する場合，上肢全体を大きく屈曲させると，上腕骨屈曲運動は肩甲骨後傾をもたらす。このように肩甲上腕関節の運動制限が引き起こす肩甲骨の代償運動を表2に示す。

　肩甲骨の胸郭に対する運動も同様に表現できる。肩甲骨が前傾する際に肩甲胸郭関節で生じる動きは胸椎伸展で生じる動きと類似している。この相対運動を表3，肩甲胸郭関節で運動制限がある場合に胸椎で生じる代償運動を表4に示した。表2・4は立位姿勢や上肢動作中の評価の参考となる。

代償運動とスティッフネス

　肩甲上腕関節水平外転運動が大きくなると肩甲骨が胸郭上を運動するだけではなく胸椎部の回旋運動が生じる。この運動連鎖はリズムとして自動的に生じるが，肩甲上

表1 上腕骨と肩甲骨の相対運動

上腕骨	肩甲骨
屈曲	前傾
伸展	後傾
外転	下方回旋
内転	上方回旋
内旋	内転
外旋	外転
90°外転位からの外旋	前傾
90°外転位からの内旋	後傾
水平内転	内転
水平外転	外転

表2 肩甲上腕関節に運動制限がある場合に生じやすい肩甲骨代償運動

肩甲上腕関節の制限	肩甲骨
屈曲	後傾
伸展	前傾
外転	上方回旋
内転	下方回旋
内旋	外転
外旋	内転
90°外転位からの外旋	後傾
90°外転位からの内旋	前傾
水平内転	外転
水平外転	内転

表3 肩甲骨と胸郭の相対運動

肩甲骨	胸椎（体幹上部）
後傾	屈曲
前傾	伸展
上方回旋	肩甲骨側への側屈
下方回旋	肩甲骨と反対側への側屈
外転	肩甲骨側への回旋
内転	肩甲骨と反対側への回旋

表4 肩甲胸郭関節に運動制限がある場合に生じやすい胸椎代償運動

肩甲胸郭関節の制限	胸椎（体幹上部）
後傾	伸展
前傾	屈曲
上方回旋	肩甲骨と反対方向への側屈
下方回旋	肩甲骨側への側屈
外転	肩甲骨と反対方向への回旋
内転	肩甲骨側への回旋

腕関節の運動制限があると，肩甲胸郭関節の動きが代償運動として大きく生じやすい．どちらか一方の動きが小さいと隣接する部分は代償運動として動きが大きく生じてしまうケースは多い．動きにくい方をスティッフネス（stiffness）が高いと表現すれば，スティッフネスが低い部分の運動が過剰になる．逆に，一方の動きが大きすぎる場合には，運動連鎖の組み合わせとなる他方の関節運動が生じにくくなるとも考えられる．

　代償運動を伴うと，運動の回転軸である瞬間中心（108ページ参照）は生理的位置から逸脱する．図1は上記を示したものである．右肩関節水平外転時に肩甲骨内転運動が小さいために肩甲骨と上腕骨の間で衝突が生じている．これは肩甲骨内転運動の阻害が原因と考えられる．手が机などに固定された状態で上腕部を外旋すると，前腕部が動きにくいため，上腕外旋すなわち肩関節外旋運動と前腕回内運動が同時に生じる．しかし，手を机から開放した状態では，上腕と前腕の回旋は一体となり逆方向には生じにくい（図2）．上腕と前腕の逆回旋はトレーニングにより可能にはなるが，運動連鎖には肢節同士の動きが生じやすい方向があり，また何らかの力で一方の肢節が固定されると運動連鎖自体に変化が生じる．

　スティッフネスの高い部分があると，隣接部分のスティッフネスに影響するだけではなく，前額面では中心を越えて反対側に影響することもある．例えば，右肩甲上腕関節水平外転の制限が胸椎右回旋を大きくし，日常的な胸椎の中間位が右回旋位となり，その結果左回旋角度が小さくなっていくような一連のプロセスがあると考えられる．このように習慣的動作や姿勢はある特定部位の使用頻度を高め別の部位に影響を与えるが，身体全体がバランスを保つ必要があるため，使用頻度の違いは多かれ少なかれ全身に影響を与えるようになる．

図1　代償運動を伴う瞬間中心の生理的位置から逸脱

右肩関節水平外転時に肩甲骨内転運動が生じにくいと，肩甲骨と上腕骨の間で衝突が生じやすい．

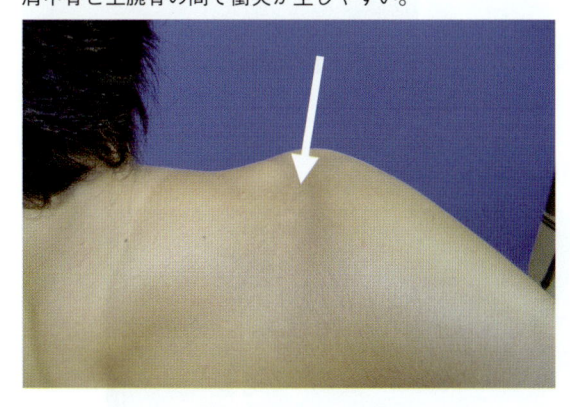

図2　上腕と前腕の相対運動

手が床に固定されているときは肩関節外旋と前腕回内（a），肩関節内旋と前腕回外運動（b）が生じるが，手が開放されると肩関節外旋と前腕回外，肩関節内旋と前腕回内運動が同方向に生じる（c）．

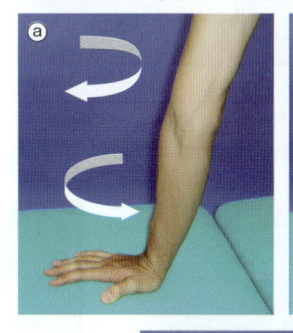

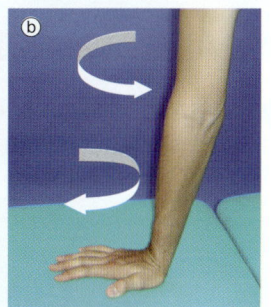

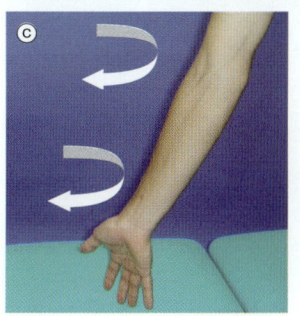

皮膚・浅層筋膜の動きとスティッフネス

　肩関節における運動の際の皮膚・浅層筋膜の動きを図3に示す[1]。母指を上に向けたまま肩関節を屈曲すると上肢上側の皮膚・筋膜は肘関節方向へ，下側は体幹方向へ移動する。伸展の際には上肢上側の皮膚・筋膜は肩関節方向へ，下側は肘関節方向へ移動する。また水平外転時には上肢前方の皮膚・筋膜は肩関節方向へ，後側は肘方向へ移動する（図4）。この動きに制限があると，上肢−体幹の間で皺が生じやすくなる。逆に皺が生じにくい方向に皮膚を誘導すると関節可動域は大きくなる。浅層筋膜とその下部に位置する筋（浅層）の間では滑走が生じている（図5）。

　上肢には頸部から始まり，上腕外側（橈側），前腕外側，母指にいたる筋と筋膜の運動機能ラインがあるようである（図6）。Myers[2]も類似したラインを述べているが，この運動機能ライン上の過剰活動は反対の内側（尺側）の運動機能ラインの活動低下と臨床的な関連性が高いようである（図7）。肘関節外上顆炎やde Quervain病がある場合などには体幹外側に位置する腹斜筋外側線維の短縮性収縮を行う（上肢内側運動機能ラインのエクササイズ）ことで疼痛は劇的に改善される。端座位で骨盤を挙上させると同側ではこの外側運動機能ラインが下制し，反対側で

▶肘関節外上顆炎

▶de Quervain病

図3　肩関節屈曲伸展時の皮・浅層筋膜の動き
母指を上にした肩関節屈曲動作では，上側皮膚は屈曲とともに肘側へ移動する。

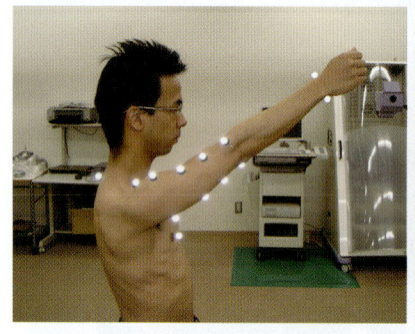

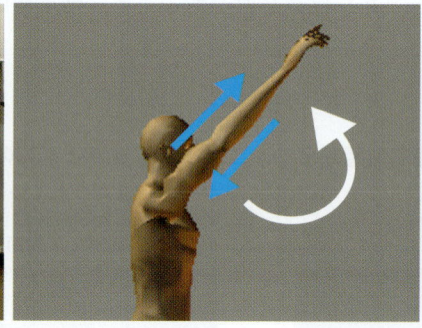

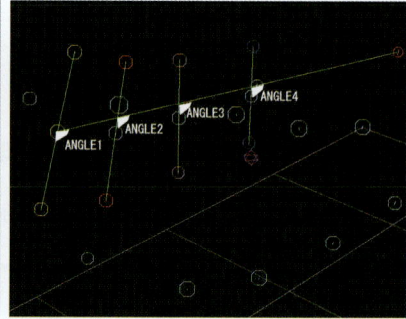

図4　水平外転時の上肢の皮膚・筋膜の動き
水平外転すると手背部側の皮膚・筋膜が手関節方向へ，手掌側は体幹方向へ移動する。

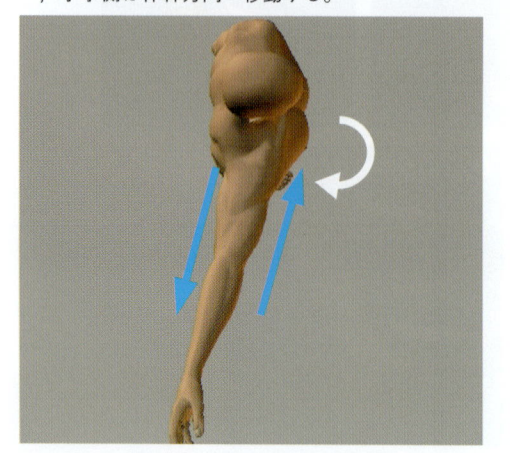

図5　浅層筋と浅筋膜間の滑走

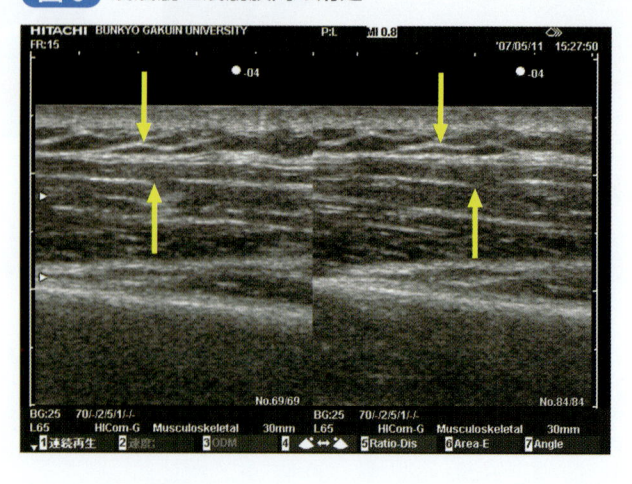

は挙上する（図8）。また肘関節外上顆炎患者ではこの部分の皮膚を他動的に動かそうとしても下方向への動きが小さいという特徴もある。このように運動機能ライン間でのスティッフネスの違いが運動を変化させることもあるが，運動機能ライン内にあるスティッフネスの大小も運動への影響がある。図9は強度（弾性係数）の異なるゴムをつなぎ合わせたものである。両端を引っ張ると，強度の強い（スティッフネスの高い）ほうのゴムはあまり伸びない。ハムストリングスに短縮（大スティッフネス）がある場合に体前屈動作をすると，体幹後部（小スティッフネス）が伸張されやすい。その原因は，スティッフネスの違いによるものである（図10）。スティッフネスの大きい部位を独立して伸張させようとすると，スティッフネスの

図6 上肢外側の筋膜ライン

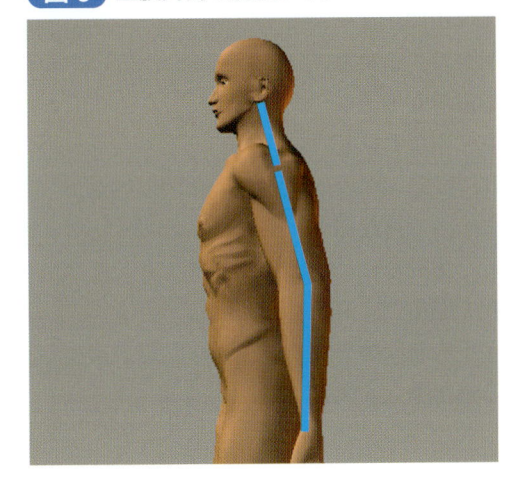

図7 上肢内側の筋膜ライン

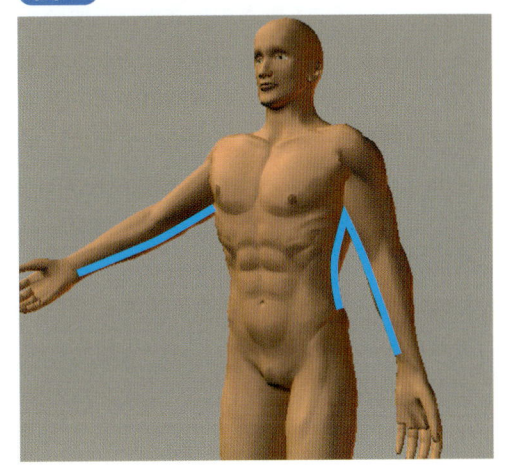

図8 端座位での上肢内側，外側ラインと体幹外側ラインの関係

骨盤右側を挙上すると右上肢外側の皮膚は下方へ，左上肢外側皮膚は上方へ移動する。

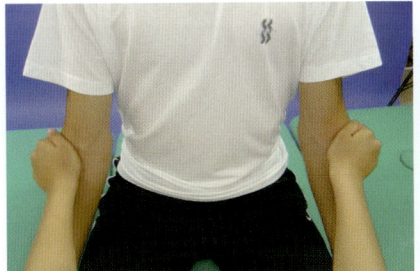

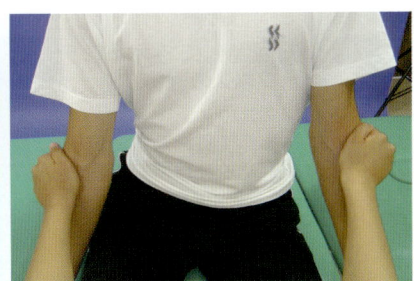

図9 スティッフネスの異なるゴム組み合わせ

スティッフネスの高いゴムは伸びにくい。
スティッフネス：赤いゴム＞白いゴム

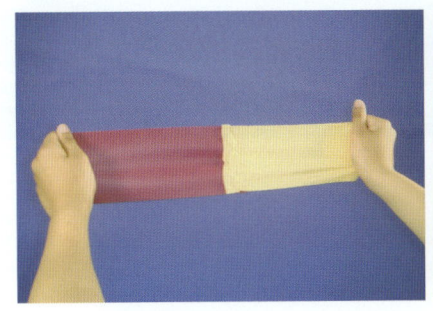

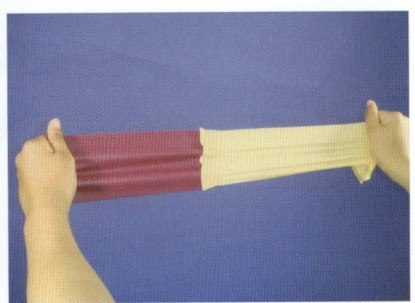

小さい部分が一緒に動いて，いわゆるパターンをつくり上げる。ある運動を行う際に隣接した関節が動く場合，両方に関係している組織（例えば二関節筋）などにより運動がパターン化することは臨床上頻繁に観察される。また収縮時の関係では，軽負荷動作で大スティッフネス筋が作用してしまうと，小スティッフネス筋は収縮する必要がなくなり，使用頻度が減ることもパターン化に結びつく。手で鞄を持つ場合に，肩甲骨挙上，肘関節屈曲，手関節の軽度橈屈，背屈いずれを用いても鞄は持ち上がる。あるいは反対側への体幹の側屈をする場合もある。これらの方法を変えながら鞄を持てばパターン化になりにくいが，ひとつの方法を繰り返し行うことはパターン化につながりやすい。

手関節・手の動きの観察

　手関節および手部の動きの観察でも動きの独立性は重要である。例えば手関節背屈運動の主動作筋は本来，橈側および尺側手根伸筋であり，手関節背屈運動により手指屈曲が生じやすくする。しかし指伸筋群の過剰活動があると手関節背屈はむしろスムースに生じない。前腕遠位端骨折，ギプス固定の除去後に，指を伸展させることはできても手関節背屈は困難なことが多く，指伸筋活動が必ずしも手関節を背屈しない。外傷後にはこのケースのように多関節筋優位となる運動が多い。このケースで機能的に重要なことは，手関節のみで独立して動きを起こし，指伸筋群の過剰な活動を避ける運動である。そのためには，手関節背屈角度が大きくなるに従い，指を屈曲させることが必要となる。指の巧緻運動を行うためには，骨間筋，虫様筋など手内筋収縮を中心に運動を行うことで，手部および手関節部の運動が行いやすくなる例が多い。図11に手関節運動をスムースにする手内筋のための機能的運動例を示す。

図10 体前屈動作に与えるスティッフネスの違い
ハムストリングスのスティッフネスが高いと体幹後部は前屈動作で伸張されやすくなるため，この部位を押すことは望ましくない。

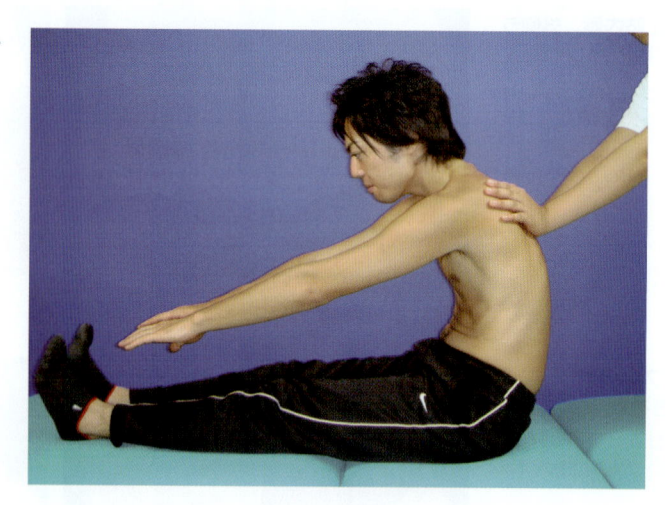

上肢と体幹インナーマッスル筋群との関連

　上肢のすばやい運動には，腹横筋の先行収縮が認められる。したがって，これらの体幹インナーマッスル筋群の収縮は上肢運動にとっても非常に重要である。横隔膜，多裂筋，骨盤底筋，腹横筋らの収縮不全があり，腰椎付近のアライメント不良があると体幹上部（上半身質量中心（96ページ参照）から頸胸移行部まで）や上肢筋活動が過剰になる傾向がある。例えばテニス肘を有する場合，フォアハンドストローク（右利き）（表5）においては，右上肢運動が過剰になり体幹上部の左回旋が大きくなるケースが多い。そのようなケースでは逆に体幹下部（上半身質量中心から骨盤まで）左回旋運動が小さいため，これを促すようなエクササイズを施行することで，右肘疼痛が軽減する症例は多い。テニス肘では体幹上部のスティッフネスが大きく，体幹下部のスティッフネスが小さいともいえる。運動時に連携する関節運動の組み合わせは目的動作のパフォーマンスのために必要な動作であり，手に用具を持って行うスポーツでは体幹から手への機械的エネルギーの流れがある。そのため運動のタイミングは重要であり，例えば大胸筋による水平内転運動が体幹下部左回旋より先行してしまうと，上肢の負荷が大きくなる。いわゆる「手打ち」「力が入ったスイング」になり上肢に障害を起こしやすくなる。上肢の運動連鎖では，肩甲骨高位は体幹上部に位置するため，関連する上肢運動と体幹上部の関係についての評価が必要である。また体幹上部と下部を分けた評価は上肢にとっても必須であると考えられる。

図11　手内筋のための機能的運動例
いずれも手内筋活動を高める運動である。それぞれの運動が確実に遂行できるか否か，運動の質に注意する。

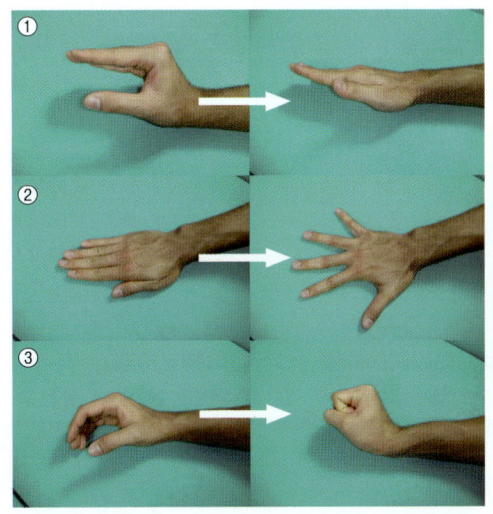

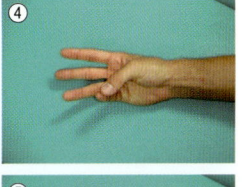

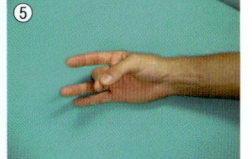

表5　テニスのフォアハンドストロークの際の関節と体節・肢節の動き（右利き）
関節運動は相対角度、体節・肢節の動きは空間内絶対角度で示した。

バックスイング	フォワードスイング
右肩関節水平外転	右肩関節水平内転
右肩甲骨内転	右肩甲骨外転
体幹上部右回旋	体幹上部左回旋
体幹下部右回旋	体幹下部左回旋
骨盤右回旋	骨盤左回旋

体幹と下肢および下肢間の運動連鎖

股関節とスティッフネス

　上肢で述べたことと同様に,大腿骨屈曲時に股関節内で生じる動きは矢状面で寛骨（骨盤）が前傾する動きと同一である。大腿骨と骨盤における相対運動は表6のようになる。

　股関節屈曲が最終域に達し,さらなる屈曲が強いられる場合,大腿部は股関節を介して寛骨を後傾させる。股関節運動制限が寛骨に与える影響を表7に示す。寛骨が後傾するとき仙骨の動きが小さければ,仙骨はうなずき運動をすることになるが,仙腸関節のスティッフネスが大きいと,この影響は腰仙移行部に及ぶ。同様に腰仙移行部スティッフネスが大きいと,この影響は第4－5腰椎間に及ぶ。また伸展時には逆のことが生じる。つまり,大腿骨が寛骨を前傾させる。腸骨に対して仙骨が起き上がり運動をすることになる。また仙腸関節スティッフネスが大きいと,この影響は腰仙移行部,第4－5腰椎間に及ぶ。運動制限と過剰運動性がどこに生じるかは部位間のスティッフネスの違いによる。

　歩行時両脚支持期では,踵接地側股関節屈曲と反対側股関節伸展の組み合わせ（図12）のため,この両者の影響が仙腸関節に及ぶ。屈曲側の寛骨は後傾,伸展側の寛骨

表6 大腿骨と寛骨の相対運動

大腿骨	寛骨
屈曲	前傾
伸展	後傾
外転	下制
内転	挙上
内旋	アウトフレア,後傾
外旋	インフレア,前傾
90°屈曲位からの外旋	挙上
90°屈曲位からの内旋	下制
90°屈曲位からの外転	インフレア
90°屈曲位からの内転	アウトフレア

表7 股関節に運動制限がある場合に生じやすい寛骨の代償運動

股関節の制限	寛骨
屈曲	後傾
伸展	前傾
外転	挙上
内転	下制
内旋	インフレア,前傾
外旋	アウトフレア,後傾
90°屈曲位からの外旋	下制
90°屈曲位からの内旋	挙上
90°屈曲位からの外転	アウトフレア
90°屈曲位からの内転	インフレア

図12 踵接地側股関節屈曲と反対側股関節伸展（歩行時両脚支持期）
前方にある下肢股関節屈曲,外旋位で骨盤後傾,後方の下肢は股関節伸展,内旋,骨盤前傾位となる。

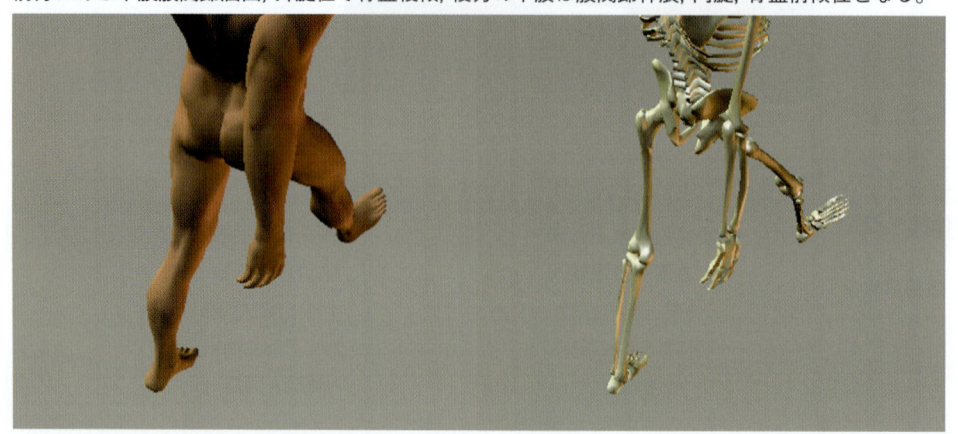

は前傾位になるため，仙骨には捻じれが生じる。立位で一側下肢を床から離し股関節を屈曲するような運動でも股関節屈曲運動と同時に同側寛骨後傾が生じやすい[3]。これを片脚立位として仙骨，腸骨間の動きとして評価することも可能である（図13）。過剰運動が生じ，スティッフネスが小さいと判断した際には，スティッフネスの大きい部位が隣接関節にないか観察するべきである。臨床的には股関節のスティッフネスが大きく，腰仙部から腰椎にかけてのスティッフネスが小さい例が圧倒的に多い。

大腿骨頭幅より広い足幅をとり，股関節外転位で骨盤を左右に移動した場合，移動側の寛骨は挙上する。逆に狭い足幅での骨盤左右移動においては移動側寛骨が下制する（図14）。これは下肢機能軸が垂線となす傾きによる違いである（図15）。したがって，足幅を

図13 片脚支持での股関節屈曲運動でみられる寛骨後傾
図は左右上後腸骨棘に指を当てているが，左右どちらの仙腸関節か見極めるためには，一方を仙骨にあてればよい。

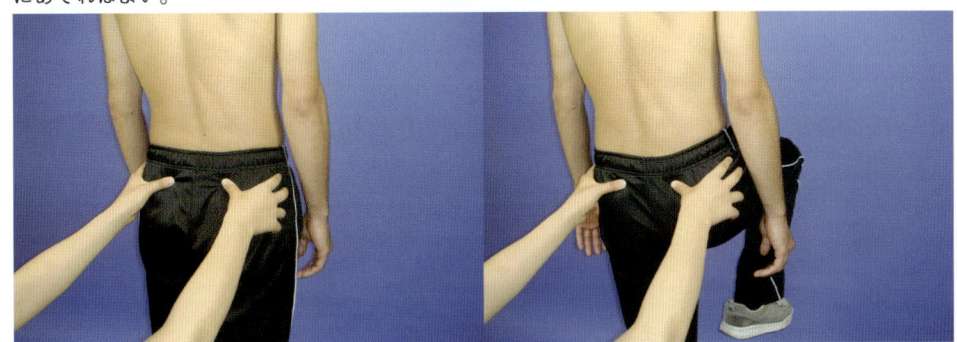

図14 骨盤平行移動と足幅の関係
股関節中心より足関節中心幅が広い場合（上段）と狭い場合（下段）で移動時の骨盤傾斜が逆転する。

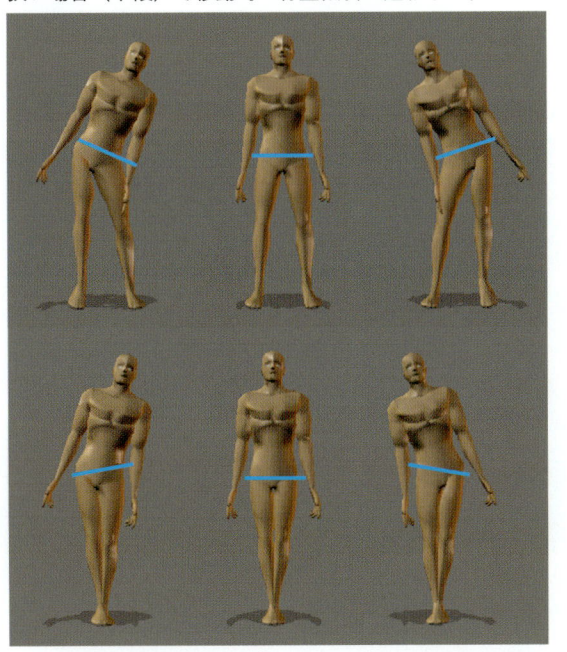

図15 下肢機能軸の垂線との傾き
骨盤右移動する際，足関節を中心，下肢長を半径とした円弧を描くため，上段では骨盤挙上，下段では骨盤下制となる。

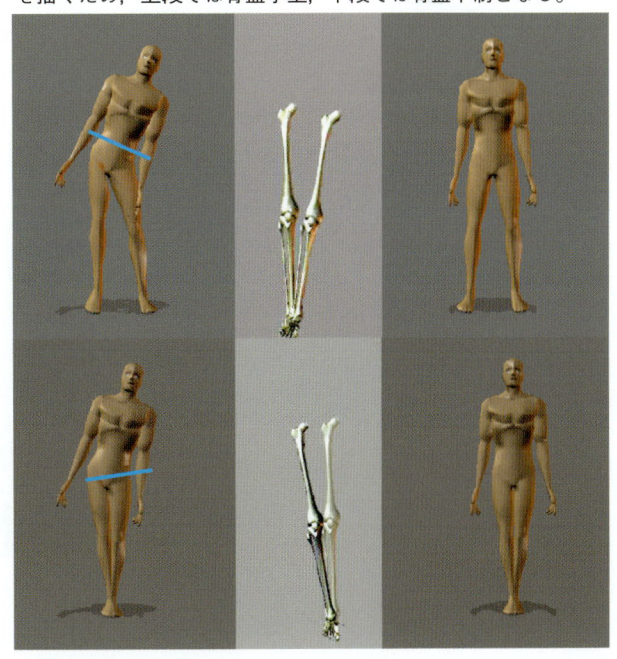

大腿骨頭幅とする（下肢機能軸が垂直）と骨盤左右移動の際に寛骨が水平に移動する。評価の際には，この肢位を姿勢分析およびスクワット，前後屈，側屈，回旋運動などの動作評価の開始肢位とすることが妥当と考えている（図16）。特にスクワットなど両脚での同時動作ではその関節相互の位置の違いを理解しやすいポジションである。

股関節運動と皮膚・筋膜の動きの関係

　股関節における運動の際の皮膚・浅層筋膜の動きを図17に示す。股関節が屈曲する際，大腿前面皮膚・筋膜は膝関節方向へ，後面皮膚・筋膜は体幹方向へ移動する。伸展運動ではその逆となる。外転すると大腿外側皮膚・筋膜が膝関節方向へ，内側は体幹方向へ移動する。内転運動では逆となる。立位で骨盤を左右に平行移動すると移動側下肢外側の皮膚・筋膜は上方に，内側の皮膚・筋膜は下方に移動する。またその反対側下肢では逆方向となる。この方向を誘導する，あるいは制限すると骨盤外方移動の可動性はコントロールされる。上肢と同様にこの動きに制限があると，下肢−体幹の間で皺が形成されやすくなる。皺が生じにくい方向に誘導すると関節可動域も大きく変化する。

　骨盤前傾運動時の大腿直筋は膝関節方向へ，ハムストリングスは骨盤方向へ移動する。同時に脛骨は膝関節を介して，大腿骨に対して後方移動する。逆に骨盤後傾運動時の大腿直筋は骨盤方向へ，ハムストリングスは膝関節方向へ移動する（図18）。同時に脛骨は大腿骨に対して前方移動する。立位のみでなく，端座位で評価しても，膝蓋骨高位が高い方は骨盤後傾側である（図19）。同様のことが前額面でも生じる。骨盤挙上時に大腿筋膜張筋−腸脛靱帯は骨盤方向へ，薄筋は膝関節方向へ移動する。また脛骨顆部は大腿骨顆部に対して外方移動する。骨盤下制時の大腿筋膜張筋は膝関節方向へ，薄筋は骨盤方向へ移動する。同時に脛骨顆部は大腿骨に対して内方移動する（図20）。これら二関節筋と寛骨，下腿骨の相互関係は寛骨における二関節筋の起始部の位置にその関係があると考えられる。大腿

図16　下肢機能軸垂直位
股関節中心幅と足関節中心幅が同じ距離になる。

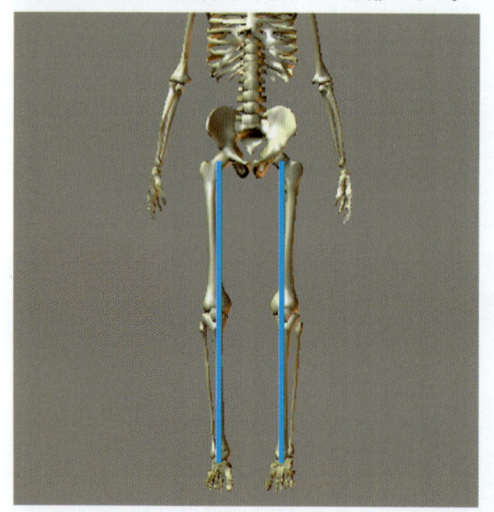

図17　股関節屈曲時（右），伸展時（左）の股関節周辺の皮膚の動き

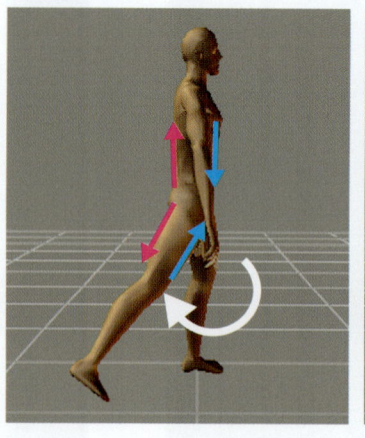

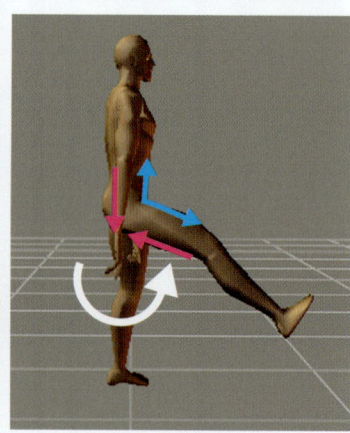

直筋とハムストリングスの起始部は大腿骨頭部に対して対称的に，大腿筋膜張筋と薄筋起始部位置も対称位置にあるためではないかと考えられる（図21）。立位で骨盤前方移動や後傾をすると大腿直筋のみではなく，大腿筋膜張筋の緊張が高くなるのは，この起始位置によるものと考えられる[4]。臨床的にも大腿四頭筋と大腿筋膜張筋が，またハムストリングスと股関節内転筋が組み合わせで収縮する場面は多く，筋肉間の可動性も低下しやすくなる。

　矢状面上前方に身体重心を移動させたい場合，下肢では足関節背屈，股関節屈曲運動が，骨盤より上部では上位椎の前方移動が必要であるため脊柱全体の前方傾斜を要する。したがって足関節の背屈制限があると股関節屈曲で代償しやすく，股関節屈曲制限があると足関節背屈での代償運動が観察できる。スクワット動作では両者が同時に生じるため特にその関係が把握しやすい。身体重心コントロールの運動連鎖と考えられる。

　距骨下関節と下腿には強い運動連鎖がある。距骨下回内と下腿内旋，距骨下関節回外と下腿外旋である（図22）。しかし，下腿最大外旋位で荷重すると逆に距骨下関節回内運動が生じ，下腿最大内旋位での荷重は距骨下関節回外位を引き起こす。つまり，この運動連鎖は足部から下腿方向へであり，下腿運動から起こすことは困難であると考えるのが妥当である。

図18 骨盤前傾時（左），後傾時（右）の二関節筋と脛骨の運動連鎖

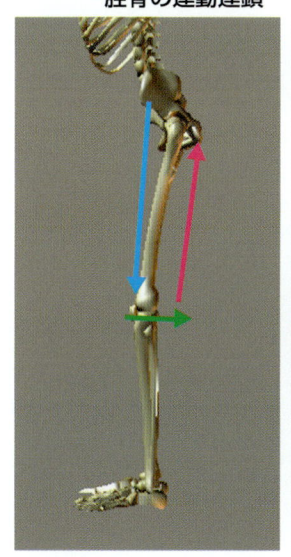

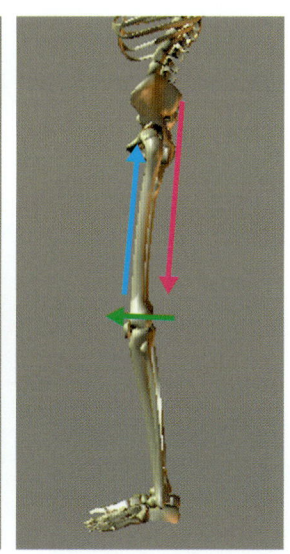

図19 骨盤後傾と膝蓋骨高位の関係
骨盤後傾側は膝蓋骨高位を取りやすい（左膝）。

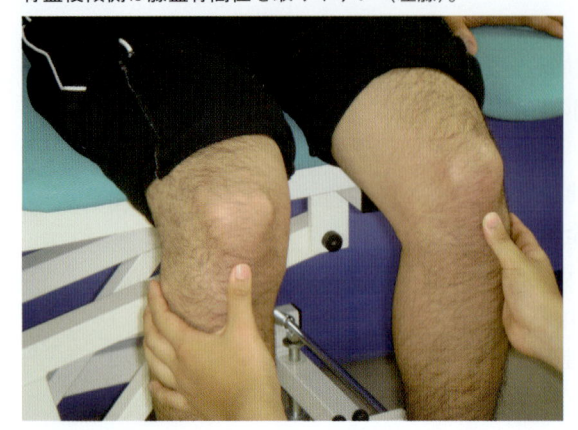

図20 骨盤挙上，下制時の二関節筋と脛骨の運動連鎖
骨盤挙上側大腿筋膜張筋－腸脛靱帯は上方，薄筋は下方移動し脛骨は大腿骨に対して外方移動する。骨盤下制側ではその反対となる。

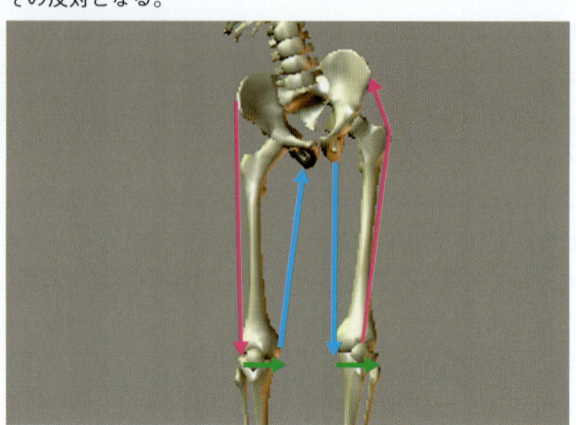

図21 大腿骨頭部に対する大腿直筋とハムストリングス起始部，大腿筋膜張筋と薄筋起始部の関係
大腿直筋とハムストリングスの起始部は大腿骨頭部に対して対称的に（右図），大腿筋膜張筋と薄筋起始部（左図）も対称位置にある。

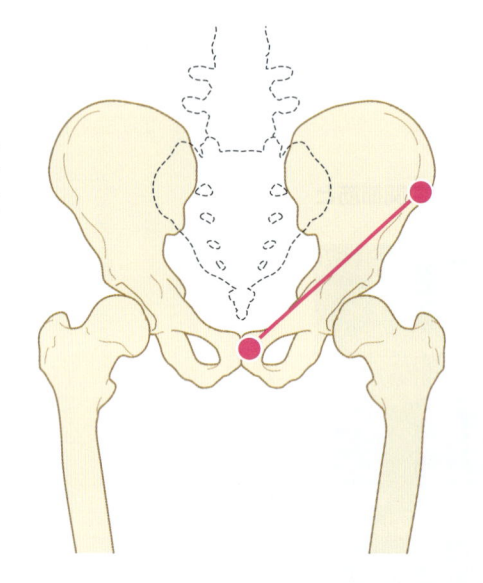

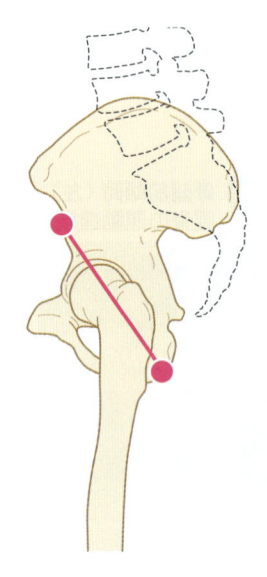

図22 足部と下腿の運動連鎖
距骨下回内と下腿内旋，距骨下回外と下腿外旋運動。

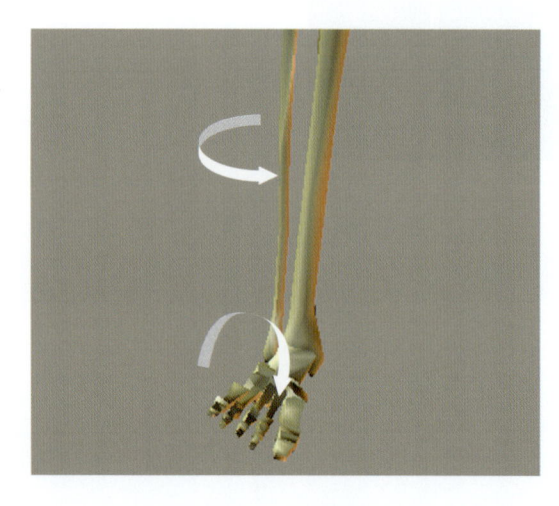

下肢回旋運動連鎖

　前述の機能軸垂直位にてスクワット動作を行った場合の動きを，関節運動は相対角度，肢節の動きは空間座標系で示す。屈曲位で膝関節が内方（膝関節外反）に入る運動では，股関節内旋（骨盤と大腿の相対座標），大腿内旋（空間座標系），膝関節外旋（大腿と下腿の相対座標），下腿内旋運動（空間座標系）となる。膝関節外旋運動が生じる理由は大腿部と比較して下腿部内旋運動が小さいためである（図23）。逆に外方（膝関節内反）でのスクワットは股関節外旋，大腿外旋，膝関節内旋，下腿外旋運動となる。右後方を振り向く動作のように骨盤の水平面上での回旋運動は骨盤右回旋，左股関節外旋，左大腿内旋，左膝関節外旋，左下腿内旋，右股関節内旋，右大腿外旋，膝関節内旋，右下腿外旋運動がそれぞれ生じる。

　骨盤から運動始動する動作では大腿部は画一的に運動連鎖が生じる。骨盤後傾は股関節外旋，骨盤前傾は股関節内旋という運動方向である。歩行中の踵接地側でも寛骨後傾－股関節外旋，反対側は寛骨前傾－股関節内旋となる。

　振り向き動作など水平面の動きが大きくなると，骨盤後傾－股関節内旋，骨盤前傾－股関節外旋という連鎖が生じる。関節運動は前述の場合と逆になるが，運動連鎖を考える際には，関節ではなく肢節同士の動きを観察する必要がある。つまり，股関節をみると逆にみえるが，寛骨後傾－大腿部外旋，寛骨前傾－大腿部内旋という運動方向は一致している（図24）。

図23　膝関節外反でのスクワット動作
股関節内旋，膝関節外旋が生じる。

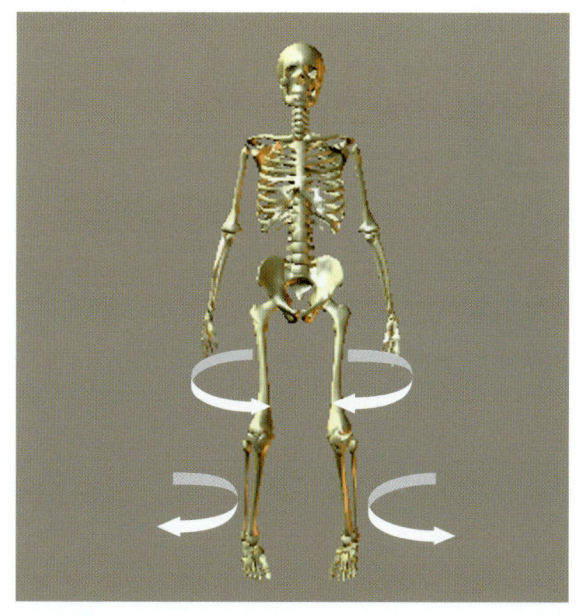

図24　骨盤と大腿の運動連鎖
骨盤前傾と大腿内旋。

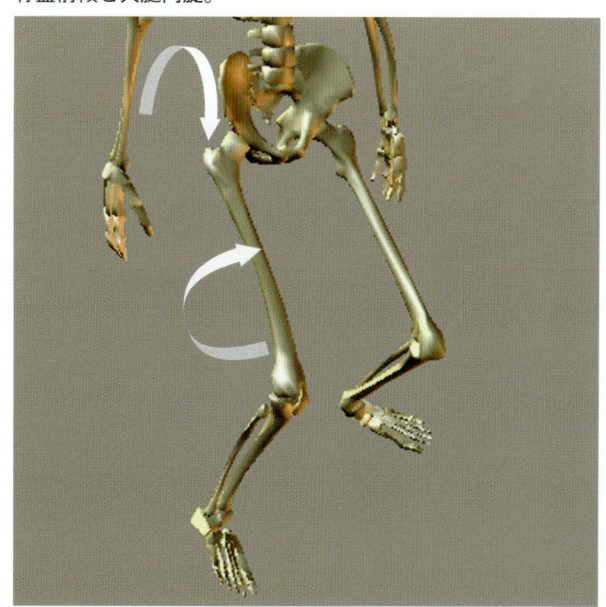

しかし大腿部と下腿部の運動連鎖に関しては注意を要する。下腿から足部にかけては足圧中心が拘束されているかどうかにより連鎖方向が変化する（図25）。また距骨下関節の動きによる足部と下腿の運動連鎖方向は対応が画一的であるが大腿部に対しては身体重心が拘束されているかどうかで変化する。

　上記より，骨盤と大腿部肢節相互の運動連鎖はわかりやすいが，膝関節回旋運動は大腿部および下腿部の絶対座標系での運動範囲の差を埋めるように生じる。すなわち，身体重心と足圧中心間の調整的役割が大きい。元来それほど大きな可動域のない膝関節での回旋運動は，股関節あるいは距骨下関節，足関節運動の運動を補う形で生じるともいえる。股関節可動性や足関節可動性が少ないと膝関節への影響が増大することも，原因説明になると考えられる。矢状面や前額面における運動連鎖は肢節の重心移動を伴うが，水平面における運動連鎖ではその点を比較的排除できるため下肢全体運動連鎖は回旋要素，それも関節運動同士の比較ではなく，肢節同士の連鎖であると考えたほうがよい。

図25　下肢回旋運動連鎖
各肢節の動きは一致しているが，それぞれの動きの大きさによって関節の動く方向が決まる。特に膝関節では動きが交差しやすい。三角の向きの底辺と頂点は，それぞれ関節角度の大きさ，上行性か下行性を示している。

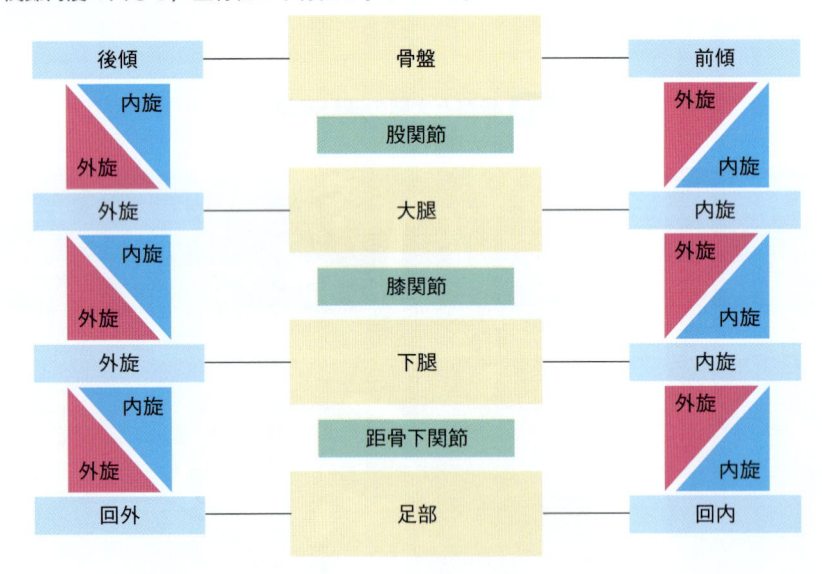

体幹内での運動連鎖

　歩行中の体幹回旋動作は，右踵接地では体幹右回旋，左踵接地では体幹左回旋が大きくなる。歩行時体幹回旋は第7～9胸椎付近で大きいとされているが，水平面からみると剣状突起付近が常に前方を向いていることから，剣状突起から上部と下部は進行方向に対して反対方向の角度を有する。歩行中の上肢の振り方，歩幅（step length）は左右同等のことは厳密にいえばないために，体幹での左右の回旋，下肢関節回旋にも差が生じる。

　抗重力位の破綻が生じると頸椎，腰椎の前弯，胸椎後弯は強まる傾向になる。各椎骨は上下椎との相対関係で屈曲−伸展角度が決まるため，姿勢や生活習慣などにより徐々に運動の行いやすい部位が生じ，椎骨レベルでの特徴を有するようになる。屈曲は胸椎で起こりやすくなり，伸展は腰椎や頸椎で生じやすくなり，胸椎伸展，頸椎や腰椎の屈曲を行い難くする症例は多い。したがって，胸椎後部で伸張応力が頸椎や腰椎後部で圧縮応力が大きくなる傾向がある（図26）。体幹を上半身質量中心（96ページ参照）上下で体幹上部，体幹下部とすると，矢状面，前額面，水平面それぞれの運動で互いに代償運動を呈していることが多い。例えば脊柱伸展の際に体幹下部のhypermobilityと体幹上部のhypomobilityが観察される。

　体幹運動機能に関与する筋・筋膜の運動機能ラインはおおよそ図27のようなものであると考えている。体幹外側の運動機能ラインは上下肢内外側運動機能ラインと連続していると考えられる。Schultz[5]は，chest bandと称するライン，体幹下部周囲には3つのライン，臍部周囲を囲むようなライン，下腹部および鼠径部のラインがあるとしている（図28）。このchest bandは上半身質量中心高位を体幹横断するラインであり，特に前方で体幹内部方向に食い込むようになり，屈曲時に皺を形成し伸展制限をつくることがある（図29）。そのようなケースでは，皺を左右から剣状突起方向に誘導し，さらに体幹上部前面皮膚を上方へ誘導すると，体幹伸展が行いやすくなる（図30）。またその反対に，この部を広げるようにすると伸展が行いにくくなる。漏斗胸ではこのラインが深くなっている。皮膚は運動軸から最も遠い組織であることから，レバーアームの影響で同部位の運動制限に対抗するには脊椎伸展筋群の強い収縮力を必

図26　抗重力位の破綻で生じやすい姿勢
脊柱のカーブのため，頸椎，腰椎後部では圧縮応力が，胸椎後部では伸張応力が大きくなる。

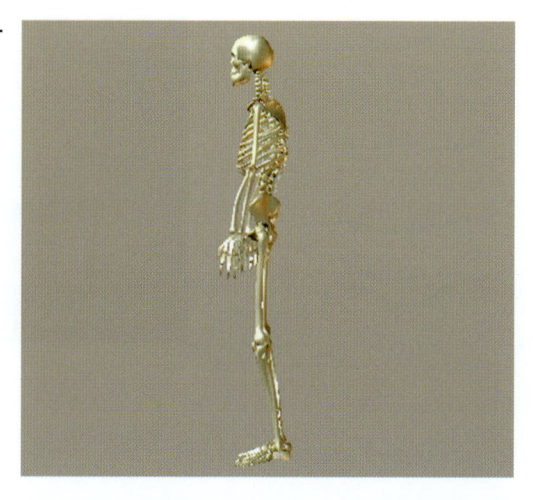

要とする（図31）。また側屈の際にも図32のように皺を寄せないようにさらに，抗重力方向へ誘導すると側屈運動が大きくなりやすい。

　体幹下部の運動機能ラインは屈曲，側屈，伸展制限となりうる。臍部の運動機能ラインは腰椎伸展時の皺をつくり，皺の下となる椎間関節間で圧縮応力を大きくする。下腹部の運動機能ラインは後方で上後腸骨棘の高さとなり，前方では下方に下がって屈曲制限要素となる。また鼠径部の運動機能ラインは股関節の運動制限と関係している。体幹下部の運動機能ラインは皮膚の皺に下着が入り込んでしまうラインとなりやすいため，小さめの下着はさらに皺の部分を深くしてしまい，運動制限を引き起こしやすくする。このように腹部の皺だけでなく，頸部の皺（図33）などは抗重力方向への運動破綻ともとれる。皺が運動制限にならないように誘導してその下部の筋運動を抗重力方向に行う運動は奏功することが非常に多い。

図27 体幹における筋筋膜ライン

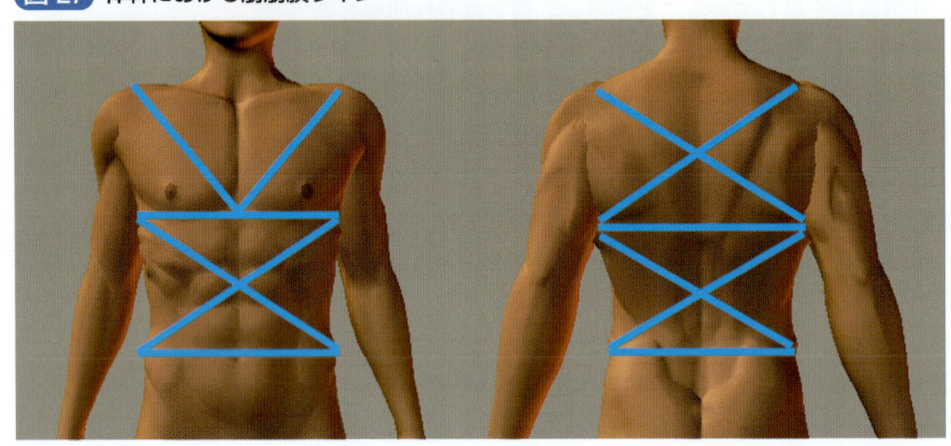

図28 頭部体幹周囲のライン

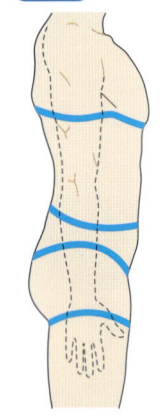

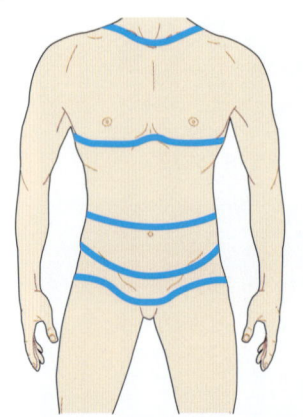

文献5）より改変

図29 上半身質量中心を取り囲むライン
屈曲時に皺が大きくなり，伸展時には制限となる。

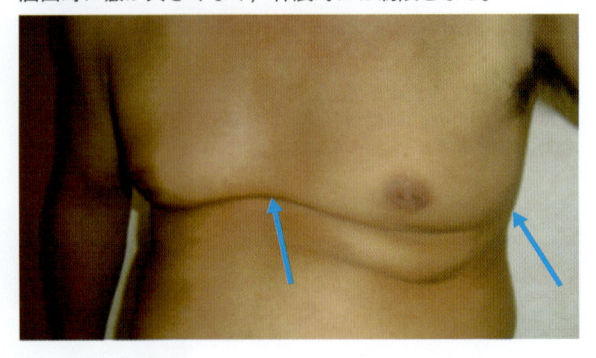

図30 体幹伸展の誘導
剣状突起に集めた皮膚を上方へ誘導すると体幹上部は伸展が大きくなる。

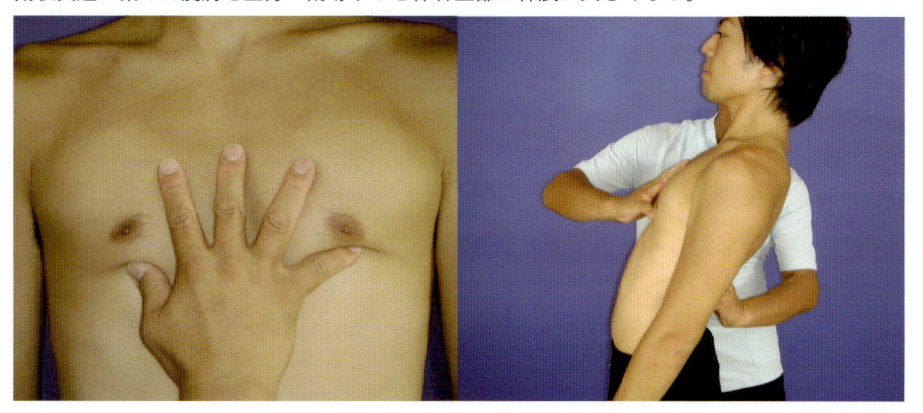

図31 長い前方レバーアーム
体幹前方の皺を伸ばすためには，レバーアームが後方で短いため，背筋群の強力な収縮が必要となる。

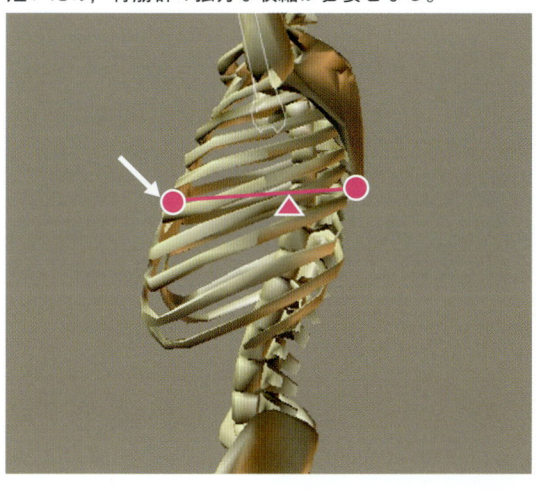

図32 側屈の際の皮膚の誘導

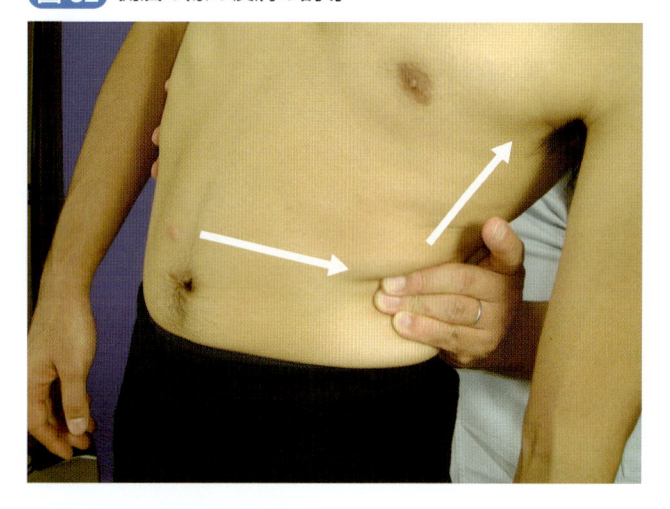

図33 頸部の皺

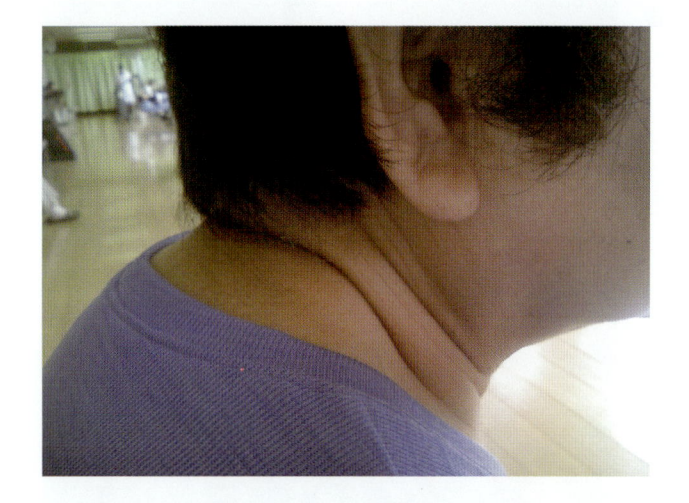

その他の運動連鎖

胸腰筋膜

　体幹から上下肢に関連する運動連鎖で特に重要なものは後面での胸腰筋膜である（図34）。胸腰筋膜は多くの筋の付着部を有するが，中でも広背筋，大殿筋，腹横筋は重要である。胸腰筋膜に短縮があると腰椎屈曲制限，肩関節屈曲・外転・外旋制限，股関節屈曲・内転制限が生じる。さらに体幹の非対称性により，体幹回旋制限を生じてしまう。また，前面の腹部の膨隆を大きくする傾向にあり，横隔膜，骨盤底筋，多裂筋，腹横筋に短縮する能力が欠落していることがある。したがってこのような症例に対しては，胸腰筋膜の伸張運動とこれらインナーマッスルの短縮性収縮が重要である。横隔膜では呼気時のリラクゼーションが得られていないことが多い。骨盤底筋機能不全は失禁や便秘などとも関連している。

　外眼筋と頸部運動も運動連鎖を有すると考えることができる。眼球運動は，水平性回転（内外転）は外直筋，内直筋などを主動作筋として生じるが，その際に頸部の先行動作が生じる。眼瞼下で眼球を指先で軽く持ち，左側に移動させる他動運動を数回行うと頸部も左回旋しやすくなる（図35）。視野左境界を数秒間連続して見た後には頸部左回旋可動性が増大する。頸部の回旋はこの眼球の可動性とも関連しているようである（図36）。同様に視界の上方限界を見たまま頸部を屈曲すると，上部頸椎を屈曲させる運動が可能である。Myers[2]によると眼窩上方から頭部帽状腱膜・頭皮筋膜－脊柱起立筋・腰仙筋膜－仙結節靱帯－ハムストリングス－下腿三頭筋－足底筋膜・足趾屈筋というラインがあると考えることが運動時の評価に役立つとした。このことを利用して筆者は次のことを確かめている。眉毛を強く上方に十数回挙上した後には伸展下肢挙上（SLR）が大きくなる（図37）。あるいは頸部の後部をつまんだままでも同様の現象が生じる（図38）。さらに個人差があるが，腰椎部や膝部，アキレス腱部など前方凸を有するシルエットを有する部分には同じ傾向が認められる。

▶伸展下肢挙上：straight-leg raising（SLR）

| 図34 | 胸腰筋膜に沿って体幹後面をクロスするライン |

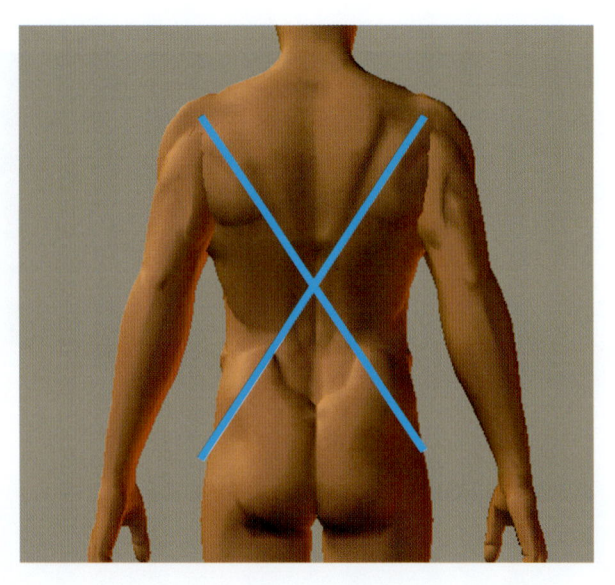

図35 眼球他動可動域運動
眼球を左に十数回移動させると頸部左回旋増大する。

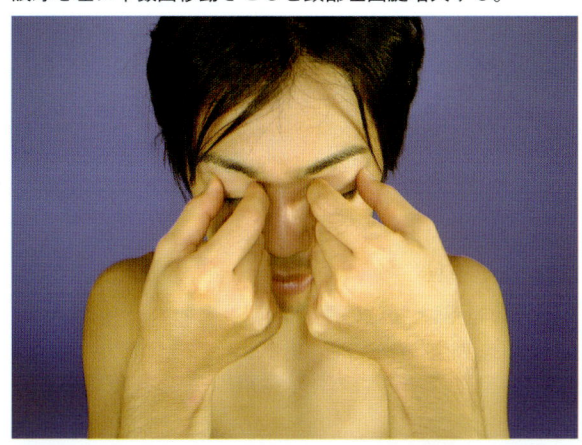

図36 眼球自動可動域運動
視野の左限界に回転させた後は頸部回旋増大する。

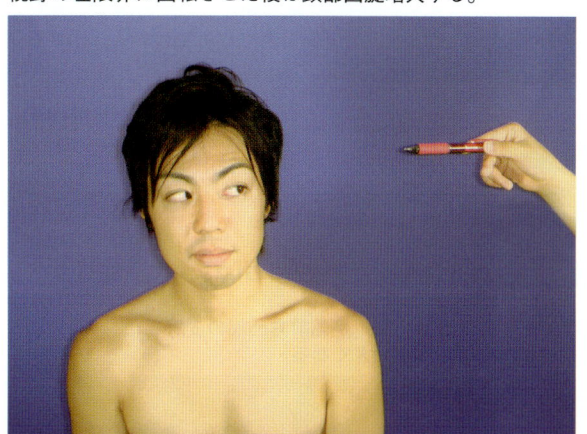

図37 眉毛とSLRの運動連鎖
眉毛の挙上と眼球の上方限界への運動はSLRを増大させる。

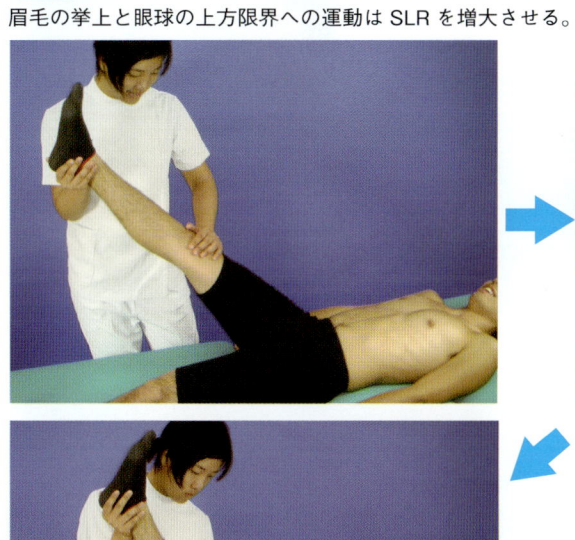

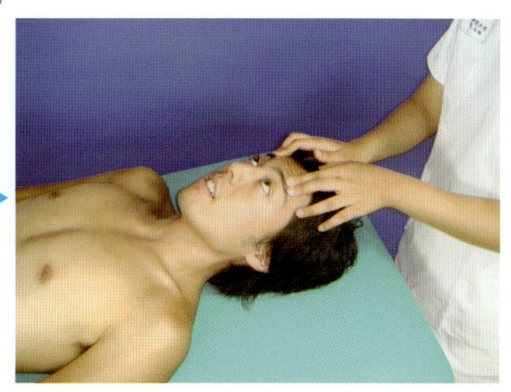

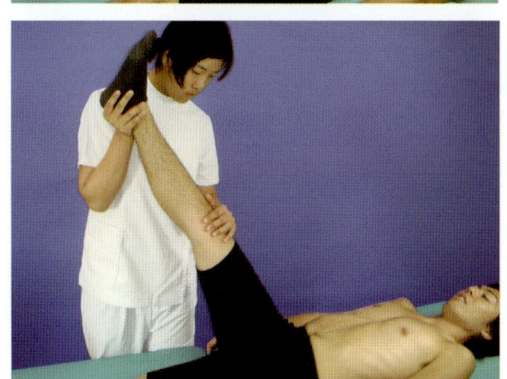

体幹上部と頸部の運動連鎖

　体幹上部と頸部の運動連鎖では，頸胸移行部の右移動で頭部は頸胸移行部に対して左移動する。そのため，頸胸移行部の右移動時には頸部左回旋が大きくなる（図39）。頭部伸展時に体幹上部皮膚・筋膜が下方移動しないと頸胸移行部に皺が形成され運動制限の原因となる。筆者は頸部の運動機能ラインを図40のように考えている。

図38 前方凸部皮膚を後方に引っ張ると，前屈動作が大きくなる
頸部，股関節，膝関節，足部前方凸部の皮膚を後方へ引き出すと前屈動作が大きくなる。

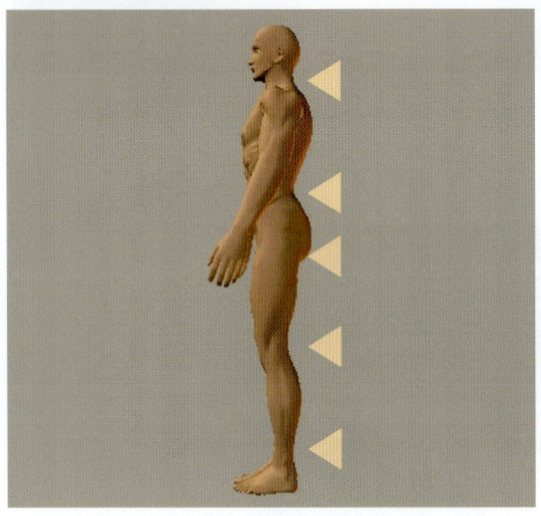

図39 体幹上部と頸部の運動連鎖
頸部左回旋は，頸胸移行部の右移動で増大する。

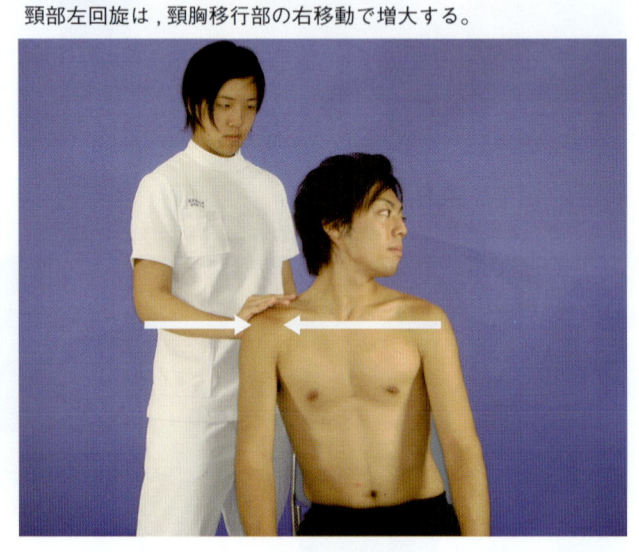

図40 頸部の運動機能ライン

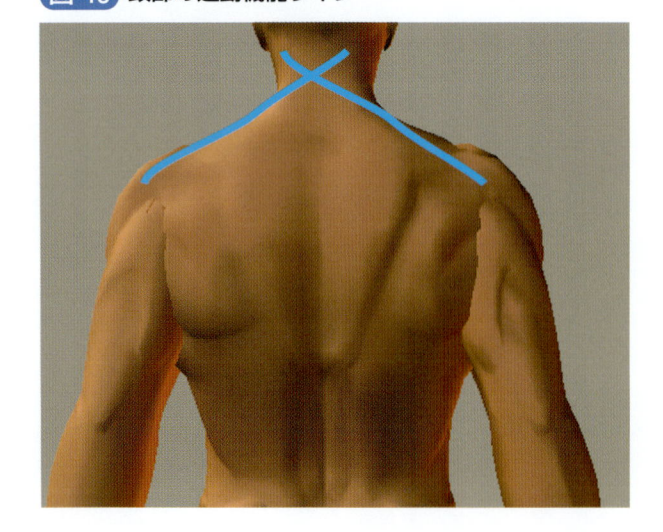

上下肢の遠隔部位の運動連鎖

図41は左下肢に荷重した場合の皮膚・筋膜の動きである。骨盤の左が挙上し，左肩が下制することで体幹左側で皮膚・筋膜が圧縮される部位がある。体幹に皺が形成される部位である。一方，右に側屈する場合を考えてみる。この場合，左下肢外側の皮膚・筋膜は上方移動する。体幹左側の皮膚・筋膜も上方移動する。このため皮膚に皺はみられなくなる。前述のように，皺の形成は運動制限につながるため，反対側の過伸張とともに誘導することで，運動を変化させることが可能となる。上記の事実と他の影響が考えにくいことから，上下肢の遠隔部位の運動連鎖は体幹を介した皮膚・筋膜の運動の影響が大きいと筆者は考えている。

図41 左下肢荷重時の体幹の皺

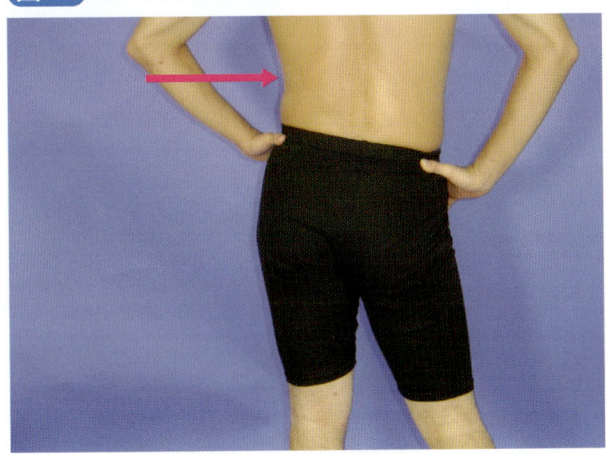

Ⅱ●体幹からみた動きと理学療法の展開

体幹から全身へ

身体重心〜上半身質量中心と下半身質量中心の中点

　身体重心は動作分析上非常に重要なポイントであるにもかかわらず，その位置の客観性観察はやや困難である。ハードウエアの発達により解析プロセスは非常に容易になったものの，臨床現場での実践性からはいまだに遠い感がある。厳密に身体重心位置を求めるためには，十数カ所以上のマーカーを添付し文献データを参考にして平均位置を求める方法が一般的であるが，手間がかかりすぎるという欠点がある。一方，成人では身長の 55 〜 56%[6] あるいは第 2 仙骨高位に位置することから骨盤そのものを重心位置と断定すると，立位姿勢においてはよいが，動作中となると誤差が大きくなってしまう。おそらく臨床現場での要求は，各関節と身体重心位置の相互の位置関係の評価および治療前後の比較ができることと考えられるため，厳密性より簡便性が求められているのではないだろうか。そのため筆者らは 1 点を観察する方法の次に容易な 2 点の観察を検討した[7〜9]。上半身質量中心と下半身質量中心の観察である。身体重心位置から上下に 2 分し，それぞれ上半身，下半身とよび，各々の質量中心位置を上半身質量中心および下半身質量中心とよぶことにする。肢節体重比より位置を算出すると，上半身質量中心は第 7 〜 9 胸椎高位，下半身質量中心は大腿部の中央と中上 2/3 点の間に位置する（図 1）。この両点の中央位置を身体重心仮想点として臨床的意義を確かめてきた。すなわち身体を上下分割した 2 点各々の質量中心位置の平均から求める方法である。実際には 2 点を観察して，その空間上の中点を身体重心とするものである。この方法を用いて 10 年以上経過しているが，実用上有益で臨床的利点が大きいと現在も考えている。

▶上半身質量中心：身体重心より上部の質量中心

▶下半身質量中心：身体重心より下部の質量中心

図 1　上半身質量中心と下半身質量中心
上半身質量中心は第 7 〜 9 胸椎高位，下半身質量中心は大腿部 1/2 〜 2/3 点の間にあるとする。空間座標系における両者の中央が身体重心位置であるとする。

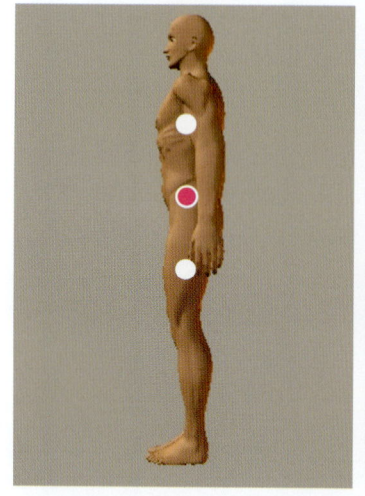

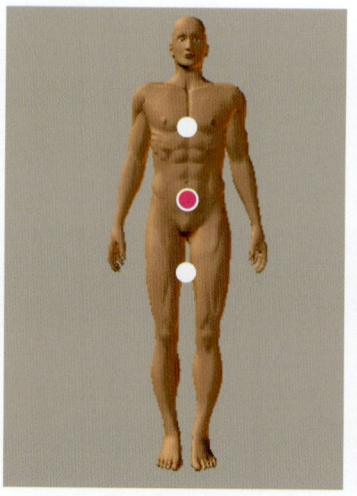

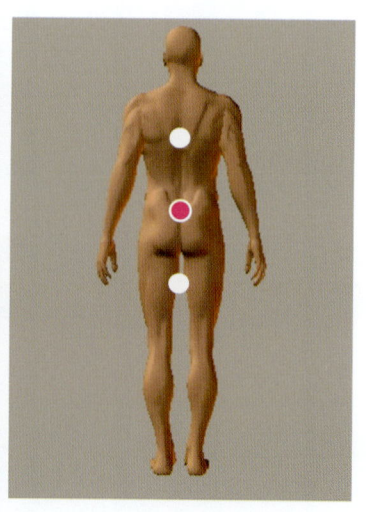

身体重心に作用する力，すなわち重力は静止立位姿勢では鉛直に下ろすと支持基底面に投影されなければならない。したがって，立位で身体をまっすぐに保ったまま足関節から上を前方に傾斜させた場合，支持基底面の前方限界までは身体重心投影点は移動可能なはずであり，前方限界を超えれば回転する（図2）。このことはどのような姿勢であっても同様である。しかしながら，足部が床と接触していても身体重心投影点が支持基底面限界まで移動できない例は多い。槌指，外反母指などを有する例では，足趾で床を押せる支持基底面の前方限界に制限がある。この前方限界を大きくするためには，中足趾節関節屈曲，指節間関節伸展運動など足内筋の強い活動が必要になる（図3）。母指をはじめとする足趾全体で，床を押し返す力が必要になるということができる。この押し返す力がない場合，足圧中心の移動は中足趾節関節より前方にはあまり伸びず，これ以上の前方移動は不可能となる。実質的に支持基底面が狭いこととなり，物理的に不安定ということになる。後方へも同様に身体重心投影点は支持基底面後方限界まで移動可能である（図4）。支持基底面を超えた瞬間に身体が後方に回転することが観察できるだろう（図5）。そのため，足関節背屈により接触面が数ミリメートルでも後方に移動できれば，それだけ安定したといえる。対象者の姿勢における身体重心位置を把握することは，関節モーメント（114ページ参照）の判断をはじめ，評価上の大きな武器となる。スクワット，前屈，後屈，側屈時の身体重心位置を視覚的に判断するトレーニングとして図6〜10をみていただきたい。ゆっくりした運動では，身体重心からの投影線は支持基底面上に位置しなければならない。また身体重心は，上半身質量中心と下半身質量中心の中点に位置することから観察の目を養っていただきたい。

▶足圧中心：床反力ベクトルの作用点

図2 支持基底面と身体重心投影点の関係（確認）
支持基底面から身体重心投影点がはずれると身体は回転する。

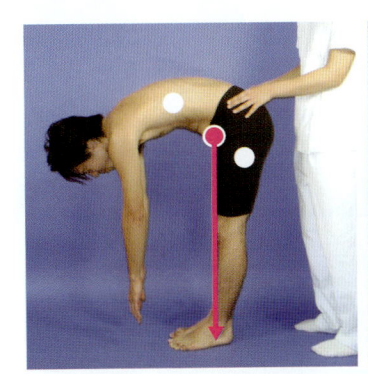

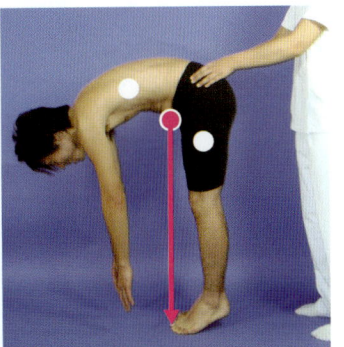

図3 足内筋を用いて支持基底面前方を大きくすることができる足部

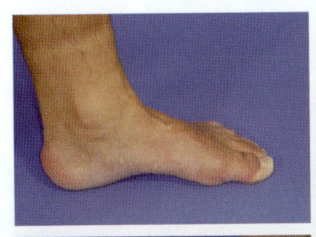

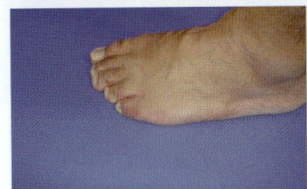

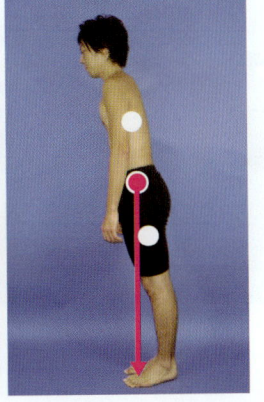

図4 支持基底面からはずれる限界

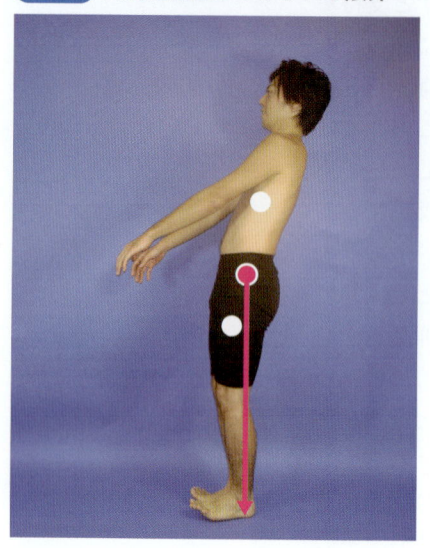

図5 後方へのステッピング
身体重心線が支持基底面からはずれた瞬間。

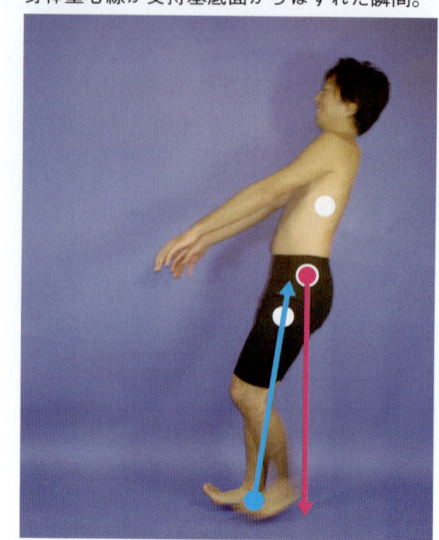

図6 スクワット動作
身体重心位置はどこにあるか検討しよう。

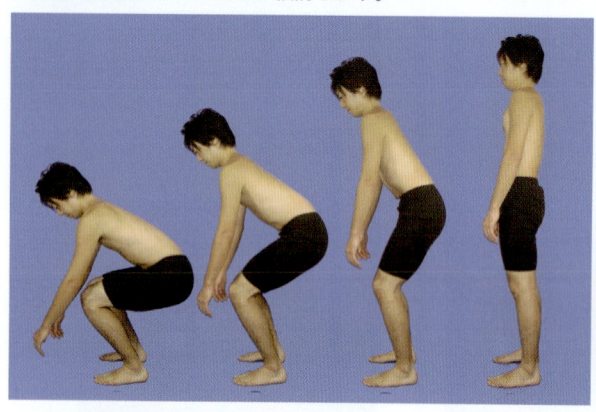

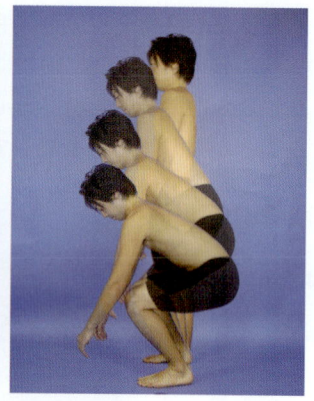

図7 前屈動作
身体重心位置はどこにあるか検討しよう。

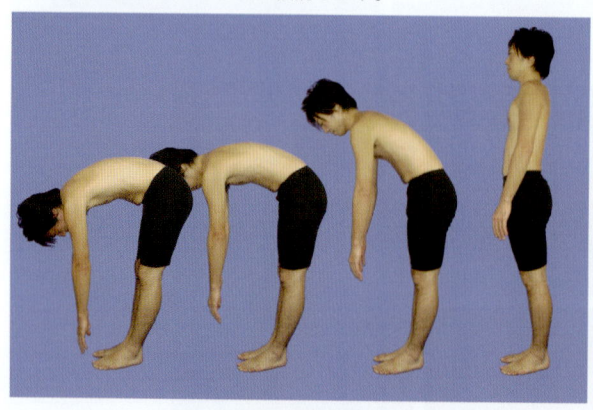

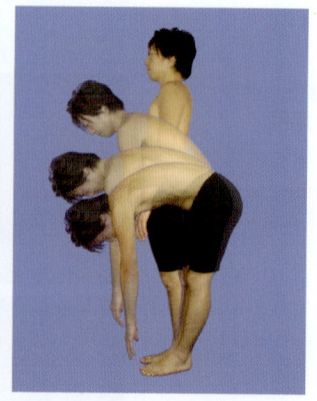

図8 後屈動作
身体重心位置はどこにあるか検討しよう。

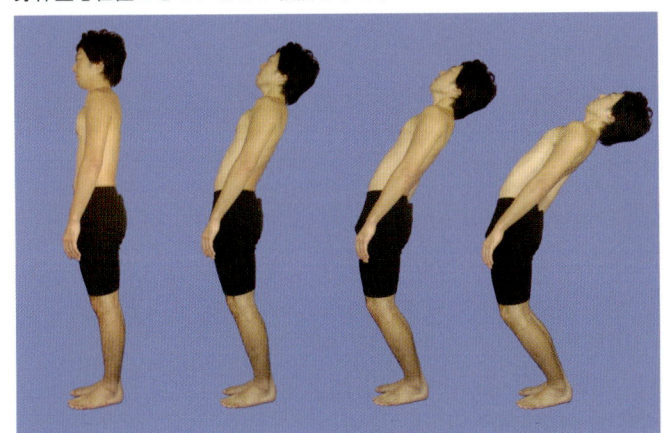

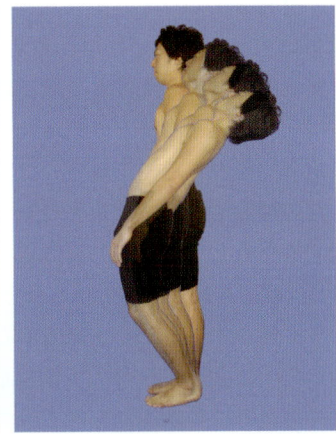

図9 前屈および後屈動作の連続

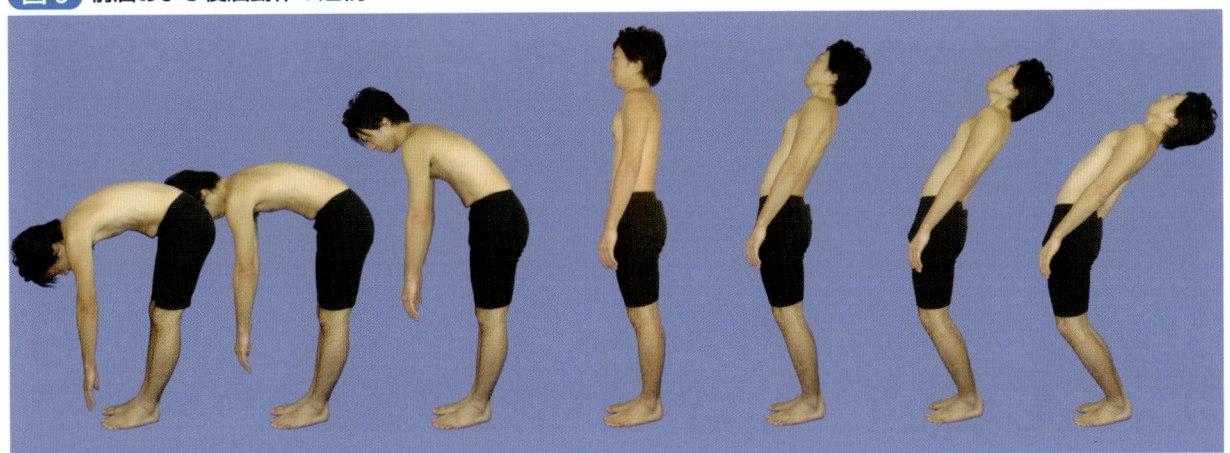

図10 右側屈動作
身体重心位置はどこにあるか検討しよう。

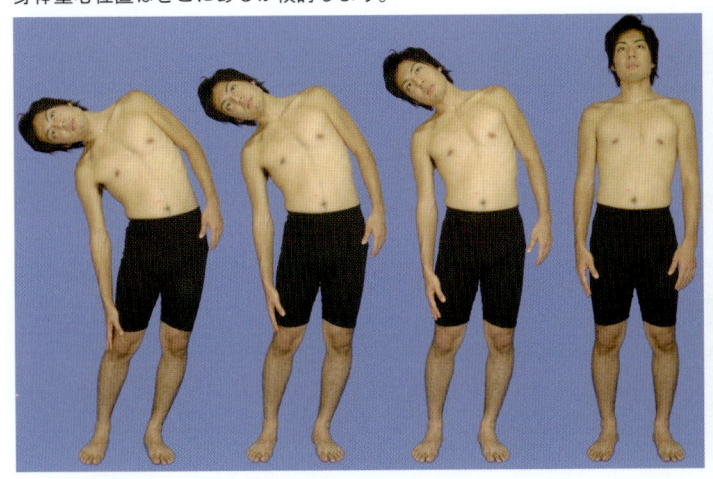

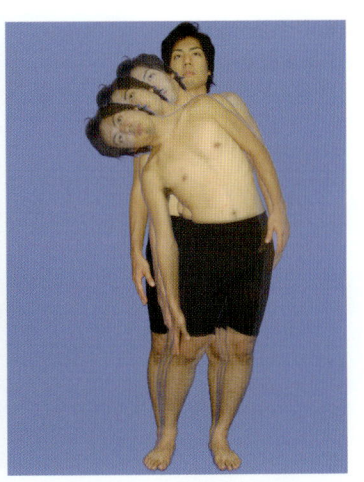

上半身質量中心と下半身質量中心の相対位置

　上半身質量中心と下半身質量中心はそれぞれ上半身および下半身の平均位置を示すため，空間的な相対位置は大きな意義をもつと考えられる。例えば図11は，上半身質量中心位置が下半身質量中心位置と比較して後方にある例である。この姿勢では身体重心の床への投影点は支持基底面内後方に位置する。すなわち荷重が踵部であると判断可能である。この位置で床から爪先を離すのは容易であるが，踵部を持ち上げるには身体重心が大きく前方移動しなくてはならない（図12）。換言すると踵部の足圧中心位置を足先に移動するためともいえる。身体重心を前方に移動させる際には頭部を大きく移動する方法と骨盤部を大きく移動する動き方（図13）が代表といってよい。前者は身体各関節を大きく動かすことなく，足圧中心と接触する床とのかかわりで身体バランスをとる方法であり，足関節戦略での運動制御に類似している。一方後者は，身体重心位置を変化させるために関節運動を行うもので，股関節戦略に近い。後者のように重心をコントロールする方法は各関節の運動のバリエーションから無限に近いやり方があるともいえるが，その特定関節の利用頻度の個別性が，本人の運動個性ともよべるだろう。図14は上半身質量中心前方移動例である。この場合，身体重心投影点は支持基底面内前方に位置する。したがって，この相対位置を観察することによって，荷重位置が観察可能になる。すなわち，上半身質量中心が下半身質量中心より前方にあれば爪先荷重，後方にあれば踵荷重と考えてほぼ差し支えない。

　前額面における2点の相対位置はさらに臨床的意義が高いかもしれない。図15のように，上半身質量中心が下半身質量中心と比較して右にある場合，両足での立位姿勢では支持基底面内右側に身体重心投影点（足圧中心）がある。この位置から片脚立位姿勢に移行する場合，右片脚立位になる際には身体重心移動は少なくてよいが，左片脚立位になる際には大きな身体重心移動が必要となる。したがって，閉脚立位からゆっくりと片脚立位になる際に身体重心が大きく移動するのはどちらかを観察することで上半身質量中心と下半身質量中心の相対位置がわかる。矢状面と同様，頭部の移動が大きい例と骨盤部の移動が大きい例がある（図16）。上半身質量中心の前後左右への変位は関節モーメントに大きく影響する（114ページ参照）ため，両点の正中化はバランスの取れた身体運動として重要である。

図11　上半身質量中心後方姿勢
上半身質量中心が下半身質量中心より後方に位置する。そのため踵体重であることがわかる。

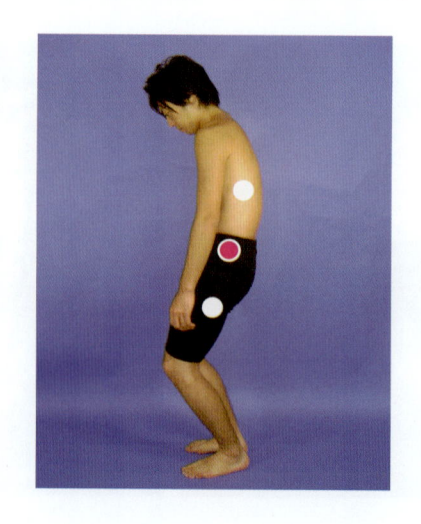

図12 立位での身体重心移動
図は左から爪先立ち，中間位置，爪先上げの立位である。右2つの間では身体重心移動が小さいことがわかる。

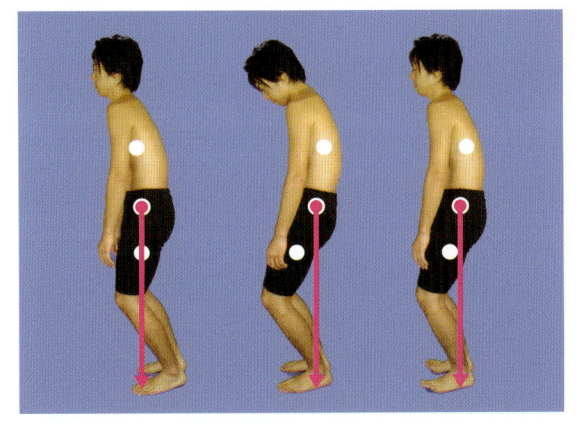

図13 爪先への体重移動
爪先への体重移動でよくみられる。頭部位置移動が大きくなるタイプ（左）と骨盤位置移動が大きくなるタイプ（右）。

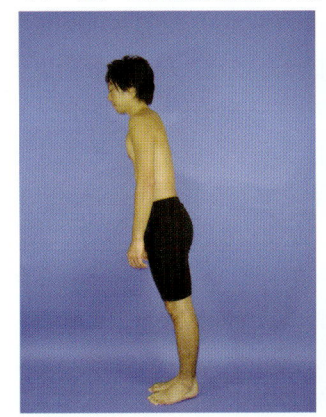

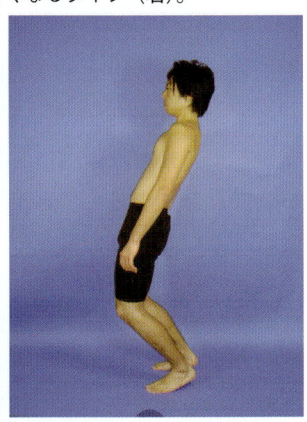

図14 上半身質量中心前方姿勢
上半身質量中心が下半身質量中心より前（爪先体重）。

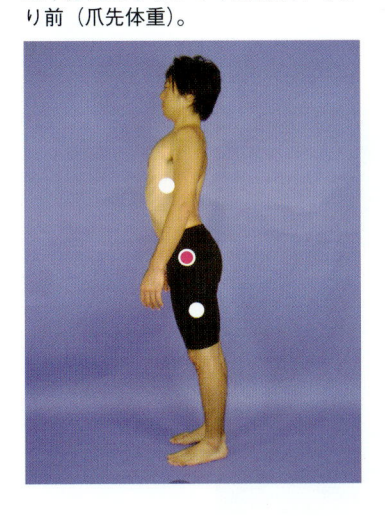

図15 片足立ち荷重による上半身質量中心の移動
上半身質量中心は下半身質量中心と比較して右に位置する。右下肢荷重であるため，左下肢での片脚立位となるためには重心移動が大きく必要である。

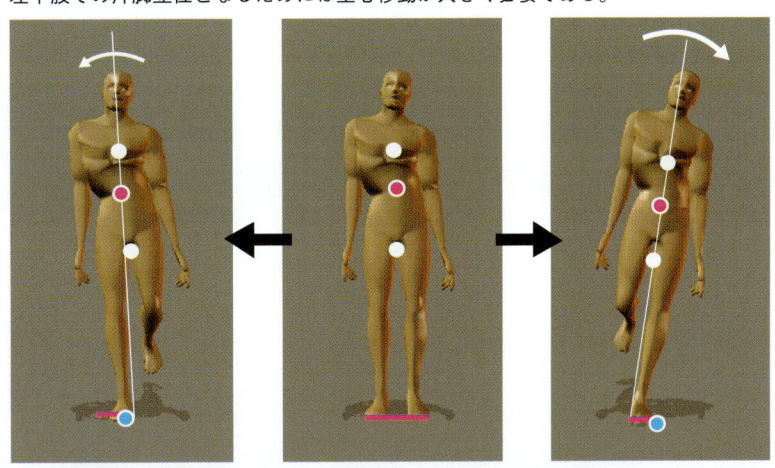

図16 上半身質量中心を右に移動する際によくみられる2種類の方法

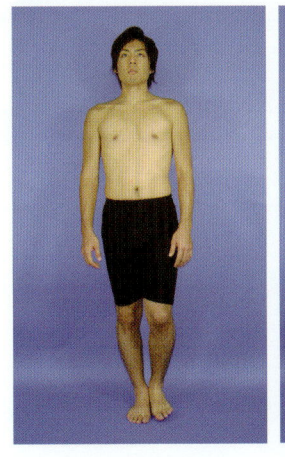

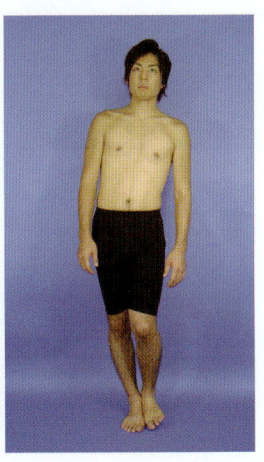

足部が床に固定されている状態では，上半身質量中心の移動は身体重心全体の移動に大きく影響するため，斜面での上半身と下半身の相対位置は面白い特徴がある。上り斜面では，上半身質量中心を下半身質量中心と比べて前方に，下り斜面では後方に移動させるのである（図17）。したがって斜面上での足踏み，スクワット，歩行などは，姿勢・動作を改善する運動療法へ展開可能である。上り，下り斜面とも，安定して支持基底面内に身体重心を投影させようとする身体反応を利用するのである。段差を利用したスクワットなども身体重心コントロール戦略のバリエーションを広げることが可能である（図18）。

　上記の関係は座位においても観察できる。上半身質量中心より上部が左に位置している場合（図19），右坐骨結節を座面から挙上するのは容易である。挙上前の姿勢がすでに左に位置しているためである。しかし左坐骨結節を挙上するのは困難となる。右坐骨結節上部に体幹の質量中心を移動させる必要があるからである。体幹の部位別スティッフネス（110ページ参照）は姿勢変化にいたるためのバリエーションと関連性が高い。

図17　斜面でのスクワットの特徴
傾斜面では上半身質量中心を傾斜の高いほうへ位置させようとする傾向がある。

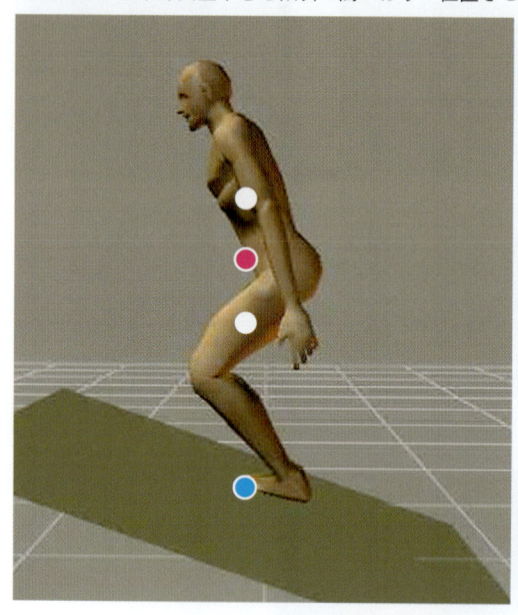

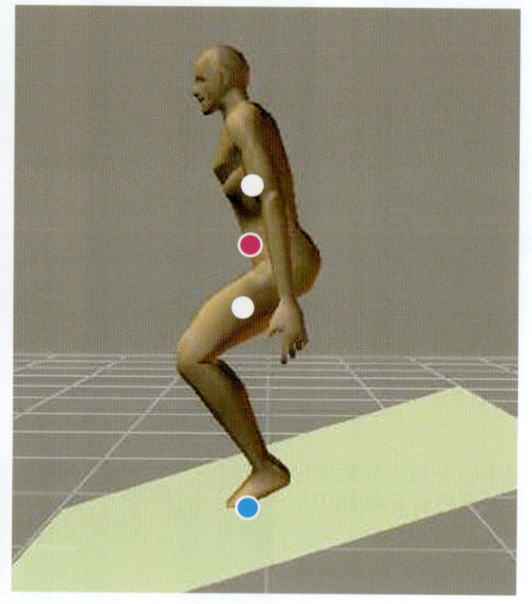

図 18 上半身質量中心を前（上図），後（下図）に位置させた状態でのスクワット動作
段差を利用して，支持基底面を制限することによって運動パターンを変化させることができる。

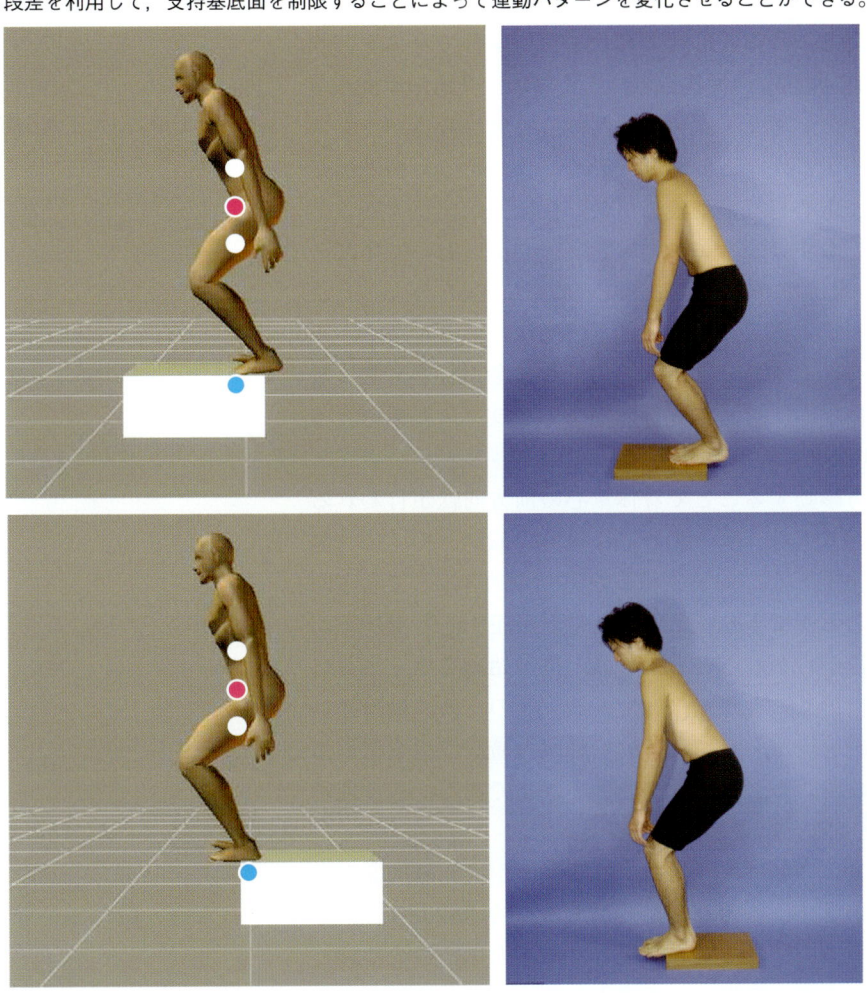

図 19 体幹上部と下部（上半身質量中心を境に）の相対位置関係と骨盤挙上運動の容易度の違い

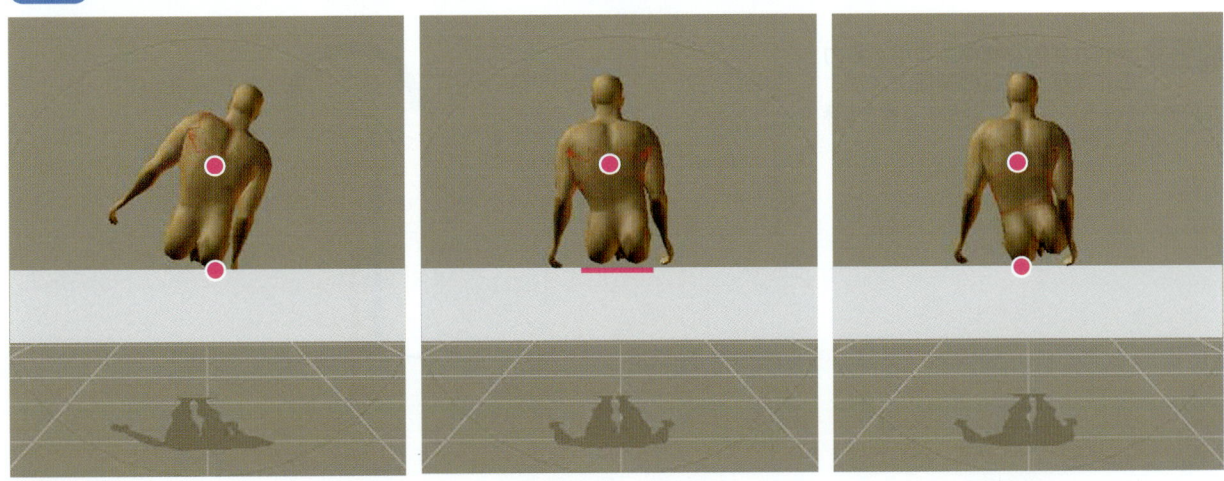

足圧中心

　足圧中心は支持基底面内で移動し，身体重心との相対的位置関係で身体を回転させる（図20）。足圧中心は支持基底面圧の平均位置であるため，身体が床から受ける床反力もこの点に作用していると考えてよい。足圧中心移動は身体バランスにとってきわめて重要であり，円滑にかつ広い範囲で動く必要がある。接触面が凸状である部分の方が円滑な足圧中心移動が可能で，逆に接触面が凹状であると足圧中心よりも身体重心が移動しやすいように考えられる。立位において足部の前後両側が凸形状である足部は前足部が forefoot rocker，踵部が heel rocker とよばれ[10]，足圧中心が動きやすい形状である。また逆に下凹形状である足部アーチに荷重した場合には最も身体重心が高くなり，重心の円滑な移動が行われる。静止立位において，足圧中心は身体重心に対して先行運動してバランス保持を行う（図21）とされ，足圧中心移動が俊敏に行われている（図22）。

　歩き始めには，足圧中心が後方移動することで身体重心の前方回転が行われるため，静止立位で後方荷重している人は，歩き始めには後方に転倒しやすい（図23）。同様に静止立位で右に荷重が行われている人は，左方への動き出しで右方向にバランスを崩しやすいということができる。このように，足圧中心と身体重心のずれをつくることで，初期動作が行われると考えられ，運動始動を早くするにはこの位置を足関節中心の下方に置くことが効果的である。そのためには足部に力を入れて身体を支えずに，左右前後どちらにも運動始動が容易な位置を選ぶことができるとよい。野球の守備の開始などスポーツのさまざまで利用できる運動始動のために身体重心位置を整えることはきわめて重要である。

　足圧中心が移動できる範囲が広いことは機能的な支持基底面が広く静的安定性がよいことになり，足内筋活動が活発に行われる必要がある。前述のように，足圧中心を前方に位置させる上り坂では，身体重心が後方にある人にとっては新たな戦略を構築しなければならないため，適応さえ考慮すれば，姿勢や動作の変化に結びつく運動療法に利用できる。

▶ 歩きはじめには足圧中心後方移動が生じる。

図20　大きさがある物体に作用する力の作用線と回転の関係
立位姿勢を保っている人に作用する重力と床反力の関係と同じである。

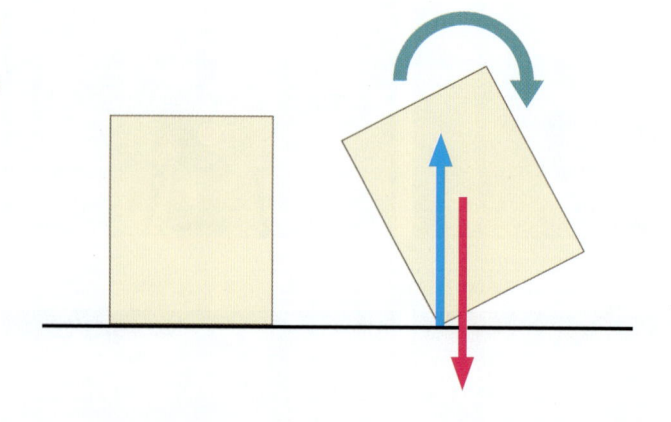

図21 静止立位における身体重心と足圧中心の関係

静止立位では足圧中心が身体重心の移動に先行してバランスを保っている。

W：体重
R：床反力
g：身体重心の投影線と外果間距離
p：足圧中心の垂直線と外果間距離
COG：身体重心座標
COP：足圧中心座標

文献11）より引用改変

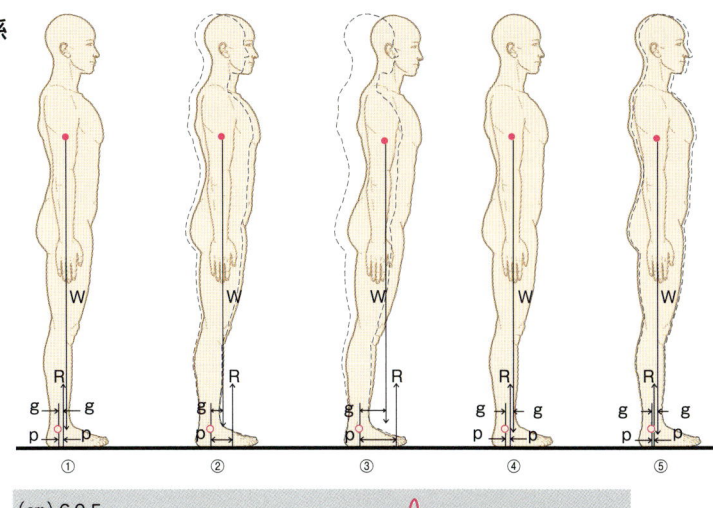

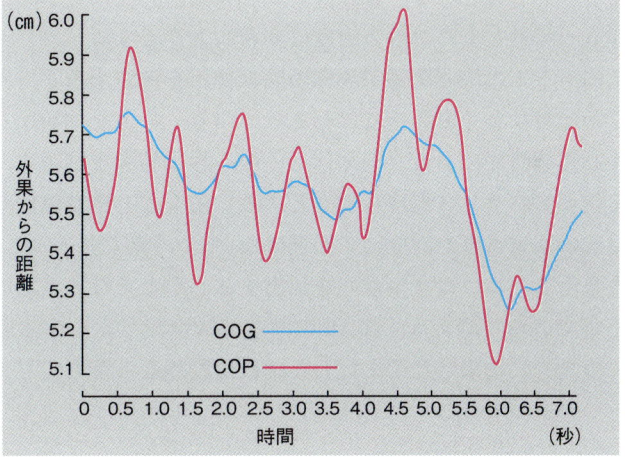

図22 足圧中心と身体重心の関係

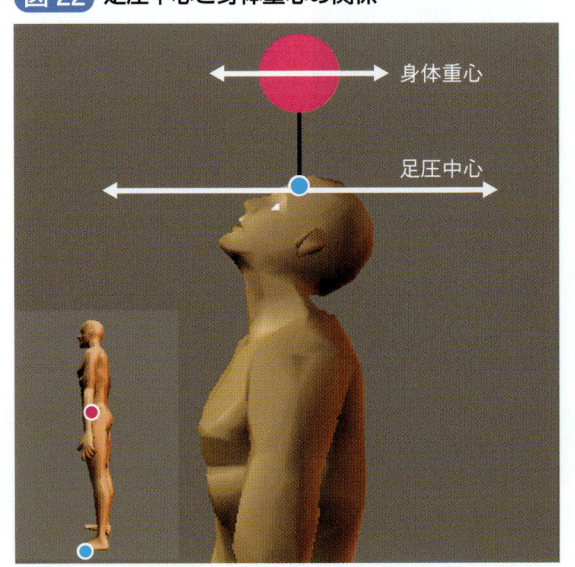

図23 歩きはじめと後方転倒

上半身質量中心が後方にあるままだと，歩きはじめには後方に転倒しやすい。

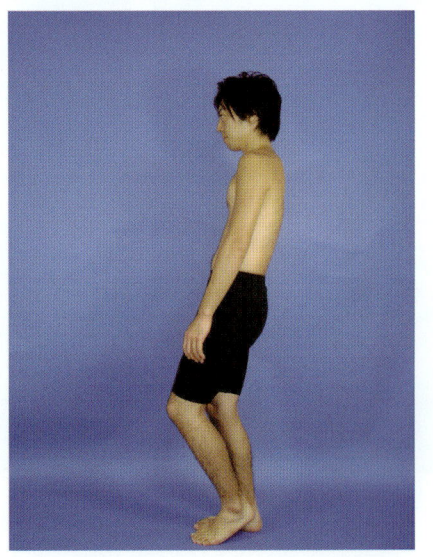

身体重心制御と足圧中心制御

　外乱に対する素早い身体対応には一定の姿勢制御が生ずるとされ，股関節戦略や足関節戦略とよばれている。前述のように，筆者はそれを通常の姿勢や動作の観察方法に拡大解釈して捉え，それぞれ身体重心制御，足圧中心制御（あるいは外力中心位置制御）とよんでいる。図20のように，物体が回転することは2つのベクトル作用線の相対位置関係による。接触面からの抗力ベクトルが物体の重心より前方に作用すると物体は後方に回転する。これは人と置き換えても基本的に同じである（図24）。前方に回転しつつある人が支持基底面を変えないでバランスを保つためには，身体重心自体を後方移動するか，あるいは足圧中心を前方に移動しなくてはならない。足圧中心移動には前述のように，足内筋活動が重要であるが身体重心移動範囲にも当然影響される。また身体重心移動の方法に関しては身体のどの関節運動も身体重心移動となるため自由度は非常に大きくなる。

　この両ベクトルの位置関係が身体の回転作用を決定するが，両者とも完全に独立しているわけではなく影響を及ぼしあっている。一方を拘束すると他方を拡張利用するような相補関係にある。例えば足圧中心移動範囲を制限すると，身体重心移動を大きく使ってバランス保持しようとする。最もよい例が綱渡りである。綱渡りのように足部が限定された部位にしか置けないと，「踏ん張る」ことは不可能となり，バランスをとるためには身体重心を制御するしかなくなる。このことは多くの運動療法へ応用できる。例えば，図18の段差でスクワットをする場合，足圧中心を前方あるいは後方に拘束したまま行わなければ段差から落ちてしまう。つまりスクワ

▶ 股関節戦略：主として股関節で運動を行うことで，身体バランスを制御する戦略

▶ 足関節戦略：主として足関節で運動を行うことで，身体バランスを制御する戦略

図24 足圧中心と身体重心の関係

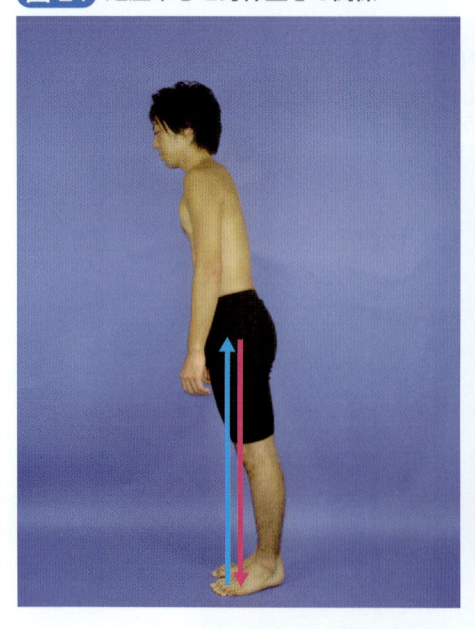

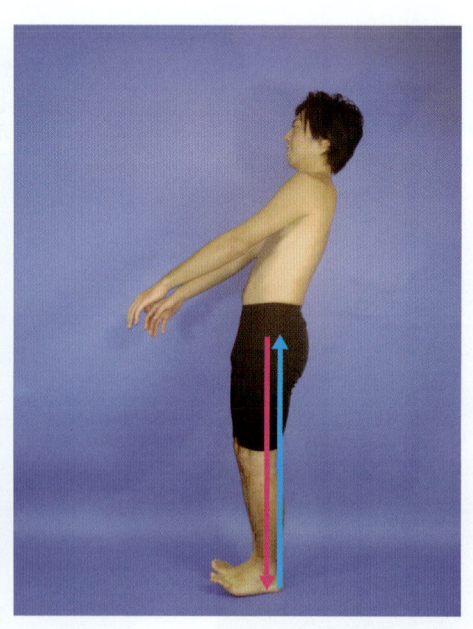

ット動作の間中，爪先か踵の上に身体重心がなければいけない。身体重心も前方あるいは後方に移動したままスクワットを行わなければならず，普段踵荷重でスクワットを行っている人には新たな運動方法を選択しなければならないことになる。後方への拘束も同様である。また足圧中心を任意の場所に拘束して運動することで今までの身体重心制御のバリエーションを変化させる方法もある。

　逆に身体重心制御を拘束する方法もある。図25は上肢を腰や頭にあてたままでいることで，上肢質量による身体重心制御を拘束するものである。このことで身体他部位の活動が活発になることや，あるいは足圧中心制御の使用を大きくする効果が見込める。身体全体のなかで可動性が少ない部位は身体重心制御，足圧中心制御どちらにも影響を及ぼす。可動性が少ない部位は，身体重心制御を有効利用できないため，他の身体部位を動かそうとすることや，足圧中心移動範囲を狭める結果となる。換言すると，一定の動きにくい部位があると，身体全体のバランス能力低下を導きやすくなる。

図25　身体重心制御の拘束例
上肢の運動を拘束することで，他の部位を活発に使うようになる。

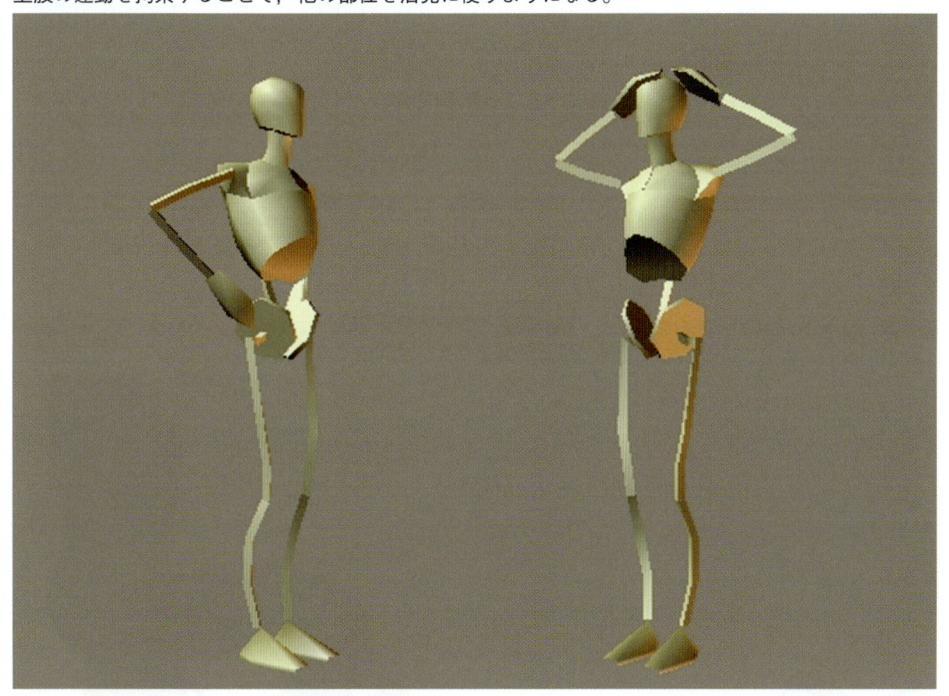

瞬間中心法～Instant center technique の視覚的評価への応用

　四肢の関節運動は基本的には軸を有する円運動が多い。そのため，末梢部の運動軌跡を注意深く観察することによってどのような関節の特性があるかを知ることができる。図26のように，任意の2点の移動前後の位置を結ぶ線の垂直二等分線の交点が該当する運動軸（瞬間中心：instant center）になる。任意の2点は，垂直二等分線が直交する関係になるようにとることが望ましい。図27は大腿部が動かない場合の膝伸展運動の回転中心である。図28は座位における頭部の屈曲初期における瞬間中心である。屈曲角度が増大するにつれて，瞬間中心が徐々に下位頸椎に移動することがわかる（図29・30）。通常の頸部の屈曲運動は上位頸椎から下位頸椎への順序で関節運動が行われることが観察からも容易にわかる。しかしながら，図31のように頭部が前方に水平に移動する場合には，瞬間中心は存在しなくなる。これは上位頸椎での伸展運動と，下位頸椎での屈曲運動が連動して生じ，頭蓋骨の前方並進運動になっているからである。腹筋が弱い人の仰臥位からの起き上がりや車椅子からのリーチ動作ではこの運動と同じことが生じやすく，瞬間中心の観察を視覚的に行うと並進運動が判別できる[12]。腹筋群の運動や，上位頸椎の屈曲可動性を確保した後，再び瞬間中心を観察することで治療効果の判定も可能となる。

　端座位において膝関節伸展運動をする場合，骨盤が完全に固定されていれば瞬間中心は大腿骨顆部に存在するが，膝伸展時に骨盤後傾が生ずると運動は膝関節のみではなく，股関節や脊柱運動も含まれることになる。このように，身体運動がその関節のみで生じたか否かを判断する目的や治療前後の瞬間中心位置の変化は視覚的に評価可能である（図32）。

▶瞬間中心が一定である場合は，その関節で独立した運動が生じている

図26 瞬間中心法
任意の2点の移動前後の垂直二等分線の交わった点が，その瞬間の回転中心である。

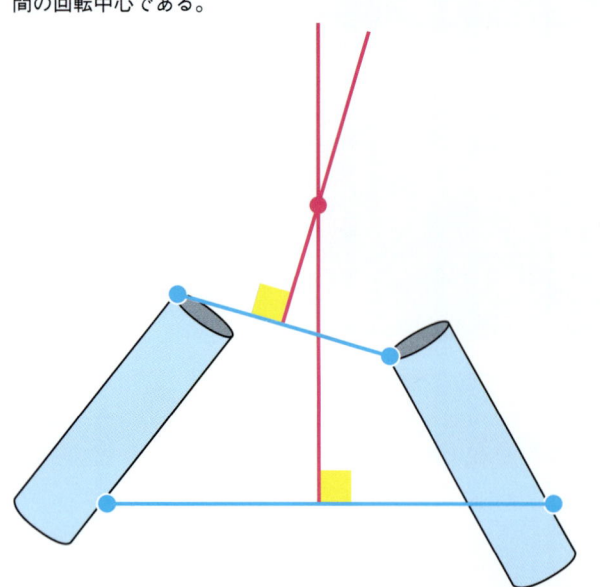

図27 膝関節回転中心
靱帯損傷があると瞬間中心が一定しない。

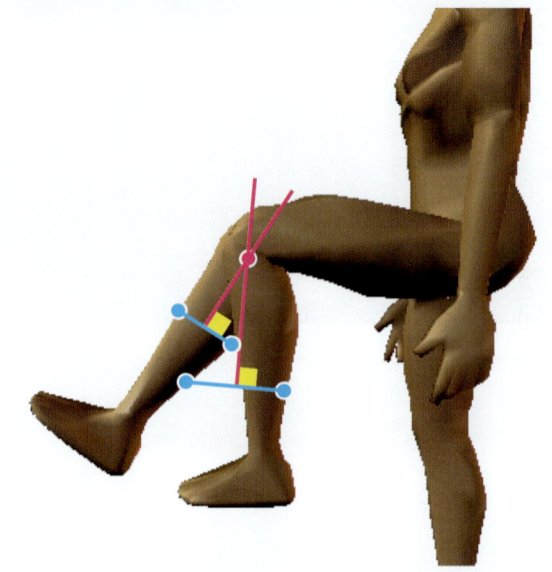

図28 頸部屈曲初期の瞬間中心
屈曲初期段階では回転中心は頸椎上部にある。

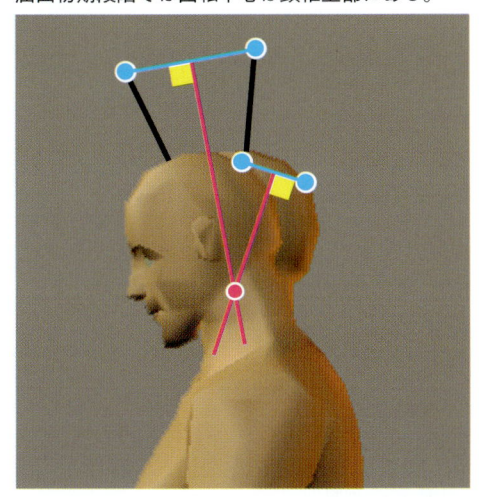

図29 頸部屈曲終期の瞬間中心
屈曲最終段階では胸椎上部に移動する。

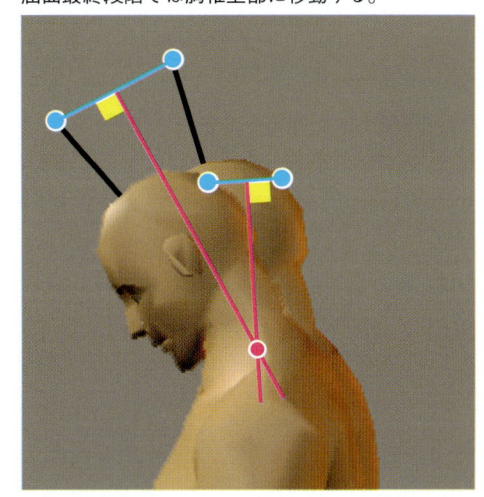

図30 写真での瞬間中心位置
写真やビデオでも求められるため，視覚的にも観察可能である。

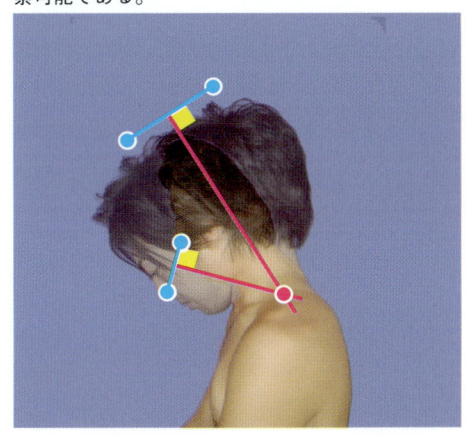

図31 瞬間中心が頸部に位置しない並進運動

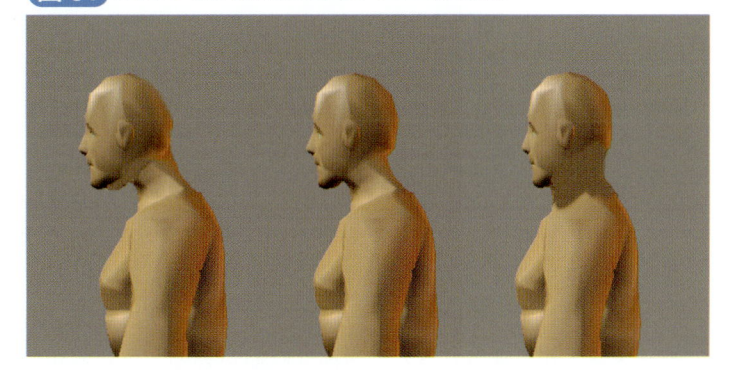

図32 骨盤後傾を伴うと瞬間中心はどこに？
図のように端座位で膝伸展する運動で骨盤を動かさない場合と後傾した場合で瞬間中心がどのように移動するか観察する。

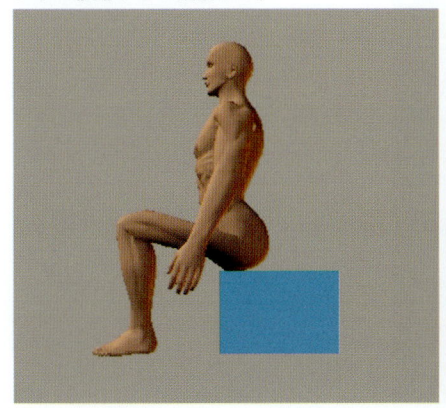

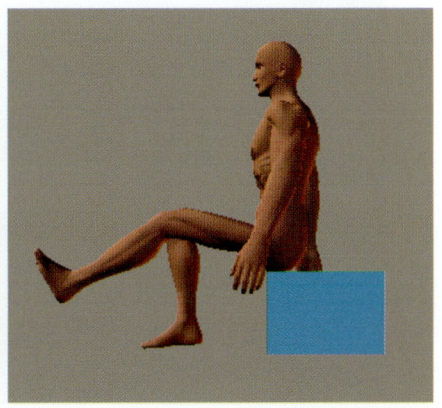

スティッフネス

　前述のように，身体のなかで動きにくい部位があるとバランス能力に影響を及ぼす。この動きの小さい（hypomobility）部位をハイスティッフネスエリアと定義する。同部位の伸張運動をする場合，隣接部位が伸張されやすくなることが臨床的にはたびたび観察される。Kypho-lordosis を有する場合，脊柱伸展は主として腰椎のみ，屈曲は胸椎のみで行われるようになることが多く，分節運動のバリエーションが少なくなる。そのため負荷が一定の部位に集中してしまい，パターン化運動につながる悪循環となりやすい。

　上肢挙上運動時に肩甲上腕関節主体の運動なのかあるいは肩甲胸郭関節，その他多くの関節の複合運動なのかを判断するためには末梢である指先の描く円弧を観察すればよい。この円弧の半径が大きくなればなるほど，肩甲上腕関節よりも中枢部での運動が生じている証拠となる。例えば立位姿勢での上肢挙上に腰部や下肢が運動参加すれば円の半径は大きくなり，瞬間中心も肩甲上腕関節から大きくはずれ（図33），肩甲上腕関節自体の運動が小さかったことを示す。逆に瞬間中心が肩甲上腕関節上にあれば，これらの他関節要素は含まれない独立した運動が行われたこととなる。関節ひとつひとつが独立した運動を行えるには他の部位は「止まっている」能力を有していることが必要である。つまり全体の運動系の自由度を大きくし，バリエーションを広げることになる。関節痛などを有する動きではバリエーションが極端に低下し，例えば肩に疼痛があると一定の挙上パターンでしか選択できなくなるのはこの典型例である。

　脊柱の運動は，通常，屈曲・伸展・側屈・回旋といった運動分類が行われるが，前方・側方・後方傾斜といった鉛直線との角度によって関節へのストレスが変化する。例えば腰椎前弯が強いとされる場合においても，腰椎が鉛直線に対して前方傾斜しているのかあるいは後方傾斜しているのかによって要求されるモーメント（114ページ参照）が逆になる（図34）。同様に右側屈を有する腰椎が左傾斜しているのかあるいは右傾斜しているのかによって側屈モーメントは逆転する。短縮している部位にモーメントが要求されると，短縮性収縮が必要とされるが，延長している部位にモーメントが要求されると延長性収縮で対応することが多い。そのため短縮位にしている原因を取り除くことができれば，筋も中間的な長さで対応することが可能となり，負荷の不均衡を是正できる。つまり，ハイスティッフネスエリアの改善は必ず他部位にも好影響を及ぼす結果に結びつくと考えられる。

▶ハイスティッフネスエリア：運動中に動きの少ない部位

図33　体幹の運動参加による瞬間中心の変化
肩関節に疼痛を訴える場合，体幹の運動参加することにより瞬間中心が肩関節付近にないことが多い。

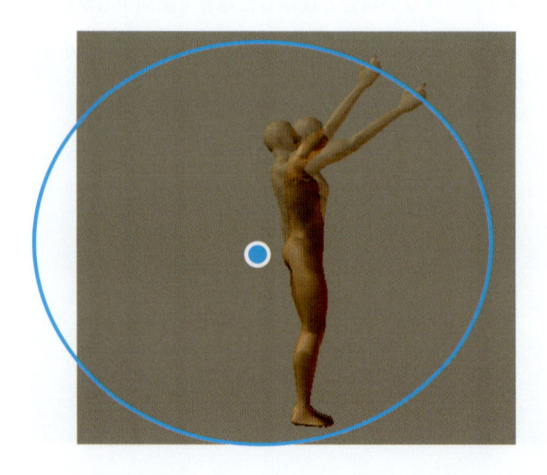

体幹のなかでハイスティッフネスエリアを評価する方法を示す。体幹運動を2種類施行してもらう。上半身質量中心部位を大きく左右移動する運動（台形型）もしくは肩関節部を大きく左右平行移動する運動（平行四辺形型）である。換言すると左右坐骨結節に上半身質量を位置させる際に，移動した坐骨結節側の肩関節を挙上する運動（台形型）と下制する運動（平行四辺形型）である。あるいは肩関節と同側骨盤の距離を小さくする運動（台形型）と逆側骨盤の距離を小さくする運動（平行四辺形型）ともいえる。左右両側にこの運動を施行し，左右差を評価する。図35のように，体幹を上下左右に4分割してこのスティッフネスをみたものが図36

▶ 台形型運動・平行四辺形運動でハイスティッフネスエリアを評価する

図34 鉛直線と関節モーメント
同じ腰椎前弯であっても垂直線となす角度が異なれば腰椎で要求されるモーメントは変化する。
ⓐ：腰椎伸展モーメント　ⓑ：腰椎屈曲モーメント

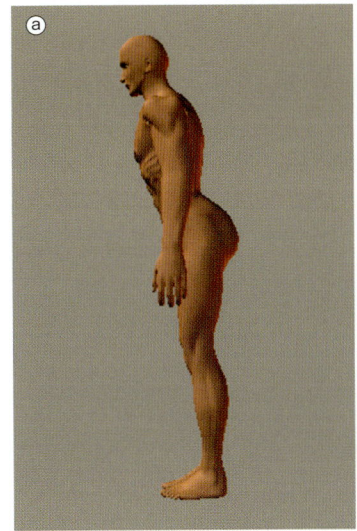

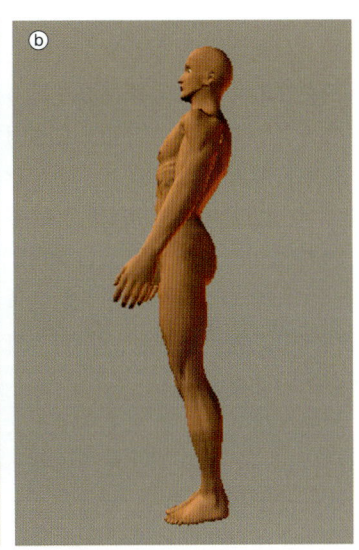

図35 前額面体幹4分割評価方法
体幹を前額面で4分割して最もスティッフネスの高い部位を探す。

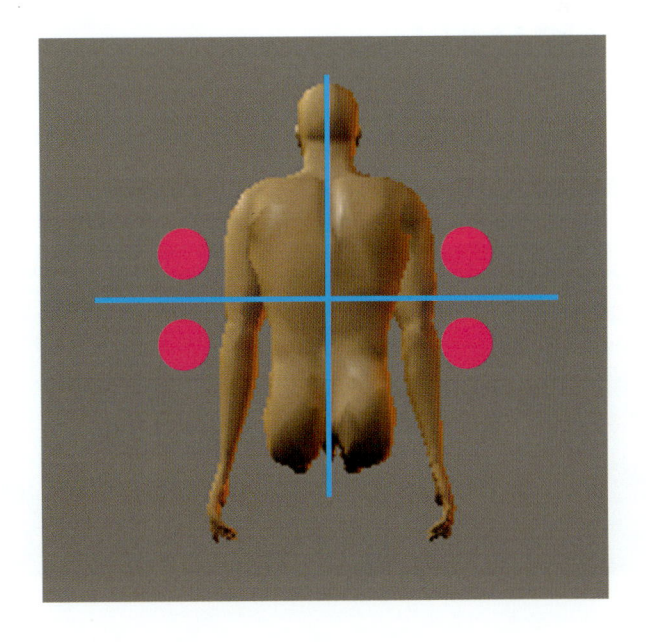

である．2種類の運動において，共通するスティッフネスが存在する部位をみる（図37・38）。後述する座圧中心から4分割したこのハイスティッフネスエリアをさらに小さな直方体と考え，直方体のどの辺や対角線距離が短縮しているのかを観察することもできる．さらに矢状面からみて，坐骨結節と上半身質量中心の位置関係によって前方か後方かを観察する（図39）。深呼吸を詳細に観察することでもある程度上記と同様の評価が可能である．いずれにしても，どこが最も動きの少ない部位であるかを探すことが目的であり，簡便性が重要である．図36～38は短時間で済む評価である．スティッフネス改善後直ちに再評価を行うようにする．

　頸部におけるスティッフネスも同様に観察する．左右の運動については，頭部質量を免荷するためにスリングを用いるのがよい．この場合には第2頸椎と第3頸椎がその分岐点となる．第1胸椎を安定させた状態で側屈運動を行う．さらに顔面正中線を左右平行に他動運動を行う（図40・41）。体幹と同様に上下左右でのスティッフネスの最も高い部位を観察する（台形と平行四辺形のように動かす）。左側屈と右平行移動，右側屈と左平行移動の組み合わせで動きが大きくなっている場合が多く，この場合それぞれ上位頸椎の左側，右側がハイスティッフネスエリアである．この部のスティッフネスは利き目と関係し，利き目を前方に位置する傾向により，右利き目の人では左回旋，左利き目の人では右回旋が大きいことが多い．そのため右利き目と左上位頸椎，左利き目と右上位頸椎のスティッフネスと関係していることが多い印象がある．

▶頸部のスティッフネス評価方法

　前述のように，スティッフネスの高い部位が存在すると必ずスティッフネスの低い部位がつくられる．この両者の関係を考慮しないと，運動療法施行後にかえってバランスを崩してしまう場合がある．自動運動だけでは，そのアンバランス状態を改善することが困難であるためである．ハイスティッフネスエリアは，結果的にモーメントを変化させる．両者を考慮しながら運動療法を施行することで臨床的展開は大きく広がると考えられる．

図36 体幹前額面の4分割ハイスティッフネスエリアの評価
黒い部分がハイスティッフネスエリアである．　ⓐ：台形型　ⓑ：平行四辺形型

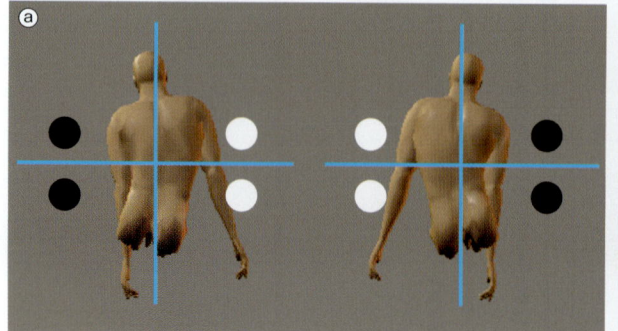

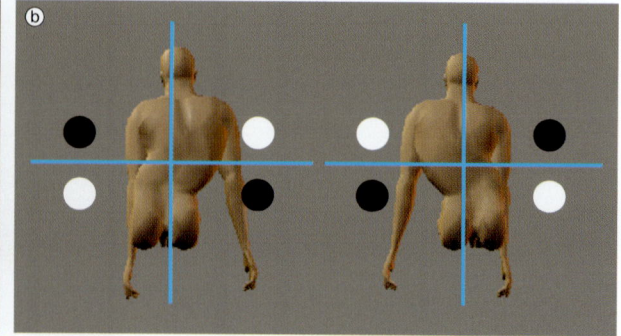

図 37　ハイスティッフネスエリアの評価①
左骨盤挙上，肩関節左移動が各々反対側より大きい場合，ハイスティッフネスエリアは黒の共通した左下と考える。

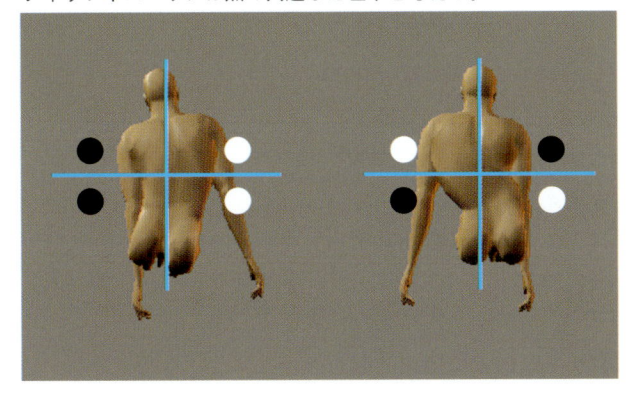

図 38　ハイスティッフネスエリアの評価②
右骨盤挙上，肩関節左移動が各々反対側より大きい場合，ハイスティッフネスエリアは黒の共通した右上と考える。

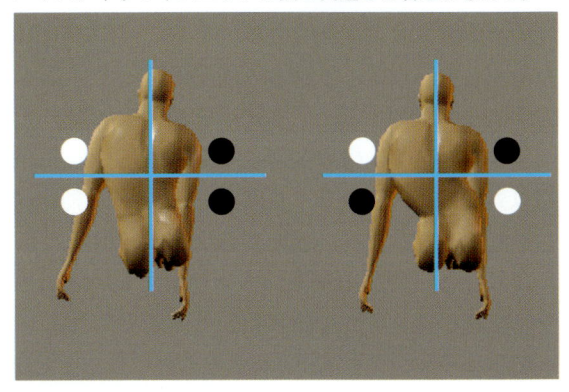

図 39　矢状面での体幹のスティッフネス

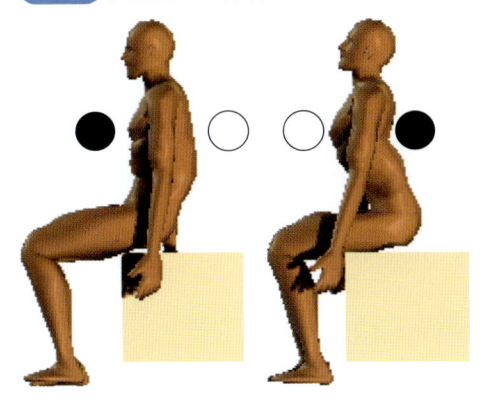

図 40　頸部の側屈と他動的並進運動によるスティッフネスの評価
第2・3頸椎上下で左右に分類する。体幹と同様，左右で動きの大きいほうから黒い部分を評価する。

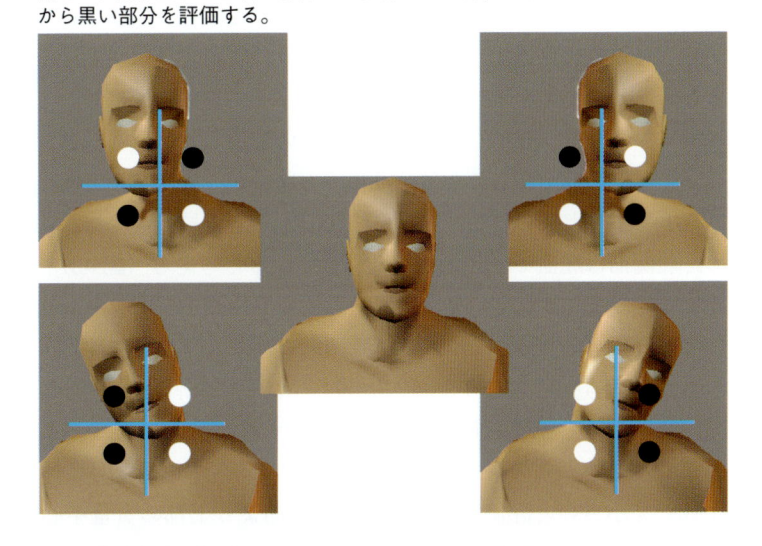

図 41　前額面頸部4分割評価方法
頸部の評価はスリングを用いると容易になる。

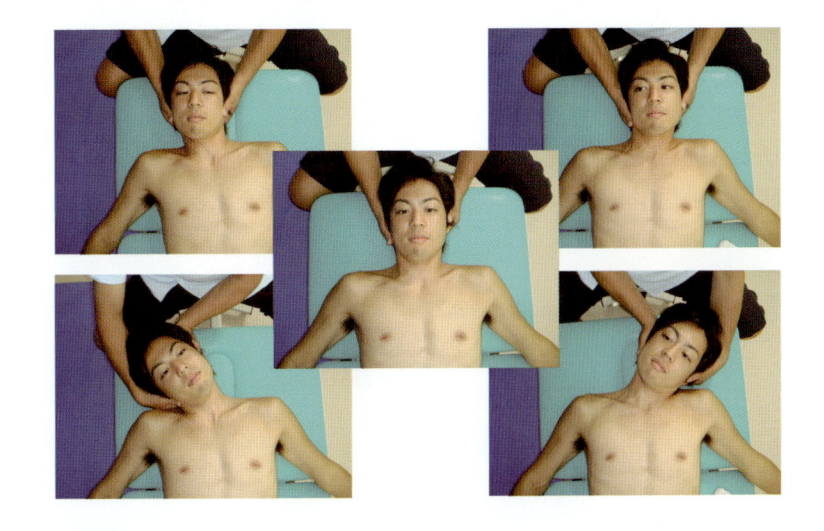

関節モーメント

　動作解析装置の発達により容易に関節モーメント計測は可能となったが，その臨床的解釈は今後の大きな課題である．実際の計測にあっては，動作解析装置と床反力計が必要になる．これらの環境が整っている施設はまだ少ない．ここでは具体的理学療法へ展開するという視点を最大限に捉えて考えてみる．

　関節モーメント構成要素は表1のようである．あくまでも主役は筋と考えてよい．筋以外の靱帯・関節包・筋膜・皮膚など受動組織の要素も考えなくてはならない．しかし，運動療法への展開からは筋は収縮能力を有する点で他の受動組織とは明らかに異なる．関節モーメントの理解を高めることで筋緊張の理解がしやすくなり，受動組織の操作を力学的解釈から展開することができる．

▶関節モーメントで筋緊張を評価する

　関節モーメントを運動方程式から理解することは他書に譲り，ここでは臨床的観点に焦点を絞る．臨床的には関節モーメントは，「現在考慮する関節から上部にある質量中心位置が，水平面上その関節からどの程度離れているか」評価する．図42のような場合，足関節の関節モーメントの判断は次のように行う．足関節より上部すなわち下腿と大腿部，骨盤から上部全体の質量中心位置は観察のみでは不明であるが，足関節より前方に位置する．したがって，その質量全体は足関節を背屈するモーメントとなる．この姿勢を維持していることは，その背屈作用に対して大きさが等しい底屈モーメントを人が発揮していると考えるのである．底屈モーメントを発揮している主役が下腿三頭筋であることはいうまでもないが，姿勢をみた際に評価する方法としては以上でよいと思われる．同様に膝関節から上部質量中心も膝関節より前方にあるため，膝関節は屈曲モーメントを発揮していると考える（図43）．まったく同様に股関節では伸展モーメント，脊柱はどの部位でも伸展モーメントを発揮している．

　では，図44のⓐ，ⓑにおいて膝関節伸展モーメント，股関節伸展モーメントは，どちらが大きいであろうか．ⓐはⓑと比較して体幹部分が鉛直姿勢になっているので，股関節から上部質量中心はⓑと比較すれば後方にある．したがって，股関節と上部質量中心からの垂線との距離は小さい．そのため股関節伸展モーメントはⓑと比較して小さいと評価できる．次に膝関節より上部の質量中心位置はⓐはⓑよりも後方にあるため，膝関節から上部の質量中心は膝関節からより離れている．したがって，膝関節伸展モーメントはⓑよりも大きいと評価できる．体幹を後傾して図45の姿勢になったとすると，股関節屈曲モーメント，膝伸展モーメントが大きくなり，大腿直筋の活動が大きくなっていると予想できる．同様に図46では踵荷重で股関節から上部の質量中心をできるだけ前方に移動させるように，脊柱前後弯が小さい状態で前傾する状態がハムストリングスの活動を大きくする結果となる．図47は

表1　関節モーメント構成要素

・筋	・関節包
・皮膚	・靱帯
・筋膜	・慣性

このままハムストリングスのトレーニングに使える姿勢である。膝の間にボールを挟んで，股関節内転筋活動とともに行うのもよい。大腿部の前面と後面を同時に触診して，大腿四頭筋とハムストリングスの活動を確かめて欲しい。図48のように，股関節屈曲が小さく，骨盤後傾−腰椎屈曲であれば，股関節伸展モーメントが小さくなる代わりに腰椎伸展モーメントが大きくなる。

図42 足関節モーメントの考え方
足関節中心より上部の質量を合計したものは足関節より前方にある。足関節にまったく力が作用していないと下腿から上部は前方に倒れてしまうことになる。実際はその肢位を保っているということは，足関節で底屈モーメントを発揮しているためである。

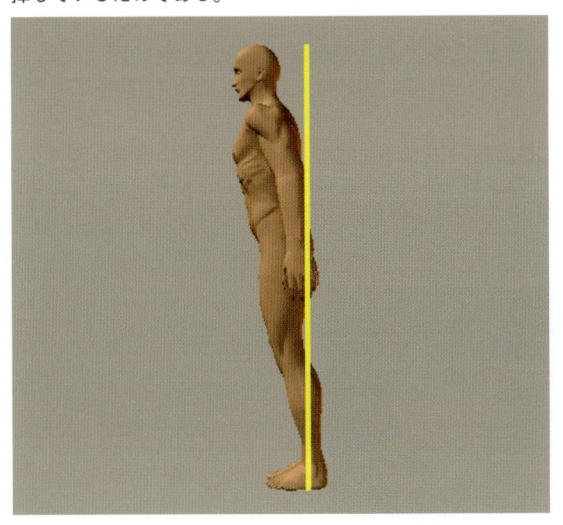

図43 膝関節モーメントの考え方
足関節の場合と同様に，膝関節より上部質量分布を考えればよい。右図黒丸部が膝関節より上部の質量中心，その部位にかかる重力は膝関節伸展方向に作用する。この肢位で止まっているということはつりあう力が膝関節に作用しているためである。すなわち膝を屈曲させようとする力である。
白丸：膝関節　矢印：青膝関節モーメント

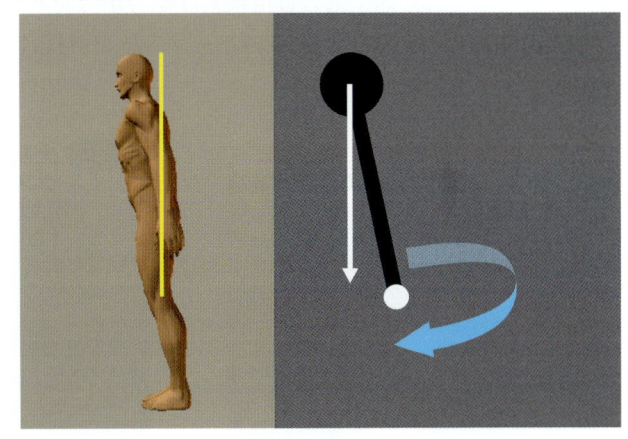

図44 左右のモーメント比較
ⓐ：股関節伸展モーメント小，膝関節伸展モーメント大。
ⓑ：股関節伸展モーメント大，膝関節伸展モーメント小。

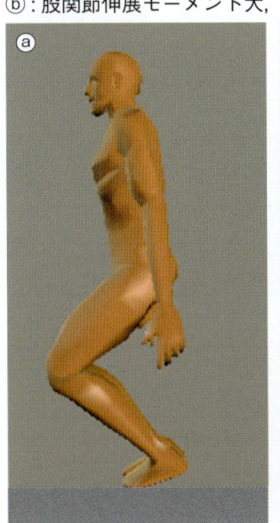

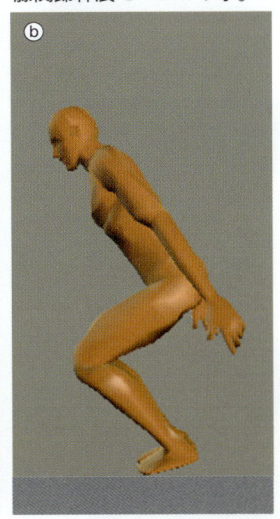

図45 大腿直筋が活発に活動している姿勢
股関節屈曲，膝関節伸展モーメントが非常に大きい姿勢である。

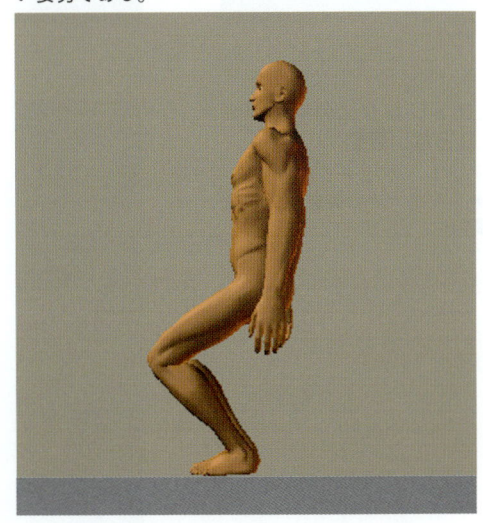

上半身質量中心が下半身質量中心より後方に位置すれば股関節屈曲モーメントが，前方に位置すれば股関節伸展モーメントが大きくなる。また足関節モーメントは，身体重心の支持基底面上の投影点と足関節距離からも判定できる。つまり身体重心投影点が爪先よりであればあるほど，足関節底屈モーメントが大きい。矢状面上の骨盤位置（後述）から関節モーメントを分類したものが図49〜52である。

　アキレス腱炎患者は，立位姿勢で骨盤前方位（図50）をとる。骨盤から上部は後方へ傾斜する。この姿勢は足関節底屈モーメントが大きくなっている姿勢である。逆に股関節伸展モーメントは小さい。アキレス腱炎患者にレッグカールをしてもらうだけでも，姿勢が変化し疼痛改善傾向があるのはこの姿勢のためであると考えられる。また膝蓋靱帯炎では，図45のように膝関節伸展モーメントが大きい状態となる。このように，筋や腱の負担状態は姿勢から判断可能である。特に筋炎・腱炎は二関節筋に多い症状であり，関節モーメントとの関連性が高いものと考えられる。

▶姿勢と関節モーメントの関連

図46　ハムストリングスの活動を高める姿勢
ハムストリングスを収縮させるためには骨盤前傾，踵荷重がよい。

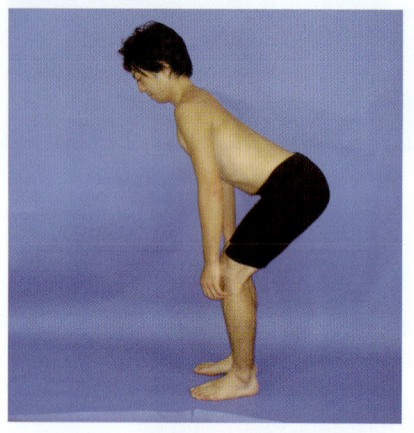

図47　上肢の利用によるハムストリングスのトレーニング
図46よりさらにハムストリングス活動を強くさせる。上肢に軽いダンベルを持つことでさらに収縮を増大できる。

図48　ハムストリングスの活動が大きくならない姿勢
股関節伸展モーメントが大きくならずに，腰椎伸展モーメントが大きい姿勢（骨盤後傾，腰椎後弯姿勢）。

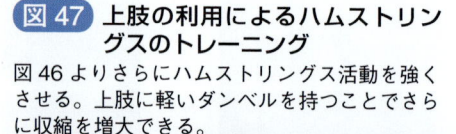

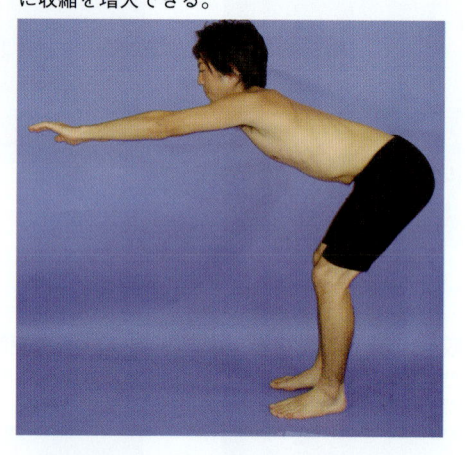

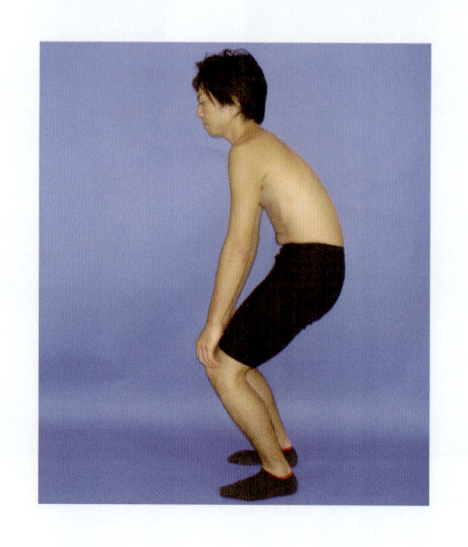

したがってアキレス腱負荷を低減させるためには，足部と比較して前方に位置する骨盤を後方移動させることがアキレス腱負荷軽減のために重要である。そのためには，股関節屈曲角度と伸展モーメントの増大，それに伴う体幹の前傾位を保持するための体幹筋活動を問題の焦点におく必要がある。すなわち矢状面上の立位姿勢が変化することを評価の基準に置く必要がある。

足関節背屈可動域制限および股関節屈曲制限を人為的につくった場合のスクワット動作の下肢関節モーメントを計測した。いずれも踵は常に接地している条件である。その結果，足関節背屈制限下では通常より股関節伸展モーメントを大きくしたスクワットを行い，股関節屈曲制限下では足関節底屈モーメントが大きくなった[13, 14]。

▶ 足関節背屈と股関節屈曲の相補的関係

図49　骨盤後傾
上半身質量中心後方位，足圧中心後方位，下肢前面筋活動が増加している。

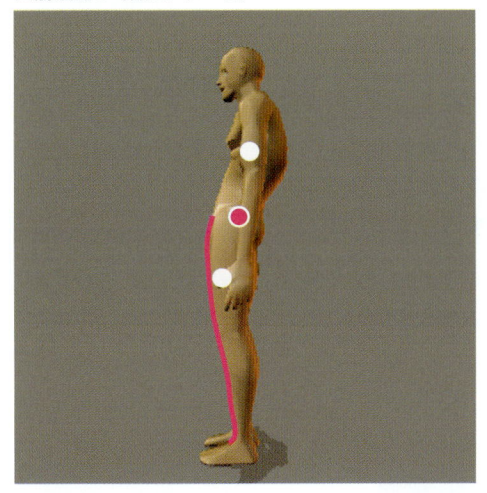

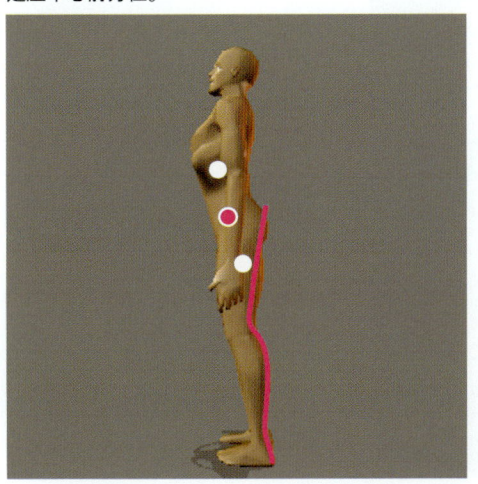

図50　骨盤前方移動
上半身質量中心後方位，足圧中心前方位により大腿前面筋と下腿三頭筋の活動が高くなる。この姿勢はアキレス腱炎でよくみられる姿勢である。したがって，ハムストリングス収縮力は弱いことが多い。

図51　骨盤前傾
下肢後面活動が高い状態，上半身質量中心前方位，足圧中心前方位。

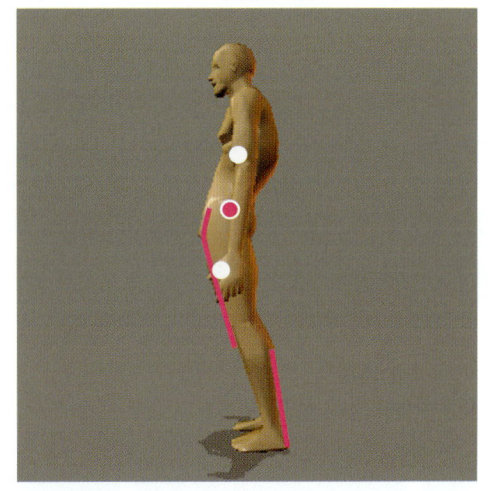

図52　骨盤後方移動
ハムストリングスおよび下腿前面筋の活動が高い状態。上半身質量中心前方位，足圧中心後方位。

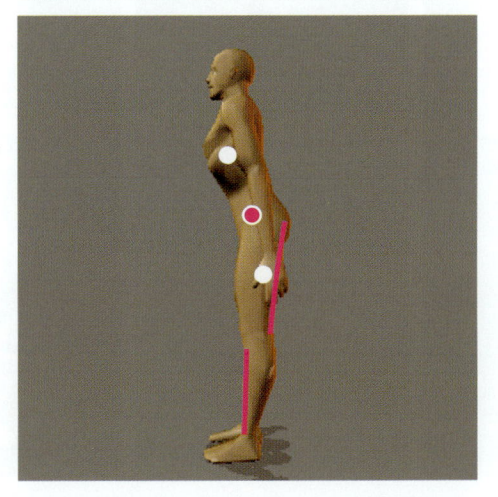

前者は背屈制限があるために，膝を前方に移動させることができない。そのため下肢の質量分布は全体的に後方にある。換言すると下半身質量中心後方移動状態である。このまま膝屈曲していくとどうしても後方にバランスを崩す。すなわち身体重心の床投影点が踵からはずれることになる。そのため身体のどこか他の部分を前方に位置させることが必要になる。膝の次に上にある関節から前方に倒すことができればこの場合，最も有効な質量分布移動になる。このことが股関節屈曲運動を大きくして，股関節伸展モーメントが大きくなった理由である。逆に股関節屈曲制限では足関節底屈モーメントの大きいスクワット動作を行った。今度は股関節から上の部分を前方に位置させることができない（上半身質量中心後方移動）ため，身体重心は後方になりやすい。そのため，足関節背屈運動を大きくして運動に対応しているのである。床反力作用点を前方に位置させているために足関節底屈モーメントが大きくなったと表現することができる。このような相互補完的関係（運動連鎖）は障害に対する展開上非常に重要である。参考のために3種類のスクワット動作と活動筋を示す（図53）。

　膝蓋靭帯炎，Osgood-Schlatter病などでは，膝関節伸展モーメントの大きい動作が病態と関連している。そのため，特に股関節屈曲可動性と股関節伸展モーメントの確保（腸腰筋，ハムストリングス），体幹前傾位（屈曲位ではない），多裂筋をはじめとする体幹インナーマッスルの強化を行うことでスクワット動作を確保する方法が妥当であると考えている[15]。図54にOsgood-Schlatter病を有する対象者のスクワット動作での関節モーメントを提示する。

▶膝伸展モーメント増大動作と疾患の関係

図53 3種類のスクワットの特徴
ⓐ：大腿四頭筋（上半身質量中心後方位，足圧中心後方位）
ⓑ：下腿三頭筋（足圧中心前方位）
ⓒ：ハムストリングス（上半身質量中心前方位，足圧中心後方位）

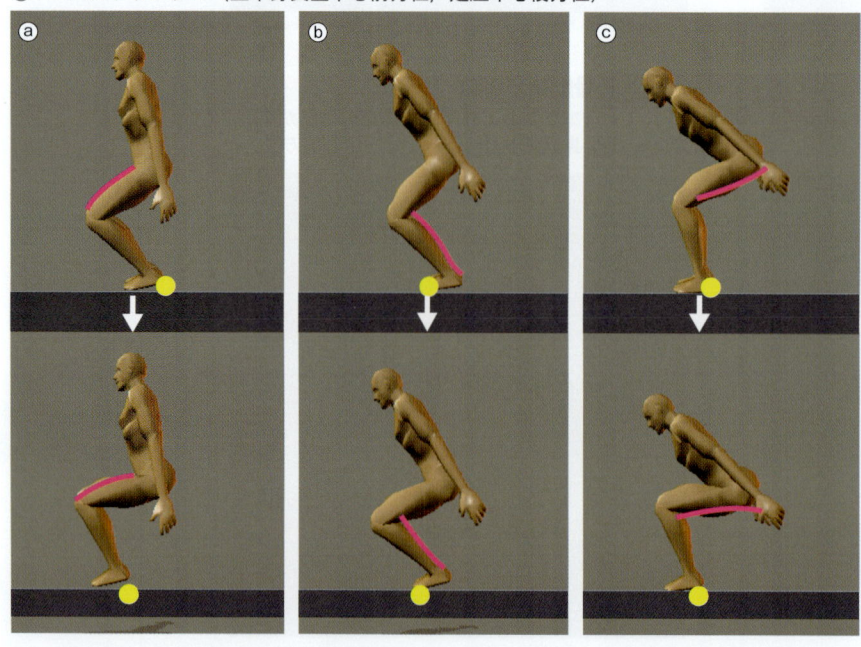

前額面におけるモーメントの考え方は，遊脚側の下肢質量を含めることを考えれば矢状面とまったく同様である．したがって，図55のように遊脚側骨盤下制位は股関節外転モーメントが大きくなる．この状態はいわゆるTrendelenburg徴候陽性肢位である．それにもかかわらず股関節外転モーメントが大きくなるのは，中殿筋筋力低下と大腿筋膜張筋−腸脛靱帯過剰緊張のためと考えられる．またこの肢位は膝関節外反モーメント増大肢位ともなり，触診によりその状態は容易に判別できる．関節モーメントの関係を理解すれば，この肢位の改善に，側臥位で足部にウエイトを付けて股関節外転運動を行うトレーニング方法は誤りであることは容易に理解できると考えられる．中殿筋に対して特異的にトレーニングを行うことが重要である．腸脛靱帯炎も同肢位と関連があるため，膝関節外反モーメントを減少させる姿勢・動作の転換が必要である．そのため膝関節のみへの治療は対症的であると筆者は考えている．

▶Trendelenburg徴候は中殿筋力の低下と外転モーメントの増大

図54 Osgood-Schlatter病患者のスクワット動作分析

Osgood-Schlatter病のスクワット動作は膝関節伸展モーメントが股関節伸展モーメントと比較して大きくなる（横軸は時間軸）．
MA：足関節底屈モーメント　MK：膝関節伸展モーメント　MH：股関節屈曲モーメント

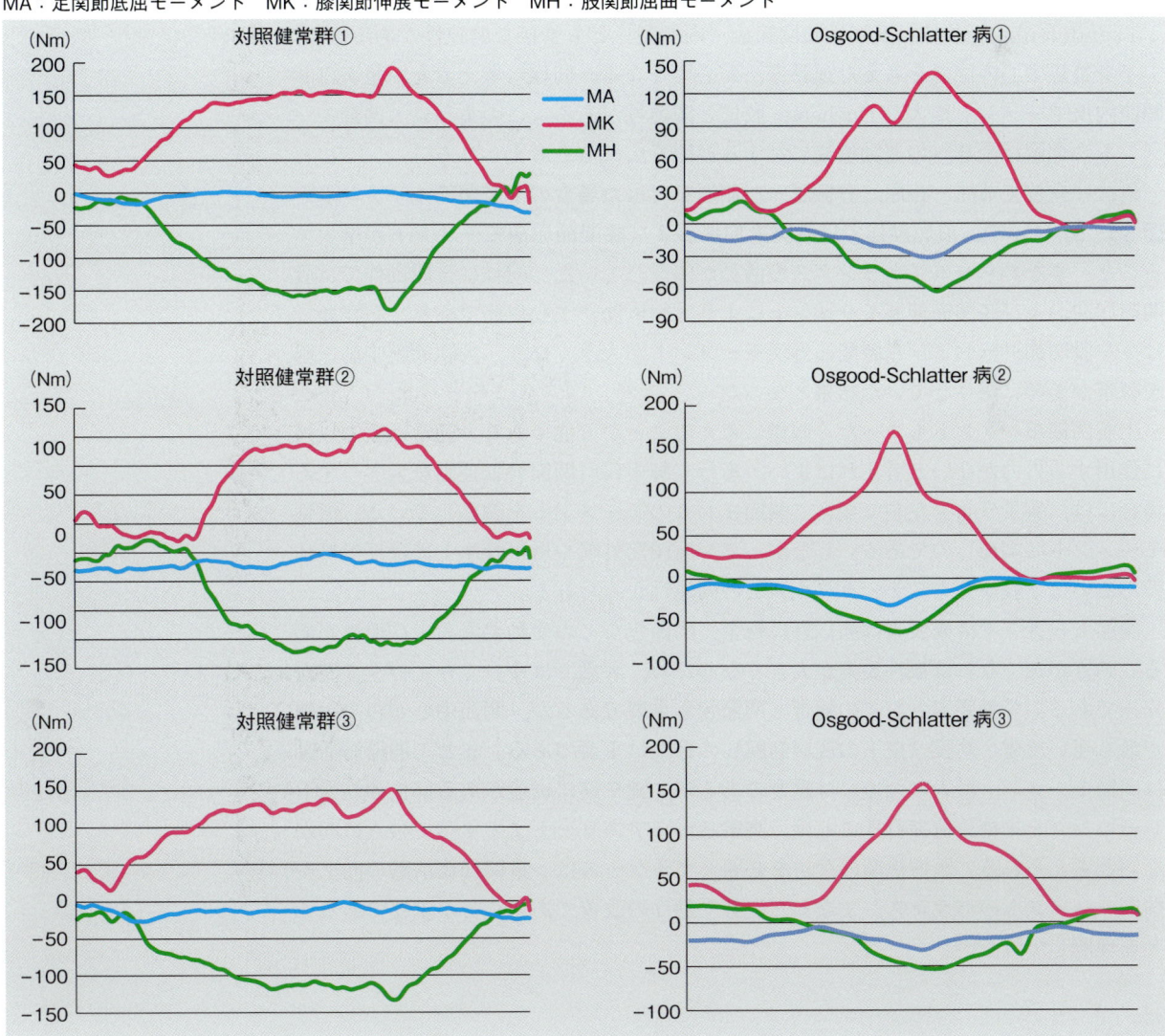

図 55 Trendelenburg 徴候陽性肢位
Trendelenburg 徴候は中殿筋筋力低下があるのに立脚側股関節外転モーメントがむしろ大きい。

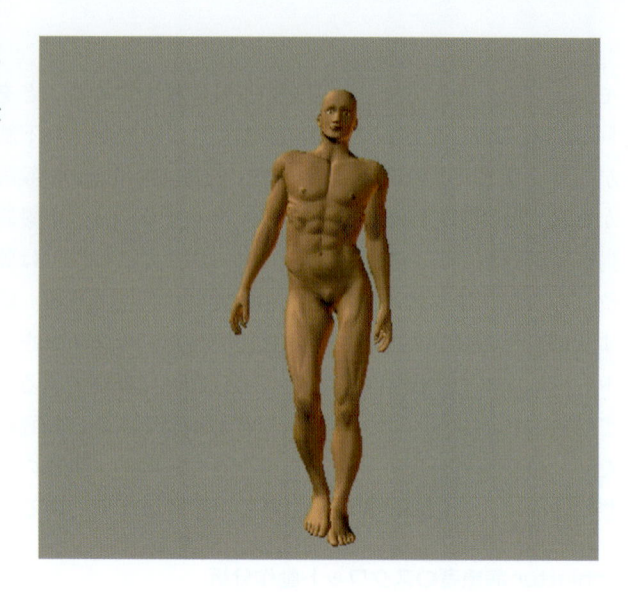

　Trendelenburg 肢位は変形性膝関節症（内側型）とも密接な関連性があるため，上半身質量中心の位置を考えた運動療法が必要となる。同様に考えると鵞足炎は膝関節内反モーメント増大や Duchenne 肢位と関連性がある。このように，関節モーメントの理解は全身への運動療法に対する展開を広げると考えられる。

　最後に立位で前屈－後屈，右側屈－左側屈を行った場合の下肢関節モーメントを図 56・57 に示す。前屈動作では股関節伸展および膝関節屈曲モーメントが増大すること，すなわちハムストリングスの活動が関与していた。同様に後屈動作では股関節屈曲および膝関節伸展モーメントにより大腿直筋が主動作筋であり，右側屈では，左股関節外転および左膝関節外反モーメントが大きくなり，大腿筋膜張筋－腸脛靱帯が姿勢に関与していた結果となった[16]。

　上肢関節モーメントもまったく同様に考えることが可能である。通常は重力以外に作用する外力がないと考えればよい。歩行立脚中に肩関節外転運動を大きくする場合には，質量分布を左右で変え，関節まわりのモーメントを調整している（慣性モーメントの調節）のである。したがって，肩関節外転や肩甲骨挙上には反対側体幹あるいは下肢筋力やスティッフネスとの関連性がみられる。

　関節モーメント構成要素は筋以外に靱帯，関節包などの受動要素および慣性がある。動きが速くなれば慣性要素が大きくなるため，評価ではゆっくりと行うことが妥当である。受動要素としての靱帯・関節包も重要であるが，関節中心からの距離が最も遠い皮膚・筋膜（皮下の浅層筋膜）の存在は重要である。また二関節筋活動は関節モーメント増大のためには重要であるが，腱や筋に炎症がある部位の筋力トレーニングを末梢負荷で行うことは，高齢者からアスリートまですべての人に向かないと考えられる。医療機関のケアを必要とするケースは，単関節筋活動の向上や関節モーメントのバランス，すなわち姿勢や動作の改善であることが重要であることを理解してほしい。

図56 前屈－後屈を行った場合の下肢関節モーメント

前屈時には股関節伸展，膝関節屈曲モーメントが増大し，後屈時には股関節屈曲，膝関節伸展モーメントが増大した。

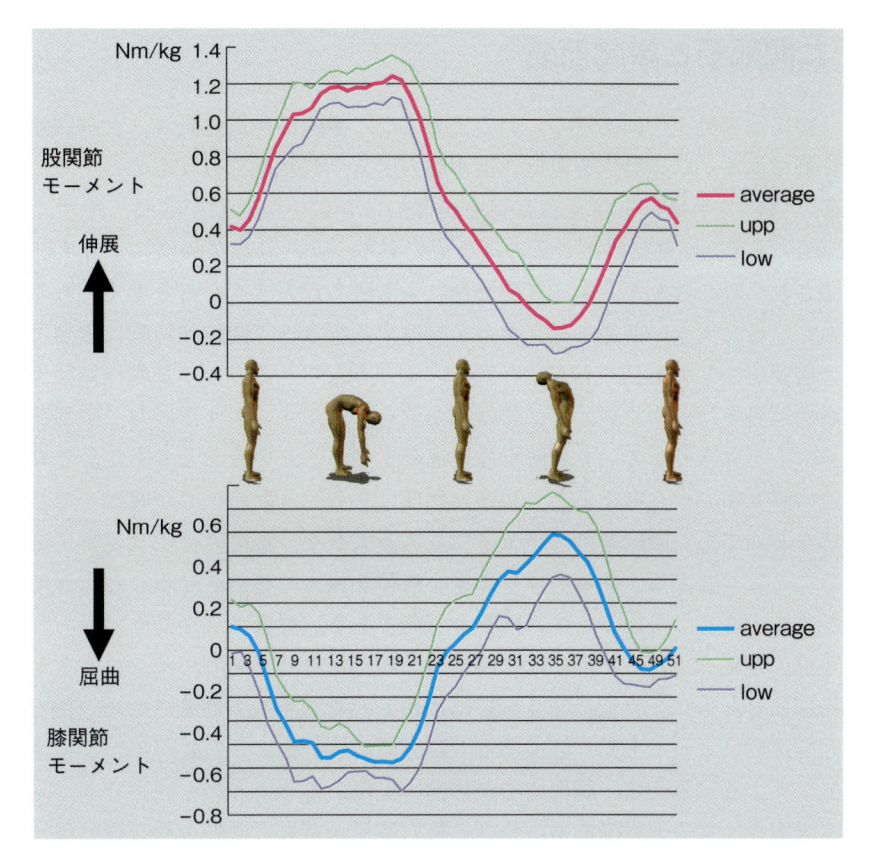

図57 右側屈－左側屈を行った場合の左下肢関節モーメント

右側屈時には左股関節外転モーメントおよび左膝外反モーメントが増大した。左側屈時にはその逆の結果となった。いずれも視覚的に関節モーメントは判断可能である。

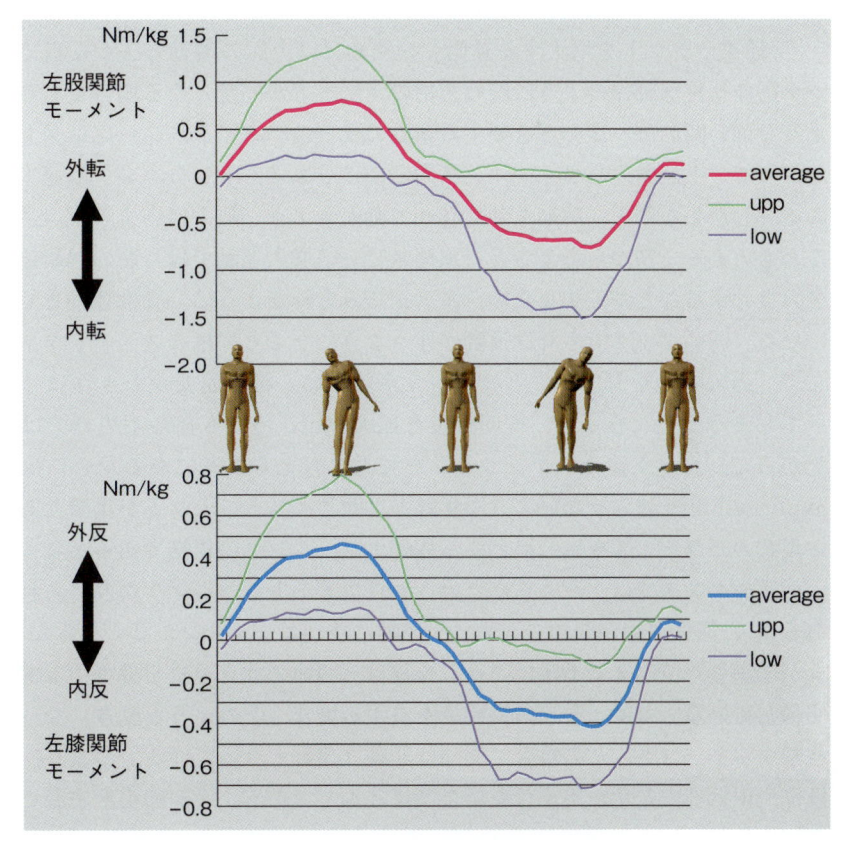

二関節筋と単関節筋

　膝関節運動を例にあげる。いうまでもなく膝関節伸展運動は，大腿四頭筋が主動作筋である。この動作を座位，徒手筋力テストの状態で行うものとする。下腿遠位部に強い徒手抵抗を与えると膝伸展運動に骨盤後傾運動が連動しやすくなる（図58）。骨盤後傾運動が生じるのはなぜであろうか。骨盤後傾位により大腿直筋は伸張され，その運動とともに二関節筋による張力が大きくなると考えられる。したがって，特に大きい関節モーメントを発揮する場合，二関節筋活動は重要となり，その筋長を少しでも長くして活動していると考えられる。この骨盤後傾動作は，脊椎屈曲運動を伴いやすい。特に腰椎屈曲位を生じやすい。すなわち，膝関節伸展モーメントを大きくしていくと腰椎屈曲運動を生じるということである。このことを前述の瞬間中心から考えると，膝関節顆部にあるべき関節中心が移動してしまうことになる。また，股関節のスティッフネスを大きく，腰椎スティッフネスを小さくすることにつながる。あるいは身体重心自体を後方に移動させることで作用点からの距離を大きくしているとする観察も可能である。本来キック動作にみられるような足部の速度を上げるためにはこのような動作が有効である。インパクトからは股関節屈曲とともに，骨盤後傾さらには後傾した骨盤を後方回旋させる（図59）。体幹回旋運動によって主動作筋である大腿直筋の活動中に，起始が停止から離れて逃げていくようにみえる。瞬間中心が体幹中央部にあるようにも観察でき，レバーアームを大きくする運動である。長さ−張力関係からも，このような運動は二関節筋活動によるモーメント増大と考えられる。

　「関節モーメントを増大する運動」のためには上記の運動方法が妥当である。キック動作や投球動作のように四肢末梢のスピードが問題となる場合である。上記のような強い関節モーメントを要する運動の代表はウエイトトレーニングである。したがって，上記動作パフォーマンス向上にはウエイトトレーニングは適当な運動である。しかしながら，関節を独立させて動かすような能力は高まらず，逆に欠落するともいえる。筋から考えると，末梢スピード増大運動では，筋の起始停止間距離を大きくすることが重要なため，キックでみられるように，脊椎運動まで伴うことになる。弱いキックでも脊椎運動が伴うようになると脊椎のスティッフネスが減弱して，過可動性を有することに繋がりかねない。腰椎屈曲がキックに「必ず」伴ってしまうようになると，椎間板後方拡大が起こっても何ら不思議ではない。したがって，レッグエクステンションを強力に行えるようになるためには，体幹をhypermobilityにさせないような体幹エクササイズとのセットが重要であり，それが現在のピラティスをはじめとする体幹トレーニングの根拠であると考えられる。

　武道やダンスでは，どちらかというとウエイトトレーニングが避けられる傾向があるのは，関節運動が独立できずに，「運動にバリエーションがなくなること」や「動きが予測されてしまいやすいこと」を避け，関節の独立運動を獲得するプロセスと関係している。では，整形外科疾患を有する場合，どのような動きになっているか観察すると，ほとんどの場合，関節は非独立運動となっている。つまり，二関節筋優位，中枢部安定化が不十分な場合がほとんどである。股関節疾患患者では股関節

▶ウエイトトレーニングは，二関節筋優位のトレーニング

だけ独立した運動が不可能であるため，治療では股関節屈曲運動を腰椎運動なしに行わせることが必要になる．すなわち，安定化した腰椎が必要になる．このことは，運動にバリエーションを生むことになり，特定部位に応力負荷が大きくならないという利点をもつ．重要なのは股関節屈曲運動を腰椎屈曲なしでも，あるいは腰椎屈曲を伴ってもできるということである．例えばクラシックバレエでは下肢挙上動作でも，同様のことが指導されているのがよい例であり，レッスンでは股関節運動を脊椎運動と独立させることが行われる．動き一般が楽な方向に進むと，バリエーションを少なくする動作が主体になってしまうことの歴史的蓄積と警鐘である．やや概念的になるが，「動き」を追求する武道やダンスにみられるこれらの重要性は，動作分析にとっては非常に重要な概念であると筆者は考えている．

図58 膝伸展モーメントと骨盤後傾
膝伸展運動に抵抗を与えると，骨盤は後傾しやすくなる．ハムストリングスの短縮だけではなく，大腿直筋の筋長を保とうとする反応と考えられる．

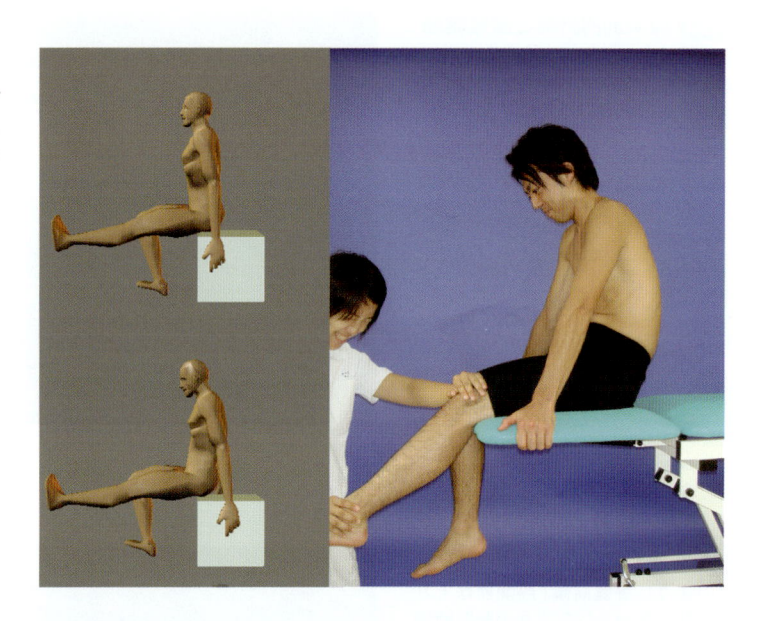

図59 大腿直筋の緊張を長くしているサッカーキック
膝関節伸展と骨盤後傾，体幹の右回旋で右下前腸骨棘は脛骨粗面と遠ざかる．瞬間中心が体幹中央にあるようにみえる．

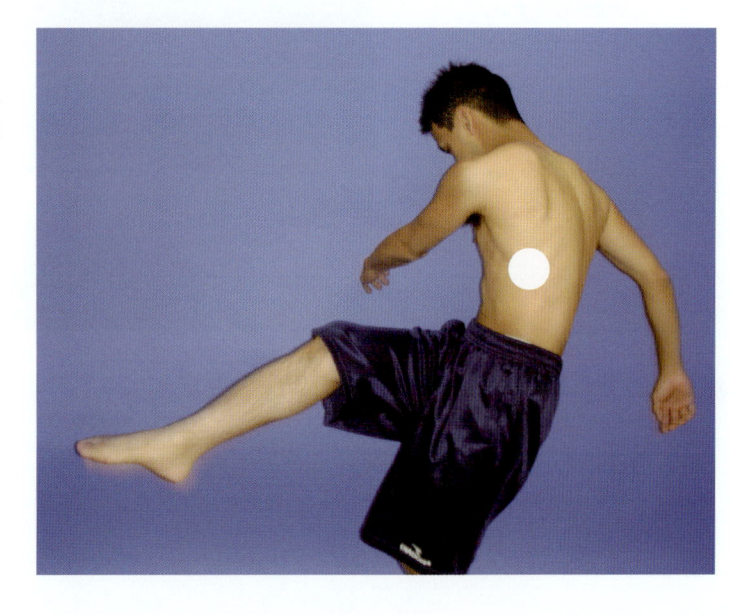

身体運動の非独立性は身体各部位にみられる．股関節内外転と腰椎側屈（図60），股関節伸展と腰椎伸展（図61），股関節屈曲と腰椎屈曲（図62），膝関節伸展と腰椎屈曲，膝関節屈曲運動と腰椎伸展，肩関節屈曲運動と肩甲骨後傾（矢状面で肩甲骨下角が前上方へ動く方向），肩関節伸展運動と肩甲骨前傾運動（矢状面で肩甲骨下角が後上方へ動く方向），肘関節屈曲運動と肩甲骨後傾運動（図63），肘関節伸展運動と肩甲骨前傾運動など枚挙に暇がない．関節モーメントを大きくするために身体重心を移動させる動作も同様であり，身体重心移動を特異的に行うことで，運動器への応力が増大してしまうことが，整形外科疾患患者の動きの破綻であるともいえる．

図60 股関節内外転と腰椎側屈
股関節外転モーメント増大には右図の方法が有利である．しかし，この運動は股関節疾患患者に不利益となる．

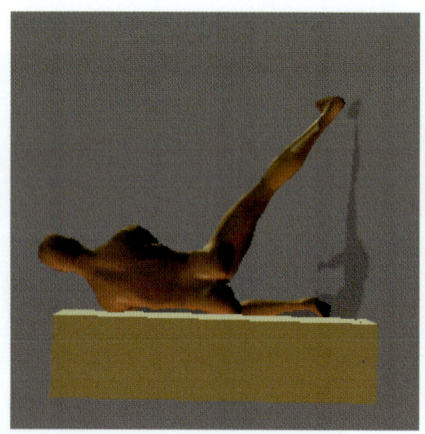

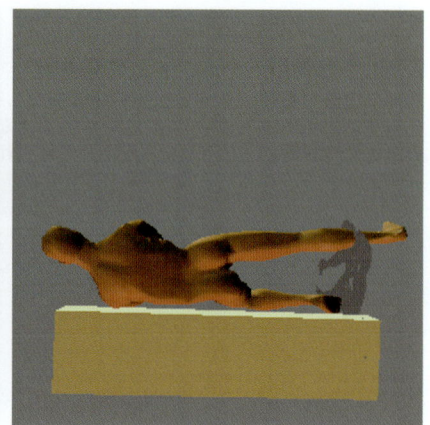

図61 股関節伸展と腰椎伸展
右図のように骨盤前傾（股関節はそれほど伸展しない）したほうが股関節伸展モーメントが増大しやすい．

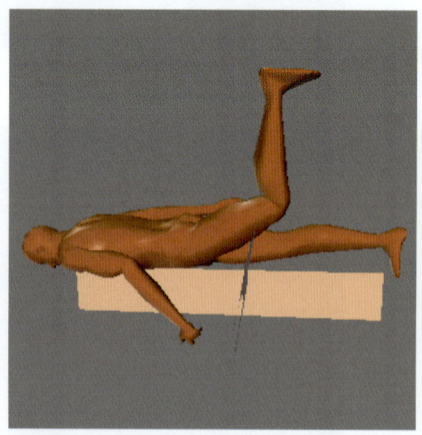

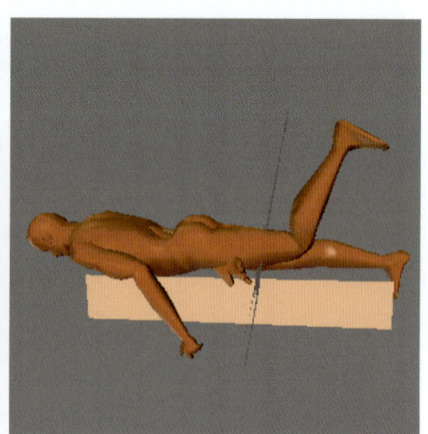

関節モーメントからの重要な示唆は,「関節モーメントを大きくしている身体全体の評価」の重要性である。ジャンパー膝ではストレッチングは対症的であり,膝関節伸展筋のみを鍛えてはいけないのである。変形性股関節症では,中殿筋筋力増強は必要な場合が多いが,大腿筋膜張筋－腸脛靱帯への強い負荷はむしろ股関節を不安定化させるのである。

図62 股関節屈曲と腰椎屈曲
右図のように骨盤後傾,腰椎屈曲運動を連動させたほうが股関節屈曲モーメントが増大する。しかしながら股関節可動域はこの運動では改善しない。

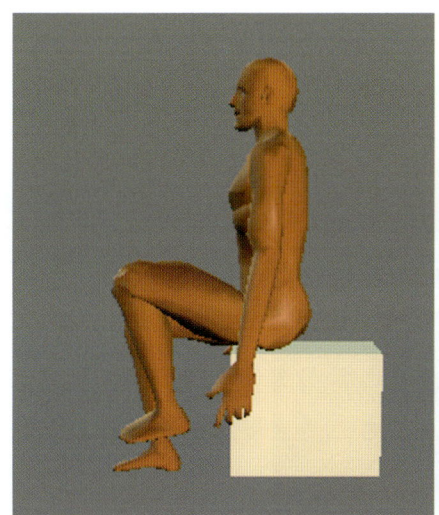

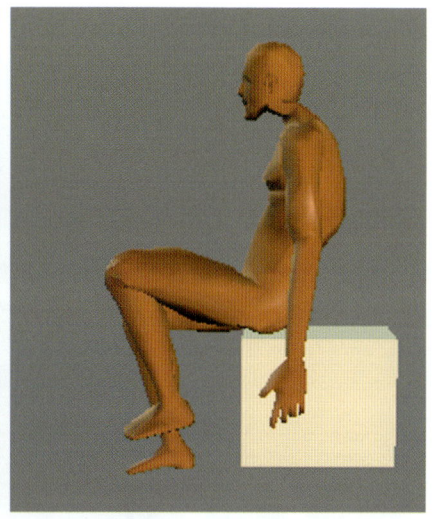

図63 肘関節屈曲運動と肩甲骨後傾運動
肘関節屈曲モーメント増大のため,肩甲骨後傾だけでなく,身体重心自体を後方移動させ,上腕二頭筋筋長を確保している。

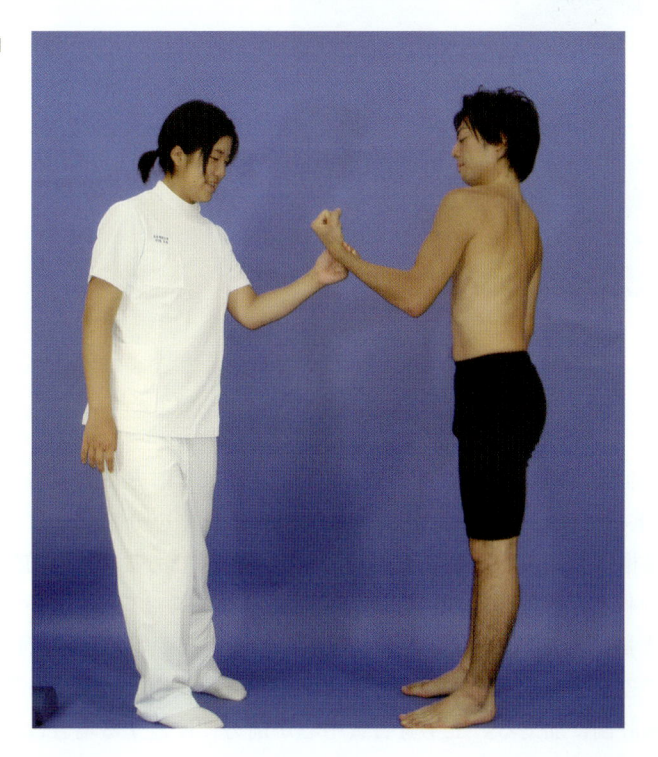

Ⅱ●体幹からみた動きと理学療法の展開

姿勢・動作の捉え方

姿勢・動作分析に有効な基本動作の導入と骨盤運動

　姿勢や動作分析で基準とすべき事項は多くあるが，身体重心の位置する骨盤の空間上での位置の表現は特に重要である。骨盤の自由度は並進3自由度，回転3自由度の計6自由度である。3平面からこれらの運動を考える方法が姿勢・動作分析においては不可欠である（図1）。立位において3平面から姿勢・動作を捉える方法を中心に，座位，臥位についても言及する。

図1 骨盤の6自由度 XYZ方向の並進運動と回転運動

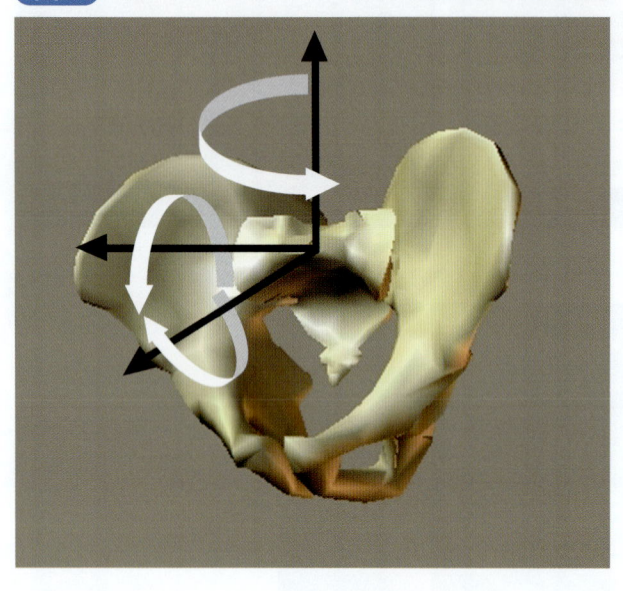

矢状面

　矢状面上での骨盤の回転運動は「前傾－後傾」，並進運動は「前方移動－後方移動」である（図2）。重心位置高位（仙腸関節）から上下で身体を分類し，骨盤に最も近い部位である腰椎と股関節を用いて表現したものが表1である。骨盤前傾－後傾の評価は上前腸骨棘と上後腸骨棘の高低差で判断し，標準を2〜2.5横指分上後腸骨棘が高い位置と評価している（図3）。すなわち，空間上の絶対座標での評価である。これ以上の差を前傾，以下を後傾とする。上半身質量中心，下半身質量中心の相対位置関係も評価に加える。上半身質量中心が前方に位置する場合は，骨盤前傾であることを確認する。また骨盤前方移動，後方移動の観察については，耳

▶矢状面：
- 骨盤前傾－骨盤後傾
- 骨盤前方移動－骨盤後方移動

孔，肩峰，大転子，膝関節，外果の前後位置を簡単に評価する．大転子が肩峰－外果ラインより前方にあるものを骨盤前方移動，後方にあるものを骨盤後方移動として，骨盤前後傾と組み合わせて評価する．すなわち，「前傾－前方移動」のようになる．必要であれば左右両側の評価を行う．頸部疾患など頸部の位置を問題にしたい場合には，鼻尖－耳孔を結ぶ線が水平線となす角度を参考に頭部の前後傾も評価する．したがってこの場合も「頭部前方移動－後傾」などと評価可能である．

図2 矢状面での骨盤の表現
ⓐ．前方移動　ⓑ．後方移動　ⓒ．前傾　ⓓ．後傾

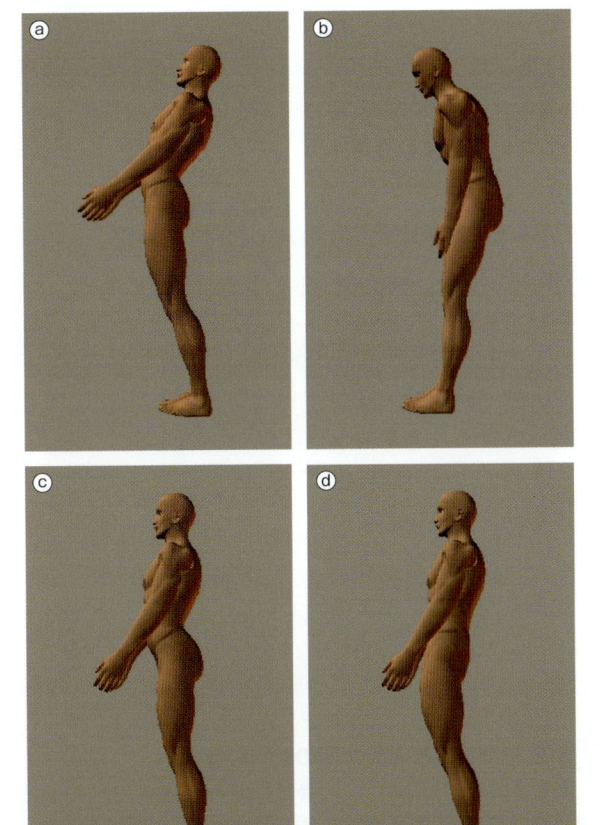

図3 骨盤前傾－後傾の評価
上前腸骨棘より上後腸骨棘が2～2.5横指高いものを基準とする．

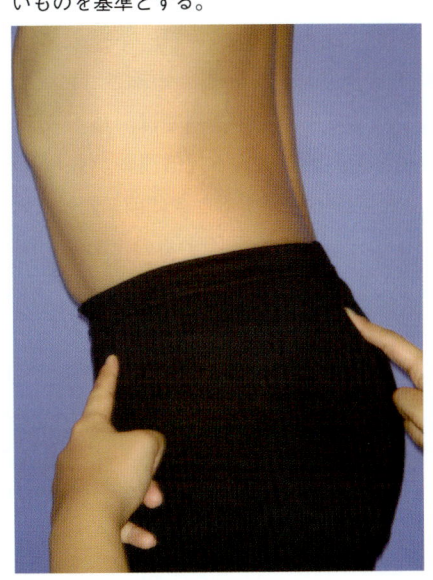

表1 矢状面の骨盤位置　骨盤と腰椎の関係

	骨盤前傾	骨盤後傾	骨盤前方移動	骨盤後方移動
股関節	屈曲	伸展	伸展	屈曲
腰椎	伸展	屈曲	伸展	屈曲

矢状面上の姿勢評価は上記のように行えばよいが，より正確を期すため骨盤前後移動を行ってもらう．骨盤前方移動は表1で示したように腰椎伸展，股関節伸展の組み合わせである．前方移動しながら前傾が大きくなったとすると，前傾と前方移動の重なる部分である腰椎伸展位は変わらなかったこと，すなわち腰椎後面が伸張されにくいことがわかる（図4）．同様に骨盤前方移動しながら骨盤後傾が大きくなるのは股関節が伸展位のままであり，股関節後面が伸張されにくいと評価できる．さらに骨盤後方移動－骨盤後傾では腰椎屈曲位のままで腰椎前面が伸張されにくい，骨盤後方移動－骨盤前傾では，股関節屈曲位のままで股関節前面が伸張されにくいと評価できる（図5）．伸張されにくい側の反対側が短縮しにくいことも考慮すると問題点は考えやすくなる．本来，身体重心の制御から骨盤が前後どちらに移動した状態でも，骨盤前傾－後傾どちらも可能であればよい（バリエーションがある）が，どちらか一方しかできない場合には，伸張されにくい側，短縮されにくい側が生じてしまう．

　前方移動に前傾が同時に生じている例では，ハイスティッフネスエリアが腰椎後方にあるが，それは股関節伸展制限による代償運動かもしれない．そのため後方移動も調べればよい．重要なことは前方移動するときに前傾だけではなく後傾もできるのかどうか，すなわち運動のバリエーションを評価するのである．矢状面での骨盤前後移動の際に，骨盤前後傾の操作をしながら動きにくい部位を探していくことが重要である．上記のように書くと難解なイメージを浮かべるかもしれないが，評価をすれば1分とかからない．

　変化しなかった部位は動作中にも変化が小さいハイスティッフネスエリアである．ハイスティッフネスエリアではその肢位を維持するために持続的筋収縮，筋短縮や関節包・靱帯の短縮がある．ハイスティッフネスエリアは，近接する上下あるいは前後部位のスティッフネスを変化させる．腰椎伸展位のままでは当然，腰椎は屈曲位となりにくい場合が多い．上記に示した通り，骨盤前後移動と前後傾の組み合わせを考えることで，骨盤周囲のどこがハイスティッフネスエリアか評価することは，この部位がほぼ身体重心高位であるため全身の姿勢を考えるうえで重要な情報である．

図4　骨盤前方移動した際の傾斜の違い
ⓐ．骨盤後傾（股関節伸展）　ⓑ．骨盤前傾（腰椎伸展）

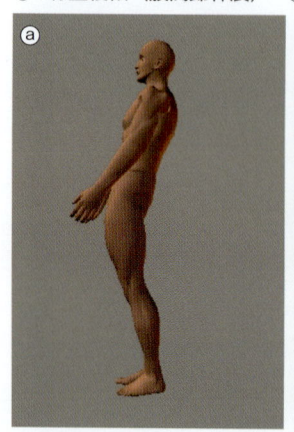

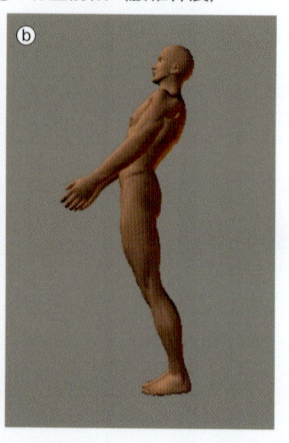

図5　骨盤後方移動した際の傾斜の違い
ⓐ．骨盤後傾（腰椎屈曲）　ⓑ．骨盤前傾（股関節屈曲）

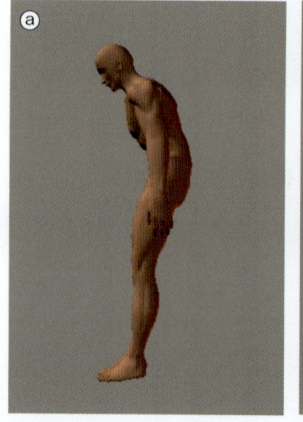

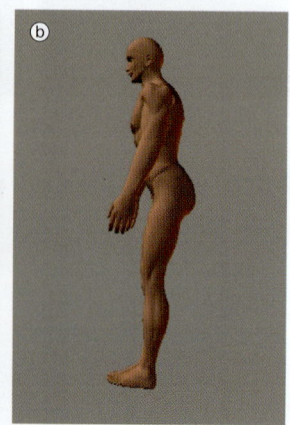

前額面

　前額面での骨盤回転運動は「骨盤右側挙上（左側下制）－骨盤左側挙上（右側下制）」，並進運動では「骨盤右側移動－骨盤左側移動」と分類する（図6）。必要であれば前後両側から評価する。身体前方と後方からの姿勢が異なる場合には，水平面での評価が重要になり，左右の上前腸骨棘または上後腸骨棘高位を矢状面での評価と同時に行う必要がある。上前腸骨棘，上後腸骨棘4カ所の空間座標を評価し，左右腸骨がどのような位置関係になっているか評価し図6と対応させる。下肢機能軸垂直での立位において第7頸椎－上半身質量中心－正中仙骨稜－下半身質量中心－両側膝関節中心－両側足関節中心から骨盤左右移動を評価する。あるいは外後頭隆起，第7頸椎，正中仙骨稜，膝関節，足関節位置でもよい。矢状面と同様に股関節と腰椎を用いて表現したものが表2である（左下肢）。前額面立位姿勢を，骨盤右側挙上－右方移動といったように評価することで，ハイスティッフネスエリアの部位を評価する。

　前額面でも矢状面と同様に簡易的な動作を用いることで評価は正確になる。骨盤右側移動をしながら右側が下制すれば腰椎左側屈が大きいことが，右挙上が起きれば右股関節内転運動が大きいことを示す（図7）。骨盤左移動とも比較して骨盤前後，左右のスティッフネスを比較検討する。

▶前額面：
- 骨盤右側挙上－骨盤左側挙上
- 骨盤右側移動－骨盤左側移動

図6　前額面での骨盤の表現
ⓐ．左方移動　ⓑ．右方移動
ⓒ．右側挙上　ⓓ．左側挙上

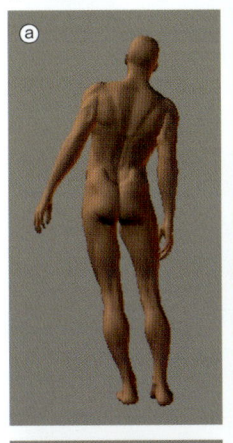

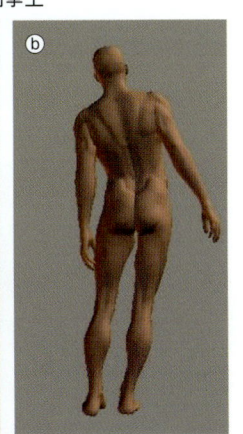

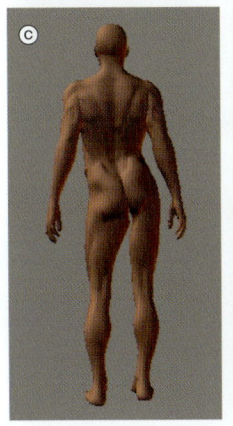

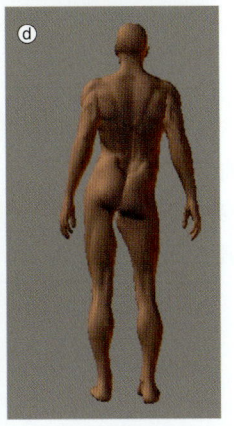

図7　骨盤右方移動した際の傾斜の違い
ⓐ．骨盤左挙上（腰椎左側屈）
ⓑ．骨盤右挙上（右股関節内転，左股関節外転）

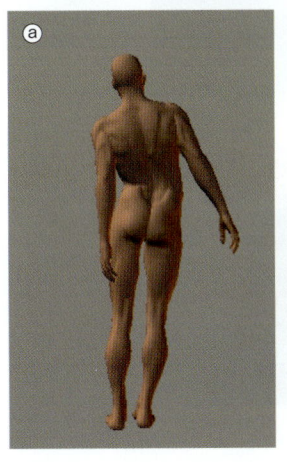

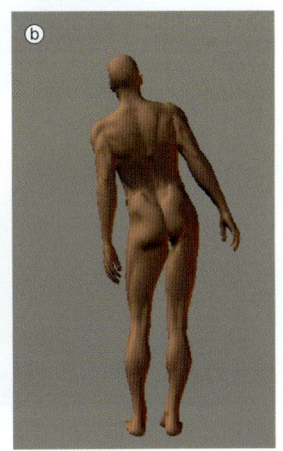

表2　前額面の骨盤位置　骨盤と腰椎の関係（左下肢）
右下肢はこの逆になる。

	骨盤右挙上	骨盤左挙上	骨盤右方移動	骨盤左方移動
股関節	外転	内転	外転	内転
腰椎	右側屈	左側屈	左側屈	右側屈

水平面

▶水平面：
- 骨盤回旋
- 骨盤上下運動

　水平面での骨盤回転運動は「骨盤右側前方（左側後方）−骨盤左側前方（右側後方）」，並進運動では「骨盤上方移動−骨盤下方移動」と分類する．前額面と同様に左右足部の中間位，下肢機能軸を垂直にした基本立位において，骨盤回旋がどのように生じているかを観察と触診により確認する．ただし水平面では，回旋運動が重心付近だけでなくどの部位で生じているかの評価を身体部位毎に分類評価することが重要である．筆者は，足部内外転，下腿捻転，膝関節回旋，大腿骨捻転（特に大腿骨頸部），股関節回旋，仙腸関節，体幹下部（骨盤から上半身質量中心まで），体幹上部（上半身質量中心から頸胸移行部），頭頸部回旋と分類している．臥位にて足部から上へ回旋を評価していき，方向が反対となる部位（rotational turning area）の評価が特に重要と考えられる（図8）（141ページ参照）．水平面での並進，回転運動の左右差は矢状面，前額面どちらの問題からでも生じるあるいはどちらにも影響を与えると考えられるため，各々の評価と併せて問題点を抽出する．

図8 rotational turning area の観察
頭方向から回旋が逆転する部位を観察する．

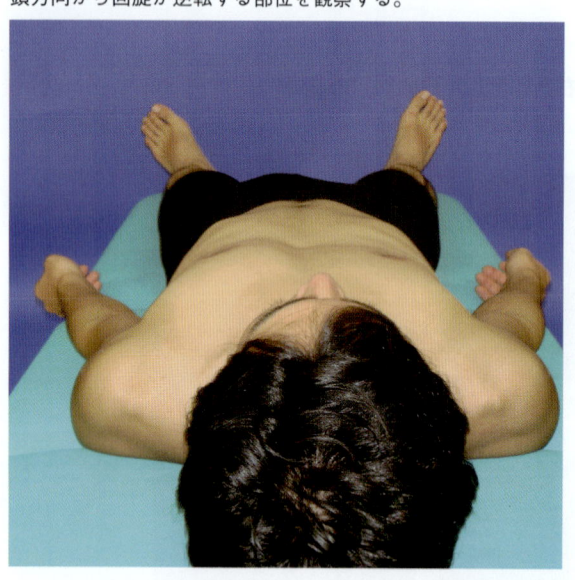

立位における姿勢・動作の捉え方

　上記3平面の評価とともに基本動作を評価するとさらに問題点が抽出しやすい．すべての項目を評価するわけではなく，必要に応じて行う．また上半身に関する脊椎の運動の組み合わせなどについては座位の項（136ページ参照）で述べる．

前屈運動

　前屈運動は体幹が前傾して，上半身質量中心が前下方移動し，下半身質量中心が後下方移動する動作である（図9）。指先床間距離（FFD）も指標となる。股関節屈曲運動と脊椎屈曲運動が同時かつ相補的に生じ，疾患と関連するケースでは股関節屈曲制限と脊椎過剰屈曲の組み合わせが多い。代表疾患は椎間板ヘルニアである。例えば下半身質量中心の後方移動量が少ないのにFFD 0cmの場合には，上半身質量中心前方移動も少なく，脊椎過剰屈曲などが認められる。筆者は，前屈時の股関節屈曲角度を上後腸骨棘－上前腸骨棘を結ぶ線の延長線で評価し，男性では母趾，女性では中足趾節関節より後方に位置することを股関節屈曲条件としている（図10）。また左右差は，対象者後方から左右上後腸骨棘の上方移動の程度で評価する（図11）。例えば右上後腸骨棘の上方移動が少ない場合，右股関節屈曲制限があると評価する。また筋膜は鼠径部（股関節屈曲制限）や腹部（腰部屈曲制限）で集まりやすく，詰まる感触となりやすい。矢状面評価の際に骨盤後傾－骨盤前方移動（ハイスティッフネスエリアが股関節後面）の組み合わせではないか確認する。

▶前屈運動：
- 股関節屈曲
- 脊柱屈曲

▶指先床間距離：finger floor distance；FFD

図9　前屈運動
上半身質量中心前下方移動と下半身質量中心後下方移動。

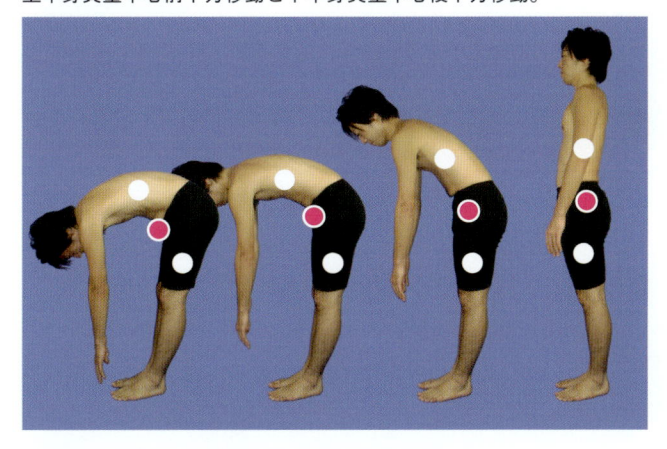

図10　前屈時の股関節屈曲可動域の観察
上後腸骨棘から上前腸骨棘へ延長した線が母指（男性），MP関節（女性）に到達することをもって股関節屈曲角度が十分あると考える。

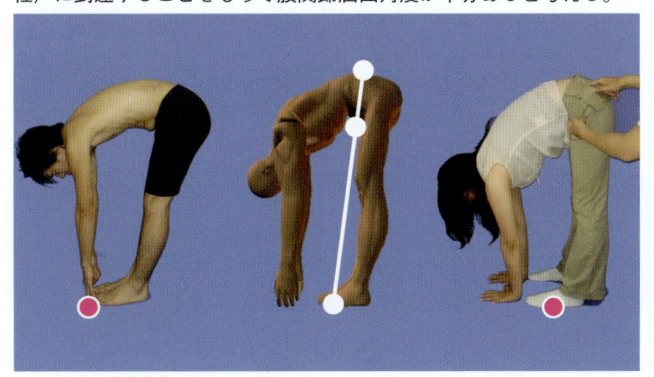

図11　前屈時の左右上後腸骨棘の移動の触診
上前方向への移動が遅れる側には股関節屈曲制限が考えられる（図は左股関節屈曲制限）。

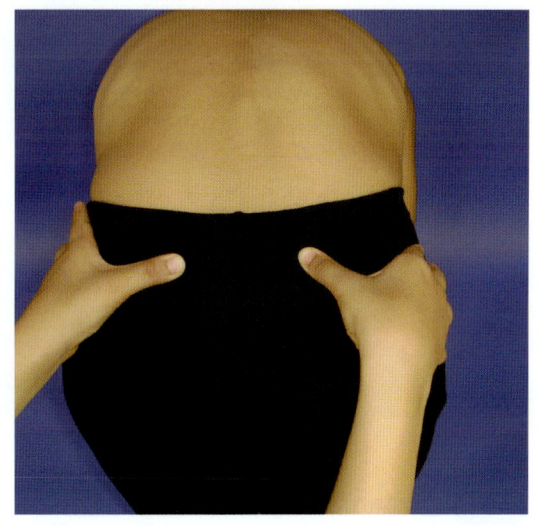

後屈運動

　後屈運動は体幹が後傾して，上半身質量中心が後下方移動し，下半身質量中心が前下方移動する動作である（図12）。股関節伸展運動と脊椎伸展運動が同時かつ相補的に行われるが，疾患と関連するのは股関節伸展制限と脊椎過剰伸展の組み合わせによる場合が多い。この場合，筋膜は腰背部で集まり皮膚の皺となり，詰まる感触（圧縮応力）となりやすい。前屈同様に下半身質量中心の前方移動制限と上半身質量中心後方移動制限のケースが多い。股関節伸展制限を膝関節屈曲運動で代償するケースも多い。本動作で機能破綻をする代表疾患は腰椎分離すべり症である。左右差は，対象者前方から左右上前腸骨棘の上方移動の程度で評価する（図13）。上がりにくい方が股関節伸展制限側である。前屈後屈運動は矢状面運動であるため，屈曲−伸展運動が主体である。特定の関節の屈曲あるいは伸展制限と他関節の過剰屈曲，過剰伸展の組み合わせがあると水平面での非対称性姿勢として観察できる。骨盤前後傾，前後移動により観察可能なハイスティッフネスエリアの評価は上記のように重要である。矢状面の評価の際に骨盤前傾−骨盤後方移動の組み合わせ（ハイスティッフネスエリアが股関節前面）になっていないか確認する。

▶後屈運動：
- 股関節伸展
- 脊柱伸展

図12 後屈運動
上半身質量中心後下方移動と下半身質量中心の前下方移動。

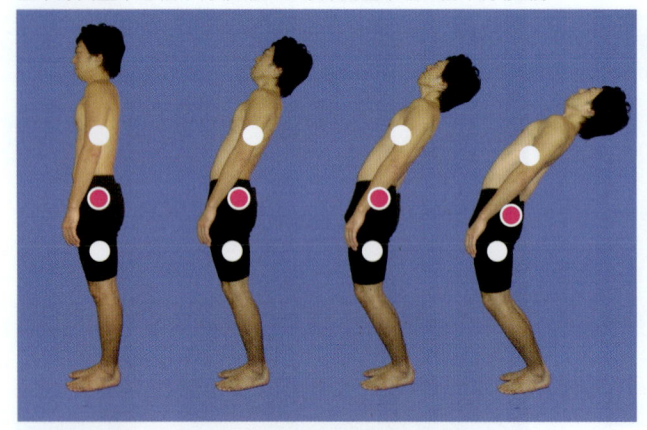

図13 後屈時の左右上前腸骨棘の移動の触診
上後方向への移動が遅れる側には股関節伸展制限が考えられる。

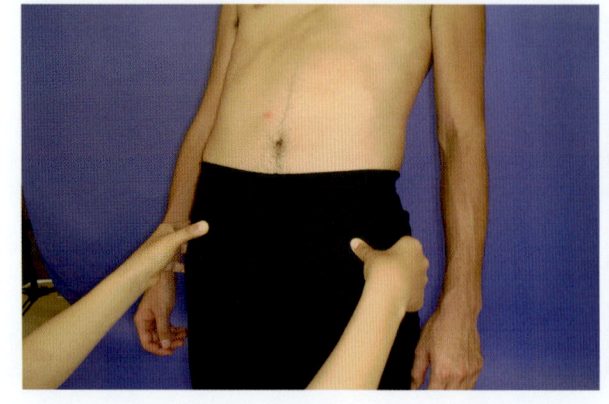

側屈運動

　側屈運動は体幹が側方傾斜して，上半身質量中心が左右下方移動し，下半身質量中心が反対側左右下方移動する動作である（図14）。下肢機能軸垂直位でこの評価を行えば，股関節と腰椎どちらの影響が大きいかわかりやすい。

　側屈運動は前額面運動であるため，股関節内転－外転，膝関節内外反運動，脊柱側屈や傾斜運動が主体である。上半身質量中心右移動制限が下半身質量中心の左移動制限とともに生じていたり，左過剰移動で代償される運動がよく観察される。

　矢状面と同様に骨盤左右挙上および下制，左右移動によりハイスティッフネスエリアを評価する。例えば右股関節が外側のハイスティッフネスエリアで外転位を有する場合，立位姿勢においては骨盤左側移動と骨盤左側挙上が観察できる。立位では右股関節外転位になるため左側股関節と比較すると内転制限を有する。矢状面と同様に，特定の関節の運動制限と他関節の過剰運動の組み合わせは水平面での非対称性として現れることが多いので注意を要する。

▶側屈運動：
● 股関節内外転
● 脊柱側屈

図14 右側屈運動
上半身質量中心の右下方移動と下半身質量中心の左下方移動。

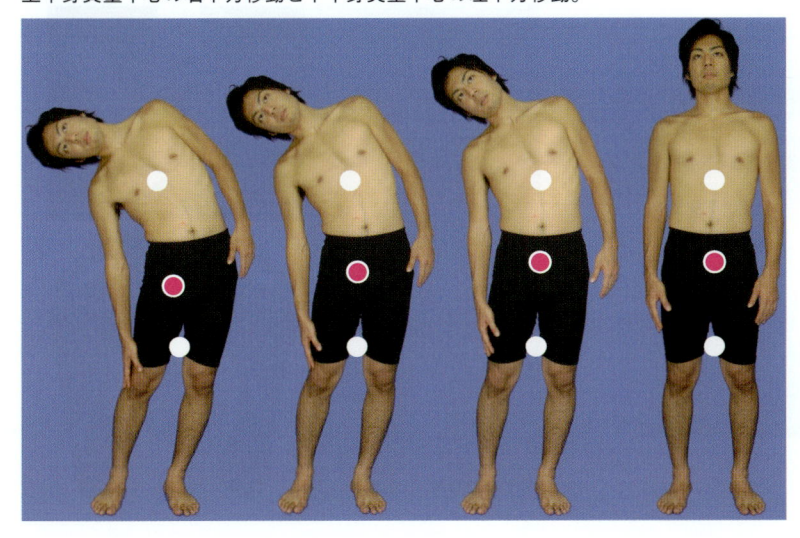

回旋運動

　立位での回旋運動は，右回旋を例にあげると，左下腿，左大腿内旋（絶対座標），左膝関節，左股関節外旋（相対座標），左腸骨前傾（絶対座標），右下腿，右大腿外旋（絶対座標），右膝関節，右股関節内旋（相対座標），右腸骨後傾（絶対座標），脊椎右回旋運動（絶対および相対座標）が生じる（図15・16）。股関節回旋運動制限は，仙腸関節や腰椎および膝関節の過剰回旋や大腿および下腿骨の形態変化（内捻および外捻）に移行する。また上半身質量中心を中心に上下で回旋の代償運動が生じることもある。重要なのはハイスティッフネスエリアを評価により見極め，代償運動との関連性から問題点を抽出することである。

　矢状面あるいは前額面運動を行った際に水平面に特徴が現れることは前述の通りである。前述の下肢運動連鎖の項をご参照頂きたい。表3に水平面上での骨盤位置骨盤と腰椎の関係を左下肢で示す。

▶回旋運動：
● 下肢回旋
● 脊柱回旋

図15 右回旋運動
体幹右回旋，左股関節および膝関節外旋，右股関節および膝関節内旋運動が生ずる。

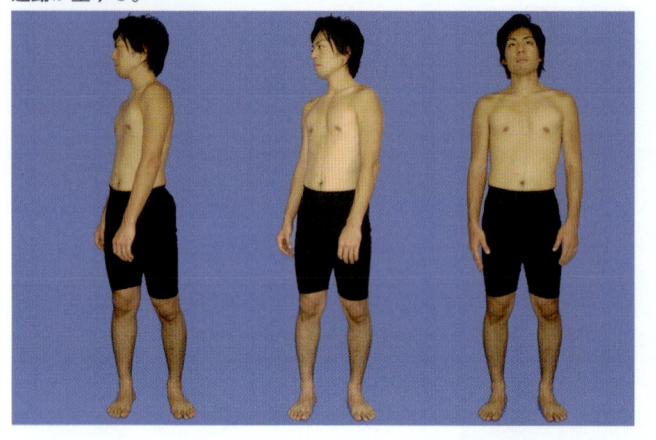

図16 右回旋運動
右に回旋するにつれ右腸骨後傾，左腸骨前傾，左足圧中心母指球方向への移動，右足圧中心後外側移動が生じる。

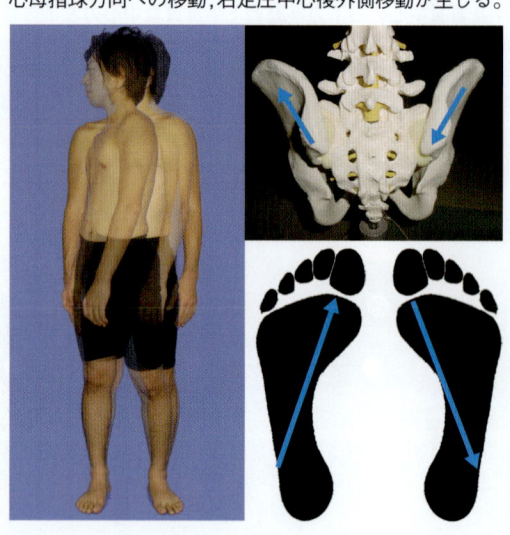

表3 水平面の骨盤位置　骨盤と腰椎の関係（左下肢）
頭部が前方を向いている場合。

	骨盤右前方	骨盤左前方
下肢	内旋および内捻	外旋および外捻
脊椎	右回旋	左回旋

図17 スクワット運動
上半身質量中心と下半身質量中心の前後位置が鍵となる。

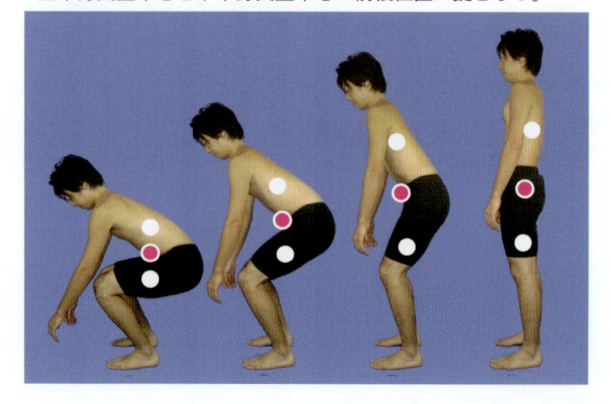

スクワット運動

　スクワット運動は主として下肢屈曲，体幹前傾動作の組み合わせで，矢状面上の運動である（図17）。股関節屈曲と足関節背屈はお互いに補う関係にある。股関節屈曲制限がある場合，足関節背屈を大きくして代償し，逆に足関節背屈制限があると股関節屈曲角度が大きい運動を行う。さらに体幹前傾がうまく行えないときには，股関節屈曲制限があり，腰椎などの脊椎屈曲角度増大，頭部や上肢前方移動など身体重心制御による代償運動を用いてバランスをとる。制限のある股関節から上部の身体重心前方化をさまざまなバリエーションで行うということである。観察のポイントとしては，大腿部が床と水平になるまでは，上半身質量中心と下半身質量中心の前後の相対位置が変化しないまま行うことができるかチェックする。両者が前後移動しないスクワット動作の獲得は関節負担を軽減した理想的な方法といえる。矢状面評価での上前腸骨棘－上後腸骨棘ラインが水平面となす角度および上半身・下半身質量中心位置を評価する。重心下降につれて，上半身質量中心が後方移動するスクワット動作は膝関節伸展モーメントを増大させる。ウエイトトレーニングでは，バーベル位置，上半身質量中心，下半身質量中心前後位置を一致させることが安定したスクワット動作を可能にする。また強化すべき筋の目的に応じたスクワットのバリエーションを図18に示す。矢状面上の運動であるため，前後屈と同様，特定の関節の屈曲制限は水平面での非対称性として現れる。

▶スクワット運動：下肢屈曲による骨盤上下運動

図18 スクワット運動におけるバリエーション（118ページ参照）

大腿直筋ⓐ，ハムストリングスと下腿三頭筋ⓑ，ハムストリングスⓒのトレーニング。

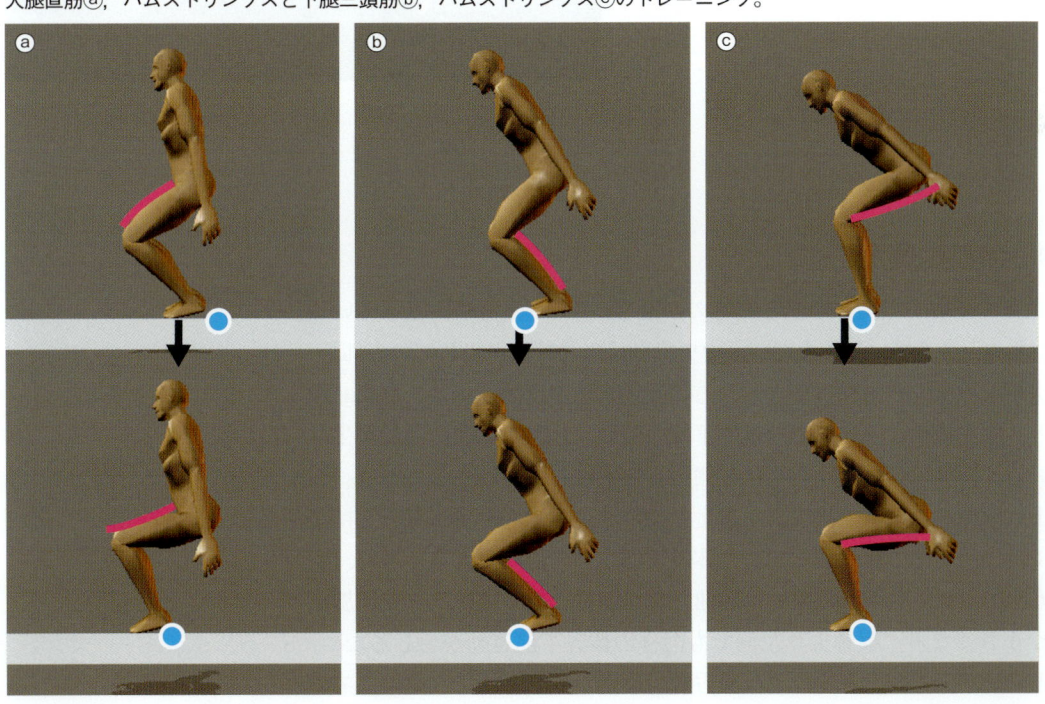

座位における姿勢・動作の捉え方

座位における上半身質量中心と座圧中心

　端座位における質量中心位置は胸椎中央よりやや下のレベルにあるといわれている（図19）[17]。また座圧は左右の坐骨結節を中心に圧分布が生じる（図20）。静止座位姿勢では，上半身質量中心を座面に投影した点が，座圧中心位置となる。坐骨結節はその形状が前後左右ともに下向き凸型のため座圧が移動しやすい特徴を有する。

図19 座位における質量中心
上半身質量中心とほぼ同じ高位となる。

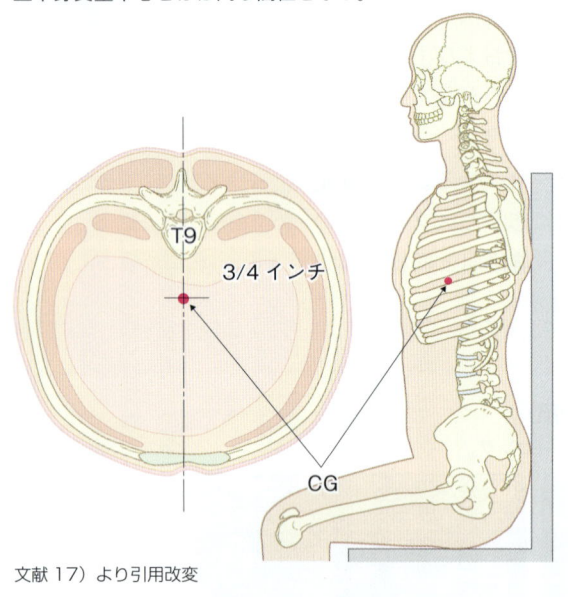

図20 座圧分布（上が前方を示す）

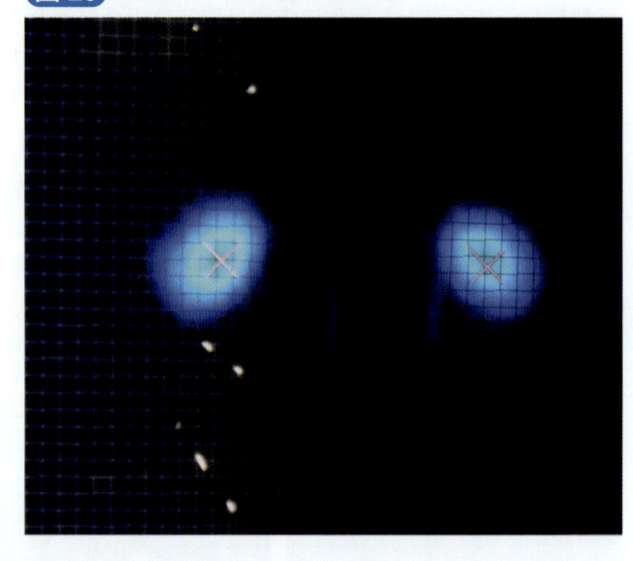

文献17）より引用改変

▶ 座圧中心は上半身質量中心投影点

上半身質量中心の移動運動

　体幹下部の運動と座圧中心の関係を示したものが図21である。椅子に座っている座面を上から見たものと考えていただきたい。中央横軸は坐骨結節が接している部分，縦軸は左右の中央線である。頸胸移行部より上方の頭部が正中位置にあり，あまり移動しない状態だと，中央横軸より前方では体幹下部の伸展，後方では屈曲運動が生じることを示している。同様に縦軸より右では左側屈，左では右側屈が生じている。左右軸交点より右上（座標系の第一象限にあたる）では伸展，左側屈が生じることになるが，この肢位では椎間関節の構造などにより体幹下部右回旋運動が大きくなり，左回旋は小さくしか生じない。右下の位置では屈曲，左側屈位となり体幹下部左回旋が大きく，右回旋が小さくなる。縦軸より左側でも同様の体幹下部運動が生じるため，伸展位では側屈と回旋が逆方向，屈曲位では同方向の運動が生じる。また体幹上部の動きを示したものが図22である。図23は座圧位置の違いによる体幹回旋を示したも

のである。体幹下部には下位胸椎運動や仙腸関節運動も含まれる。体幹上部は，第1から第9胸椎高位であるため肩甲胸郭関節と運動連鎖を有する（図24）。

図21 体幹下部の座圧中心位置のシェーマ
（座面を上から見たもの）

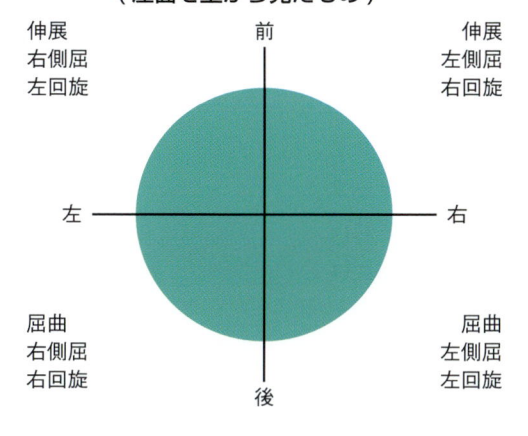

伸展　　　前　　　伸展
右側屈　　　　　　左側屈
左回旋　　　　　　右回旋

左　　　　　　　　　右

屈曲　　　　　　　屈曲
右側屈　　　　　　左側屈
右回旋　　後　　　左回旋

図22 体幹上部の座圧中心位置のシェーマ
（座面を上から見たもの）

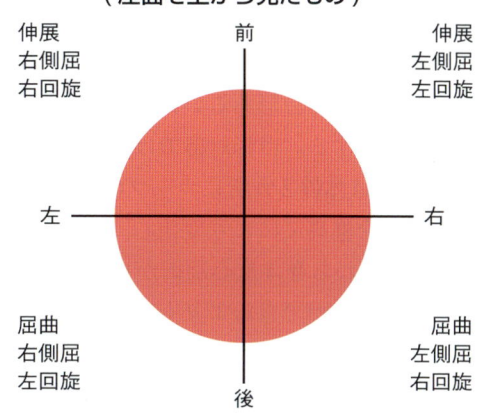

伸展　　　前　　　伸展
右側屈　　　　　　左側屈
右回旋　　　　　　左回旋

左　　　　　　　　　右

屈曲　　　　　　　屈曲
右側屈　　　　　　左側屈
左回旋　　後　　　右回旋

図23 体幹回旋の違い
ⓐ. 体幹下部回旋（座圧中心右前方）
ⓑ. 体幹上部回旋（座圧中心右後方）

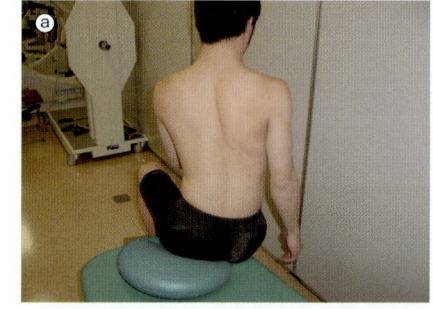

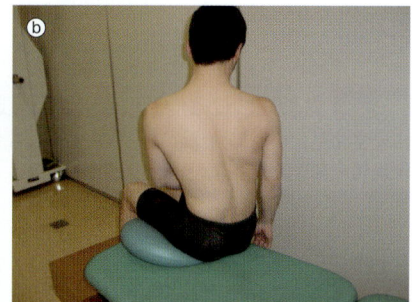

図24 座圧中心と肩甲骨のアライメントの関係

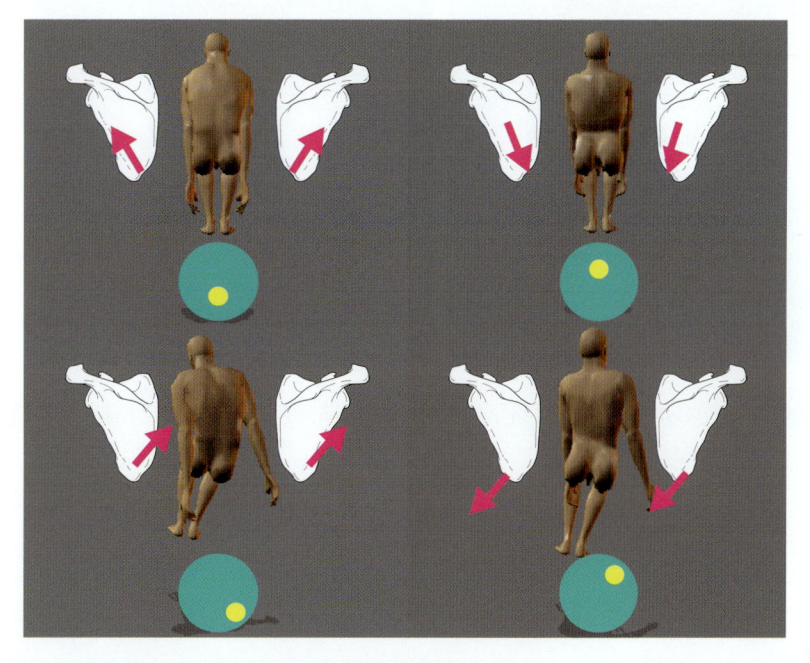

ゴルフ，テニス，スキーのように左右回旋動作が大きいスポーツでは，上半身質量中心位置は非常に重要となる。図21・22より体幹右回旋をする場合，体幹下部が屈曲であると左坐骨結節に荷重する。また左回旋時には，右坐骨結節に荷重する。立位でも胸椎後弯が大きい場合には，右回旋で左下肢荷重，左回旋で右下肢荷重が生じるため，スポーツ動作で基本となる荷重方法と適合しない（図25）。スポーツでは体幹前面が向いた方向の下肢に荷重することが原則であるため，ゴルフではボディターンが困難となり，ボールの方向性が定まらなくなることや，スキー板に荷重が乗らない結果となる。前述の台形あるいは平行四辺形対応での体幹の運動も座圧中心の移動には大きく関係する。台形対応では，体幹中央部の移動が大きくなり（図26），平行四辺形対応では体幹2カ所にカーブの頂点が観察される（図27）。また体幹での質量分布移動は脊椎高位により変化し，下部での立ち直りは重心移動には有利である（図28）。すなわち身体重心制御から体幹下部の運動が可能なことは同じ角度分だけ体幹上部の運動ができるよりも力学的に有利となる。

　上半身質量中心の位置は下半身に大きく影響するためさまざまな影響を及ぼす。例えば上半身質量中心の変位が大きく，足圧中心制御で反対側下肢足底外側部で荷重するために外側へ不安定となって足関節捻挫を頻繁に片側に起こしている症例がある。そのような場合には，足関節捻挫であっても体幹エクササイズが重要となる。

▶上半身質量中心は下肢疾患とも関係する

図25 体幹屈曲位と伸展位での右回旋運動の違い
体幹屈曲位での右回旋は左下肢荷重ⓐとなってしまい，スポーツにおける荷重方法ⓑと適合しなくなってしまう。

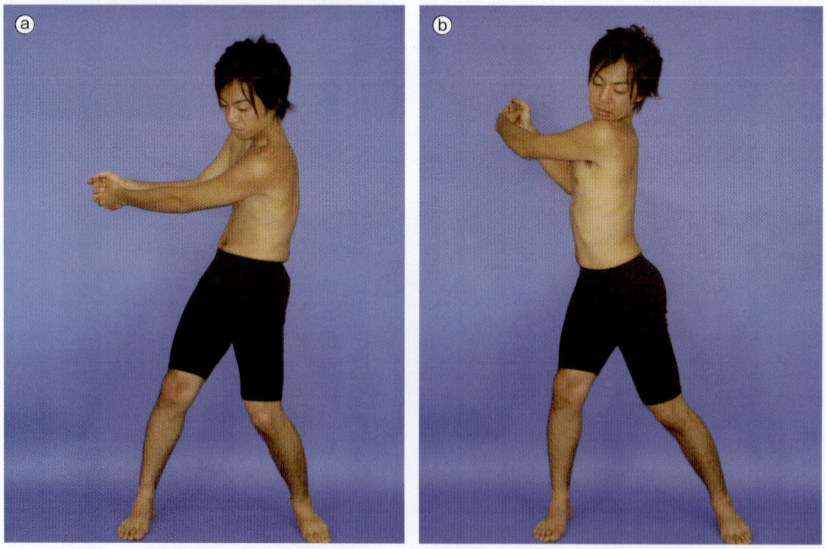

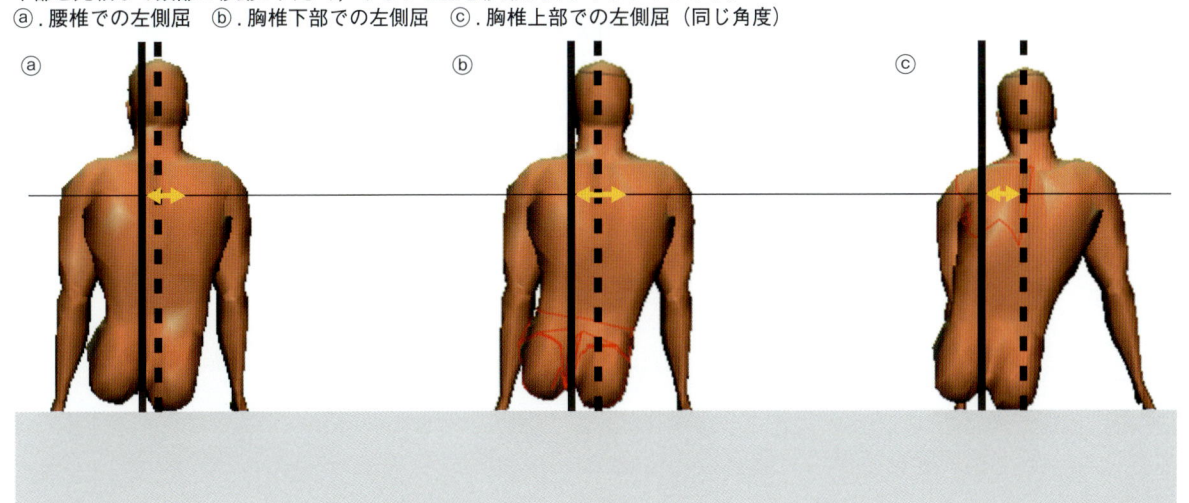

図 26 台形対応
上半身質量中心付近の移動が大きい。

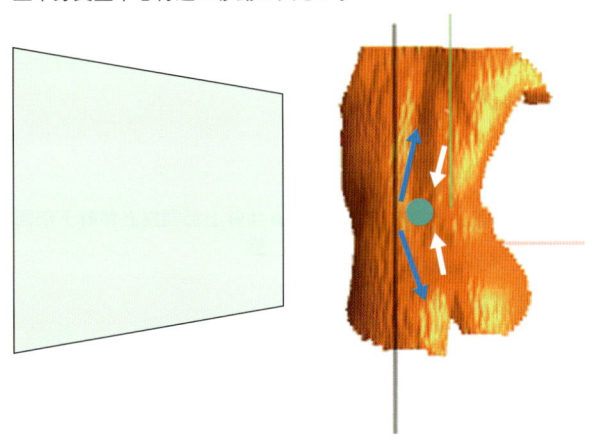

図 27 平行四辺形対応
体幹上部と下部が左右反対方向に移動する運動では2カ所に頂点ができる。

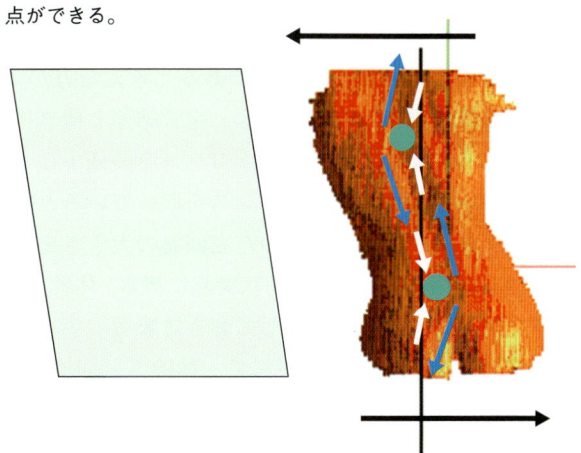

図 28 体幹の側屈部位による重心の変位
実線は坐骨結節左右中央，点線は頭部位置を示す。脊椎上部で同じ角度側屈しても，下部と比較して頭部の移動が大きく，すなわち重心移動が大きくなってしまう。
ⓐ. 腰椎での左側屈　ⓑ. 胸椎下部での左側屈　ⓒ. 胸椎上部での左側屈（同じ角度）

上半身質量中心の評価

　座位では股関節屈曲角度が大きいと脊椎の伸展可動性が減少するため，端座位での評価は腰椎伸展制限の肢位であると考えた方がよい。しかし立位における骨盤，足部を座位での上半身質量中心，坐骨結節と置き換えて立位での姿勢コントロールと同じように座位姿勢のコントロールを評価することができる。上半身質量中心制御と座圧中心制御によりバランスを取っていると捉える。

　体幹上部および体幹下部の左右回旋の大きさを評価する。左右腸骨の座面上位置を確認した後，両手中指を剣状突起に置き，体幹左右回旋を行ってもらう。その際，セラピストは両腸骨を固定しておき対象者の手を観察して，剣状突起から座面までの回旋運動の大きさを観察して，体幹下部回旋角度の左右差を比較する（図29）。次に体幹上部回旋角度の左右差を剣状突起から頸胸移行部までの大きさで比較する（図30）。同時に左右坐骨結節どちらへ荷重しているかについても観察する。本評価方法により水平面スティッフネスの評価が行える。また前述のスティッフネスの項を参考に前額面のスティッフネスを評価する。座圧中心移動は坐骨結節下部に手を置き，荷重程度をセラピストが感じ取るようにすることからも可能であるし，対象者に坐骨結節部位で床を下方に押すように指示することも可能である。

▶体幹上部回旋と体幹下部回旋

　筆者が上記のように体幹を上下に二分し，体幹上部と下部に分けた理由はcoupling motionを考慮したセルフエクササイズに結び付けるためである。例えば体幹上部右回旋，体幹下部左回旋が大きく，かつ脊椎全体が屈曲位の場合，座圧中心を右前に移動させた位置で，患者本人に左右体幹回旋運動を行ってもらう。このとき，左回旋は主として体幹上部，右回旋は主として体幹下部で行うためセルフエクササイズをしているだけで脊柱全体の回旋アライメントが整ってくる。

図29 体幹下部回旋動作の観察
骨盤帯を触診し上半身質量中心と骨盤帯間の回旋を観察する。

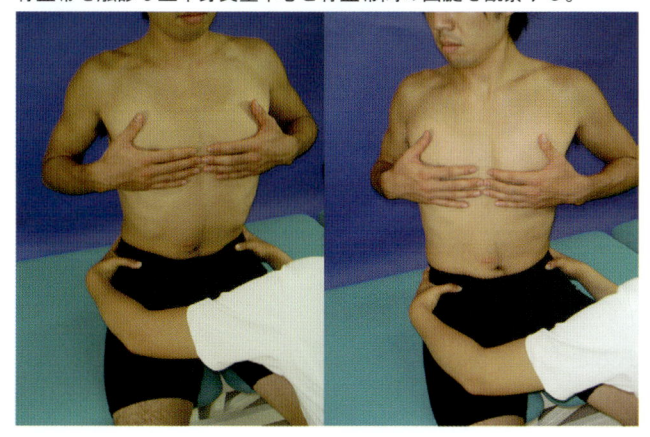

図30 体幹上部回旋動作の観察
肩甲帯を触診し上半身質量中心と頸胸移行部高位までの回旋を観察する。

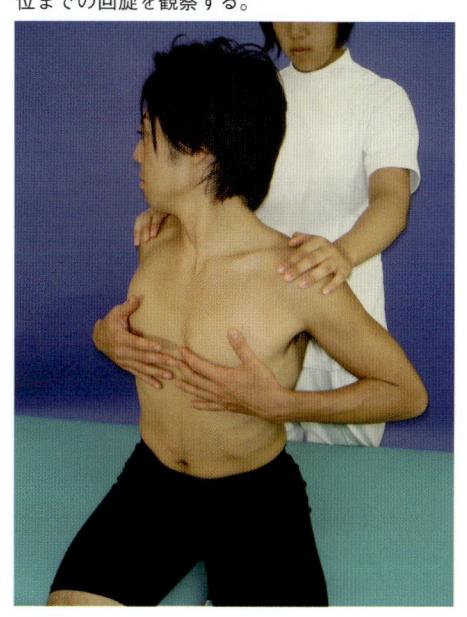

臥位における姿勢・動作の捉え方

　仰臥位は支持基底面が大きく，重心位置が低いために安定性に優れている。また身体各肢節が床面で支持されているため，重力による影響を取り除くことができ，身体各肢節の関係をみるためには優れているといえる。立位や座位における水平面の評価を臥位で確認することも重要である。例えば，下腿，大腿，骨盤，体幹下部，体幹上部，頭部の回旋運動が逆になる部位（rotational turning area）を特定する（130ページ図8）ことは水平面上重要な評価である。

▶rotational turning area：全身において回旋が逆転する部位

上下肢を床より挙上させることで体幹部の非対称性を評価することもできる。仰臥位からの下肢伸展挙上では身体重心位置が高くなる（図31，32）ため床反力が増大する。その圧迫される場所を特定部位に限定することで運動療法に応用可能である。右下肢挙上動作の際に，右臀部の圧が大きくなる（骨盤右後方回旋）場合には，左臀部を圧迫させる，あるいはストレッチポールなどを用いて，床反力を体幹中央部に限局させることで左右差を減少することができる（図33）。立位で足圧中心移動を制限することにより身体重心制御を活性化させる方法と同様である。胸椎後弯が強い場合，接触部位である後弯部に下方から反力がかかるため，運動を続けることで，胸椎後弯の軽減が生じてくる。身体中央を不安定な状態に置き，左右差がある部位を確認する方法もある（図34）。さらに上下肢挙上の際に床から浮いてしまう身体部位を床方向に押し返させる動作が困難であることを確かめることも応用的評価となる。

図31 回旋部位の評価
SLRによる骨盤帯，肩甲骨回旋を評価する。床から反力を受けている場所を観察する。

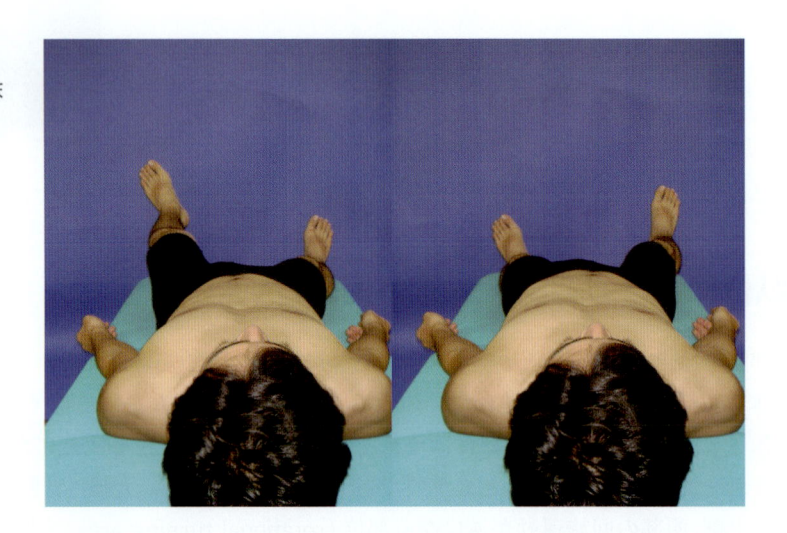

図32 仰臥位からのSLR
SLRを行うことで身体重心は高くなる。したがって，その過程で必ず床反力を受ける。骨盤部や反対側踵部に強く受けることが多い。

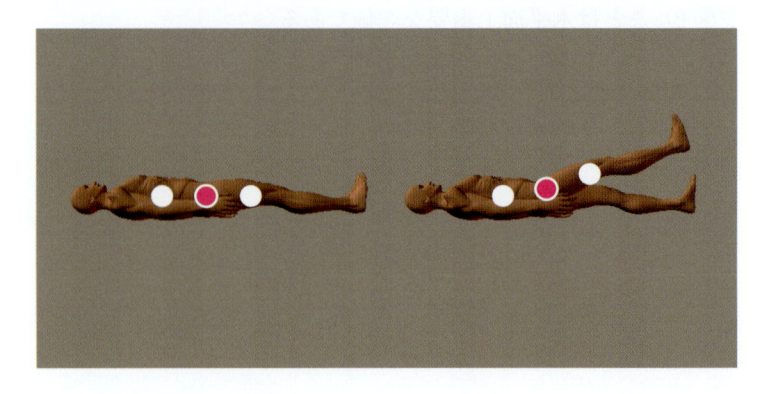

図33 体幹中央部への床反力の限局
ストレッチポール上では床反力を受ける部位が限られる。

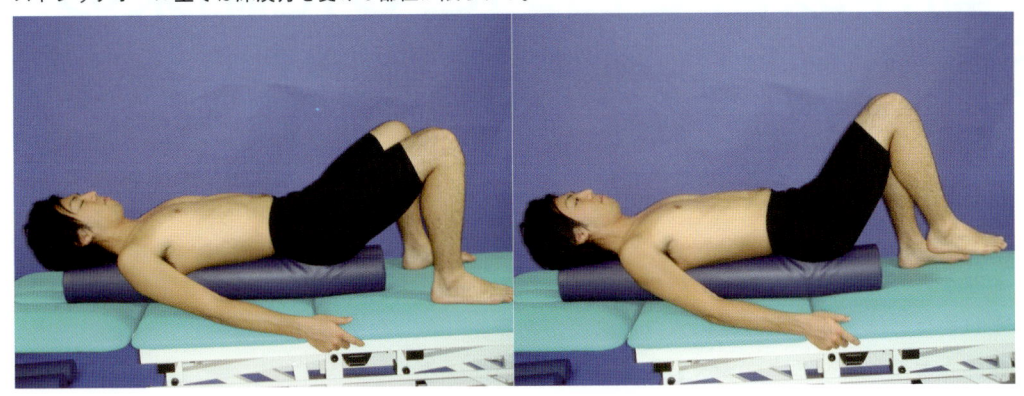

図34 身体中央においた不安定ディスクにより，身体の左右差を観察する方法

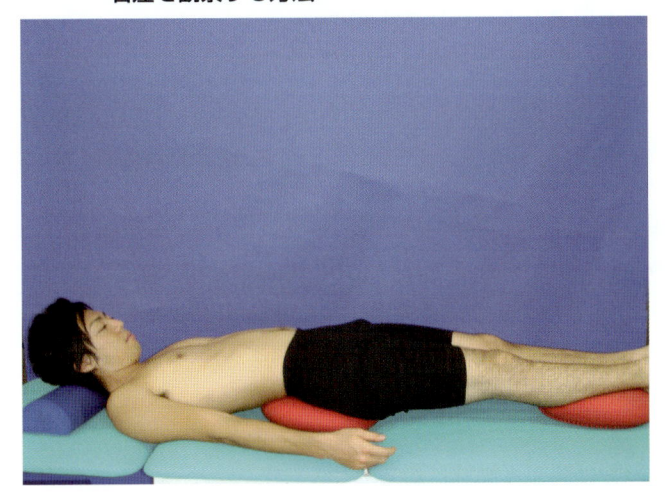

Ⅱ●体幹からみた動きと理学療法の展開

姿勢・動作改善を目的とした結果の出し方

治療目標としての姿勢・動作改善

▶姿勢・動作の評価と疾患の関連性

　姿勢の破綻を正常範囲からの逸脱とだけ捉えるのは，やや一面的である．習慣的動作やスポーツでの左右差などは，評価上考慮に入れる必要がある．しかしながら姿勢の不可逆的変化は障害と結びつくことが多く，3平面での対称性はストレスを特定部位に集めないようにする観点から非常に重要である．このことは疼痛や障害部位について考えるとわかりやすい．例えば膝関節障害において考えてみると，膝蓋靱帯炎のように身体前面の疼痛であれば矢状面評価，腸脛靱帯炎のように身体側面の疼痛であれば前額面評価，膝窩筋炎のように回旋痛と関連していれば水平面の評価を最優先すべきである（表1）．矢状面（屈曲，伸展），前額面上（内外転，内外反，側屈）の運動変化は水平面で代償を起こしやすいため，動作によって重要視すべき平面が異なり，スポーツ動作における運動特性を動作分析に活かす必要がある．その意味でも再現痛の評価は特に重要であるといえる．

　関節障害では個々の関節についての理解は当然重要である．関節構造の理解なくして結果には結びつきにくい．したがって，靱帯損傷など部位が特定されている障害では姿勢や動作に結びつける前に，損傷や修復プロセスを理解する必要がある．しかし，運動連鎖の側面からの評価や治療の観点に欠ける運動療法は持続的効果に影響すると考えられる．本質的な問題が何か，対症療法，原因療法のどちらなのかの観点が要求されているのである．例えば関節モーメントの観点からはレバーアームの影響から浅層ほど影響が大きく，逆に深層組織の影響は関節可動域に影響しやすいと考えられる．

表1　上半身質量中心と下半身質量中心

矢状面での姿勢・運動障害　➡　矢状面評価
● 屈曲－伸展 ● 身体前面，後面
前額面での姿勢・運動障害　➡　前額面評価
● 内外転，側屈 ● 身体側面
水平面での姿勢・運動障害　➡　水平面評価
● 回旋 ● 矢状面での障害 ● 前額面での障害

スティッフネスの大きい部位があると，隣接部位や左右対称的な位置に，スティッフネスの低い部位を形成しやすい。またスティッフネスの高い部位は対象者自身の自動運動で伸張される可能性が低いため，その差が拡大すると考えられる。そのため，時間的経過要素も考慮に入れる必要がある。ハイスティッフネスエリアのリリースが重要である理由は，その影響が同部位だけではなく周囲に影響を与えるためである。つまり，ある部位のスティッフネスの変化は他の部位を変化させるため，ハイスティッフネスエリアのリリースは身体全体を調和させる傾向を有するのである。姿勢を安定させるためには矢状面でも前額面でも重心線を頻繁に越える自動運動は効果的なことが多く，そのためにもハイスティッフネスエリアをリリースさせ，運動にかかわるスティッフネス最大エリアと最小エリアの差を近づけることが重要である。

　スポーツ障害や変形性関節症など姿勢や動作が原因要素として大きく考えられる場合もあれば，外傷や手術後のように姿勢や動作はその結果であると考えられるケースがあり，両者は区別して考える必要がある（表2）。動作中の疼痛の関与については対象者の主観的評価に基づかなくてはならないが，常に姿勢や動きという観察可能な評価方法と比較検討しなくてはならない。臨床効果の判定に対して姿勢・動作をアウトカムとして捉える方法は臨床家の自信にもつながると思われる（表3）。理学療法における客観評価の多くが，セラピスト自身の目と手を基準にしている以上，セラピスト主観評価の要素が包含されることを忘れてはならない。

▶姿勢や動作は原因か結果か

　本節では身体重心制御を重要視することから，主として腰椎−骨盤−股関節を中心に結果の出し方を述べる[18]。

表2　姿勢・動作と運動器疾患

姿勢・動作が原因と考えられる場合には通常，長期間かあるいは短期間でも負荷総量が組織にかかった場合と考えられる。これに対し，外傷，手術および疼痛は，それらの結果，姿勢や動作に変化を及ぼしていると考えられる。

姿勢・動作が原因である可能性が高いもの	姿勢・動作が結果である可能性の高いもの
・変形性関節症 ・スポーツ障害 ・習慣	・外傷 ・手術 ・疼痛

表3　治療目標：姿勢・動作の改善

評価と治療
姿勢・動作評価→治療・介入→姿勢・動作再評価

姿勢・動作をアウトカムとする

股関節からの結果の出し方

　股関節はスティッフネスが高くなりやすく，その影響が仙腸関節，腰椎，胸椎と上部へ，また下部へは膝関節，足関節へ及ぶ．隣接関節ではスティッフネスの相補関係から過剰運動が腰椎や膝関節へ影響する．股関節屈曲制限は，脊椎や仙腸関節過剰屈曲運動に結びつく．前屈やスクワット動作では股関節屈曲運動を必要とするため，その制限は前屈動作では脊椎過屈曲，しゃがむ動作では脊椎過屈曲および足関節過剰背屈動作となる．そのため腰椎椎間板ヘルニアをはじめとする椎間板過剰屈曲運動に結びつく傾向にある．運動制限が大きくなれば日常生活活動にも制限を及ぼし，身体全体のバランスへも影響する．

　二関節筋遠心性収縮により運動を行うことを繰り返すと可動域制限をもたらしやすい．この筋群のリリースと単関節筋活動は，元々和式生活や武道，ダンスなどで強調されてきているように重要である．スポーツ傷害においても可動性の低下は外傷に直結しやすく，タックルによって下肢が回旋させられるような場合にも，股関節の可動性が確保されていることは，膝関節靱帯損傷を防ぐ要因となる．

　遠隔部位の運動連鎖では特に身体重心制御を中心とした影響が大きい．足関節背屈，股関節屈曲はいずれも身体重心の前方化に，足関節底屈，股関節伸展は身体重心後方化に関与する（図1）．したがって，同時に作用すれば身体重心前方化－後方化に関与し，支持基底面内での運動では，両者が相補的に作用する．例えばスクワット中の股関節屈曲制限は足関節背屈過剰傾向となり，支持基底面を変換する歩行では，足関節背屈，股関節屈曲が踵接地で，足関節底屈，股関節伸展が蹴りだしの際に共同して作用している．

　股関節可動性改善にはいくつかのポイントがあるが，最終的には安定した自動運動が重要となる．股関節がハイスティッフネスエリアである場合，その原因を取り除くことが必要であるが，もう一歩進んで，なぜハイスティッフネスエリアとなっているのかを他の部位との関連性から判断していくことが重要である．股関節運動制限と脊椎過剰運動の関係を表4に示す．

図1　下半身での身体重心前方化
身体重心前方化のためには，足関節と股関節は重要である．

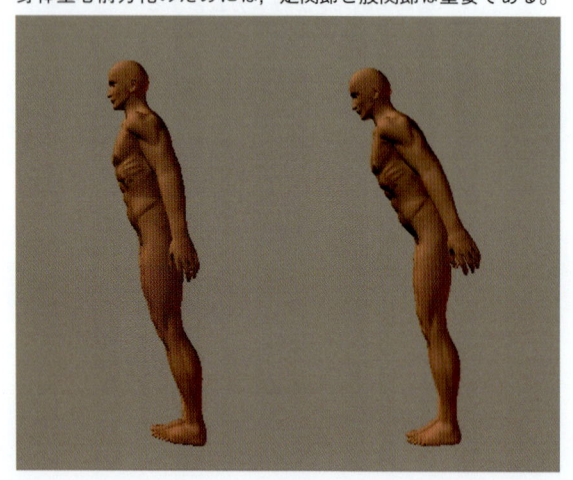

表4　股関節運動制限と脊椎の障害の関係

股関節	脊椎
屈曲制限	過剰屈曲
伸展制限	過剰伸展
内外転制限	過剰側屈
内外旋制限	過剰回旋

股関節屈曲可動域増大のためのエクササイズ

　股関節屈曲制限が存在する場合には，骨盤後傾あるいは骨盤前方移動姿勢と関連する。また体幹屈曲および伸展の大きさとバランスにも注目する必要がある。

●主動作筋

　大腿直筋，大腿筋膜張筋，縫工筋は股関節屈曲モーメントには有利だが，これら二関節筋は屈曲最終域で股関節屈曲制限となることがある。骨盤後傾姿勢では起始部で遠心性収縮をしているために，屈曲最終域ではうまく短縮することができないと考えられる。仰臥位にて対象者に屈曲運動をしてもらい，鼠径部の触診にて表面に浮き上がる腱を触診する（図2）。なるべくリラックスしてもらい20秒ほど愛護的に圧迫を行う。再評価をして同腱緊張が低下したことを確認する。再度の評価では他の腱が浮き上がることが多いため，さらに該当する腱に対して行い，再び評価する。

　また上記のように抑制ではなく大腿直筋最大伸張位で収縮を行わせる方法もある。下腿を固定して収縮させることで起始部が停止部に近づくようになり，骨盤が前傾してくる（図3）。

図2 股関節屈曲可動域増大のための二関節筋リリース
腱圧迫による自原抑制を利用したもの。

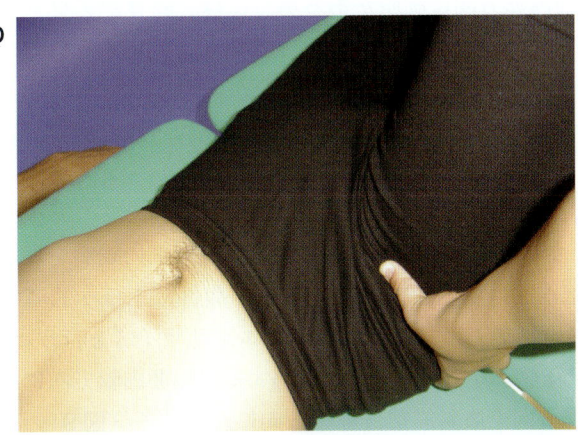

図3 骨盤前傾運動
大腿直筋最大伸張位で膝伸展収縮を行わせることで起始部を停止部に近づける。下腿部は動かないように固定しておく。

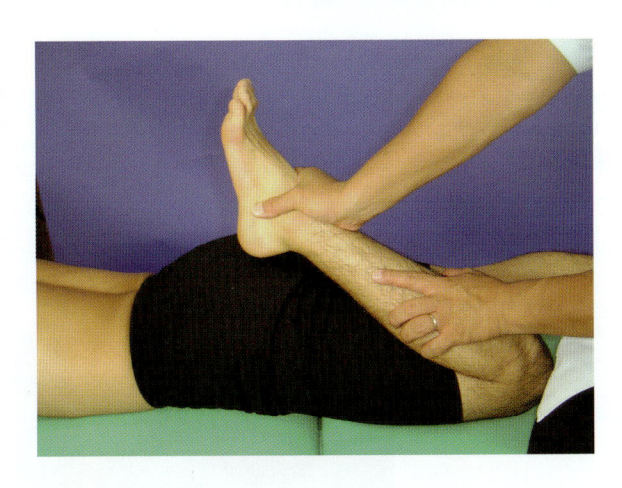

● **拮抗筋抑制**

　ハムストリングスの抑制方法として，開放運動連鎖（OKC）エクササイズと閉鎖運動連鎖（CKC）エクササイズを示す。OKCエクササイズとして，端座位でのキック動作を行う。頭部高位までキックを対象者に行わせる。ハムストリングス短縮を有する場合，股関節最大屈曲場面で急に減速しないように，最後まで振り切るように行う（図4）。CKCエクササイズとしては，頭が前方に出ないようにして膝関節伸展モーメントを大きくするスクワット動作を行い，ハムストリングス緊張をリリースする（図5）。また他動運動による評価でend feelが鼠径部の圧縮ではなくかつ臀部に伸張感があれば，大殿筋に対して等尺性収縮後の弛緩を利用する方法も有効である（図6）。

▶ 開放運動連鎖；
open kinetic chain
▶ 閉鎖運動連鎖；
closed kinetic chain

● **関節包・靱帯**

　「主動作筋」「拮抗筋抑制」（図2〜6）によって股関節屈曲可動性が得られない場合，運動制限が深部でみられることがある。関節包靱帯の伸張運動は凹凸の法則にのっとり，スプーンで果物をすくうように行う。近位部にベルトをかけることで大腿骨近位部のコントロールを行うことはこの方法を容易にする。ベルトは検者の腰にかけるとよい（図7）。屈曲内転方向に制限がある場合には，腸骨がアウトフレアであることが多いので，その治療を行うことやベルトを近位，内方から外方へ牽引しながら行う。

● **皮膚・浅筋膜**

　屈曲動作で鼠径部に圧縮感がある場合，「主動作筋」（図2・3）の方法により可動性が改善するが，それでもまだ残存する圧縮感には，鼠径部の皮膚を反対方向に徒手で誘導する。大腿部前面は膝関節方向に（図8），腹部は上部へ誘導する。この状態で二関節筋があまり活動しない状態で股関節エクササイズを行う。さらに，腹部との連動性から，鼠径部より上部を上方に誘導する。屈曲内転方向に制限がある場合には，腹部の誘導方向を腹斜筋前方線維方向に合わせる（図9）。さらに背部の胸腰筋膜からの誘導が必要な場合もある（図10）。

| 図4 | 強力な大腿四頭筋エクササイズを施行することでハムストリングスをリリースする相反抑制 |

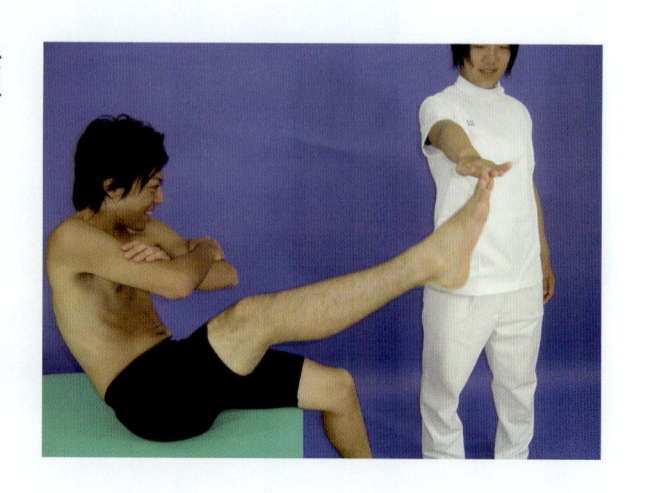

図5 CKCによる相反抑制
膝伸展モーメントを大きくしたスクワットで，ハムストリングスに相反抑制を利用する。

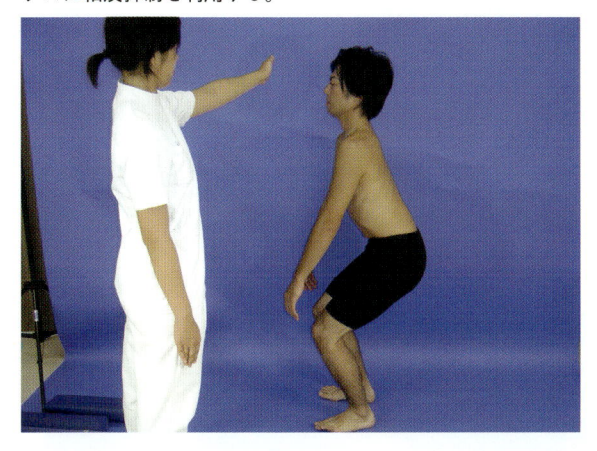

図6 大殿筋緊張のリリース
等尺性収縮後の弛緩を利用する。

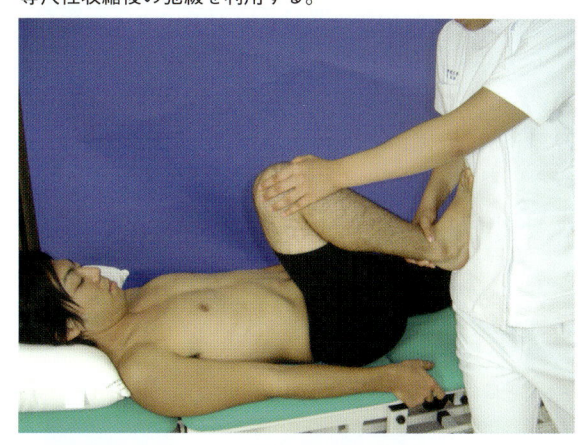

図7 ゴムによる鼠径部の引き出し

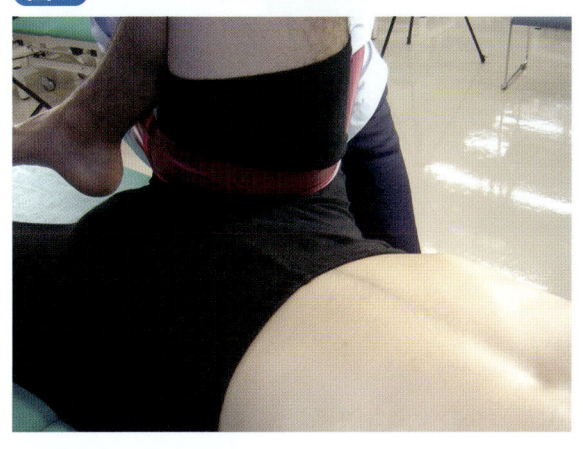

図8 皮膚・浅筋膜誘導（股関節屈曲）
大腿前面の皮膚を膝方向に移動させて股関節屈曲を行うと可動域が拡大する。

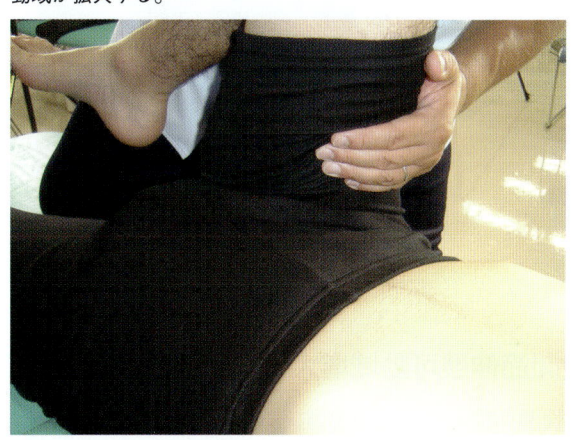

図9 皮膚・浅筋膜誘導（股関節屈曲内転と体幹前面）
股関節屈曲内転方向の可動域確保には対象者の手で鼠径部の皮膚を対象者左肘方向に引っ張り出すようにするとさらに股関節可動域が増大する。

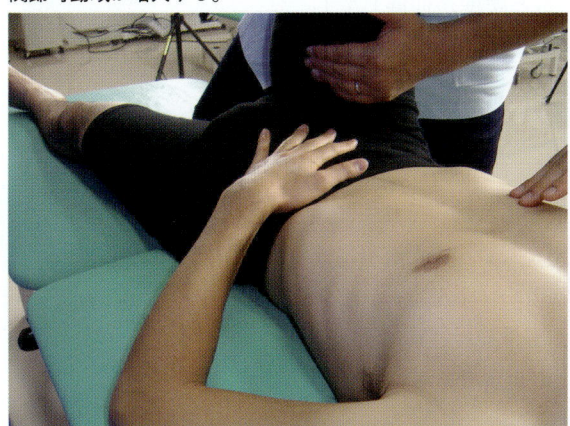

図10 皮膚・浅筋膜誘導（股関節屈曲内転と体幹後面）
股関節屈曲内転方向への可動域確保の際に，大腿後外側の皮膚を下（体幹方向）に移動させることでも股関節可動域は増大する。

● 単関節筋エクササイズ

　股関節屈曲筋のうち二関節筋活動をなるべく伴わない状態で股関節屈曲運動を行う。下肢重量自体が過負荷になっている多くの高齢者では，ボールエクササイズでもよいが，他の過剰な筋活動を取り除くためにはスリングを用いたほうがよい（図11）。仰臥位股関節－膝関節90度屈曲位より開始し，下腿長軸方向に股屈曲運動を行う。脊椎運動を伴わないための工夫が必要となる。さらに，体幹インナーマッスルとの同時収縮運動が有効である（図12）。

図11 スリングによる股関節屈曲
腹圧上昇と同時に股関節屈曲を行う。

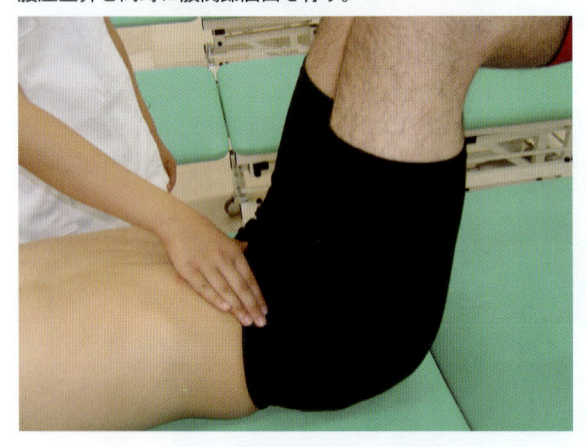

図12 股関節屈曲エクササイズ
骨盤前傾，腰椎前弯を変えないで行う。股関節屈曲二関節腱が起始部で浮上する場合はそれを抑えながら行う。

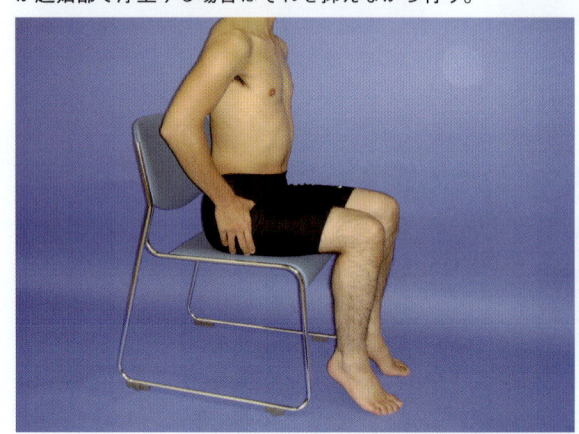

股関節伸展可動域増大のためのエクササイズ

　股関節伸展制限が存在する場合には，骨盤前傾あるいは骨盤後方移動姿勢と関連する。体幹屈曲および伸展の大きさとバランスにも注意する。

● 拮抗筋抑制

　短縮している股関節屈曲筋を伸張させる場合，特に注意すべきは，起始部である骨盤から上部を固定することである。骨盤固定が不十分であると腰椎が伸展してしまうことに注意する。等尺性収縮後の弛緩は有効である。

● 関節包・靱帯

　股関節屈筋群のスティッフネスが高い状態が続くとさらに，腸骨大腿靱帯などの靱帯・関節包が短縮する。関節可動域制限への関与は大きいため，可能であれば，それより浅層に位置する筋の弛緩や筋膜のすべりが確保されていることが望ましい。また深層に位置するため，やや強い伸張力が必要となる（図13）。腸骨大腿靱帯の伸張が行われているためには，筋と同様，腸骨側の固定が完全にできていないと，腰椎伸展運動になってしまう可能性が高い。セルフエクササイズにまで発展させることが重要である。

●皮膚・浅筋膜

股関節伸展時には大腿前面は股関節方向へ，大腿後面は膝方向へ誘導する（図14）。腹部では逆に下方へ誘導する。鼠径部の皺を内外側から寄せるようにしても改善する。

●主動作筋

ハムストリングスをできるだけ抑制して大殿筋エクササイズを施行するためには，抵抗位置を足関節下方，抵抗方向を下腿長軸に合わせる方法がよい（図15）。図16は仰臥位でハムストリングスを最大伸張位で収縮させて腸骨後傾を促すものである。

図13 腸骨大腿靱帯の伸張運動

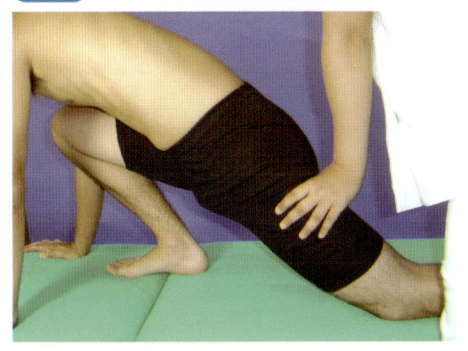

図14 皮膚・筋膜移動による股関節伸展
大腿前面皮膚を股関節方向へ，後面を膝関節方向へ誘導しながら股関節を伸展する。

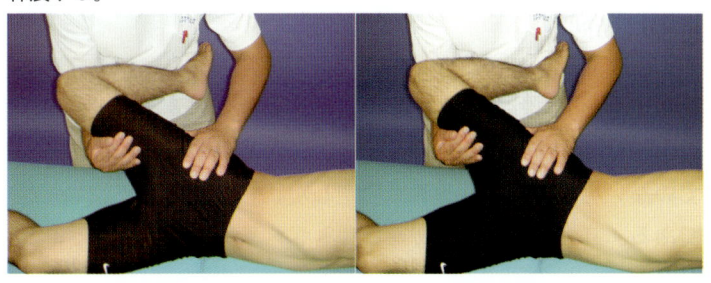

図15 大殿筋エクササイズ
下腿長軸方向への抵抗に抗することでハムストリングスの活動を抑えた大殿筋エクササイズとなる。

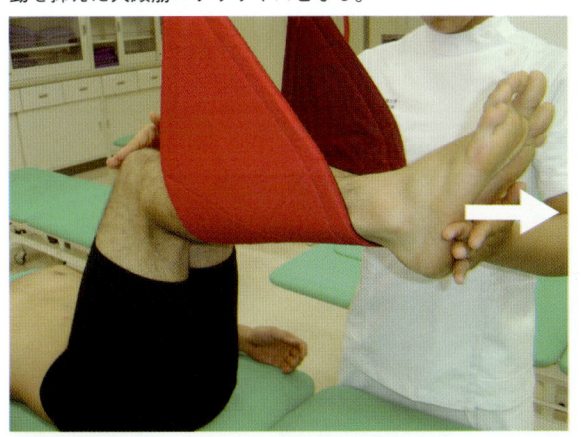

図16 ハムストリングスの収縮を利用した骨盤後傾エクササイズ

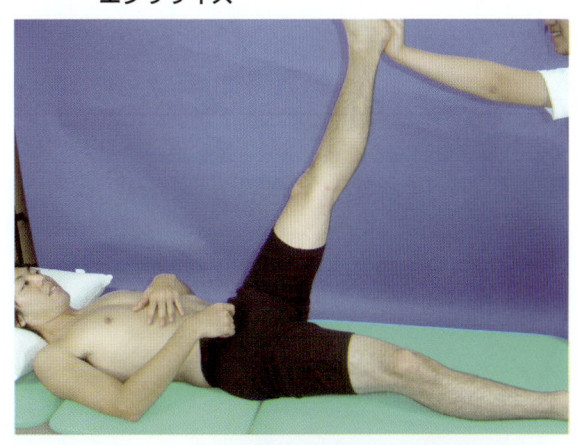

股関節内外転可動域増大のためのエクササイズ

　股関節内外転に制限があると立位で骨盤左右挙上や左右移動に対称性が失われる。また体幹筋では特に腰方形筋との関連性を注意する。

●主動作筋抑制

　Trendelenburg現象は，大腿筋膜張筋の遠心性収縮で股関節外転モーメントが大きくなった状態である。Trendelenburg現象陽性では股関節内転位となり，単関節内転筋の短縮が認められ，中殿筋収縮能力は低下している。大腿筋膜張筋や内転筋単関節筋部の圧迫を行うことで筋緊張が低下することを利用して少しずつ外転位を確保し，中殿筋活動を促す。端座位で両股関節内転を行う際に，後方から触診して腸骨過剰運動のある側では内転筋も緊張が高い（図17）。内転筋腱の圧迫（図18）を行うことで屈曲位での内転運動は容易になる。

●拮抗筋抑制

　内転位にする場合には外転筋緊張を抑制し，外転位にする場合には内転筋抑制を施行する。大腿筋膜張筋抑制には強めの筋運動後の弛緩（図19）が効果が高いが，臨床的に観察される大腿筋膜張筋の過剰緊張は股関節内転位を呈するため，短縮していない場合が多い。骨盤を固定した状態での内外転筋等尺性収縮後の弛緩は有効である。立位で股関節を安定させるポジションをみつけることも重要である。

●関節包・靱帯

　骨頭の下内側への押し込みは，牽引しながら行う（図20）。あるいは立位で骨盤左右移動に伴い，大転子を押し込みながら行う（図21）。恥骨大腿靱帯の伸張は，外転とともに外旋運動を大腿内側近位にかけた抵抗で行う（図22）。坐骨大腿靱帯の伸張は外転とともに内旋運動を大転子の保持により行う（図23）。

図17 端座位からの股関節内転
腸骨が過剰に動く側を選択し，リリースする。

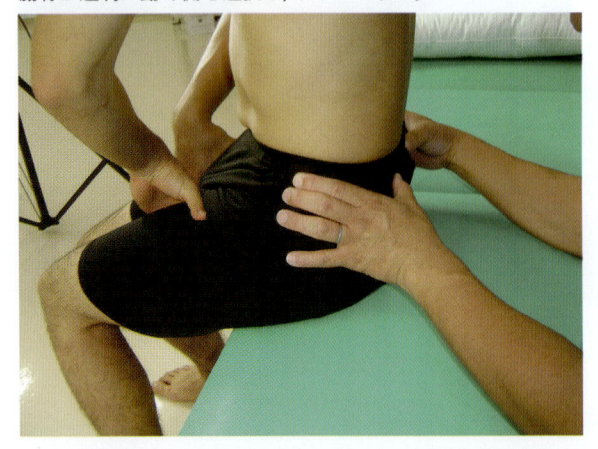

図18 内転筋腱の圧迫

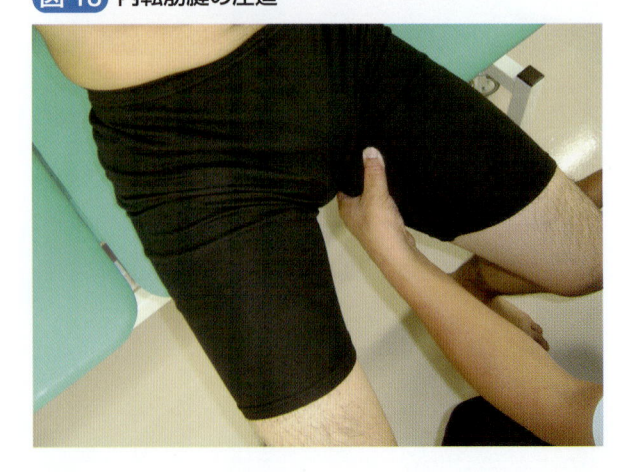

図19 大腿筋膜張筋のリリース
股関節外転抵抗運動後には，筋弛緩により内転位を取りやすい。

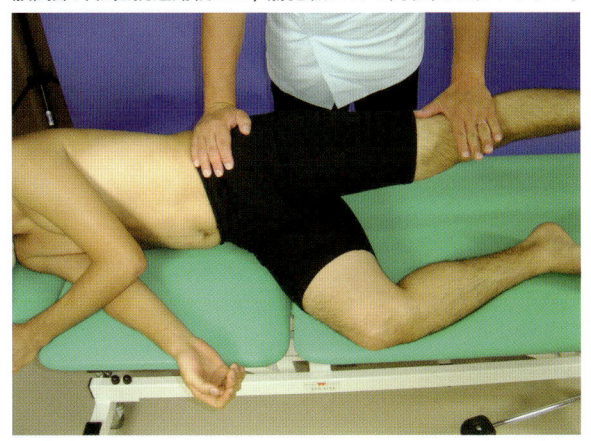

図20 股関節外転エクササイズ
大転子を下内側に押し込みながら行う。

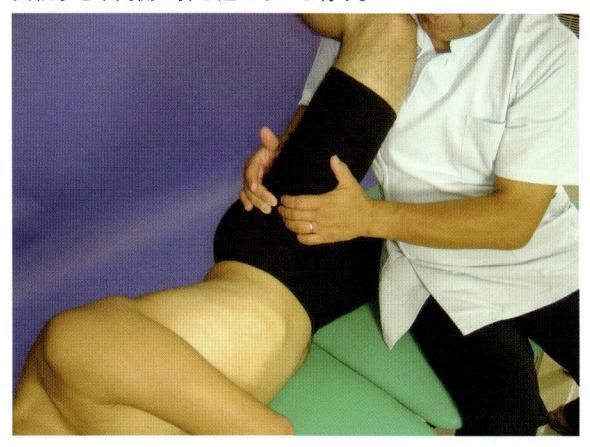

図21 大転子の押し込みによる股関節外転可動域の確保
自動運動と他動運動の組み合わせである。

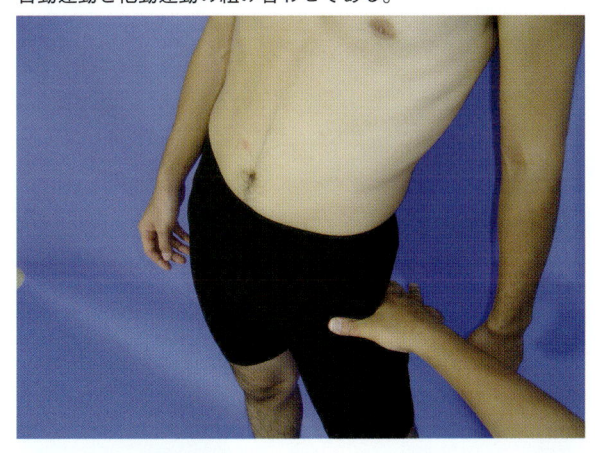

図22 恥骨大腿靱帯の伸張
股関節外転位で外旋させながら近位抵抗で行う。

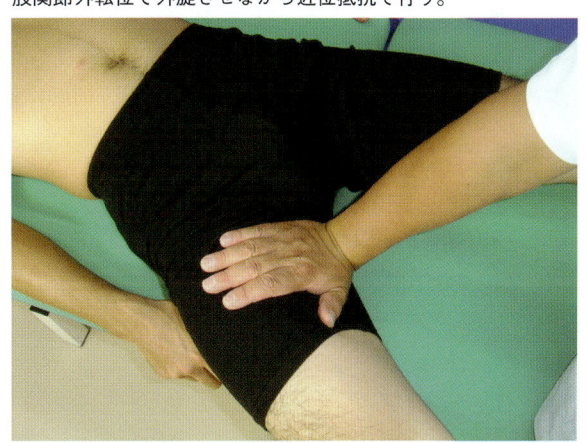

図23 座骨大腿靱帯の伸張
大転子に指をかけて上方へ転がすようにして，反対側の手で骨盤を固定する。

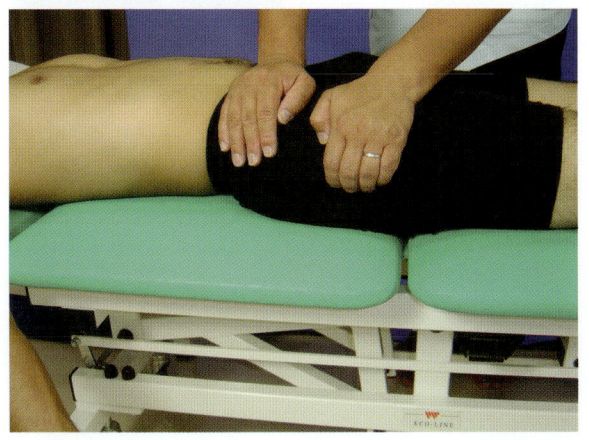

● **皮膚・浅筋膜**

　外転時に股関節外側に皺が形成される場合には，この皺を上下に伸張するように運動すると外転可動域が増大する。皺より上部は上方へ，下部は下方へ誘導しながら行う（図24）。

● **単関節筋エクササイズ**

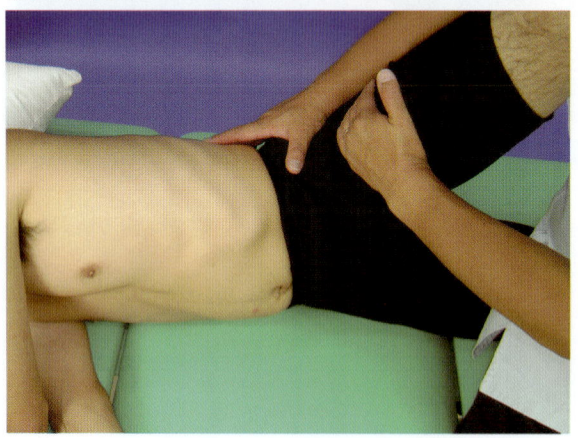

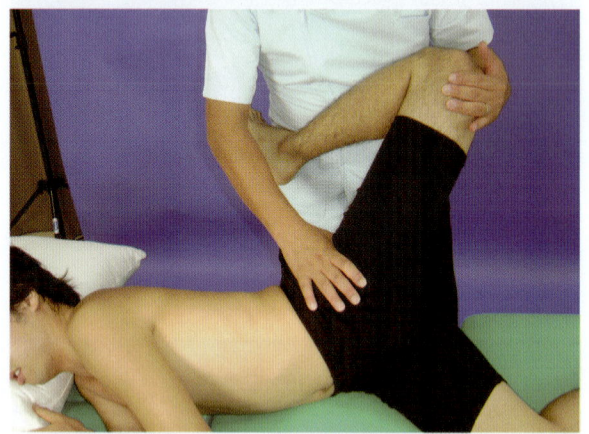

　中殿筋エクササイズはうまく施行できると即座に骨盤安定に結びつく。大腿筋膜張筋－腸脛靱帯の緊張が高い場合にも，中殿筋エクササイズにより緊張は一気に軽減する。そのためには，股関節を外転，伸展位で中殿筋起始と停止部を近づけた状態から外転運動を行う（図25）。さらに横座りによる股関節外転角度を増大しながらの自動運動（図26）や，足部抵抗を下腿長軸に合わせて大殿筋エクササイズとともに行う方法（図27）も効果的である。立位では反対側腰方形筋活動と同時収縮させると効果的である（図28）

　内転筋すべての停止から起始へ向かう筋力ベクトルはほぼ身体重心に向かう（図29）。内転筋エクササイズでは左右の対称性を高めることから，同時収縮は前額面での姿勢安定のため特に重要である（図30）。また前額面の安定化とともに矢状面エクササイズを行うことは，前額面での姿勢制御に効果的である。

図24 股関節外転時の皮膚・浅層筋膜の誘導
大腿部外側は皺より上部は上方へ，下部は下方へ軽く伸張しながら行う。

図25 中殿筋エクササイズ①
徐々に外転角度を増していくが強い抵抗は逆効果である。

図26 中殿筋エクササイズ②
左右両側の坐骨結節をベッドにつけたまま股関節外転位を維持させる。

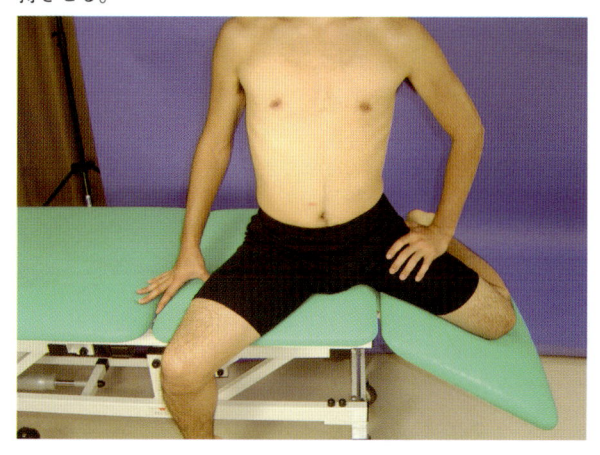

図27 中殿筋エクササイズ③
図26からさらに下腿長軸方向への抵抗に抗させる。

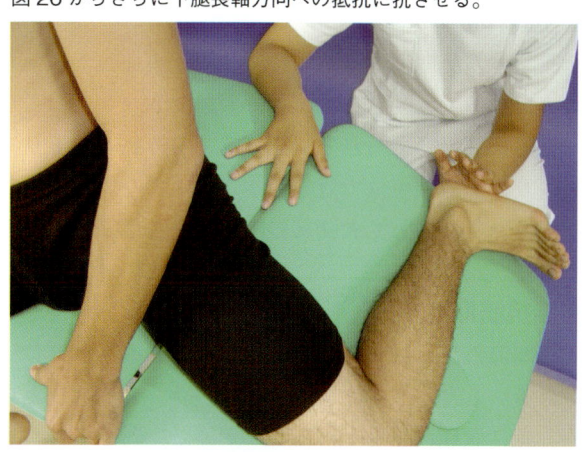

図28 中殿筋と反対側腰方形筋のエクササイズ

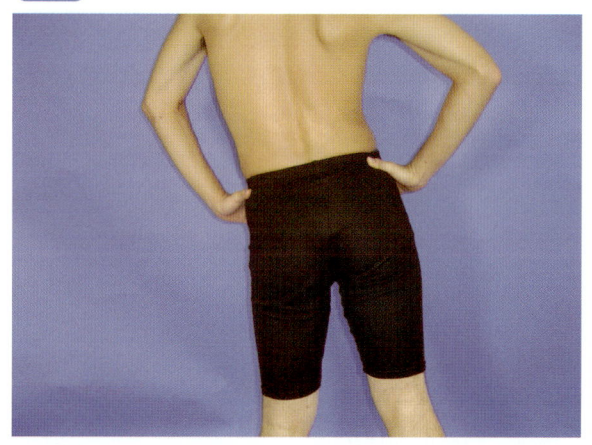

図29 身体重心と内転筋
内転筋の走行は身体重心に向かう。

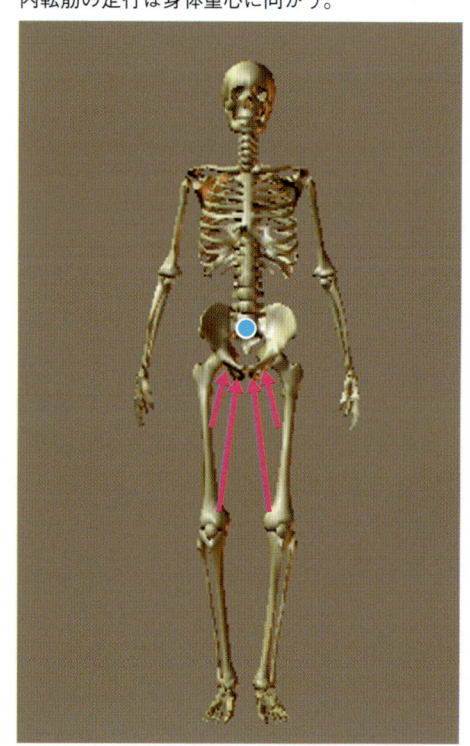

図30 内転筋と身体の安定化
内転筋同時収縮は立位を安定させる。

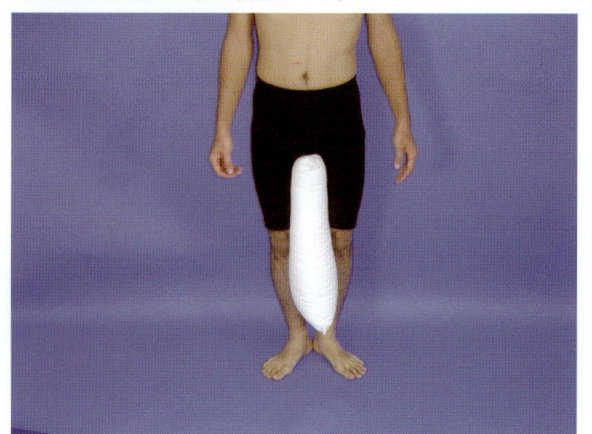

股関節内外旋可動域増大のためのエクササイズ

●主動作筋
　腹臥位，股関節内転内旋位，膝関節屈曲位から，爪先を反対側踵に近づける方向に等尺性運動させることで腸骨のアウトフレアは改善する。これは主として縫工筋による影響と考えられる（図31）。内外ハムストリングスの筋長による影響も股関節に及ぶため端座位で対象者本人の手でハムストリングスを起始方向に徒手で引きながら，膝伸展して大腿部の内外旋を評価，治療する。

●拮抗筋抑制
　股関節外旋と腸骨のアウトフレアの組み合わせにより股関節内旋制限となることがある。したがって，腹横筋とのバランスや腹圧との関連性を考えなくてはならない。特に腹腔内圧を上げることが難しい対象者では股関節スティッフネスが大きいことが多い。腹圧コントロールの改善は股関節内外旋可動性確保のためにも重要であることからもわかるように腹圧の補助がある方が，股関節回旋可動性を変化させる（図32）。

●関節包・靱帯
　坐骨大腿靱帯短縮による内旋制限および恥骨大腿靱帯短縮による外旋制限に対する伸張運動は前述した（149ページ参照）。

●皮膚・浅筋膜
　端座位での股関節内外旋には骨盤後方の筋膜の関与がうかがえる。図33のように，股関節内外旋時の骨盤後方の皮膚・浅筋膜の誘導で可動域は改善する。左内旋運動時には上後腸骨棘高位の皮膚・浅筋膜を左に誘導し，対象者に内旋してもらう。すると誘導した方向へ動きやすくなる。誘導の手を緩めないようにしたまま対象者には少しだけ回旋を戻し再び内旋する運動を数回繰り返した後は，内旋可動性が改善する。反対側股関節外旋運動と協調して行うとさらに可動性は改善する。

●複合エクササイズ
　骨盤を何らかの方法で安定化させると股関節の可動性が得られやすい（図34）。低トルク運動から開始し徐々に負荷をあげるが，骨盤が一緒に運動する状態は適さないので注意する。

図31 腸骨アウトフレアの改善
縫工筋を伸張した位置で等尺性収縮させ，起始部を停止部に近づけることによってアウトフレアを改善させる。

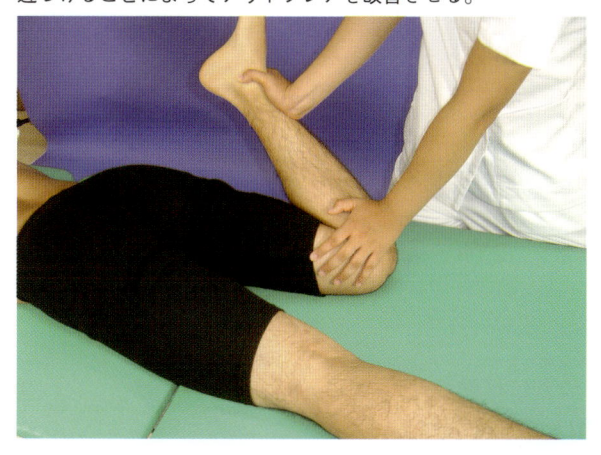

図32 徒手で腹圧補助を行う
腹圧補助があるほうが股関節が外旋しやすい。

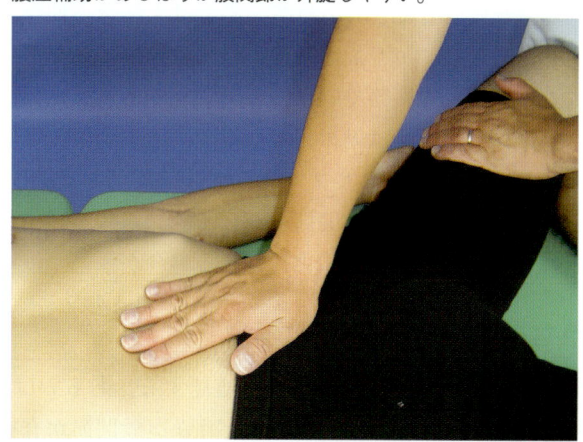

図33 骨盤後方の皮膚・筋膜の誘導
左股関節内旋時ⓐには骨盤後方の手で骨盤後方の皮膚・筋膜を左に動かし，再び対象者に戻させるⓑ。手は緩めないようにこの動きを繰り返す。

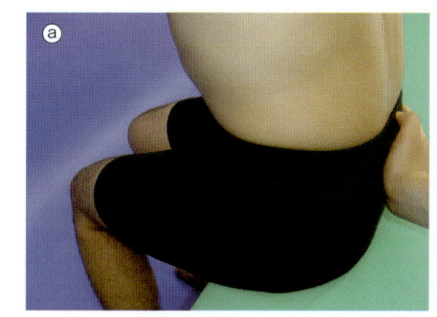

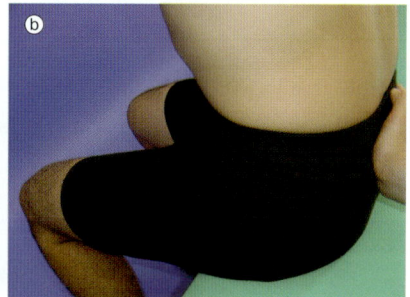

図34 エアスタビライザ上での股関節外旋運動
骨盤安定と股関節回旋運動を同時に行う。

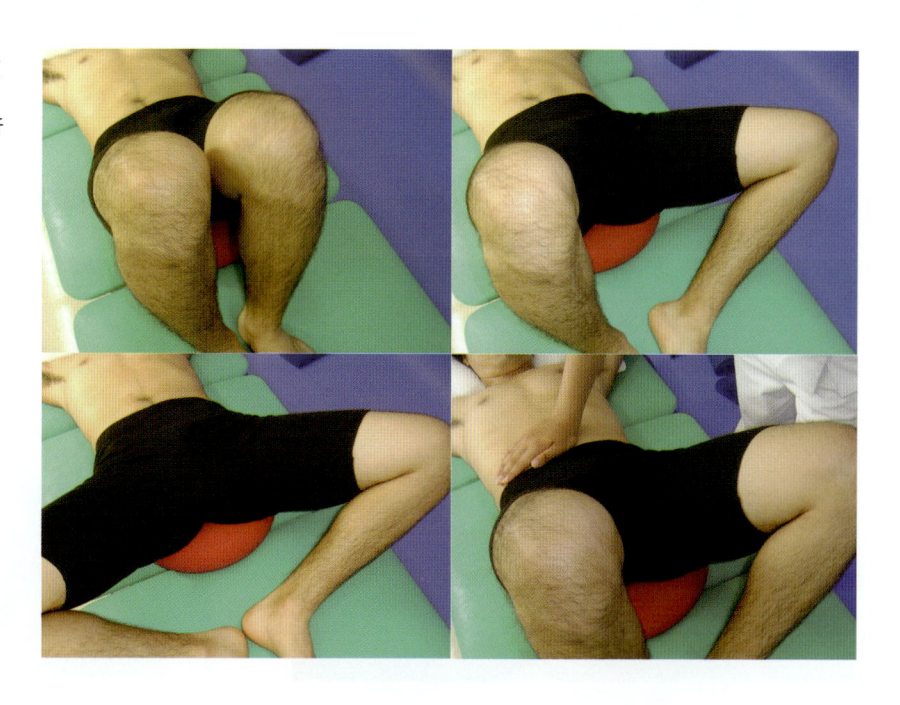

骨盤からの結果の出し方

　寛骨を腸骨と仙骨と分けて，腸骨は大腿骨，仙骨は腰椎各々との間の関節のスティッフネスによって仙腸関節に与える影響は異なる。骨盤内に問題があると考えられる場合でも股関節や腰椎のスティッフネスを視野に入れることが重要である。徒手操作による治療は効果的であるが，治療効果を継続させるためには，仙腸関節アライメントの原因にアプローチする必要がある。仙腸関節と姿勢の関係を表5 に示す。治療の中心は股関節のスティッフネスを減少させること，体幹・脊椎側の安定性を向上させることに集約される場合が多い。

うなずき運動が大きい場合

　骨盤後方移動や後傾がないか確認する。あるいは骨盤を後方に移動させた際に，腰椎屈曲運動が大きく生じるかどうか（股関節が脊椎と比較して屈曲しにくい）確認する。上半身質量中心後方移動，足圧中心後方移動についても評価する。その結果によって股関節屈曲運動か，腰椎伸展運動どちらかに焦点を絞って治療を行う。

　次に，うなずき運動が生じている骨盤に対する徒手による直接の治療（起き上がり運動）を図35 に示す。または図36 のような四つ這い肢位を取り，左仙腸関節起き上がり運動のために右下肢，右仙腸関節には左下肢を挙上させ十数秒保持させる。

表5　仙腸関節と姿勢の関係

	腸骨前傾	腸骨後傾
仙骨前傾	骨盤前傾[※1]	うなずき[※2]
仙骨後傾	起き上がり[※3]	骨盤後傾[※1]

※1：回転運動表の骨盤前傾および後傾を参照
※2：骨盤後方移動で特に腰椎屈曲が強い場合が考えられる。
※3：骨盤前方移動で特に腰椎伸展が強い場合が考えられる。

図35　左仙腸関節起き上がり運動
うなずき運動が大きい場合に行う。

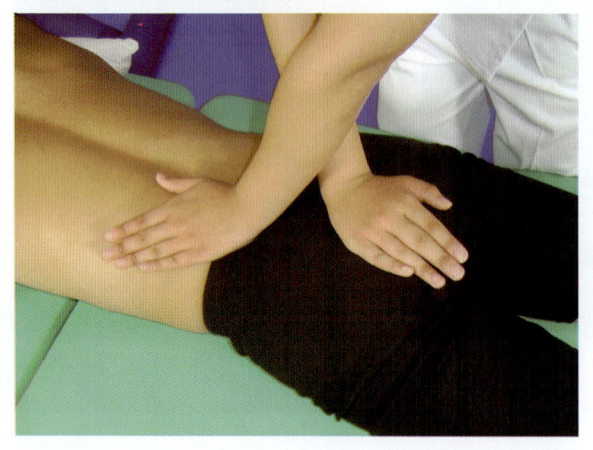

図36　左仙腸関節に対する起き上がり運動
右下肢挙上で十数秒保持する。

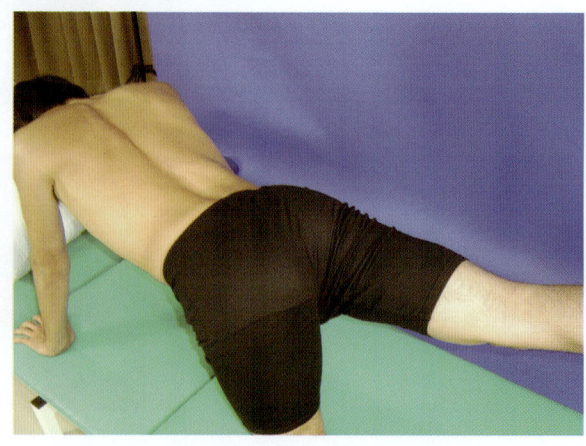

起き上がり運動が大きい場合

　骨盤前方移動や前傾がないか確認する。あるいは骨盤前方移動時に腰椎伸展運動が大きく生じるかどうか（股関節が脊椎と比較して伸展しにくい）確認する。上半身質量中心前方移動，足圧中心前方移動の有無も確認する。その結果によって股関節伸展運動か，腰椎屈曲運動どちらかに焦点を絞って治療を行う。

　次に起き上がり運動が生じている骨盤に対する治療を示す。徒手による直接の治療（図37）以外には次のような方法がある。図38のような肢位を取り，左仙腸関節うなずきのためには右下肢を挙上させ，右仙腸関節には左下肢を挙上させる。

　左右腸骨の前後傾は回旋側距骨下関節回外，反対側距骨下関節回内との関連（回内－前傾，回外－後傾）性を評価する。

　腸骨が仙骨に対してアウトフレア，インフレアになっている場合には図39のように行う。仙腸関節におけるすべての調整後には必ず腹腔内圧を上昇させて骨盤を安定させるエクササイズを行うようにする。

図37 左仙腸関節うなずき動作
起き上がり運動が大きい場合に行う。

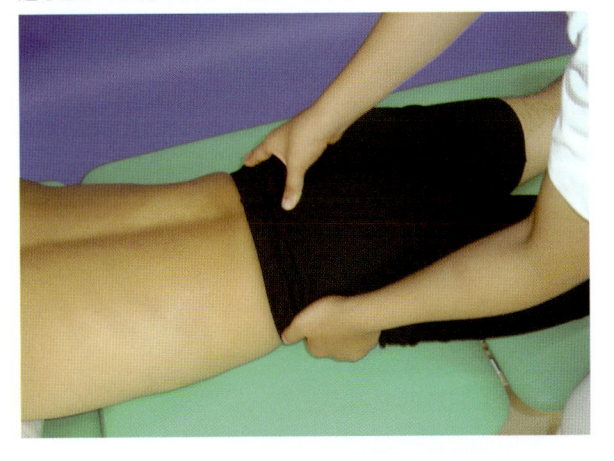

図38 左仙腸関節に対するうなずき
右下肢挙上のままで十数秒保持する。

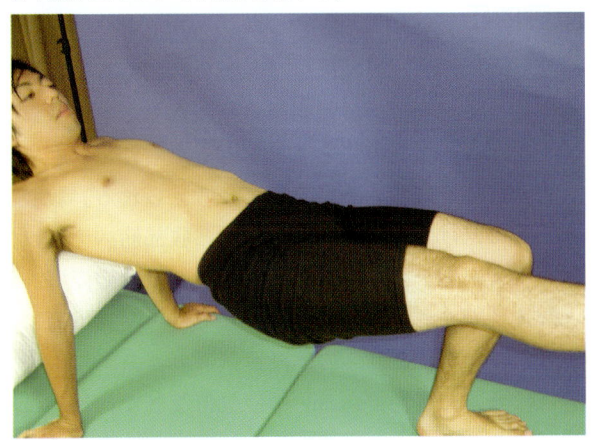

図39 インフレア・アウトフレアに対する治療
ⓐ．左腸骨が仙骨に対してインフレアの場合に対して行う。
ⓑ．左腸骨が仙骨に対してアウトフレアの場合に対して行う。

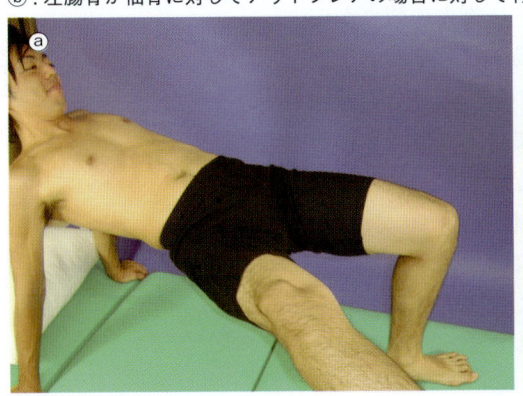

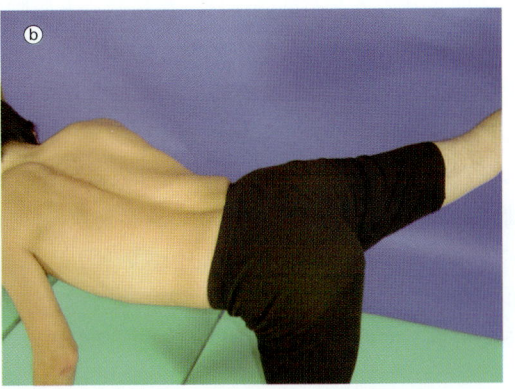

体幹からの結果の出し方

　筆者は体幹を大きく上部と下部に分類して評価，治療を行っている。前述の上半身質量中心位置で運動特異性が分類されることと，上下に分類した自主トレーニングが可能である理由からである。また，後弯カーブの頂点，第7～9胸椎の特異的構造，横隔膜，胸横筋の走行，後鋸筋や胸棘筋走行の中央部分であること，脊柱起立筋の起始，停止の位置関係からも妥当な分類と考えている。また運動と筋膜の関連性では上半身質量中心を横に走るライン，回旋運動時にみられる前鋸筋－外腹斜筋の移行部としても非常に特徴的な部位である。上半身質量中心から下の体幹下部では運動連鎖が比較的明瞭であるため，運動療法は施行しやすい。上半身質量中心の左右位置および座圧中心位置の評価に基づいて行う。身体全体のカーブを動作時によく観察することと，他動的テクニック施行時にはその後の運動療法との組み合わせが重要である。また，原因療法に結びつけるためには，姿勢や動作の評価が重要であること，どのような治療テクニックを用いても，姿勢・動作の評価に立ち返ることができれば，明確な指標となるだけでなくセラピストの自信につながると筆者は考えている。

腹腔内圧

　腹腔内圧低下が姿勢破綻や四肢の関節障害に及ぼしている例は日常的に観察される。ここでは全身の姿勢安定化に重要な影響を及ぼす腹腔内圧に関するエクササイズを述べる。腹腔内圧を上昇させるために重要と考えられる筋は主として，腹横筋，横隔膜，骨盤底筋，多裂筋などと考えられる。腹腔内圧低下例では，尿失禁など明確なものだけではなく，腹部膨張と腹部筋スティフネス低下，胸腰筋膜を中心とした腰背部スティフネス上昇，吸気位固定姿勢，四肢特に二関節筋過剰使用などと関連性があり，実際の症状としては，関節負荷によってさまざまな全身への影響が考えられる。これらの運動連鎖メカニズムについては不明なことが多いが，臨床的には非常に有益である。弾性包帯などで他動的に圧迫するだけでも四肢関節痛が軽減するのはその典型であるといえる。ここではエクササイズを中心に述べる。

▶体幹インナーマッスルは腹腔内圧と密接な関係

●腹横筋エクササイズ

　腹横筋のエクササイズは単独収縮を促すことでの再教育が強調されている[19]が，腹部をどの程度まで凹ませることが可能かは，体積減少と腹腔内圧増大の観点から非常に重要である。腹部を凹ませることが困難な対象者では支持的に理学療法を行う。図40は，弾性包帯で腹部周囲を腹横筋上部にわたって巻いたものである。仰臥位では呼吸の際に，腹式呼吸が大きくなるように腹部に触れているだけでも腹部の振幅が大きくなる（やや時間を要する）。また呼吸器疾患で行われるスクイージングは運動器疾患でも有益なことが多い。後述の胸腰筋膜の伸張性と合わせて評価・治療を行うようにする。四つ這い位での腹部引上げ（図41），仰臥位で身体重心高位においたタオルを床に押し付ける運動（図42），両手でつかんだ腹部皮膚を前方に寄せて腹部上下で分割して収縮を促す方法がある（図43）。少しずつ収縮可能に

なれば，凹ませたままでの呼吸や，端座位で脊柱を長軸方向に伸ばした状態のままでの後方傾斜（図44）など施行する．多くは腹横筋単独収縮以前に腹腔内圧その

図40 弾性包帯による腹部の軽い圧迫
腹部膨隆例ではこれだけで，下肢関節痛の軽減することも珍しくない．

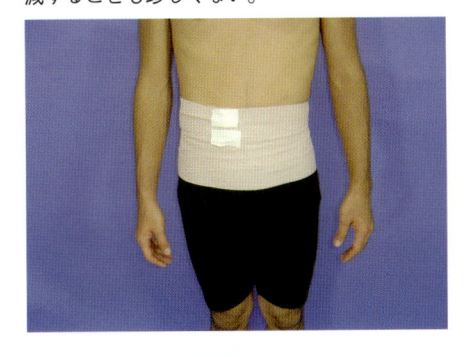

図41 四つ這い位での腹部引上げ

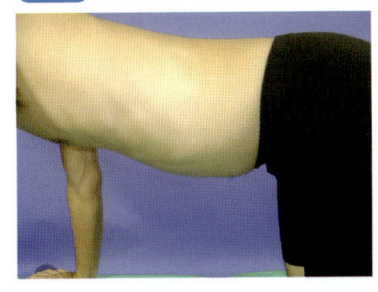

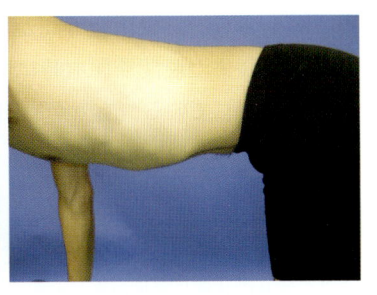

図42 仰臥位での腹横筋エクササイズ
身体重心高位にタオルを置き床に押し付ける．

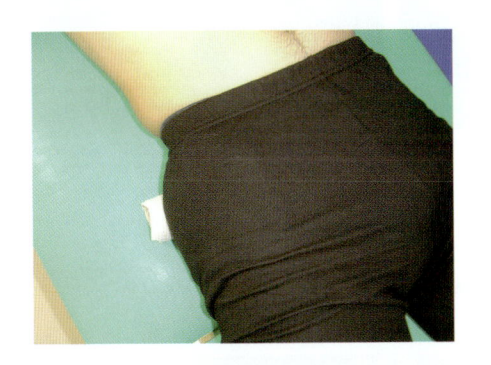

図43 腹腔内圧上昇エクササイズ
腹部の皺を中央（白線）方向に集めて体幹を後方および上方（抗重力方向）に運動させる．

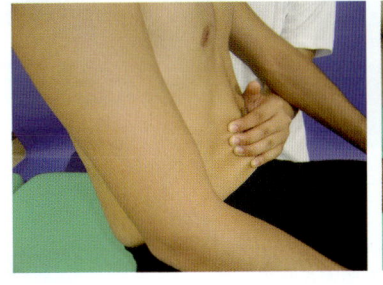

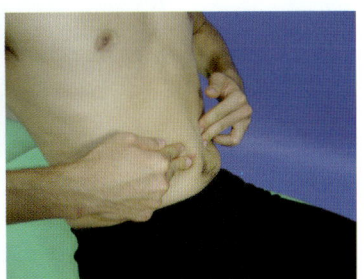

図44 腹腔内圧上昇エクササイズ
ストレッチポールで身体後面を一直線上にして保持させる．

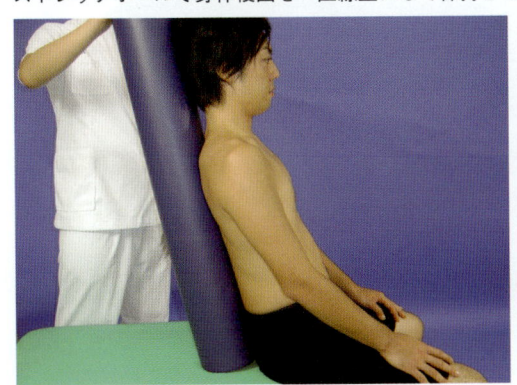

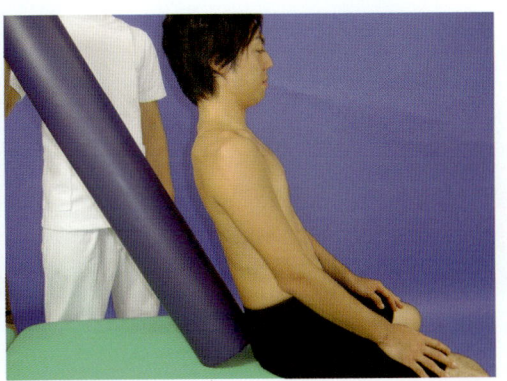

ものが増大できないスティッフネス低下に対してアプローチする。腕立て伏せの際の腰椎伸展維持（図45），両手を足裏に位置させたままでの転がり－起き上がり運動（図46），エアスタビライザ（図47），スリング（図48）などを用いた状態へと活動性を高めることが重要である。

上記運動の際に両上後腸骨棘やや上を結ぶ水平面のライン（図49，腰仙移行部痛の際に多い），下位肋骨を結ぶラインの背側が伸展過剰部位になっていないか注意し，なっている場合には白線方向から他動的に引き離すように皮膚を移動させて運動を行わせる。また股関節屈曲時に鼠径靱帯に沿った部位で皺が深い場合には腹部エクササイズをしているつもりが股関節屈曲筋エクササイズにならないように注意する。

図45 腹腔内圧上昇エクササイズ
腕立て伏せの状態で腰椎前弯が大きくならないように保持する。

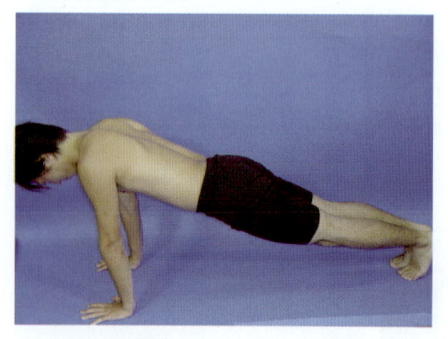

図46 腹腔内圧上昇エクササイズ
両手を足裏で組み起き上がるエクササイズ，腹圧が大きくかかる瞬間は腰椎があまり屈曲しないように大腿部と腹部が離れないように注意する。

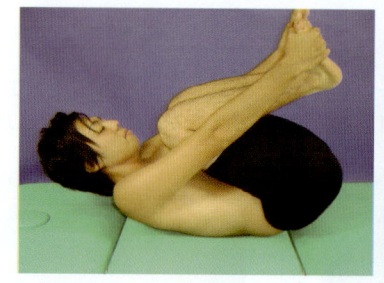

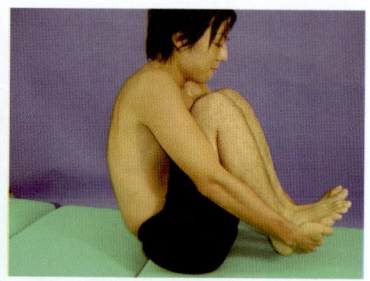

図47 腹腔内圧上昇エクササイズ
エアスタビライザにより床反力作用点を固定させずに重心をコントロールする。

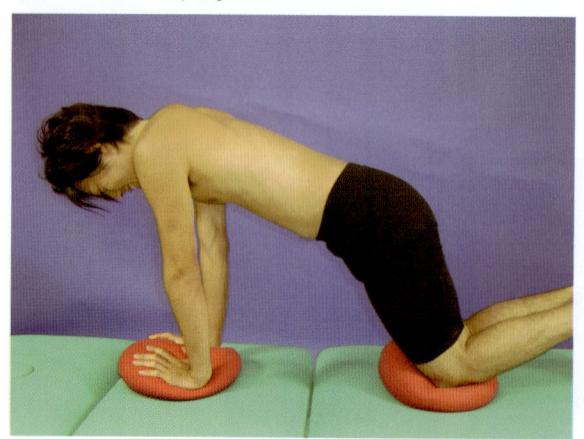

図48 腹腔内圧上昇エクササイズ
ベッドを下げて両手で身体を固定する。

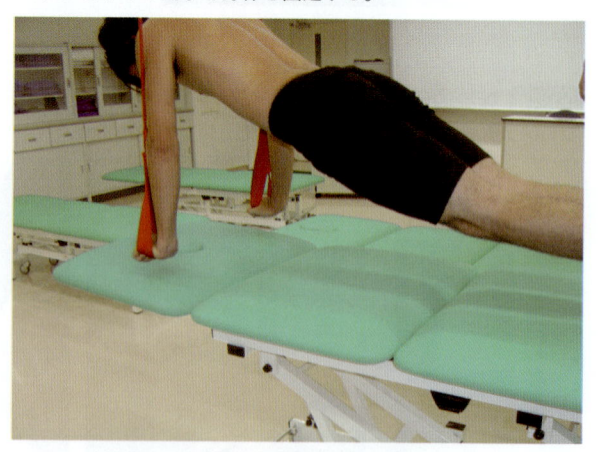

図49 背中の皺は左右から寄せて腹部を凹ませる
腰部の皺が深くなっていると腹横筋機能が低下していることが多い。

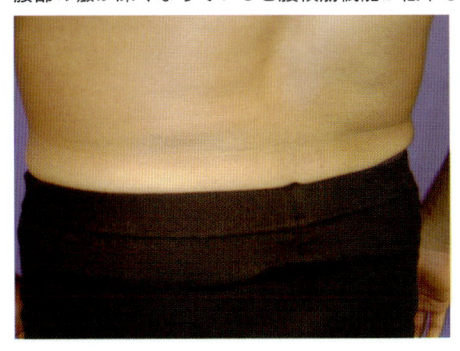

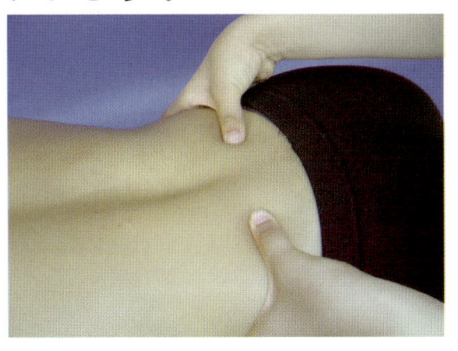

●横隔膜エクササイズ

　横隔膜は呼気でのリリースを行うことを主体にしている。安静呼気での肋骨下部でのスティッフネス増大は同側への体幹回旋制限も生じさせる。呼気時に，指を肋骨下弓下部から内上方へ軽く圧してリリースさせる（図50）。胸郭を観察して安静時換気状態が改善することやリリース側への体幹回旋運動が増大したことを確認する[20]。すなわち左側リリース後は体幹左回旋可動性が向上する。リリース後に腹部を凹ませた状態での呼吸運動を行い，徐々に前述の腹腔内圧上昇エクササイズを行う。

図50 横隔膜リリース
呼気で指先にて軽い圧迫を加える。リリース後には同側体幹可動性が向上することや腹式呼吸のパターンへ変化することを確認する。

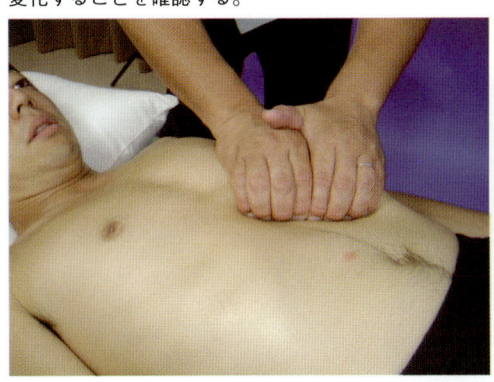

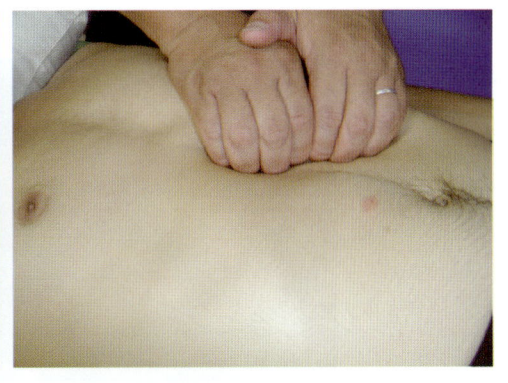

●骨盤底筋エクササイズ

骨盤底筋は運動指導が困難な筋であるが,「尻の穴を上に持ち上げる」,「尾骨を前方へ」という言葉が使われることからも実際の動きが小さいためもありイメージを大切することが重要視されている。エクササイズ後,腹部を凹ませた状態で同エクササイズを行うなど腹腔内圧に関連するインナーマッスルや下腿三頭筋との協調運動が重要である[21]。収縮だけではなく,弛緩,さらには繰り返し行える能力を高める必要もある。実際に尿失禁があるときには,特に重点的に行う。非常に多くのエクササイズが提唱されている[22]。

●脊柱単関節筋エクササイズ

凹凸を少なくして前傾動作を行うことで単関節筋活動が高まると考えられる。例えば,胸椎後弯が強いままでの体幹前傾動作では,後弯頂点より下部脊柱では担当する関節モーメントが減弱して,上部では増大する。特に頂点付近の関節モーメントは非常に大きくなり,筋膜によってモーメント発揮をしている部位では,延長されている筋膜にさらに伸張応力がかかる。逆に,腰椎部の脊柱起立筋活動によって前弯増大している場合では,表層筋の活動が主体で深部の多裂筋などに波及していないと予測される。図51のエクササイズは,端座位から肩と水平の高さに出した手をできるだけ前方に出すものである。この際,脊柱に前後弯が強くなっている場合であっても,さらに手を前方に伸ばすことで,①椎体レベルによる関節モーメントの負担の差が減少し,該当する負荷が均一化する,②単関節筋収縮機能が向上する,③腹腔内圧向上が図れる,④股関節屈曲機能が増大する,といった効果が期待される。段階的アプローチとしてはスリングの使用が効果的である(図52)。

図51 脊柱伸展単関節筋エクササイズ

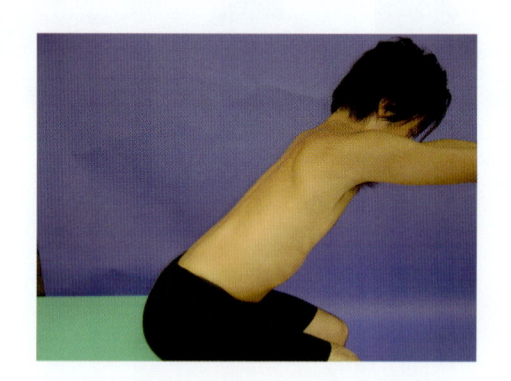

図52 スリングによる脊椎伸展単関節筋エクササイズの例
脊柱後弯位のまま体幹を前傾させると,上部頸椎から屈曲するような運動になりやすい。スリング使用によって,脊柱後弯が抑制されて伸展位を取ることができるようになる。

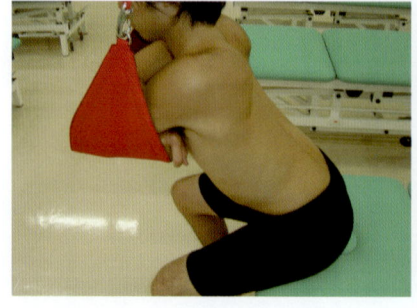

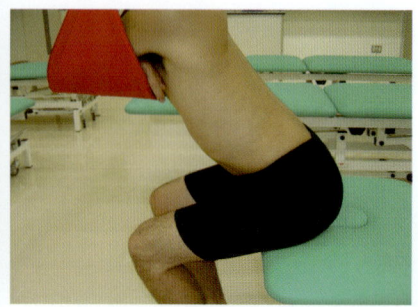

体幹下部屈曲－伸展

　体幹下部屈曲運動の制限因子は，胸腰筋膜を中心とした筋膜制限，腰部脊柱起立筋，関節包・靱帯が考えられる。この部位の過剰屈曲が認められる場合には，股関節屈曲制限が生じていないかどうか確認する。体幹下部の伸展制限は，腰椎前弯消失と連動してみられる。逆に股関節伸展制限があると腰椎伸展可動域が過剰となることが多い。矢状面上の骨盤の前後位置と前後傾を確認する。

●皮膚・浅筋膜

　胸腰筋膜にはさまざまな筋が付着しているが，特に上方での広背筋，下方での大殿筋，中央での腹横筋が重要である。全体の伸張運動としては，仰臥位で頭の後ろに手を組んでもらった状態から他動的に骨盤を後傾させ，大腿部が腹部に接触するようにする。さらにこの状態から手で反対側の肘関節をつかみ，床に肘をつけるようにする。腰部の伸張感は短縮を示していると考えられる。骨盤前方移動かつ骨盤前傾位の姿勢では股関節伸展制限および胸腰筋膜短縮が認められることが多く，逆に伸展運動の際には腰部の皺に沿って伸展過剰になることが多い。皮膚で皺が深くなる部位では椎間関節で圧縮，剪断応力が大きくなっていると推察される。このような腰椎伸展過剰は股関節伸展制限と関連している場合が多い。皮下脂肪蓄積による屈曲制限の場合，皺の深くなる部分では運動制限が生じるのと同様に屈曲モーメントが発揮できない状態になっていることが多い。この際には横の運動機能ラインを左右から白線方向に集めて，腹腔内圧を増大させるエクササイズを行う（図43）。皺が深くならないようにできるだけ体幹を屈曲させずに長軸方向に伸張して，腹腔内圧を要求するエクササイズを行うことが重要である。

　過剰伸展では腰椎後方に皺が形成される。この皺が運動制限になっている場合には皺を中心に集めるようにすると可動域が改善する。その状態で抗重力方向へ脊柱を上方へ動かしながら腹部筋収縮を高める運動を行う（図53）。

図53 腰部過剰伸展に対するエクササイズ
体幹の伸展時の皺を左右から中心に寄せさらに上方向へ持ち上げると過剰伸展が改善する。

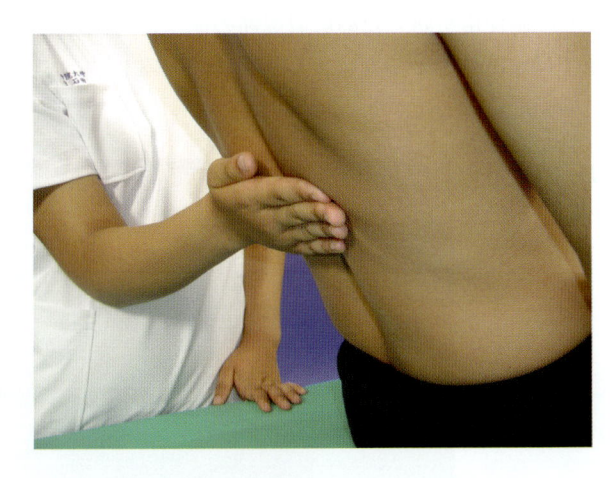

●筋

　脊柱起立筋のリリースは反対側回旋にて骨盤挙上動作を行う方法（図54），セラピストの回旋に対抗した等尺性収縮後の弛緩（図55）が，有効である。屈曲制限がある際には脊柱起立筋の短縮だけではなく，腹筋群が短縮できない場合も多い。特に皮下脂肪による運動制限は屈曲制限の重要要素である。同部の皺を白線に集めて体幹を後傾させ，腹筋群収縮を促す。前述のように筋膜との連動によって腹筋群の活動性を向上させさまざまな動作で活動しやすくすることが重要である。

　シットアップのように頭から先行する動作だけではなく，逆に腰椎下部の屈曲が頭部方向に波及するような動作は，重要性が高い。図56は端座位で行っているものであるが，先行させる腰椎下部の屈曲を行うためには，下腹部のモーメントを要求する動作であるとともに，腹側の筋は，腹直筋をはじめとして遠心性収縮をしなくてはならない。また頭部が屈曲するのは最後となるため，高い腹腔内圧が運動中にわたって要求される。このような動作は上肢で，体幹から手方向へ機械的にエネルギーフローが要求されるような投球，投擲動作，テニスサーブ，バレーボールアタックなどでは必須の動作である。図57は体幹伸展筋に同じ動作にあたり，腰椎下部から始まる伸展動作である。体前屈から戻る動作の際に頭部伸展を先行して，腰椎伸展筋を利用する方法とは逆に，筋以外の軟部組織をモーメント発揮に用いた運動と考えられる。両動作とも，脊椎の特定部位に負荷を掛けないように運動パターンを広げるために重要であり，抗重力要素を考慮し運動するにつれ上方向へ伸びるように行う。図56運動後は立位での前屈動作が，図57後には後屈運動が大きくなる。

●椎間板

　髄核後方移動による椎間板症や椎間板ヘルニアは股関節屈曲制限の改善が鍵となって姿勢の改善につながる。腰椎過剰屈曲に対する適度な腰椎前弯は，屈曲伸展動作の基本である。腰椎前弯の回復のために椎間板要素は大きい。また椎間板への負荷圧軽減の観点からpuppy　positionでいることはそれだけで質の高いエクササイズといえる（図58）。上肢の過使用を防ぐために肩関節の直下に肘関節が位置するようにする。強度の後弯では腹臥位をとるだけでも効果的である。

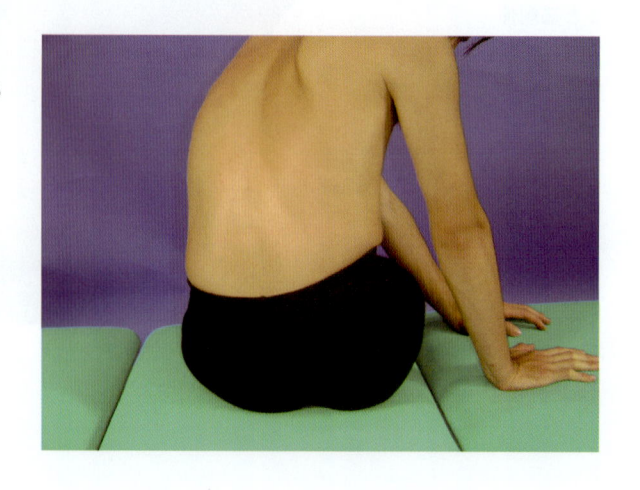

図54　左脊柱起立筋リリース
両手を床につき右側骨盤をベッドから挙上させるようにする。

図 55 左脊柱起立筋リリース

対象者はこの肢位を保持し，セラピストは体幹左回旋方向に軽く抵抗を加えて等尺性収縮を促す。数秒の収縮を行ってもらう。

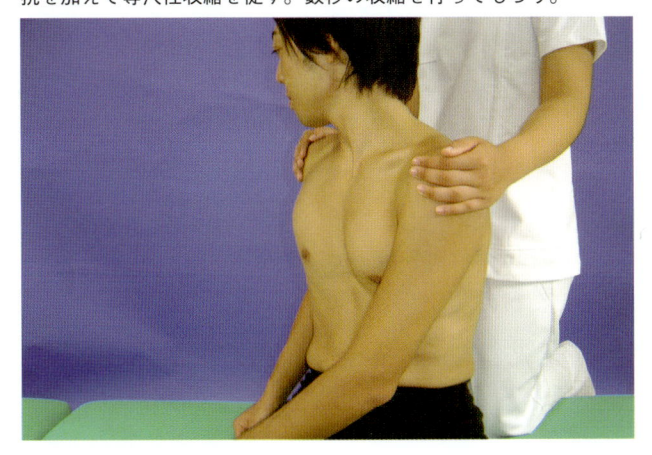

図 56 体幹下部屈曲モーメントを重視したエクササイズ

左から右へと動くように運動する。頭部先行動作ではないため高い腹腔内圧が動作中常に必要となる。

図 57 体幹下部伸展モーメントを筋から筋膜に移行させる方法

右から左へと動くように運動する。左のように伸展するにつれて上方向へ伸びるようにする。脊柱起立筋のうちより長い筋の活動を抑え，胸腰筋膜を利用したモーメント負荷がある。脊柱起立筋の過活動のみられる対象者が対象である。

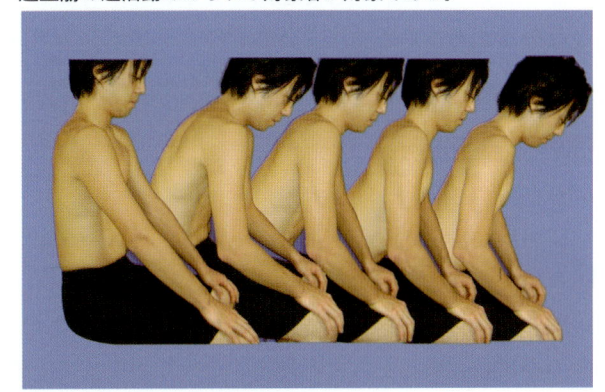

図 58 腰椎前弯の回復

肘立て位で椎間板への圧負荷を軽減する。数分間保持するようにする。

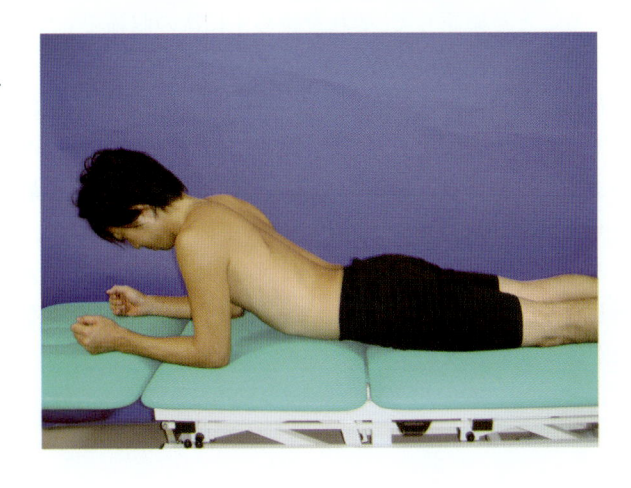

体幹下部側屈

　体幹下部側屈動作で，皮膚の皺がよりやすい部分の反対側の同部位は伸張しやすくなっている。また皺より上部では下方に潰れた状態となっており，抗重力性が欠落しているといえる。

●皮膚・浅筋膜

　体幹の外側の運動機能ラインは多くの場合，下位肋骨，上前腸骨棘の上および上半身質量中心の運動機能ラインで皺を形成する。この部分での深い皺形成，皺の左右差が大きい場合には姿勢に影響する。そのため図59のように皺の部分を引っ張り出すようにしてエクササイズを行う。図60は枕を入れて他動的伸張を行っているものである。この後，皺のよりやすい部分では遠心性収縮を，その反対側では求心性収縮を中心にエクササイズを行わせる。

●筋

　腹斜筋外側線維，腰方形筋が主動作筋となるが，反対側の伸張性と合わせて治療を行う。図61は骨盤挙上のエクササイズであるが，頭の方向に伸ばすようにしながらエクササイズすることが重要である。このようなエクササイズで，体幹上部と下部が連動せずに独立した運動を行うことが可能となる。脊柱起立筋の収縮に過剰な左右差があるときは，左右腸骨のアライメントを評価して，矢状面，水平面のエクササイズと合わせてバランスを取るようにする。

体幹下部回旋

●筋膜

　前述の横隔膜リリースは右肋骨下弓に沿えば体幹右回旋，左に沿って行うと左回旋が大きくなる。大殿筋収縮を利用した方法を図62に示す。右回旋を大きくしたい場合には，徒手筋力検査で右大殿筋のテストを行う要領で自動運動してもらい，その際に右大殿筋から左広背筋にそって手を当て，軽く左腋窩方向へ皮膚を伸張する。そのまま股関節伸展運動，弛緩を繰り返す。弛緩の際にセラピストの両手が左腋窩方向にリリースされることを確認して，それを緩めずに次の収縮をしてもらう。十数回繰り返すことで体幹下部の回旋は大幅に改善する。

　あるいは端座位で，右上後腸骨棘付近から上半身質量中心高位の左側腹部の間にセラピストの片手を当て，もう一方の手を左側腹部から右上前腸骨棘付近へ軽く皮膚を移動させた状態のまま，対象者本人に体幹を最大右回旋位－中間位－最大右回旋位と繰り返し運動させる（図63）。セラピストの手が中間位に戻る際に，手を緩めないようにしていると，皮下で滑走が触知できる。徐々に右回旋運動が大きくなるように十数回繰り返し行う。この際の手は決して強く移動させるのではなく，あくまでも皮膚－浅筋膜が弛まない程度がよい。

図59 エクササイズをやりやすくする方法
左側屈の際に皺がよる部分には図のように手で皮膚を引っ張り出すようにして運動を行わせる。

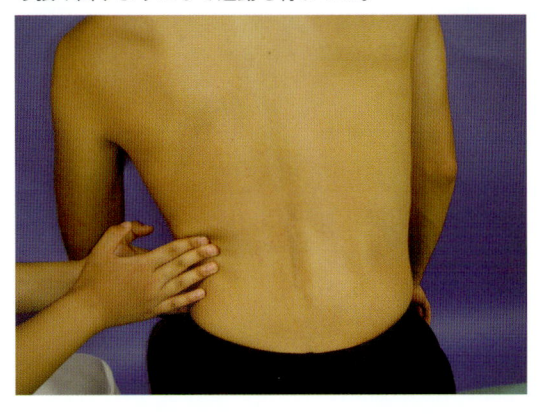

図60 体幹外側の他動的伸張

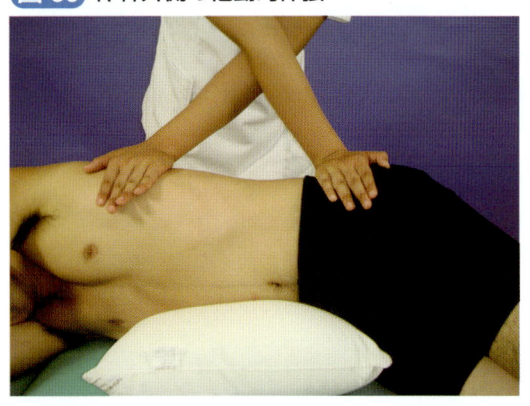

図61 筋の長さを変化させたエクササイズ
伸張したあとに頭部を上方向へ伸ばすことで左側腹部の筋が伸びた状態で収縮できるようにする。

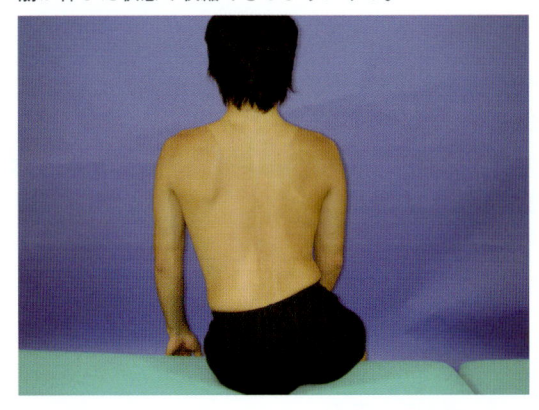

図62 体幹右回旋エクササイズ
右大殿筋のエクササイズの際に，背面の皮膚を右大殿筋から左広背筋方向に伸張しながら行わせる。

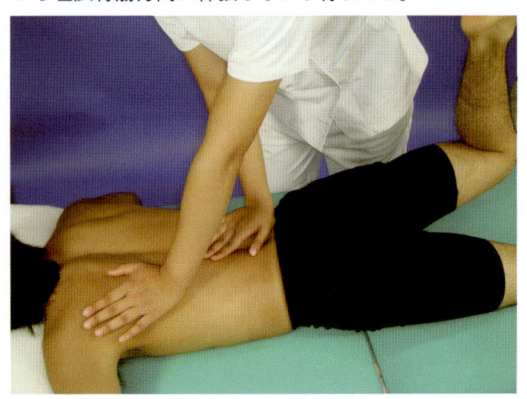

図63 体幹回旋エクササイズ
体幹下部の斜め方向（前面では腹斜筋に沿って，後面では上後腸骨棘から反対側上半身質量中心高位へ）に皮膚，筋膜を誘導しつつ対象者に体幹回旋運動を行わせる。最大可動域のあと少し反対方向に戻る（図では右回旋したら中間位まで戻る）際に，皮膚の下で滑走が触知できる。この皮下筋膜の滑走を促すように運動を施行する。

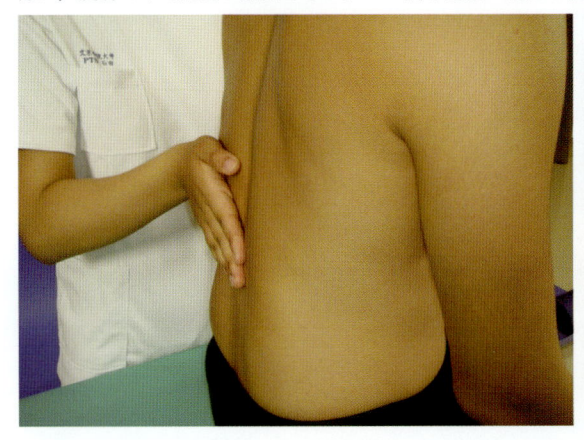

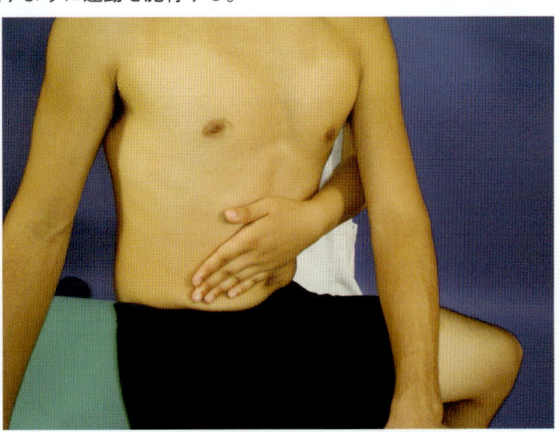

● 筋

　前述の脊柱全体のPIRは簡単な方法であり，さらに上肢を床につけた端座位で行うセルフエクササイズにより体幹上下部のコントロールも可能となる．例えば体幹上部は右に下部は左に回旋するように行う．前述の上半身質量中心および座圧中心位置が座面上，右前－左後では右回旋，左前－右後では左回旋が大きくなることを利用して，上半身質量中心位置を図64のように移動させる．この際に重要なことは，頭部をできるだけ移動させないこと，上半身質量中心をできるだけ大きく正確に移動させることである．右回旋を大きくする場合には上半身質量中心を右前－左後に，左回旋を大きくする場合には上半身質量中心を左前－右後方向に，他動的に移動させ，徐々に自動介助，自動運動へと進める．

体幹上部

　頭部があまり動かない状態で，上半身質量中心が左右前後に移動した際の上半身質量中心位置と体幹上部の運動性を137ページ図22に示した．体幹下部とは回旋が逆となっている．また体幹上部の屈伸，側屈，回旋に関連する皮膚筋膜の運動機能ラインは90ページ図27に示した．上半身質量中心を横断する水平面の運動機能ラインも運動制限に影響を与えている．体幹上部では屈曲制限はあまりないが，伸展制限は非常に多い．体幹上部の回旋運動の大小は剣状突起から肩峰までの皮膚の他動的な運動量とも関連があるようである．また回旋時の肋骨の動きは図65のようになるため，動きの悪い部位の下位肋骨を固定して自動運動を促進することも可能である．前述のように肩甲骨とのアライメントを考慮して体幹運動を構築することも可能である．また回旋運動の際には90ページ図27を参考に皮膚を移動させる．

　胸椎後弯増大があると体幹上部の皮膚・筋膜は前面が下方に，後面は上方に移動する．この移動傾向は，屈曲運動時に生じる方向と一致しているため，伸展運動の際に皮膚・筋膜を図66のように移動させると，体幹上部伸展動作は行いやすい．体幹形態評価において体幹上部のスティッフネスが大きい場合および吸気の際に体幹上部の運動性の左右差がある場合には，図67のように前後面両側から手で触れた状態で深呼吸させると効果的である．また，前述のように肩甲骨の動きと体幹上部の運動連鎖は関連性が高いため，肩関節障害においても体幹上部および肩甲骨位置の評価は重要である．

図64 体幹右回旋エクササイズ
上半身質量中心を座面上左後方から右前方へ移動させる。

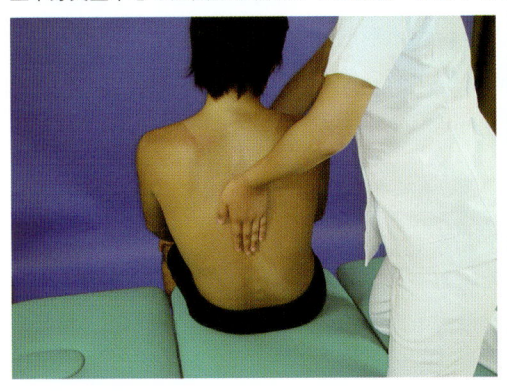

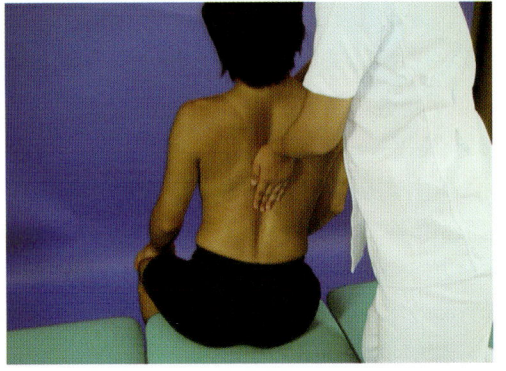

図65 体幹右回旋時の肋骨の動き
ⓐ：中間位　ⓑ：右回旋位

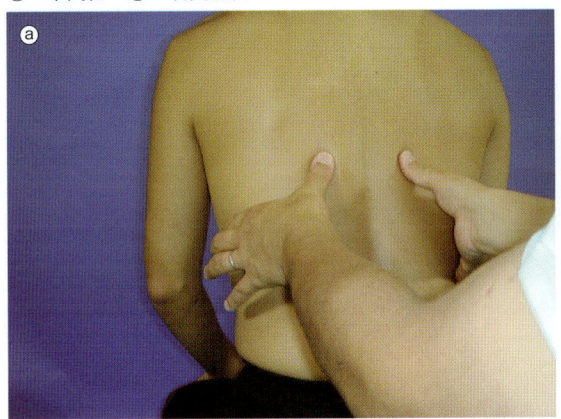

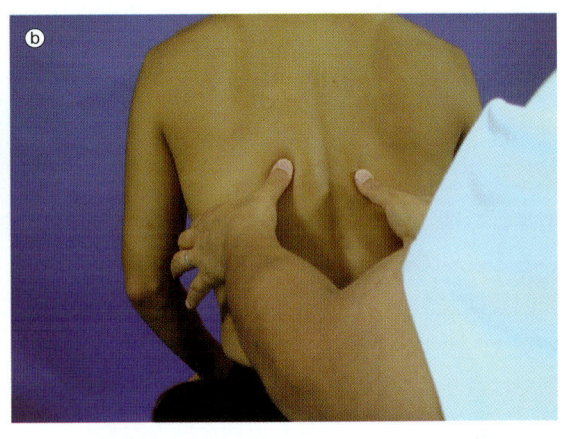

図66 体幹上部の伸展可動性拡大のための徒手操作
母指と小指を近づけ，中３指で体幹上部前面の皮膚を上へ移動させる。

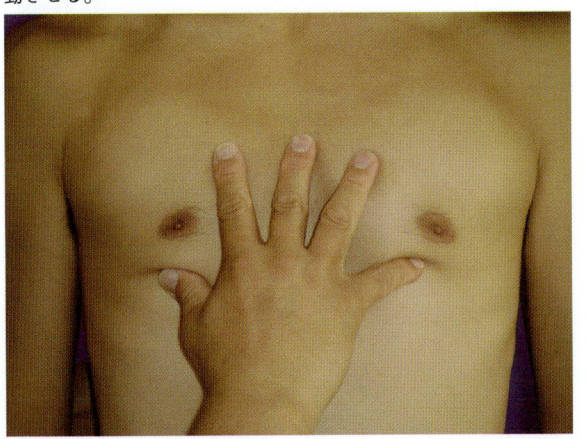

図67 体幹右上方のスティッフネスを変化させる方法
手掌を体幹前後に当てるだけでもよい。この状態での深呼吸は体幹右上方のスティッフネスを小さくし，胸郭の運動を大きくする。

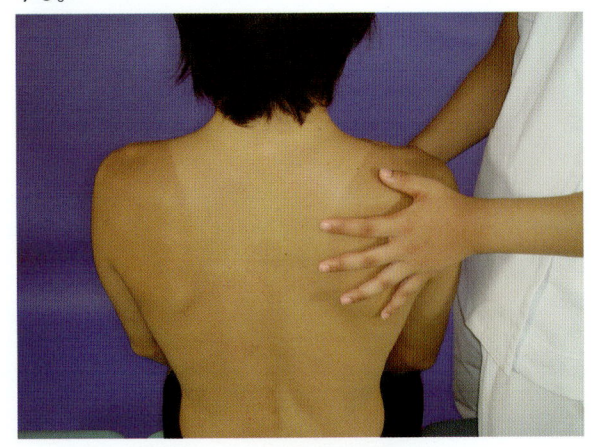

体幹全体

　体幹全体の形態を3平面に投影すると，前額面での面積が最も大きいため形態評価しやすい。この形態を台形，平行四辺形と表現する。左右腸骨棘高位が高い側の肩峰が反対側肩峰より低い場合（図68），台形とする。また腸骨棘高位の高い側の肩峰が高い場合（図69）を平行四辺形型と定義する。

　台形型を呈する体幹を有する場合，歩行の際，挙上側骨盤の前方回旋を大きくすることが多く，平行四辺形型体幹では，歩行時下制側骨盤の前方回旋を大きくする場合ことが多い。また骨盤前方回旋が大きい側と反対側の肩甲帯は前方回旋が大きくなるケースが多いため，歩行時の体幹回旋の左右差は大きい。換言すれば歩行中は左右対称ではなく，左右どちらかの回旋を大きくする運動をし続けていることになる。

　仰臥位において図70のように膝関節と反対側肘関節をつけるような動作での体幹回旋動作を行い体幹回旋の左右差を評価したとする。歩行中の体幹回旋と仰臥位での体幹回旋は一致する場合と一致しない場合がある。一致する場合には，仰臥位体幹回旋動作（回旋運動が困難だった方向）エクササイズは歩行時の体幹回旋を変化させるが，一致しない場合には，矢状面の要素が大きい。脊柱を境界にした左体幹，右体幹の屈曲運動の左右差が歩行時の回旋運動の原因となっているようである。この際には，図71のように回旋運動の困難な側の体幹の屈曲運動を積極的に行うことで身体全体の左右差を減らしていく。

　ナンバ型歩行では，体幹を捻らない，あるいは前方に出た骨盤と同側の肩甲帯が前に出ていると表現できる。この状態は通常歩行と比較すると体幹回旋は少ないが，逆に股関節回旋は大きい。古来，和式型の運動では股関節に大きく可動域を求めることが多いがナンバ歩きも同様である。

　歩行運動では蹴り足があるため，身体のどこかに回旋運動を伴うことになる。正常歩行では，上半身質量中心が進行方向を向くため，この部位の左右の回旋可動域差は，股関節，膝関節，足関節への水平面上の左右差と相補関係になりやすい。例えば，骨盤左側が前方に位置する状態が多い場合，右下肢では伸展，内旋，左下肢では屈曲，外旋可動域が大きくなる。下肢関節と体幹の運動連鎖のひとつとも考えられる。下肢に障害がある場合，下肢に対してまったく治療を行わなくても，体幹回旋左右差を減弱させる運動が下肢の負担を減少させる方法として有効なのはこのためであろうと考えられる。

図68 台形型体幹
左肩峰，右骨盤がそれぞれ反対側より高い。

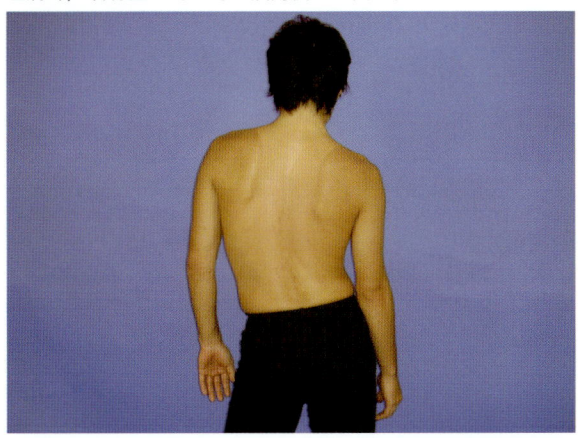

図69 平行四辺形型
右肩峰，右骨盤がそれぞれ反対側より高い。

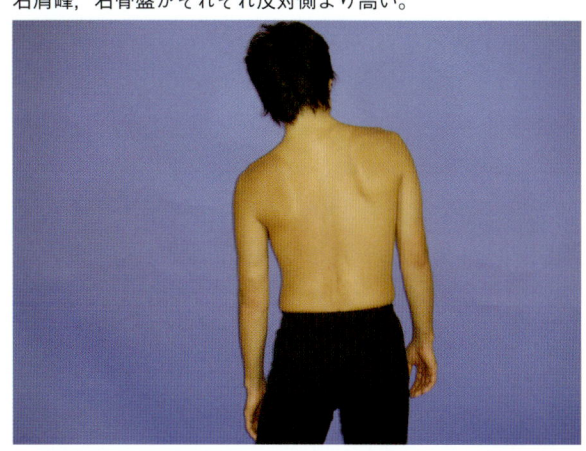

図70 体幹左回旋のエクササイズ

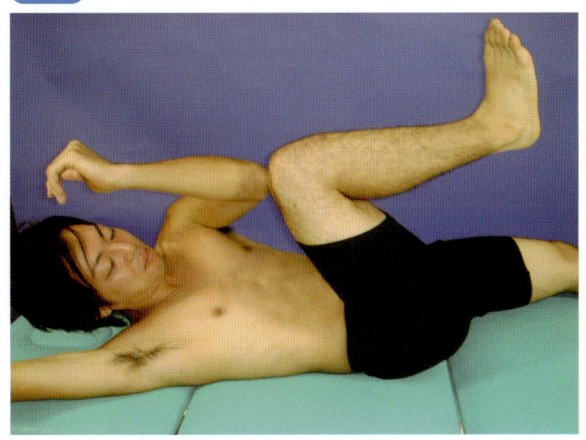

図71 矢状面の体幹右側のエクササイズ
仰臥位と歩行時の体幹回旋が一致しない場合。

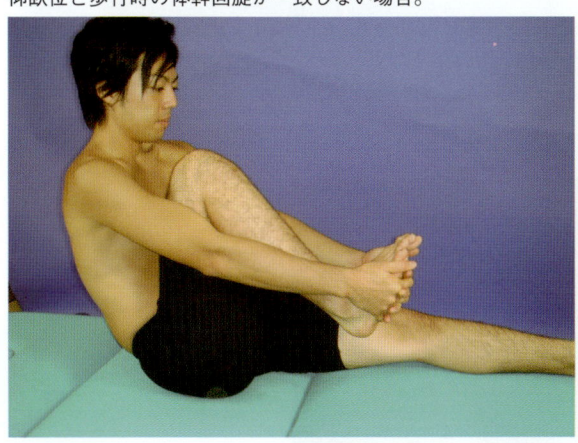

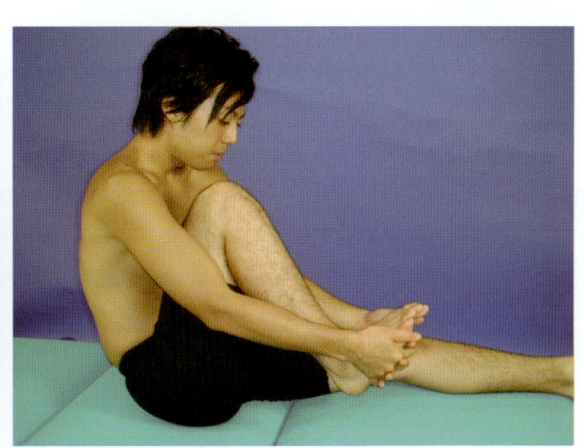

その他の方法

●皮膚・浅層筋膜とテーピング

図72は足裏に貼付したテープであり，その貼付方向が重要である．テープの種類は弾性テープで張力の弱いタイプのものがよい．足裏の外果下部から内果下部方向へ貼ると前額面での骨盤が下制および内方移動し，逆に内果の下から外果下へ貼付すると骨盤挙上および外方移動する．したがってTrendelenburg徴候がある立脚側には外果から内果方向へ，遊脚側下肢には内果下から外果下方向へのテーピングによりTrendelenburg徴候は減弱あるいは消失する．

大腿部外側（大腿筋膜張筋－腸脛靱帯）の上に貼るテープを上から下に貼ると骨盤下降，下から上に貼ると骨盤挙上してくることをしても同様の現象が認められ下肢にも運動機能ラインがあると考えられる（図73）．

また足尖から踵方向へのテープは骨盤を前傾位に，踵から足尖方向へのテープは後傾位にする（図74）．スクワット動作時に重心下降につれて，骨盤左側を後方に回旋してしまうような場合には，右腸骨前傾，左腸骨後傾を呈する状態であり，その際に右足裏には踵から足尖方向，左足裏には足尖から踵方向へテープを貼付するとスクワットは正中化する．

図72 外果下から内果方向へ貼付するテーピング
立位で骨盤を下降させる．

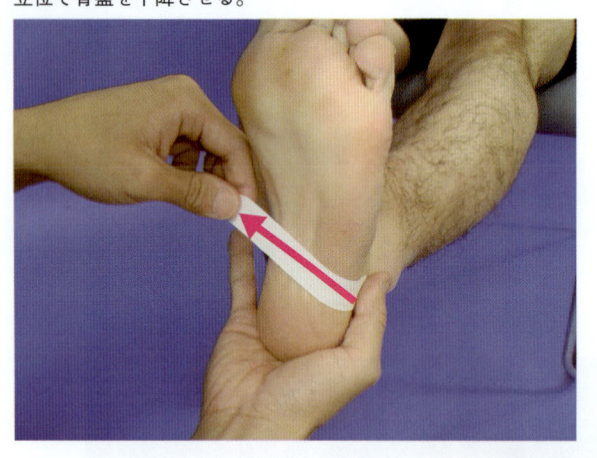

図73 下肢内外側のライン
下肢の外側ラインと内側ラインが足裏を通過して連続する．

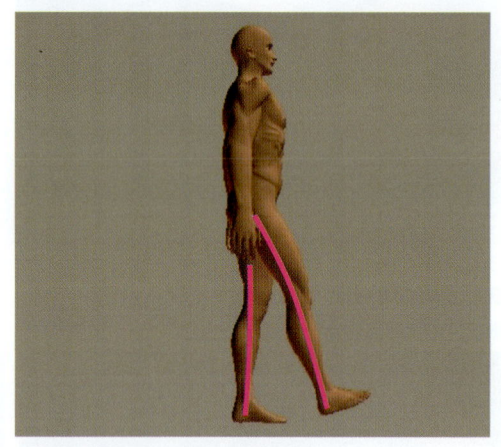

図74 足裏へのテーピングによる左右骨盤傾斜のコントロール
矢印の方向へのテープにより右腸骨は後傾，左腸骨は前傾してくる．

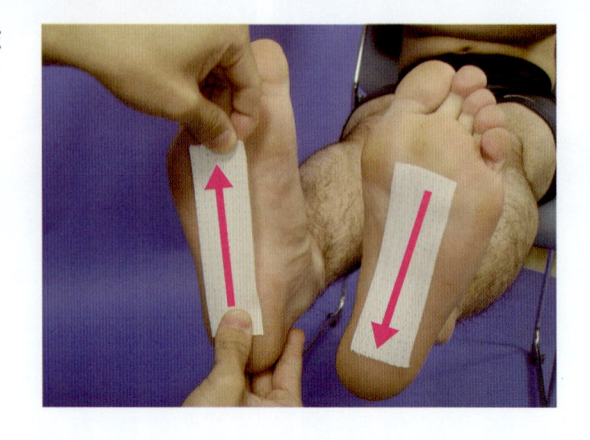

●筋間の滑走

　テーピング方向と同様に対象者は端座位で，膝関節自動屈曲伸展させる。その際にセラピストは大腿部外側の皮膚を下方に下げ，内側の皮膚を上方にあげたままこれを保持するようにする（図75）。セラピストの両手ではこの間に，手が皮膚ではなく，その内部の浅層の筋との間で移動することが感じられる。膝関節屈伸運動は十数回，あるいは時間にして10秒ほどでもよい。左右の骨盤の挙上下制は十数秒程度で変化する。同様に，大腿部前面皮膚を下方向に後面皮膚を上方向にあげたまま，股関節内外転自動運動を行うと骨盤前傾および後傾してくる。これらの姿勢を変化させる皮膚の誘導はその下部にある筋との間あるいは筋間で生じる滑走によると考えている。図75の例では，膝屈曲伸展の自動運動の際，伸展時には大腿四頭筋が停止から起始方向すなわち，膝関節から骨盤方向へ移動するが，外側の皮膚・浅層筋膜が下方移動させられるため，この間で滑走していると考えられる。前述のように大腿筋膜張筋と大腿四頭筋は同時に作用することが多いため，両筋間の滑走が低下することがあると考えられる。図76のように腸脛靱帯と外側広筋間を広げるだけでも膝関節の運動機能が改善することがある。

図75 右骨盤を下制させるエクササイズ
外側の皮膚を下方に内側の皮膚を上方に移動したままで対象者に膝関節屈曲−伸展運動を繰り返させると右骨盤下制が生じる。

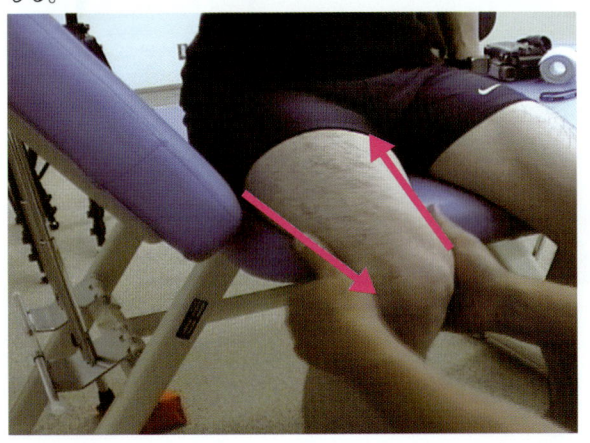

図76 大腿四頭筋と腸脛靱帯間のリリース
膝伸筋と腸脛靱帯間を広げたまま膝関節屈伸運動を行わせると，可動域改善など運動機能低下の改善になることが多い。

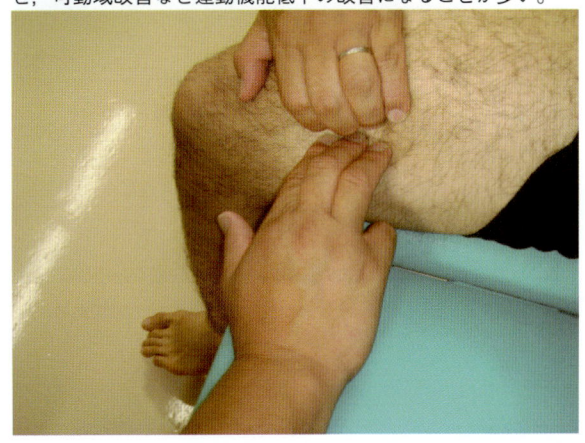

上肢外側の皮膚を抑えた状態で骨盤左右挙上運動させると，骨盤挙上側の上肢外側ラインが下降することがわかる（図77）。このため外上顆炎などでは，同側骨盤挙上エクササイズ後に疼痛軽減することが多い。同部の皮膚の可動性を評価すると外上顆炎側の上肢外側ラインは下降しにくい。

　臨床効果の判定に対して姿勢・動作をアウトカムとして捉える方法は，運動器疾患，中枢疾患に共通した「動作障害」に対する基本的パラダイムである。しかし治療効果が他分野に劣る場合があると感じるのは，治療技術のせいではなく，セラピストの感性だと思う。筆者の偏見かもしれないが，エビデンスが重要とわかっていても理学療法には頼りになる論文がまだ少ない。治療技術のバイアスは恐いが，もっと恐いのは思考のバイアスである。結果を要求される仕事であるからこそ，臨床技術をもった理学療法士こそ社会から要求されていると考える。そういう力の集積こそが本来のエビデンスになるのではないだろうか。

図77 上肢外側のライン（79ページ参照）
骨盤挙上する側の上肢外側ラインは下降する。上肢外側ラインが上に移動する肘関節外上顆炎では同側骨盤挙上エクササイズをすることで疼痛軽減する。

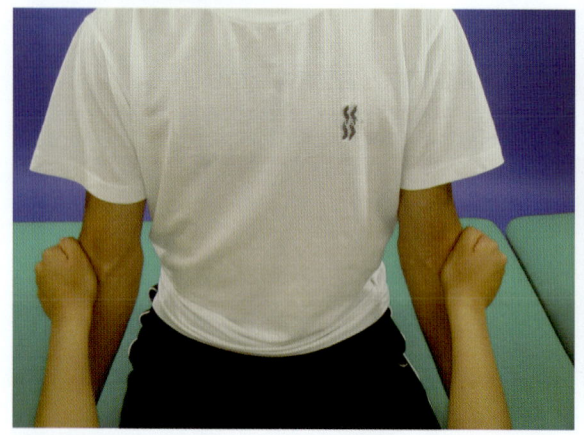

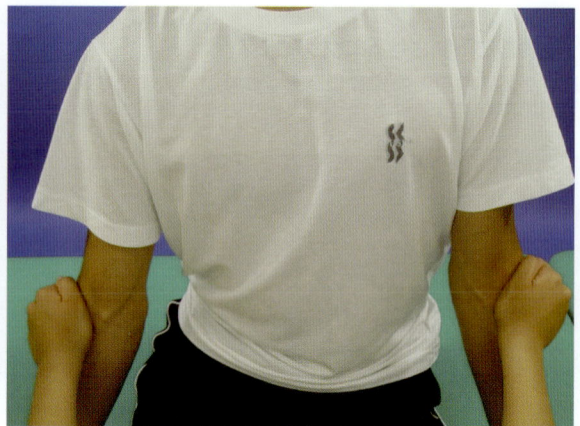

III 下肢からみた動きと理学療法の展開

　西洋では古くから足に関心がもたれ，レオナルド・ダ・ヴィンチは足を「工学の傑作」と称している[1]。また，現在 podiatrit（足学専門家）制度があり広く社会に認知されているが，わが国では近年その重要性が認識されつつあって，理学療法分野でも積極的に関わっていく必要がある。また，足は唯一地面に接する部位で，身体機能改善を主たる目的としている理学療法士にとって欠かすことのできない重要な部位である。

　二足直立歩行を確立した人間の足は，母趾と他趾の対立（物をつかむ）を犠牲にしてまで整地・不整地の大地をつかみ立つことに徹した。足は衝撃を吸収し，体重を支え，身体のバランスをとり，移動に貢献している。移動には歩行，走行，跳躍などがあり，速さもゆっくりしたものから高スピードまでさまざまで，足はそれらの要求に答えるべく衝撃緩衝器，体重支持機構，推進器官としての機能を切れ目なく繰り返す重要な身体の一構成部分である[2]。

入谷　誠

　足の機能解剖
　足（下肢）から全身へ
　立位における足の補償機能
　歩行時の正常な足部と下肢の動き
　歩行時の足部の筋機能
　歩行分析のポイントと捉え方，考え方
　下肢の障害に対する理学療法の結果の出し方
　　入谷式足底板
　　テーピング
　　運動療法

Ⅲ 下肢からみた動きと理学療法の展開

足の機能解剖

足は一対で 56 個の骨からなり，多くの関節から構成されている。その動きは複雑であるとともに，歩行などの荷重位での動きはさまざまな力学的な影響を受けているため，さらに複雑になる。

距腿（足）関節

足関節は下肢末梢の関節であり，足部と下腿の間での運動を調整し，脛骨内果関節面，脛骨下関節面，腓骨外果関節面とそれに対応する距骨滑車から構成される。距骨滑車と対応する足関節のほぞ穴を ankle mortise（果間関節窩）とよぶ（図1）。ankle mortise 部分は内果が外果よりも上方に位置し，内果は外果よりも前方に位置し，内外果を結んだ線は膝関節軸に対して外旋位にある。このような骨格構造により内がえし方向へは骨性制限が弱く不安定にさせ，外がえし方向へは骨性制限が得られ安定する。脛骨・距骨・腓骨の 3 つの骨は，内側で内果と距骨が三角靱帯で，外側では腓骨と距骨が前・後距腓靱帯で，脛骨と腓骨が前・後脛腓靱帯でそれぞれ連結されている（図2）。距骨滑車は前方が後方より 3 〜 5mm 幅広く底背屈の際に ankle mortise の幅が変化しなければ正確な適合性は得られない。足関節背屈時には ankle mortise に挟まれ骨性に安定するが，底屈時には遊びができ不安定になる。前足部に体重がかかり足関節が底屈すると腓骨は約 2.4mm 下降する。足部アーチ形成に作用する筋で腓骨に付着する長腓骨筋・後脛骨筋・長母趾屈筋が活動し腓骨を引き下げ，ankle mortise を深くし，15 〜 20°斜走している下腿骨間膜に導かれて外果を内方移動させて，荷重時の外側支持を有効に働かせている[3]（図3）。また足関節底背屈の際に遠位脛腓関節で腓骨に動きが生じ，背屈時には腓骨は開排・挙上・内旋が起き，底屈時には逆の動きをする（図4）。

▶距腿（足）関節：ankle joint/talocrural joint/tibiotalar joint

▶ankle mortise：距腿関節の屋根の部分（ほぞ穴）を指す言葉。

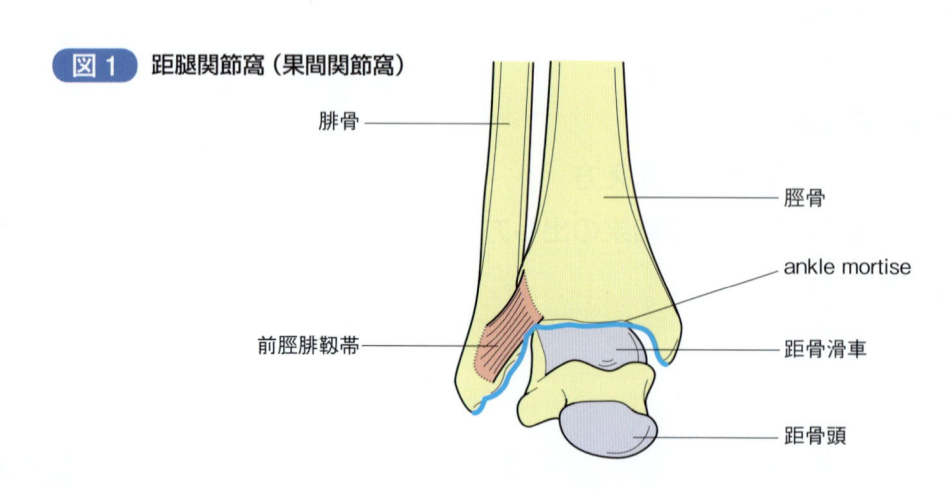

図1　距腿関節窩（果間関節窩）

図2 足関節・足部の解剖

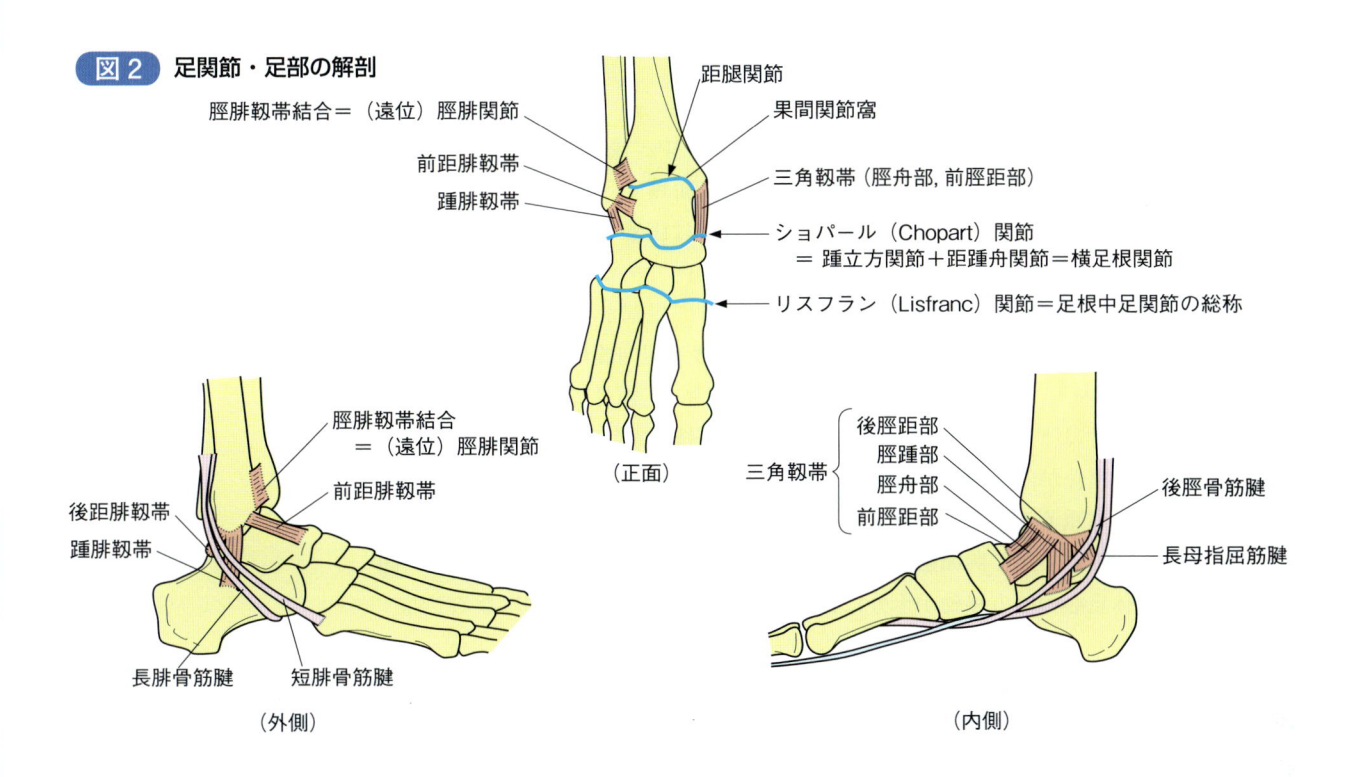

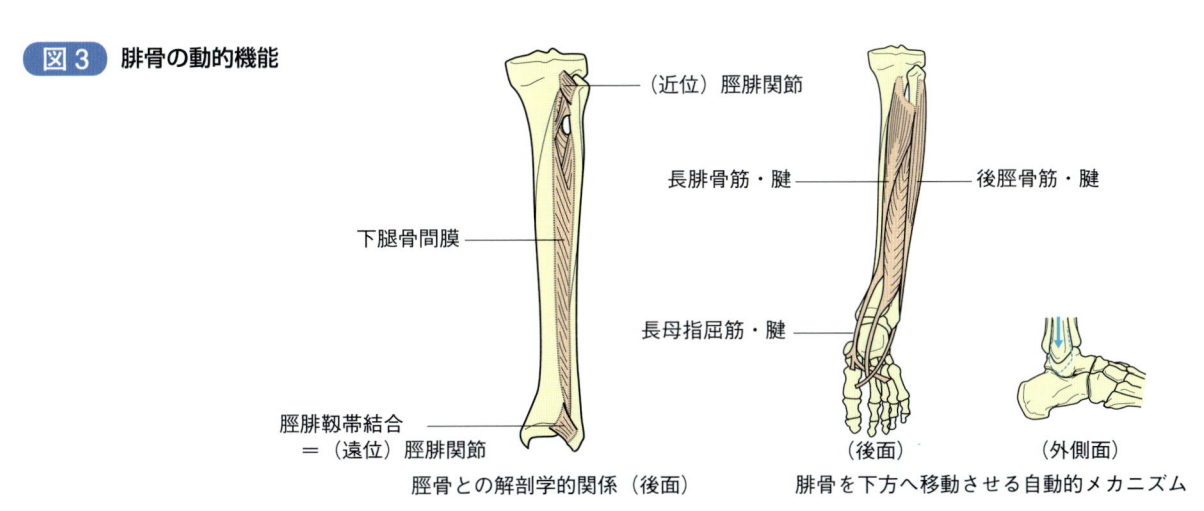

脛腓靱帯結合＝（遠位）脛腓関節
前距腓靱帯
踵腓靱帯
距腿関節
果間関節窩
三角靱帯（脛舟部, 前脛距部）
ショパール（Chopart）関節
　＝踵立方関節＋距踵舟関節＝横足根関節
リスフラン（Lisfranc）関節＝足根中足関節の総称

（正面）

脛腓靱帯結合＝（遠位）脛腓関節
前距腓靱帯
後距腓靱帯
踵腓靱帯
長腓骨筋腱
短腓骨筋腱

（外側）

三角靱帯 { 後脛距部 / 脛踵部 / 脛舟部 / 前脛距部 }
後脛骨筋腱
長母指屈筋腱

（内側）

図3 腓骨の動的機能

（近位）脛腓関節
下腿骨間膜
脛腓靱帯結合＝（遠位）脛腓関節
脛骨との解剖学的関係（後面）

長腓骨筋・腱
後脛骨筋・腱
長母指屈筋・腱

（後面）　（外側面）

腓骨を下方へ移動させる自動的メカニズム

文献3）より引用改変

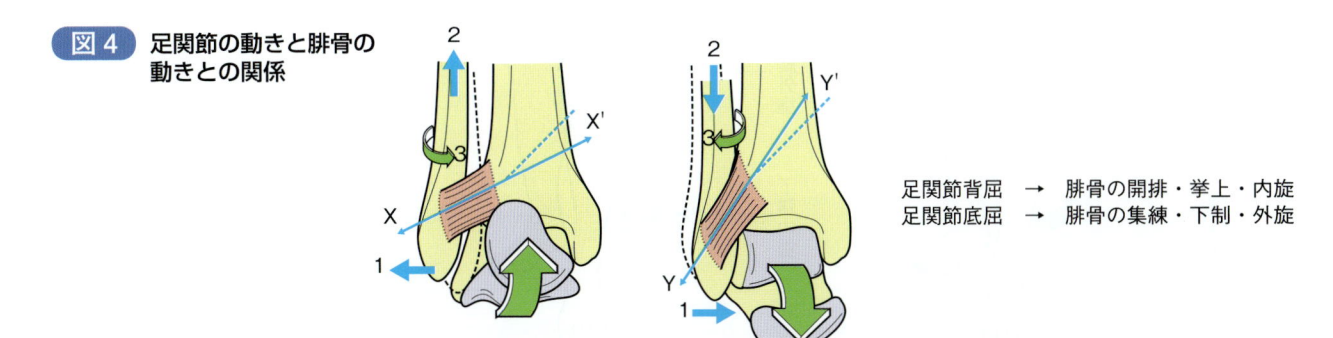

図4 足関節の動きと腓骨の動きとの関係

背屈時　　底屈時

足関節背屈 → 腓骨の開排・挙上・内旋
足関節底屈 → 腓骨の集練・下制・外旋

距骨下関節（ST関節）

▶距骨下関節：subtalar joint（ST関節）

　ST関節は距骨と踵骨との間での運動を調整し，前・中・後の距踵関節からなる。ST関節の運動軸は身体の三平面に角度を有する三平面軸で，内がえし・外がえし運動を行う。臨床的にはこの三平面運動を捉えることは困難なため，前額面運動に置き換えて使用してもよいとされ，すなわち回外と回内である[4]。

　機能的に重要な点は足部と下腿との運動連鎖であり，足部から近位の骨・関節への伝達のキーポイントになる部分である。荷重下では下腿内旋に伴い距骨が内転・底屈し，踵骨は回内し，下腿外旋に伴い距骨が外転・背屈し，踵骨は回外する（図5）。非荷重下では距骨は下腿の延長として機能し，下腿内旋に伴い踵骨は外がえしし，下腿外旋に伴い踵骨が内がえしする。また直線的進行を行う歩行立脚相，特に立脚中期以降では身体重心が前方に移動しているため，ST関節回外による下腿外旋に伴って大腿骨は内旋し，ST関節回内による下腿内旋に伴って大腿骨は外旋する（図6）。ただし身体重心の前方移動が十分に行われていることが前提条件になる[5,6]。

図5　脛骨回旋とST関節の動きとの関係（荷重下）

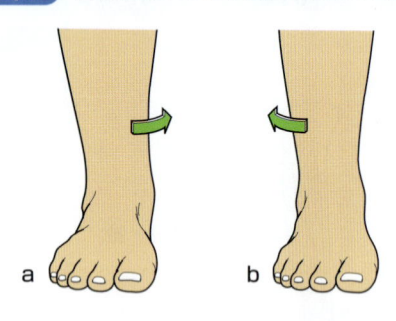

a. 下腿内旋に伴い距骨が内転・底屈し，踵骨は回内する。
b. 下腿外旋に伴い距骨が外転・背屈し，踵骨は回外する。

図6　歩行立脚相でのST関節の機能

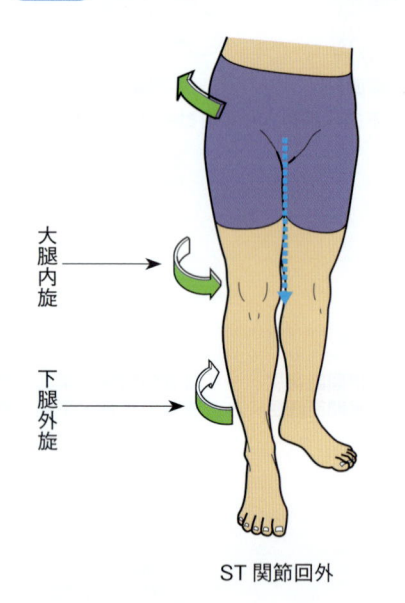

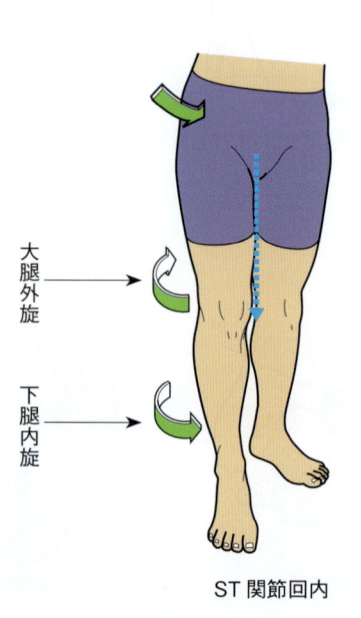

ST関節回外　　　ST関節回内

横足根関節（MT 関節）

▶横足根関節：midtarsal joint/Chopart's joint/transverse joint（MT 関節）

　MT 関節は内側の距（踵）舟関節と内側の踵立方関節からなり，運動軸は縦軸と斜軸からなる。縦軸では回内・回外という前額面運動を，斜軸では底屈・内転（回外要素）と背屈・外転（回内要素）が同時に起こる矢状・水平面運動である。機能的に重要なことは足部の柔軟性と固定性に関与し，ST 関節肢位によって決定されることである。ST 関節が回内位にあるとき，2 つの関節軸は平行な位置関係になり可動性のある柔軟な足部を形成し，回外位にあるときより交差した位置関係になり可動性のない強固な足部を形成する[7]（図 7）。この現象は歩行立脚相でみられ，立脚初期にあたる接地期で，遊脚からの衝撃を吸収するために ST 関節回内運動により MT 関節で可動性を増し，柔軟な足部を形成することで成し遂げられる。一方，立脚中期から後期にかけては体重を支持し，また推進テコとして足を機能させなければならない。そのため ST 関節は回外運動をし続け，MT 関節の可動性を減少させ強固な足部を形成することで成し遂げられる[8]（図 8）。また MT 関節の動きは ST 関節の肢位によって動きに変化が生じ，ST 関節回外位では MT 関節縦軸で前足部を回内，斜軸で底屈・内転（回外要素）し，ST 関節回内位では縦軸で前足部を回外，斜軸で背屈・外転（回内要素）する。多くは MT 関節縦軸での動きに依存し，ST 関節を回外位にすると前足部は回内し[9]母趾側に荷重がかかり，逆に ST 関節を回内位にすると前足部は回外し小趾側に荷重がかかることが多い。しかし逆の動きをすることもあり，これは MT 関節斜軸優位で前足部が作用しているものと考えられる。

図 7　足部の柔軟性・固定性に関与する MT 関節の機能

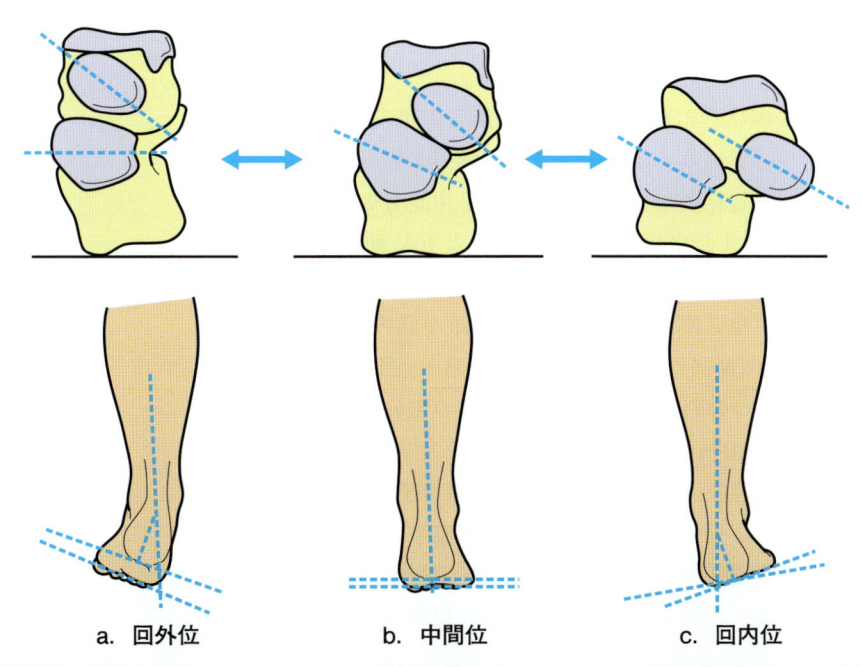

a. 回外位　　　b. 中間位　　　c. 回内位

距舟関節と踵立方関節の位置関係は，ST 関節中間位でやや交差した位置関係にある（b）。ST 関節回内位では平行な位置関係になり（c）柔軟な足部を形成し，回外位ではより交差した位置関係になり（a）強固な足部を形成する。

図8 歩行立脚相でのST関節の動きとMT関節機能

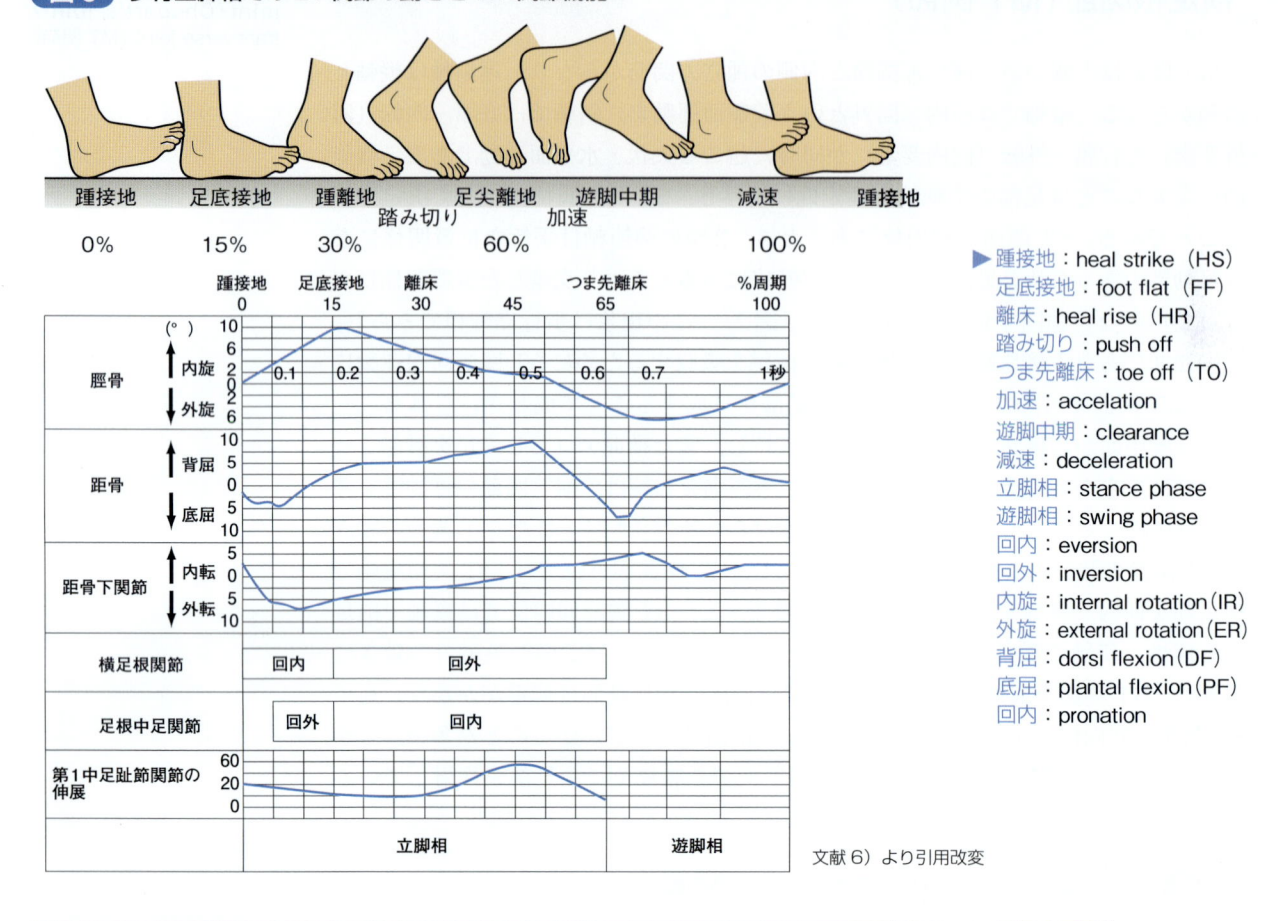

踵接地：heal strike（HS）
足底接地：foot flat（FF）
離床：heal rise（HR）
踏み切り：push off
つま先離床：toe off（TO）
加速：accelation
遊脚中期：clearance
減速：deceleration
立脚相：stance phase
遊脚相：swing phase
回内：eversion
回外：inversion
内旋：internal rotation（IR）
外旋：external rotation（ER）
背屈：dorsi flexion（DF）
底屈：plantal flexion（PF）
回内：pronation

文献6）より引用改変

足根中足関節および列

足根中足関節：tarsometatarsal joint
列：ray

　リスフラン関節ともよばれ，3個の楔状骨の前方に第1から第3中足骨がつき，立方骨の前方に第4と第5中足骨がついている。第2中足骨底は内外の楔状骨に挟まれた形態をして，動きが最も少ない。したがって足の長軸は第2中足骨と踵後縁中央を結んだ線として定義されている。また中足骨はST関節とともに動く。ST関節に動きが起こると，中足骨はほぼ不動の第4中足骨頭に関連して水平面での回転運動を起こす。ST関節回内は第4中足骨頭より内側の中足骨頭を回内方向へ，第5中足骨頭は回外方向へ動かす。ST関節回外では逆の動きになる[9]（図9）。

　列は中足骨の機能的なユニットで，5つの列からなり，内側の3つの列は中足骨と対応する楔状骨からなり，外側の2つの列は中足骨のみからなると定義される。第1列は底屈・回内，背屈・回外が同時に起き，第5列は内がえし，外がえし運動を，中央の3つの列は底屈，背屈運動をする。列の動きは中足骨頭部の動きではっきりとわかり（図10），実際はリスフラン関節部での動きである[4,9]。歩行動作，特に立脚後期での足底外側荷重から内側荷重への転換および母趾球から母趾頭への安定性を考えるうえで非常に重要な部分である。またこのメカニズムは明確ではないが，第1列の可動性はST関節肢位によって決定され，ST関節が回外位では第1列の動きは減少し，回内位では増加する[4]（図11）。

図9 荷重位での中足骨の動き

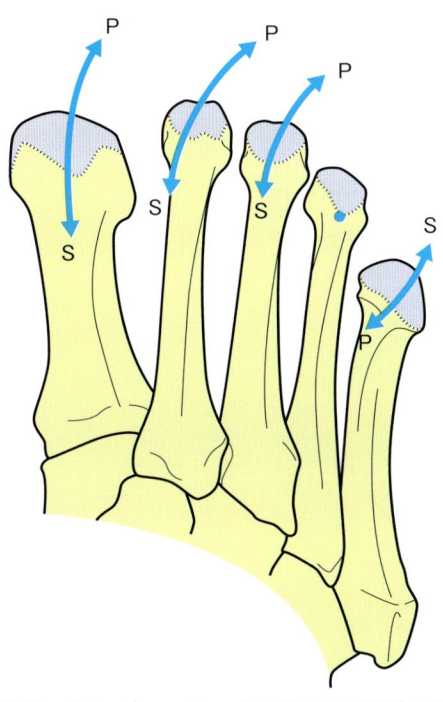

ST関節の動きが起こると，中足骨はほぼ不動の第4中足骨頭に関連して水平面での回転運動を起こす。ST関節回内は内側の中足骨頭を前外側方向（P）へ，第5中足骨頭を後内側方向（P）へ動かす。ST関節回外は回内の逆方向（S）へ動かす。

図10 第1列での動き

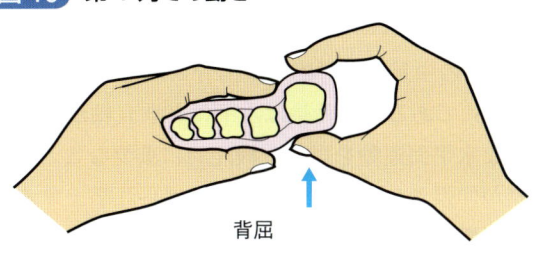

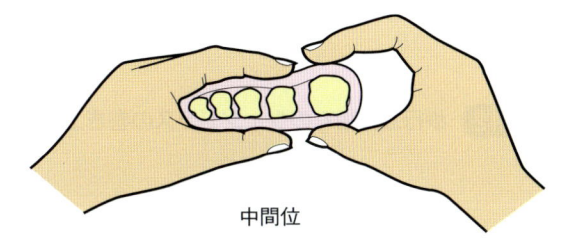

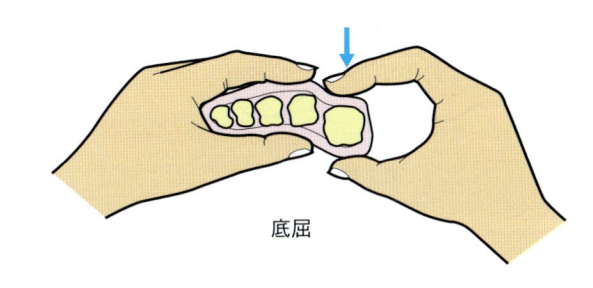

背屈

中間位

底屈

図11 ST関節肢位と第1列の可動性の変化

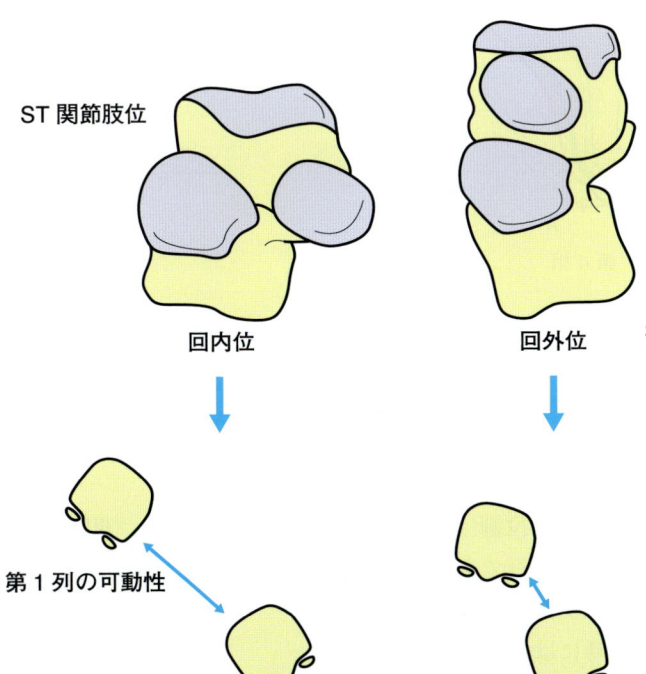

ST関節肢位

回内位　　回外位

第1列の可動性

ST関節回内位は第1列の可動性を増加させ，回外位は減少させる。そのメカニズムは解明されていない。

中足趾節関節（MP関節）

▶中足趾節関節：metatarsophalangeal joint（MP関節）

　5つの中足骨と対応し基節骨と関節を構成し，背屈角度は約90°，底屈角度は30〜35°である。運動軸は水平軸と垂直軸からなり，前者は矢状面運動，後者はわずかな水平面運動を司る。機能的に重要なことは，MP関節が伸展することで足底筋膜が伸張され，アーチが巻き上げられ挙上するウィンドラス（Windlass）の巻き上げ機構がある[10, 11]。これは歩行立脚相での踵離地でMP関節が伸展されこの機構が作用し，足部構造を強固なテコとして機能させることである（図12）。またMP関節の動きは歩行立脚相での踵離地の時間的因子に深くかかわりをもっている。

図12 歩行立脚相でのウィンドラスの巻き上げ機構

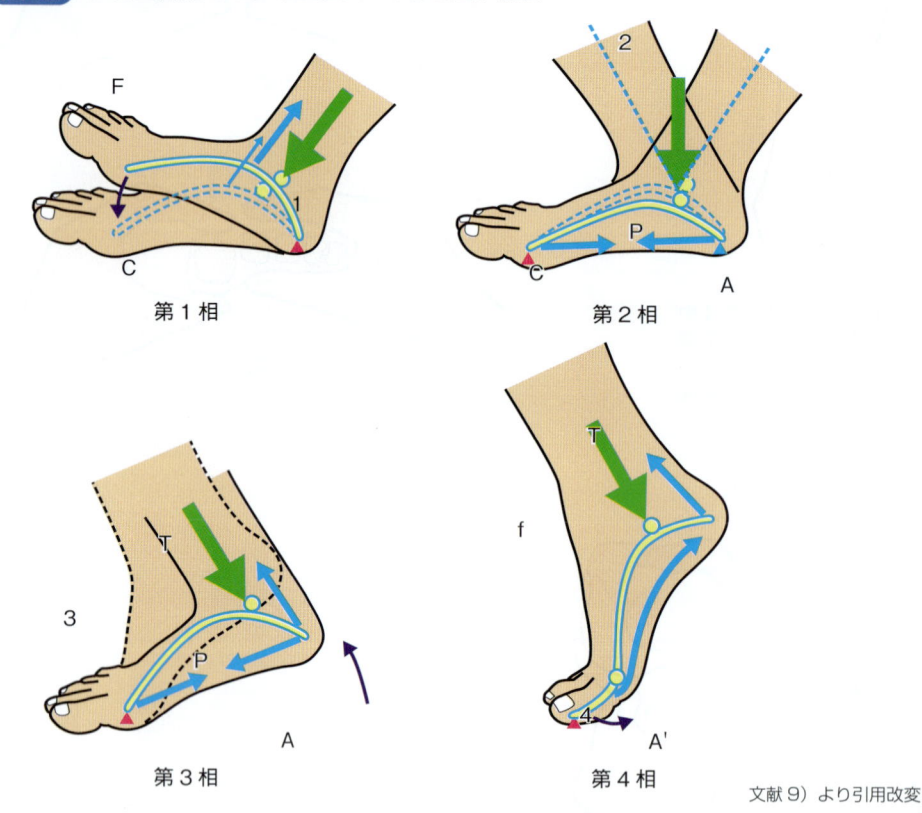

第1相　　第2相

第3相　　第4相

文献9）より引用改変

趾節間関節（IP関節）

▶趾節間関節：interphalangeal joint（IP関節）

　母趾は基節骨と末節骨と対応し関節をなし，他の4趾は基節骨，中節骨，末節骨で関節をなし，矢状面での運動を司る。歩行立脚相での足趾の役割は長趾屈筋の張力で床反力を高め，土台として安定化して反対側へ効率よく移行できる。また母趾への荷重は他の4趾の総和の倍以上が負荷されるといわれ，母趾の固定は最も重要なものになる[10]（図13）。歩行立脚相後期での蹴り出し時には足趾は床を強く押し強固に固定し，rigid beamに変えなければ効果的な蹴り出しはできない。

▶rigid beam：母趾の屈伸時に緊張をもたせることで，母趾を強固なものにする。

図13 立脚相での荷重負荷量

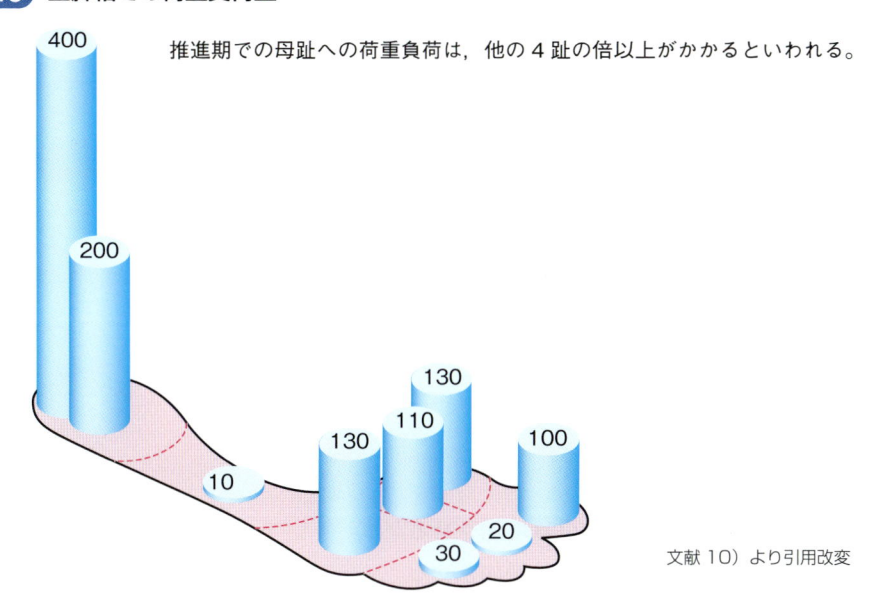

推進期での母趾への荷重負荷は，他の4趾の倍以上がかかるといわれる。

文献10）より引用改変

足部アーチ

▶足部アーチ：arch of foot

3つのアーチ構造があり，このアーチを変化させて地面の凹凸，傾斜に足部を適合させ立位を保持すると同時に，衝撃を吸収し運動エネルギーを伝播し，身体の移動に際してその推進力を提供している。アーチは第1中足骨頭と第5中足骨頭および踵骨隆起内・外側突起の3点が支持点になって，その天井部分が骨性構造を呈しアーチを形成している[11]（図14）。内側縦アーチは踵骨・距骨・舟状骨・内側楔状骨・第1中足骨からなり，舟状骨を頂点とし他のアーチに比べ高く，また柔軟性に富み

図14 足のアーチ構造

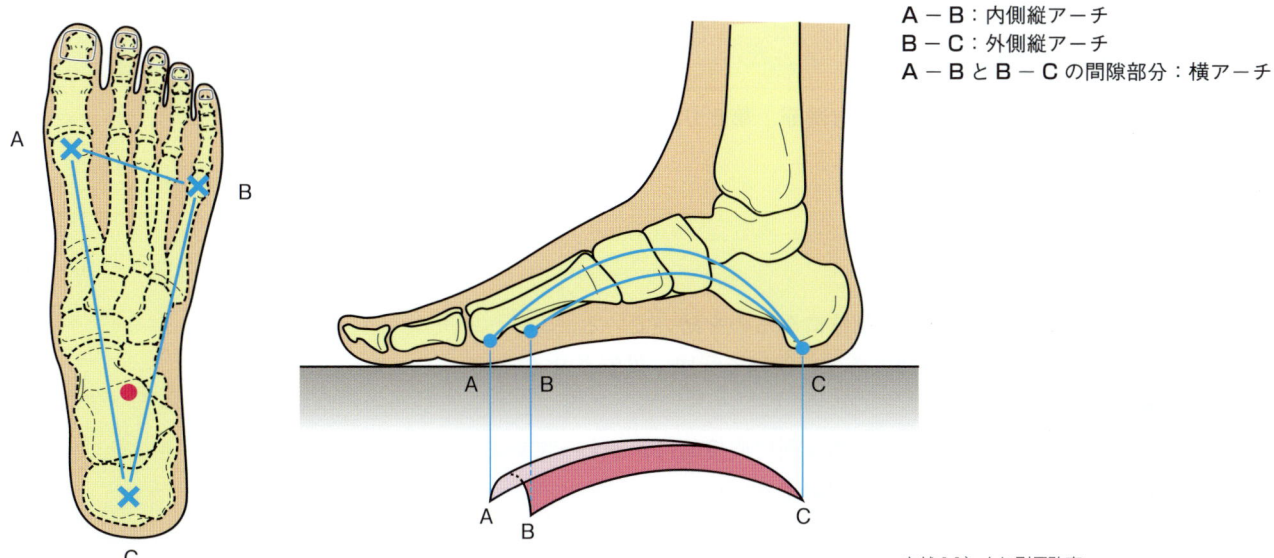

A－B：内側縦アーチ
B－C：外側縦アーチ
A－BとB－Cの間隙部分：横アーチ

文献11）より引用改変

足部の柔軟性や固定性を歩行相で絶妙にコントロールしている。外側縦アーチは踵骨・立方骨・第5中足骨からなり，下腿三頭筋を効率よく作用させるために強固な構造になっている。横アーチは内外側の縦アーチの間に存在し，中足骨レベル・楔状骨レベル・後足部レベルのアーチがある。中足骨レベルは中足骨部，楔状骨レベルは中足部，後足部レベルは後足部の固定性・柔軟性に関与している[9]。また中足骨レベルの横アーチは足趾の水平面上での配列を整える意味で重要である。

内側縦アーチの機能

内側縦アーチはST関節・距舟関節・楔舟関節・第1リスフラン関節からなり，機能的に3つに分類する[12]（図15）。

● **踵骨載距突起部**

MT関節より近位部分。
① ST関節の回内外を制御する。
② ST関節の回外位は前足部の可動性を制限し，回内位は増加させる。
③ ST関節の回外位は第1列の可動性を制限し，回内位は増加させる。
④ ST関節の回外位はMT関節縦軸で回内させ，斜軸で底屈・内転（回外要素）させる。
⑤ ST関節の回内位はMT関節縦軸で回外させ，斜軸で背屈・外転（回内要素）させる。
⑥ 脛骨内果を挙上位に保ち，下制位になるのを防いでいる。

● **舟状骨部**

MT関節から足根中足関節まで。
① 内側縦アーチ頂点の保持。
② 確実なST関節の制御ができないために，前足部と第1列の可動性にも影響されない。

● **中足骨部**

足根中足関節の遠位部分で，第1列に直接的に関係している。
① 第1列の底屈・回内と背屈・回外を制御する。
② 母趾球部と母趾頭部での荷重比を制御する。

外側縦アーチの機能

外側縦アーチはST関節・踵立方関節・第5リスフラン関節から構成され，機能的に2つに分類する[12]（図16）。

● **踵骨・立方骨部**

足根中足関節より近位部分。
① ST関節の回内外を制御する。
② 腓骨外果を挙上位に保ち，下制位になるのを防いでいる。
③ MT関節縦軸で前足部を回外させ，斜軸で背屈・外転させる。

● **中足骨部**

足根中足関節より遠位部分で，第5列に直接的にかかわっている。
① 第5列の内がえしと外がえしを制御する。

図15 内側縦アーチの機能的分類

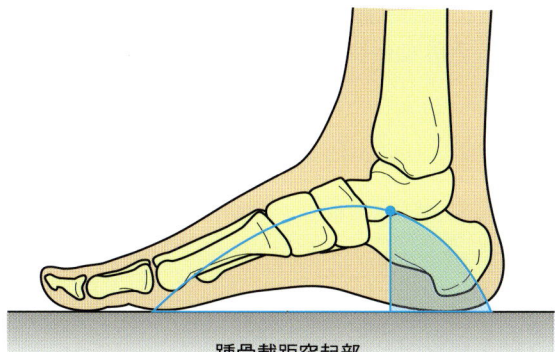

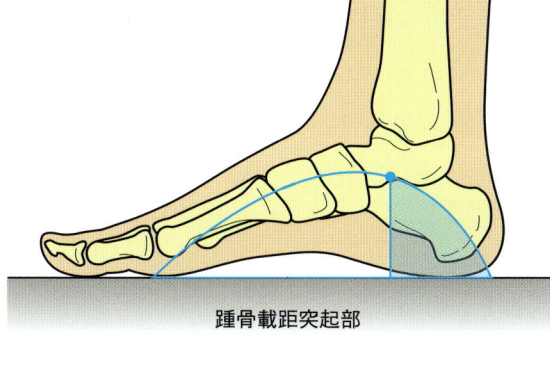

踵骨載距突起部

舟状骨部

中足骨部

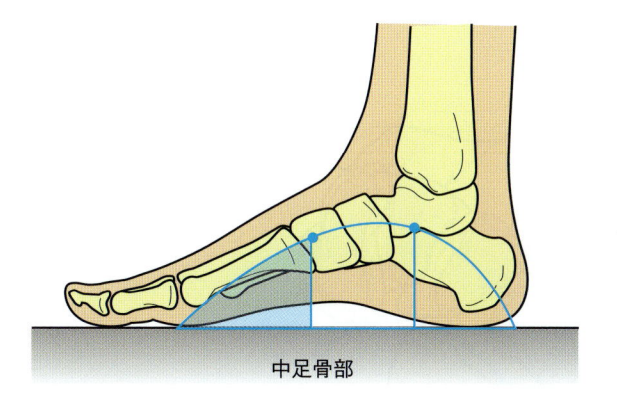

図16 外側縦アーチの機能的分類

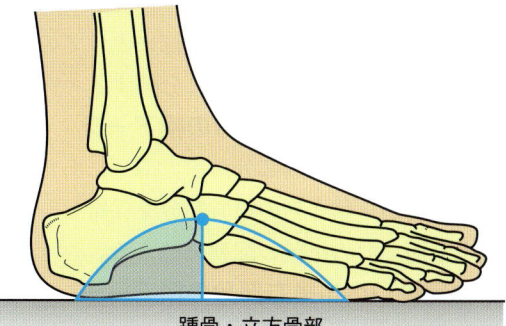

踵骨・立方骨部

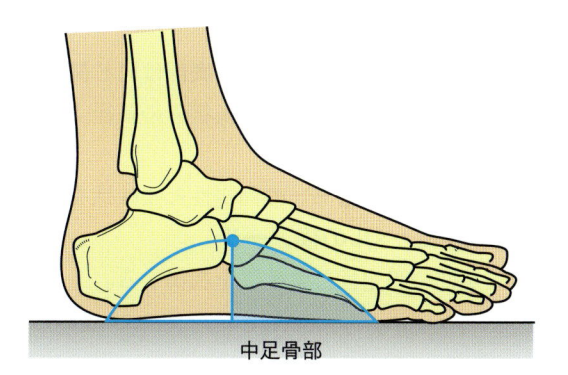

中足骨部

横アーチ

横アーチは前足部から後足部にかけての水平面に対して骨性アーチ構造をしたものである。機能的には4つに分類する[9, 12]。

●中足骨レベル前方部分の横アーチ
第2列から第4列部分の前方部分にあたる（図17）。
①第2列から第4列の前方部分を保持し，同部を背屈位に保つ。
②水平面上での足趾の配列を整える。

●中足骨レベル後方部分の横アーチ
第3列（第3中足骨）を中心として内外側部分を含んだ後方部分にあたる。
①中足骨部の固定性と柔軟性を制御する。

●楔状骨レベルの横アーチ
リスフラン関節部と中足骨底部は同じ関節包をもつため，同一の機能をもっているものと考えられ，実際の楔状骨の長径よりもやや長さをもっていると考えたほうがよい（図18）。
①中足部（足根骨部）の固定性と柔軟性を制御する。

●後足部レベルの横アーチ
①後足部の固定性と柔軟性を制御する。

図17 横アーチ（中足骨レベル前方部分）

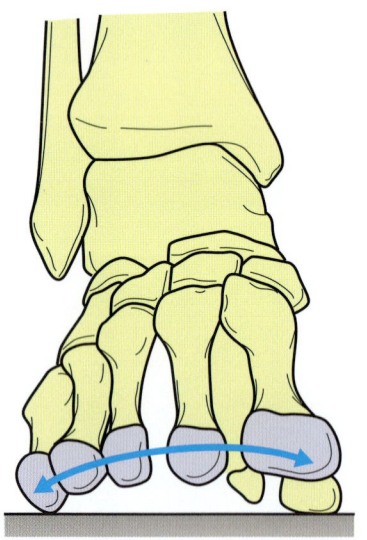

骨　：第1中足骨頭〜第2・3・4中足骨頭〜第5中足骨頭
関節：中足間関節
靱帯：深横中足靱帯
筋　：母趾内転筋横頭

図18 横アーチ（楔状骨レベル）

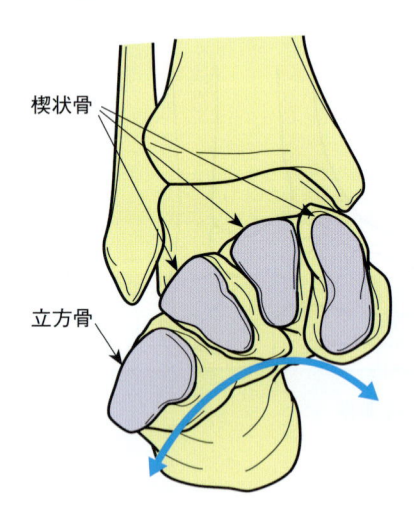

骨　：内側楔状骨〜中間・外側楔状骨〜立方骨
関節：楔状骨間の関節，楔立方関節
靱帯：楔間靱帯，楔立方靱帯
筋　：長腓骨筋

爪

▶爪：nail

　爪はケラチンという蛋白質からでき，皮膚表面を覆う角質も同じものからできている。爪の構造は丈夫で，上層と下層では線維が縦に走り，中間層では横に走っていて，これが波板のような働きをして，ダンボールのような構造になっているため衝撃に強い（図19）。爪は手足の指の先端を保護し，指の力を増加させ，触感を敏感にさせる働きをしている。もし手の指に爪がなく柔らかい皮膚だけだとすると，物を持ったり，支えたりすることができない。足の爪は足の先端にかかる負担のバランスをとっているだけでなく，身体全体を支えている。もし1本でも爪に障害があれば，正常に立ったり歩いたりするのが困難になり，足の変形や障害を引き起こすといわれる[13]。

図19　爪の構造

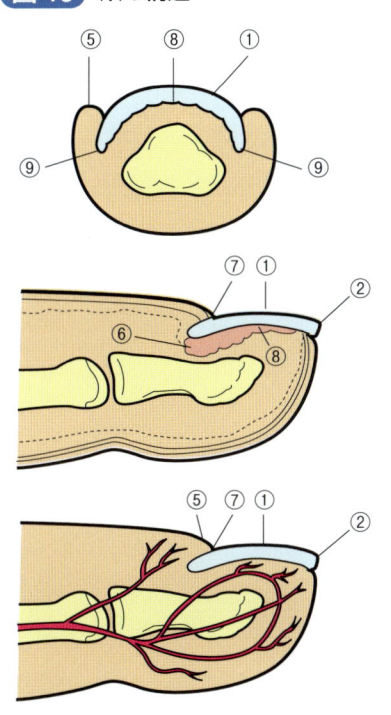

①爪甲 (nail body)
②爪体が爪床から独立した部分 (free-edge)
③爪半月 (lunula)
④爪下皮 (hyponychium)
⑤爪郭 (nail wall)
⑥爪母 (nail matrix)
⑦爪上皮 (eponychium)
⑧爪床 (nail bed)
⑨爪床溝 (nail group)

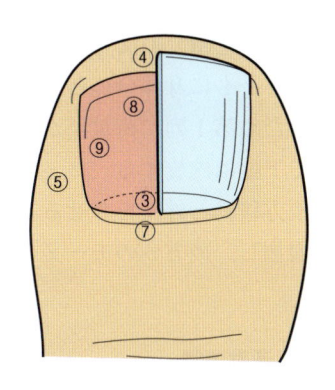

宮川より引用改変

Ⅲ●下肢からみた動きと理学療法の展開

足（下肢）から全身へ
関節の動きと運動連鎖

　足から全身を捉えるためには、歩行時、特に立脚相での足からの運動連鎖について考える必要がある。歩行における直線的加速は、身体各関節の矢状面と水平面での動きによって達成される。身体重心が前方へ移動することを念頭に置き、また床反力の影響を考慮して考える必要がある[9, 13〜16]。ここでは足部関節を各項目別に記載するが、足は全体として1つの機能ユニットであり、単独関節のみで運動連鎖を論じることは困難である。足部各関節での運動連鎖および歩行立脚相における各期での動きを関連付けて考えていくことが重要である。

第1列の動きと運動連鎖

　第1列底屈・回内は第1中足骨頭を下方へ移動させ、母趾球での荷重量を増大させ、背屈・回外は第1中足骨を上方へ移動させ、母趾頭部での荷重量を増大させる。

　第1列底屈・回内は立脚中期後半から後期にかけて下腿の前方移動と内旋をさせる（図1a）。母趾球での荷重負荷が強いために趾頭での反力が減少し後方へのモーメントがつくれないため、下腿の前方移動とともに身体全体として前方へ移動するが、安定性は低下する。また母趾球荷重のため第1列に荷重がかかると内側荷重になり前足部は回内位をとり、それに伴って下腿は内旋する。

　第1列背屈・回外は同時期での下腿の後方移動と外旋をさせる。母趾頭部での荷重負荷が強くなるために趾頭での反力が増加し、後方へのモーメントが増大し下腿

図1 立脚相（中期以降）での第1列の動きと運動連鎖

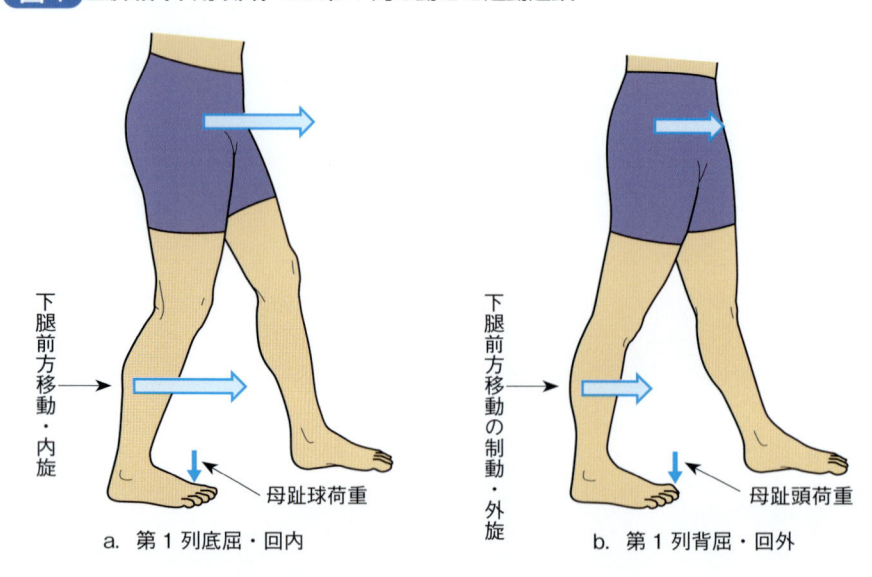

a. 第1列底屈・回内　　b. 第1列背屈・回外

の前方移動を制動し，身体全体として前方移動が制限されるが安定性は向上する（図1b）。また母趾頭荷重のためやや外側荷重になり前足部は回外位をとり，それに伴って下腿は外旋する[5, 6]。

　読者自身の身体で試していただきたい。両足立位で床に対して足趾をしっかりとつかみ体重を前方へ移動すると，身体の前方移動が抑えられ下腿がやや外旋していることがわかる。一方，足趾先端を床から離し体重を前方移動するとすぐに前方へ倒れてしまい，下腿がやや内旋していることで理解されよう。つまり過剰な第1列底屈は前方への不安定性を生じ，過剰な第1列背屈は前方移動が制限されてしまうということを念頭にいれておかなければならない。

距骨下関節（ST関節）の動きと運動連鎖

　ST関節回外は足部内ではMT関節縦軸での回内と斜軸での底屈・内転（回外要素）し，第1列の可動性を減少させ，足関節を底屈方向へ，また遠位脛腓関節の離開を制動する。歩行においては立脚初期で下腿骨を外旋させ，中期以降の立脚相では身体重心が前方へ移動するため下腿外旋に伴う大腿骨の内旋と前方移動が起き，骨盤の後方回旋と前傾が起きる[6]（図2a）。骨盤と肩甲帯は逆転した動きになるため肩甲帯は前方回旋し，上肢は前方への振りが大きくなる。またST関節回外は踵骨が直立化することから足底内側が床から浮き，機能的脚延長をまねき，骨盤を挙上する（図2a）。

　ST関節回内は足部内ではMT関節縦軸での回外と斜軸での背屈・外転（回内要素）し，第1列の可動性を増加させ，足関節を背屈方向へ，また遠位脛腓関節の離開をする。歩行においては立脚初期で下腿を内旋させ，中期以降の立脚相では身体重心が前方へ移動することから下腿内旋に伴う大腿骨の外旋と後方移動が起き，骨盤の前方回旋と後傾が起きる[6]（図2b）。肩甲帯は後方回旋し，上肢の振りは後方への

図2　立脚相（中期以降）でのST関節の動きと運動連鎖

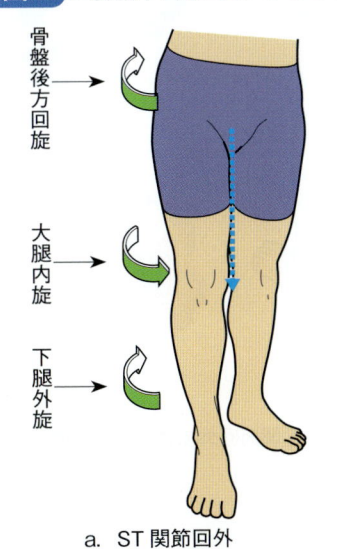

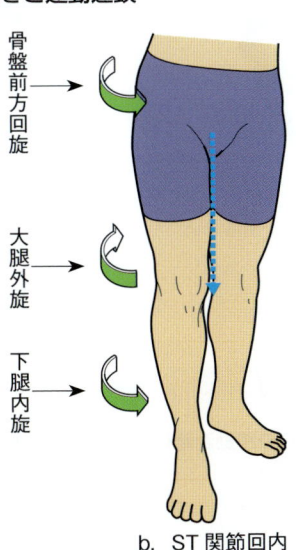

a. ST関節回外

b. ST関節回内

図3 機能的脚長差

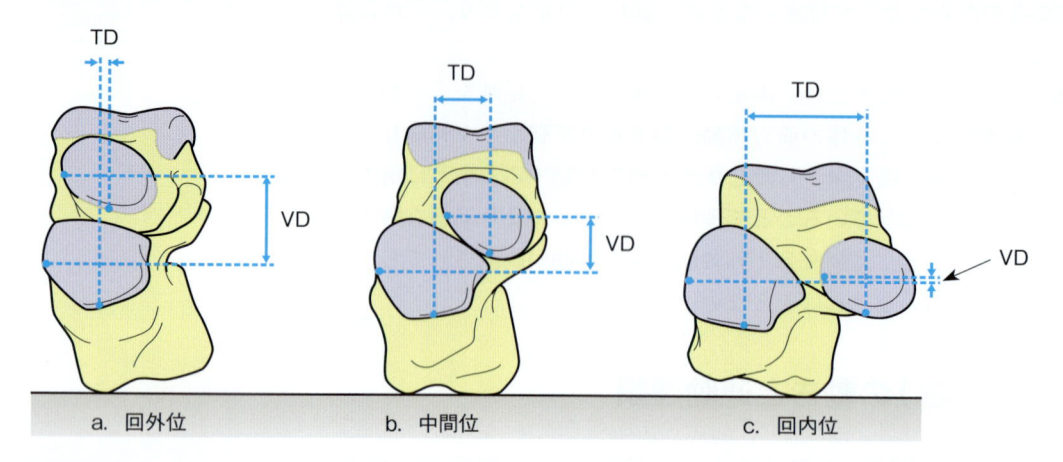

a. 回外位　　b. 中間位　　c. 回内位

距骨と踵骨の位置関係を示し，回外位（a），中間位（b），回内位（c）である．TDは踵立方関節と距舟関節の横方向の距離を表し，回内するにしたがいこの距離は大きくなり，踵骨の上で距骨が内転するためである．距骨内転は下腿の内旋を起こす．VDは踵立方関節と距舟関節の垂直方向の距離を表し，回内するにしたがいこの距離は小さくなり，踵骨の上で距骨が底屈するためである．距骨底屈はわずかな脛骨下端の前方移動を起こす．距骨の上部関節面（距腿関節面）をみると，回内するにつれ低くなり，そのために下肢や骨盤は下制する．回外では地面からの距離が高くなり下肢や骨盤は挙上する．一側の回内で機能的脚長差が生じるのはこのためである．

図4 ST関節の動きと立脚初期の前方移動

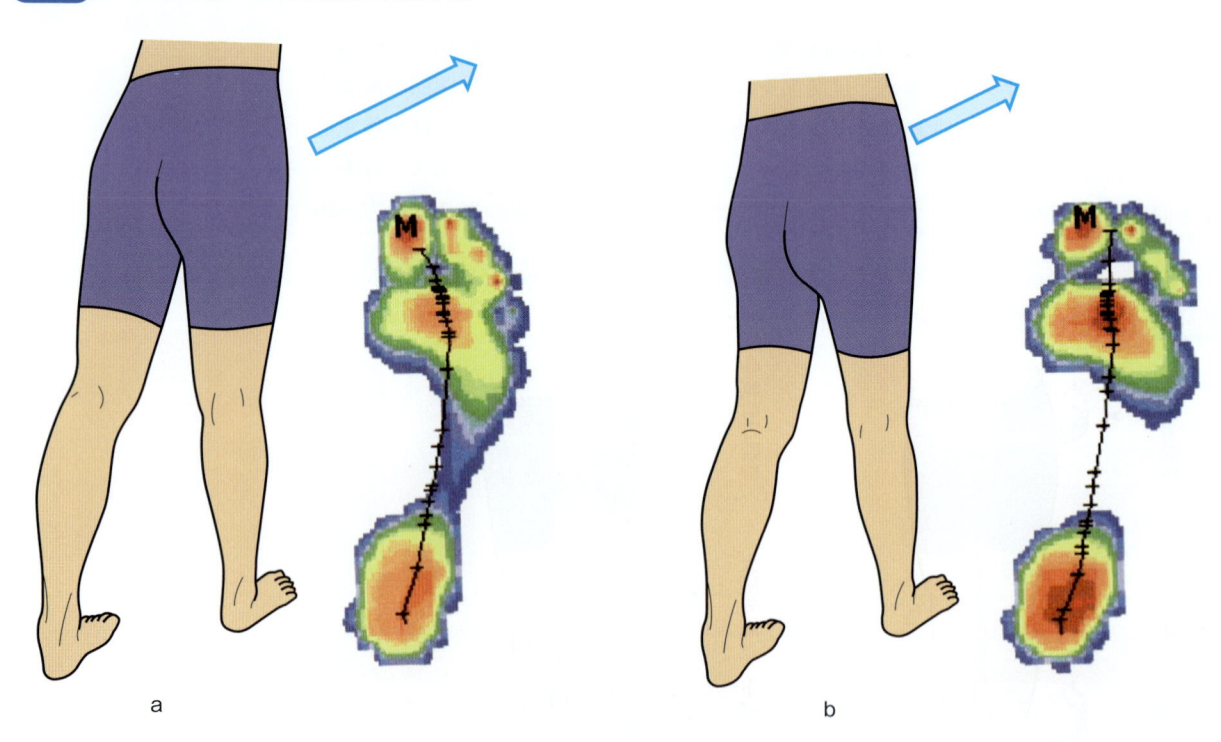

a　　b

COP（足圧中心）軌跡が踵接地後の単位時間当たりの移動距離に大きな違いがある．すなわちST関節回外では荷重が早期に前方移動し（a），回内では前方移動の遅延が認められる（b）．

振りが大きくなる。またST関節回内は踵骨が内側に倒れることから足底内側が床に接地し，機能的脚短縮をまねき，骨盤を下制位にする[9]（図3c）。

またST関節肢位は立脚初期の体重移動に深くかかわりをもつ。回外位では踵接地後の衝撃吸収をする回内現象が制限され，その時間的停滞をつくり出すことができず，そのため早期に前方移動が起きる。逆に回内位は踵接地から回内位にあるため，さらに時間的停滞を生じる（図4）。

足関節の動きと運動連鎖

足関節背屈は足部内ではST関節を回内させ，第1列の可動性を増加させ，遠位脛腓関節を離開させる。歩行において，立脚初期ではST関節が回内位になるために下腿は内旋し，膝ロッキングメカニズムを阻害し膝関節を屈曲させる。身体重心は前方に移動しやすくなり，力学的作用線が前方に移動することもその要因となる。そのため立脚中期以降では下腿の前方移動が早期に起きる（図5a）。

足関節底屈は足部内ではST関節を回外させ，第1列の可動性を減少させ，遠位脛腓関節の離開を制動する。立脚初期では支持基底面をつくるために身体重心を後方に置き，ST関節が回外位になるために下腿は外旋し膝ロッキングメカニズムを促通し膝関節を伸展させる。また身体重心の後方位置は床反力作用線を後方位に置くための要因もある。そのため立脚中期以降では下腿の前方移動を遅滞させる（図5b）。もう1つのパターンは身体重心を前方へ運ぶために早期に踵離地を出現させ，床反力作用線が前方へ移動するために足関節は底屈し膝が屈曲するタイプである（図5c）。強度な背屈制限がある場合は前者のタイプが，そして軽度な背屈制限のある場合は後者が多い。

図5 立脚相での足関節の動きと運動連鎖

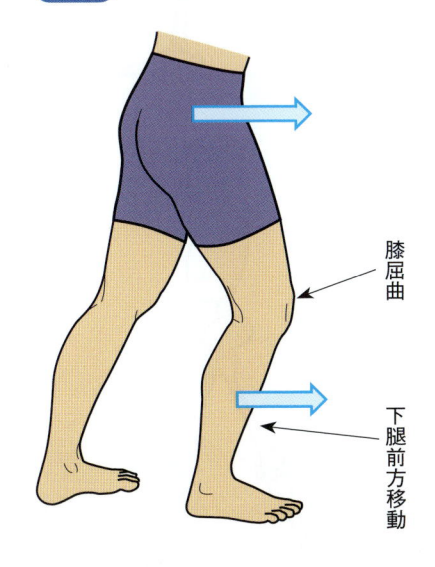

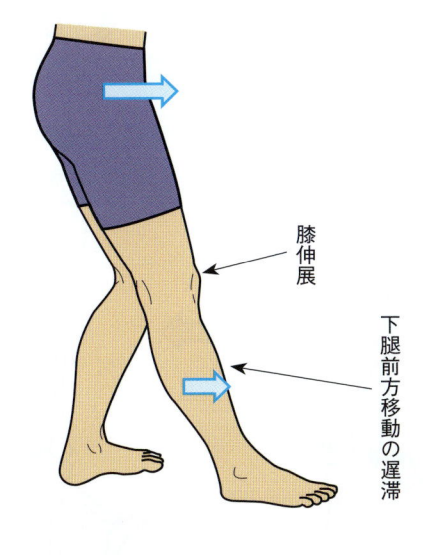

a. 足関節背屈　　b. 足関節底屈パターン1　　c. 足関節底屈パターン2

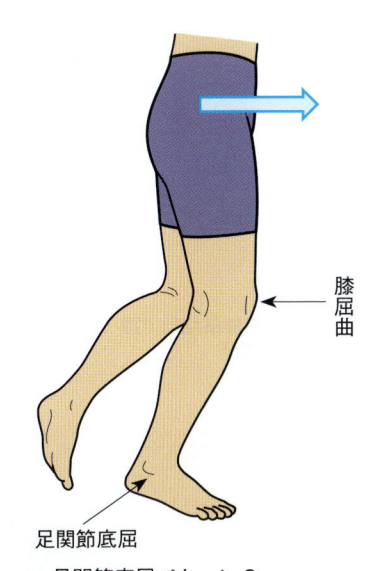

中足趾節関節（MP関節）の動きと運動連鎖

　MP関節はウィンドラス（Windlass）の巻き上げ機構のために，MP関節伸展でMT関節縦軸は回内し，またST関節は回外し，足部構造を強固なものにしている。MP関節屈曲で縦軸は回外し，またST関節は回内し，足部構造を柔軟にしている。

　MP関節の動きは踵離地の時間的因子に直接的にかかわってくる。MP関節伸展は踵離地を早期に出現させる。そのため立脚中期での支持性が低下し，後期での蹴り出し力が減少する。一般的によく言われる足関節と膝関節の関係は，立脚相において足関節が底屈すると膝関節は屈曲し，足関節が背屈すると膝関節は伸展することである。したがって踵離地の早期出現は足関節を底屈させ，膝関節を屈曲，股関節を屈曲，骨盤を後傾，前方回旋させる（図6a）。MP関節屈曲は踵離地を遅滞させる。そのため蹴り出し力が増し，立脚中期以降の足関節を背屈させ，膝関節を伸展，股関節を伸展，骨盤を前傾，後方回旋させる（図6b）。

図6 立脚相でのMP関節の動きと運動連鎖

a. MP関節伸展で踵離地が早期出現

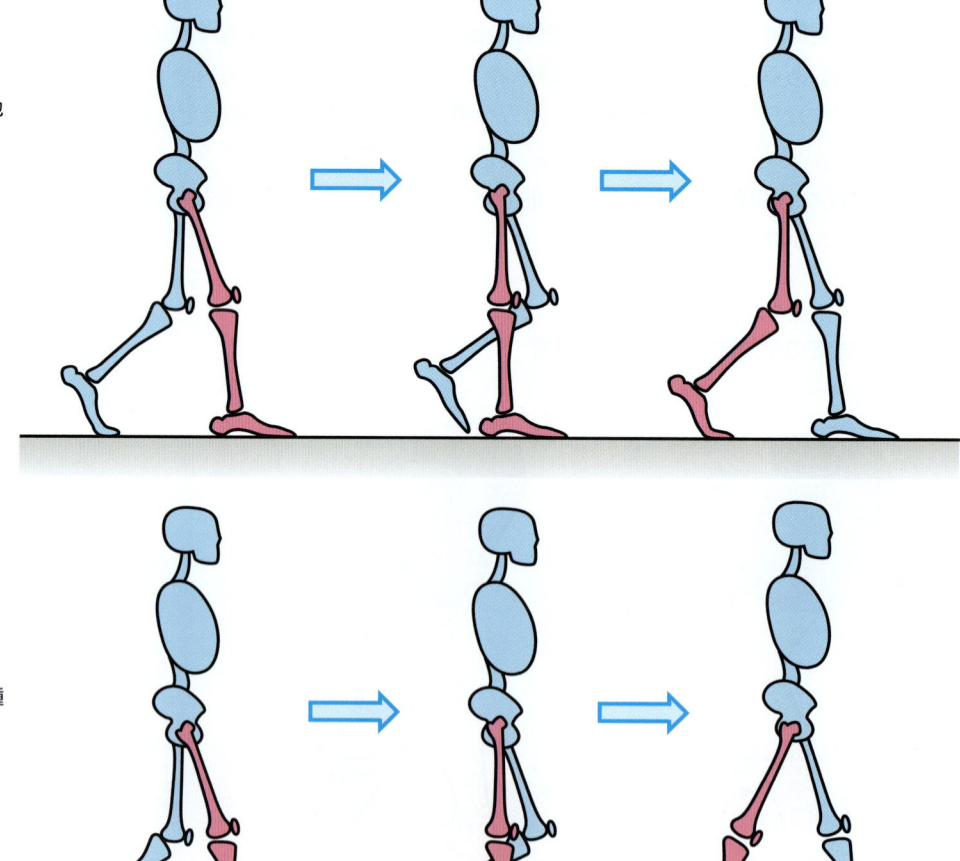

b. MP関節伸展制動で踵離地が遅延

足趾の動きと運動連鎖

　足趾の動きは立脚中期後半から推進期にかけての安定性と推進性に直接的にかかわりをもつ。足趾の屈曲は，立脚中期で屈筋の作用で床反力の垂直成分を高め，後方モーメントを増加させることで安定性を高め，前方移動には不利になる。一方，足趾の伸展は屈筋による床反力の垂直成分を減少させ前方へのモーメントを増大させ前方移動は容易になるが，安定性には不利になる。

中足骨レベル前方部分の横アーチと運動連鎖

　中足骨レベル前方部分の横アーチは足趾の配列を整え，中足骨頭部での荷重量に深くかかわりをもつ。また立脚中期後半から推進期にかけての動きに深くかかわりをもつ。この部分の横アーチが低いと中足骨頭部での荷重が大きくなり，逆に趾頭での荷重が弱くなる。前方へのモーメントが大きくなり立脚後期で前方移動に有利になるが，安定性には不利になる（図7a）。一方同部のアーチが高いと中足骨頭部での荷重が小さく，趾頭での荷重が大きくなるため後方へのモーメントが大きくなり安定性には有利であるが，前方移動には不利になる[5]（図7b）。臨床的には中足骨頭部が下方に落ち込んでいる人では，立脚後期に前方へ早期に移動していることによく遭遇することからもわかる。

図7 中足骨レベル前方部分の横アーチと運動連鎖

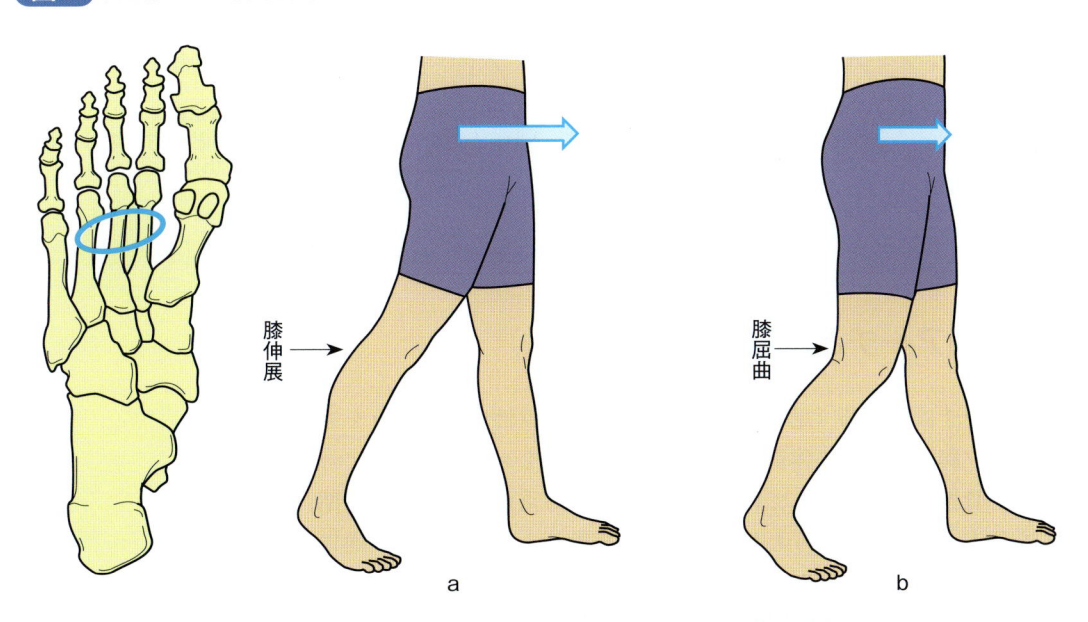

立脚後期，特に蹴り出し時の体重移動に影響し，アーチが低いと体重移動が早期に出現し，また蹴り出し力が増す(a)。アーチが高いと体重移動が遅滞し，また蹴り出し力が減少する(b)。

中足骨レベル後方部分の横アーチと運動連鎖

　中足骨レベル後方部分の横アーチは中足骨部の固定性と柔軟性にかかわりをもち，また足趾の動きをコントロールし，立脚中期での踵離地の時間的因子に深くかかわりをもつ。同部のアーチが低いと中足骨部は柔軟になり足趾の屈曲は抑制され，後方へのモーメントが減少し，前方へのモーメントが増加する。そのため立脚中期後半に起こる踵離地が早期に出現するので，立脚中期での安定性は得られず，安定した前方移動が行われない（図8a）。一方同部のアーチが高いと中足骨部の固定性ができ足趾の屈曲は促進され，後方へのモーメントが増加し前方へのモーメントが減少する。そのため立脚中期終盤での踵離地が遅延して安定性が向上し，安定して前方移動が行われる[5]（図8b）。

図8 中足骨レベル後方部分の横アーチと運動連鎖

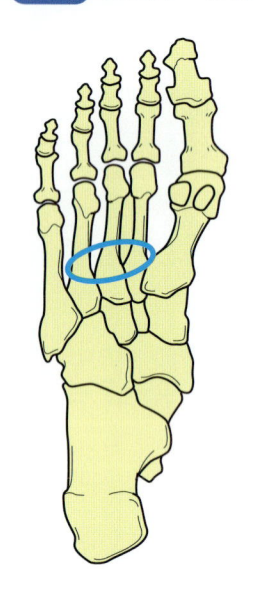

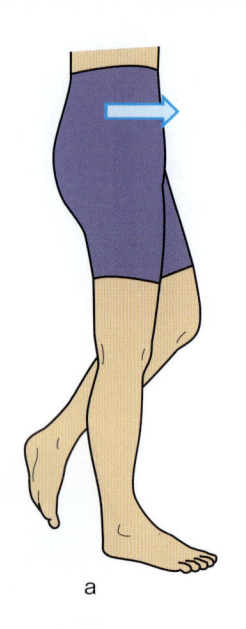

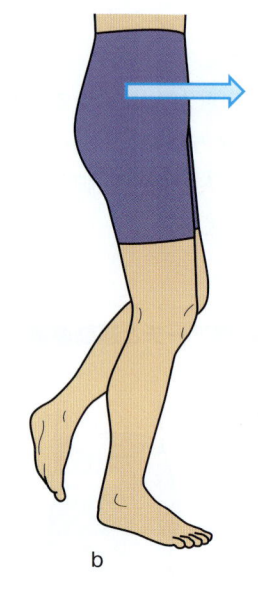

立脚中期での体重のかかり方に影響し，アーチが低いと前方への体重移動が速くなり（a），アーチが高いと前方への体重移動が遅れる（b）。

楔状骨レベルの横アーチと運動連鎖

　楔状骨レベルの横アーチは中足部（足根骨部）の固定性と柔軟性にかかわりをもち，立脚初期後半から立脚中期前半の体重移動に深くかかわりをもつ。同部のアーチが低いと，中足部が骨性支持に低下しているため，同部に荷重がかかる立脚初期後半から身体重心を後方へ位置させようとし前方移動を制動しようとするが，逆に前足部，特に足尖への体重移動の遅れが生じ次の期への準備ができ安定性は向上する（図9a）。すなわち立脚中期前半の時間的遅滞をつくることができる。一方，同部のアーチが高いと，中足部は骨性に安定しているので安心して体重を前方へ移動させることができるが，前足部への体重移動が早くなり次の期への準備が整わないうちに足尖へ移動してしまうので，安定性には不利である[5]（図9b）。

図9 楔状骨レベルの横アーチと運動連鎖

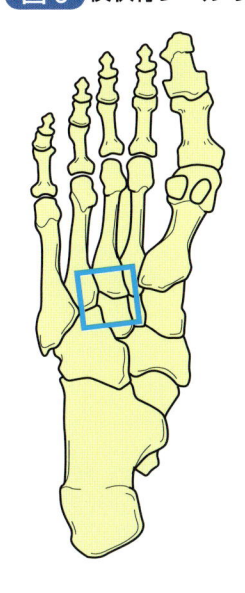

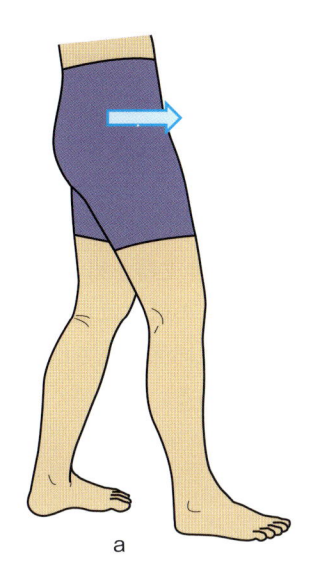

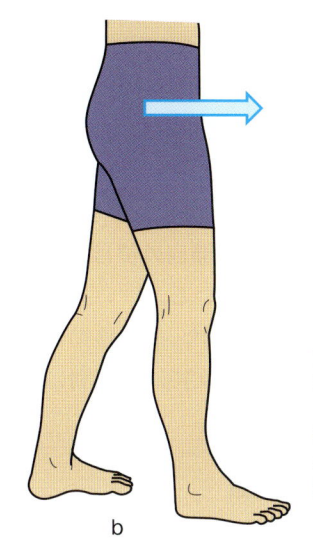

立脚初期後半から立脚中期前半の体重移動に影響し、アーチが低いと体重移動は遅滞し（a）、アーチが高いと前方への体重移動が早まる（b）。

後足部レベルの横アーチ

後足部レベルの横アーチは後足部の固定性と柔軟性にかかわりをもち、立脚初期前半での安定性に深くかかわりをもつ。同部のアーチが低いと、踵接地後に安定した接地ができないために、その後の立脚相で足部内での足圧軌跡をつくり出すことができない（図10a）。しかしST関節が過度に回内位にあるものでは同部が回内作用をするため不利である。一方、同部のアーチが保たれていると踵接地後に安定した接地ができ、その後の足部内での足圧軌跡をつくり出すことができるが（図10b）、ST関節が過度に回内位にあるものではST関節回外の妨げになる[5]。

図10 後足部レベルの横アーチと運動連鎖

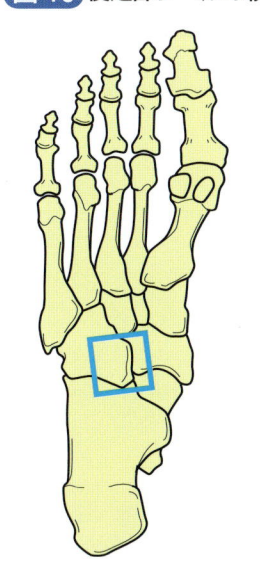

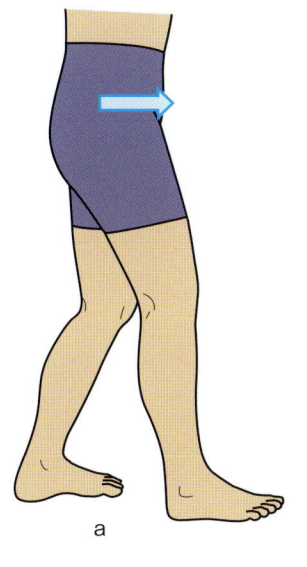

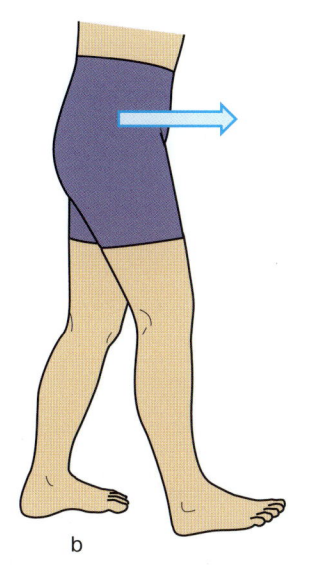

立脚初期の体重移動に影響し、アーチが低いと体重移動が遅滞し（a）、アーチが高いと体重移動が早期に出現する（b）。

外側縦アーチ

　外側縦アーチは強固な構造で下腿三頭筋の作用効率を高めている。また立脚初期前半での前方移動と前額面での側方移動に深くかかわりをもつ。同部が低いと外側骨性支持がなくなるために，軽度回外位で接地するST関節がその後の回内をせず，そのまま回外し身体の外方移動を生じ，前方への移動が制限されてくる（図11a）。逆に同部が高いと外側骨性支持がしっかりとしているので，踵接地後の前方移動が容易になる（図11b）。ST関節回外位はMT関節の関係から骨性支持を得られ，逆に回内位は骨性に柔軟にしている。言い換えれば，同部のアーチの低さは足部全体として骨性支持に有利であるが，前方移動には不利になる。逆に同部の高さは前方移動には有利であるが，骨性支持には不利になるということである。

図 11 外側縦アーチと運動連鎖

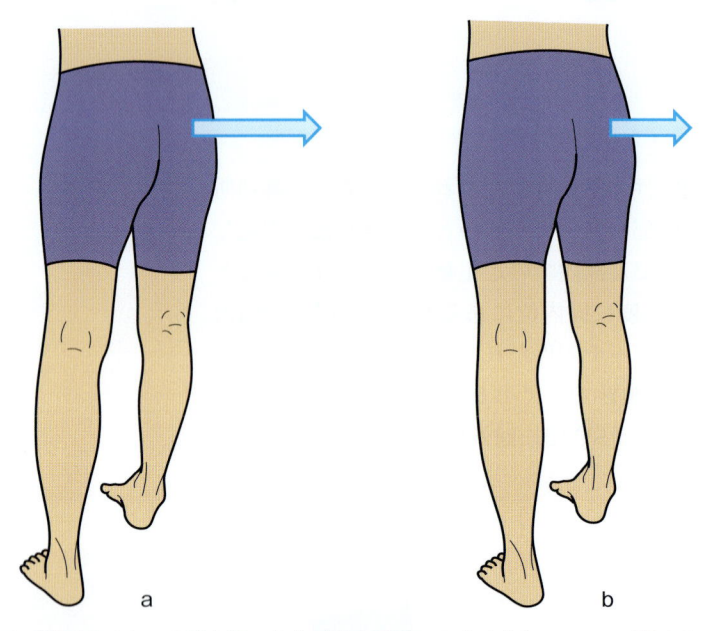

外側アーチが低下すると，立脚初期に身体が外方移動しやすく（a），アーチが保たれているとその移動は制限される（b）。

第1リスフラン関節と楔舟関節

　第1リスフラン関節は第1列の基部にあたり，楔舟関節はその後方にある関節である。楔舟関節での動きに制限があって，リスフラン関節で動く場合とリスフラン関節での動きが制限され楔舟関節で動きがあるものがある。この関節は立脚中後半からの外側から内側への体重移動に深くかかわりをもつ。前者の典型例は内転足であり，このような症例では中期後半からの前方への体重移動がスムーズに行われないが，安定性はある（図12a）。一方，後者の典型例は外転足であり，このような症例では同時期での前方への体重移動が過剰に行われるが，安定性には欠ける（図12b）。

図12 リスフラン関節，楔舟関節と運動連鎖

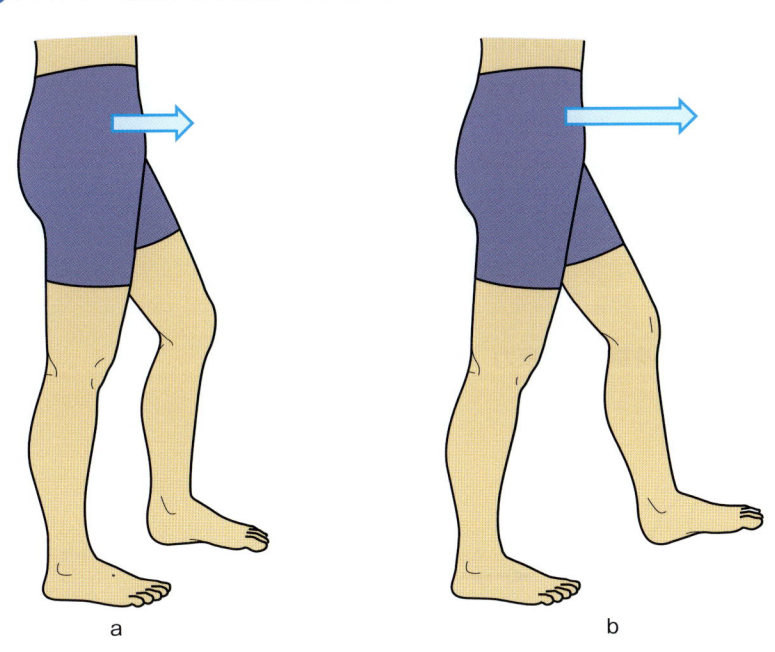

楔舟関節での動きがない場合，立脚中期後半での前方移動が制限され（a），楔舟関節での動きがある場合，前方移動が容易になる（b）。

　以上，足からの運動連鎖について記したが，この考え方が後述する歩行分析や入谷式足底板処方の際に役立つ。

Ⅲ●下肢からみた動きと理学療法の展開

立位における下肢の補償機能

　二足直立歩行を営む人間は，下半身重心と上半身重心，それに伴う身体重心位置の変化，および床反力によって多くの部分を制御されていると予測される[11,12]（図1）。足はこの床反力に直接的に影響する。床反力ベクトルの延長線である床反力作用線の方向は，関節中心まわりでの回転モーメントの方向と大きさを決定し，安定性を得るために必要な筋や靱帯の張力を働かせる。また身体のある体節に関節モーメントが加われば，連結されている隣の体節には必ずその反作用が加わってくる[3]。

　補償とは他の部位の構造・肢位・機能の偏位を適合させようとする身体で発生する1つの部位の構造・肢位・機能の変化である[7]。足の補償は正常な補償と異常な補償があり，前者は足部が支持する地形変化や体幹・下肢の肢位偏位を適合するように動き，姿勢平衡を保つために必要となり，ST関節とMT関節は正常な可動域のなかで，異常で，病的なものを起こさない。後者は足部が構造や体幹・下肢の機能を異常に適合するように動き，病的なものになるような補償の仕方を繰り返し引き起こすとされる。

図1 姿勢制御－身体重心・上半身重心・下半身重心・床反力

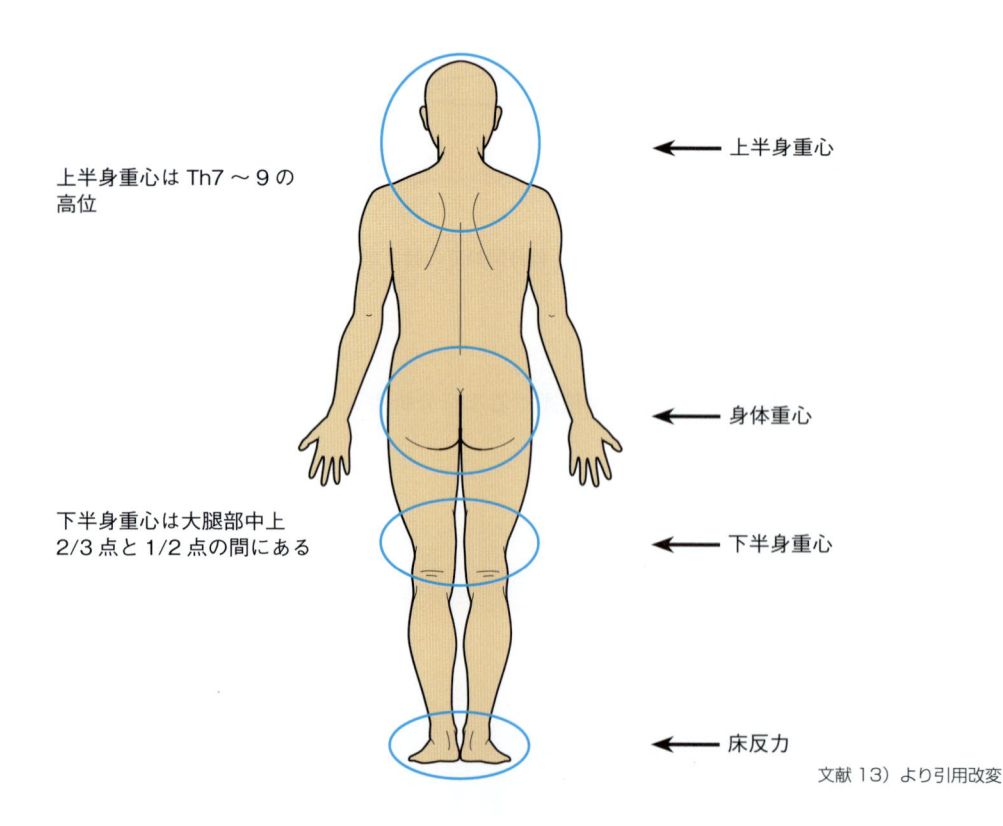

上半身重心はTh7～9の高位

下半身重心は大腿部中上2/3点と1/2点の間にある

← 上半身重心
← 身体重心
← 下半身重心
← 床反力

文献13）より引用改変

足部による正常な補償

足部関節は以下のように補償のために動く能力をもっている。
①各々の身体面での体幹，下肢肢位の偏位
②他の部位に関連する足部1関節での偏位（前足部と後足部の関係）
③足部を支持する地形偏位

身体面における体幹肢位の偏位による補償と運動連鎖

前方移動は上半身・下半身とも前方移動，下半身のみ前方移動，上半身のみ前方移動に分類できる[15]（図2）。3者すべて爪先に体重をかけた状態で床反力の後方モーメントを発生させて，前方への倒れこみを防止した補償をする。もし爪先を浮かせ前方移動すると前方へ身体が倒れ込んでしまう。下半身を前方へ移動すると骨盤も前方移動し，隣接する上半身はこの反作用として後方へ移動する補償を行う。そのため床反力作用線は股関節の後方を通り伸展し，膝関節の後方を通り屈曲し，足関節の前方を通り背屈する。一方上半身の前方移動は隣接する下半身を後方移動させるように作用させ補償する。そのため床反力作用線は股関節の前方を通り屈曲し，膝関節の前方を通り伸展し，足関節の後方を通り底屈する。後方移動では前者と同

図2 前方移動における補償の仕方と運動連鎖

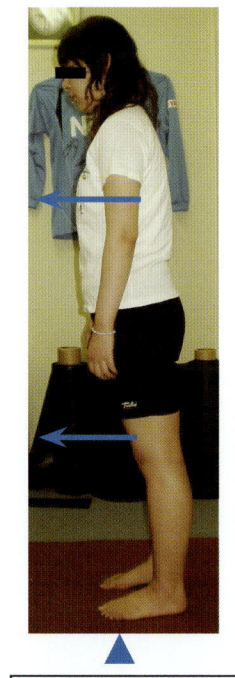

下半身重心前方　　　下半身重心前方　　　下半身重心中間位
上半身重心前方　　　上半身重心中間位　　　上半身重心前方

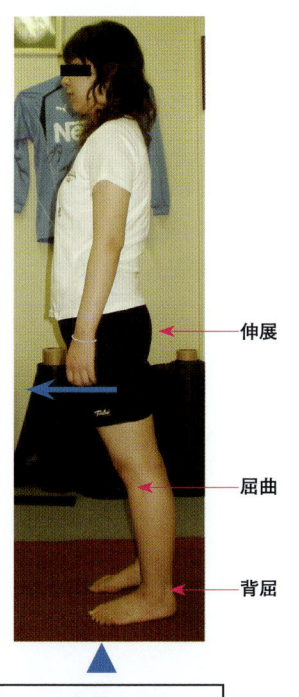

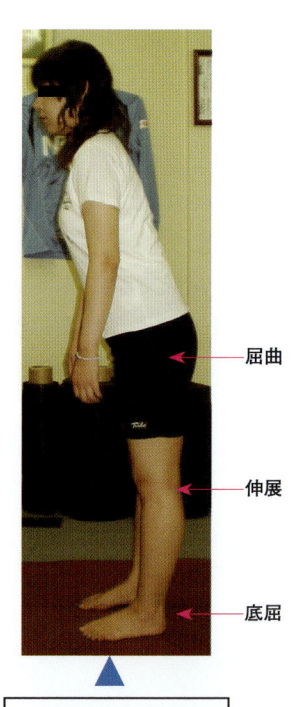

様な分類ができる[15]（図3）。3者すべて踵側に体重をかけて床反力の前方モーメントを発生させ，後方への倒れこみを防止した補償をする。例えば立位で後方移動し後方へ倒れる直前では，足尖を床から離し足関節を過度に背屈し踵荷重を大きくすることで理解される。下半身を後方移動すると骨盤も後方移動し，隣接する上半身は前方へ移動する補償を行う。そのため床反力作用線は股関節の前方を通り屈曲し，膝関節の前方を通り伸展し，足関節の後方を通り底屈する。上半身の後方移動では下半身の移動とは逆方向へ補償する。

　前額面での体重移動では，一側の移動方向と他側の移動方向が逆転していることを念頭に入れておかなければならない[14]。一側の外方移動は他側を内方移動し，一側の外方移動は他側を内方移動している。外方への体重移動では3者すべてが足底外側に体重をかけ床反力の内まわりのモーメントを発生させ，外方への倒れこみを防止した補償を行う（図4）。足部より上位の補償には下半身を内方へ移動するか，あるいは上半身を内方へ移動する仕方があり，個人によって違いがある。そのため上半身の内方移動での床反力作用線は，股関節の内側を通り内転し，膝関節内側を通り内反し，足部外側を通り回外する。一方，下半身の内方移動では床反力作用線が各関節の逆方向へ向くため逆の動きをする。内方移動では3者すべてが足底内側に体重をかけて外まわりのモーメントを発生させ，内方への倒れこみを防止した補償を行う（図5）。足部より上位の補償には，下半身を外方移動するか，あるいは上半身の外方移動の仕方があり，個体差がある。そのため下半身の外方移動での床反力作用線は股関節外側を通り外転し，膝関節外側を通り外反し，足部内側を通り回内する。一方上半身の外方移動での床反力作用線が各関節の逆方向へ向くため逆の動きをする。

　水平面での体重移動は他の2つの身体面，すなわち前額面と矢状面に分けて考えると理解しやすい[16]。この面での移動もまた一側移動方向と他側の移動方向が逆転することを念頭に入れておかなければならない。後方回旋は前額面での外方移動と矢状面での後方移動の組み合わせである（図6）。足部では踵の後外側に体重をかけて外方と後方移動を補償している。前方回旋は前額面での内方移動と矢状面での前方移動の組み合わせで，足部では前足部の内側，すなわち母趾球部付近で体重を受け内方移動と前方移動を補償している（図7）。足部より上位の補償は下半身と上半身で行われるが，前額面と矢状面での対応で考えたほうがよい。

図3 後方移動における補償の仕方と運動連鎖

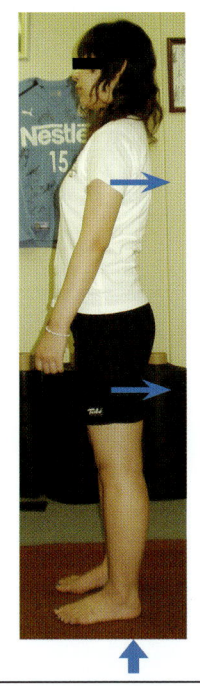

左：
- 下半身重心後方
- 上半身重心後方

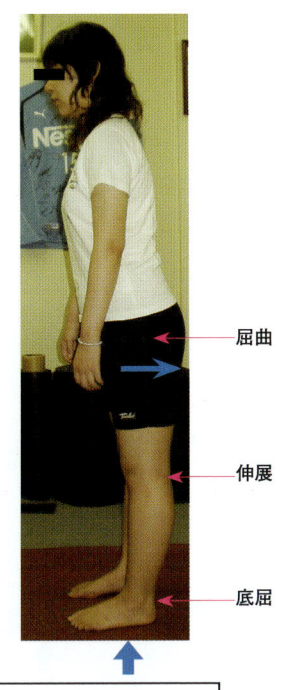

中：
- 屈曲
- 伸展
- 底屈
- 下半身重心後方
- 上半身重心中間位

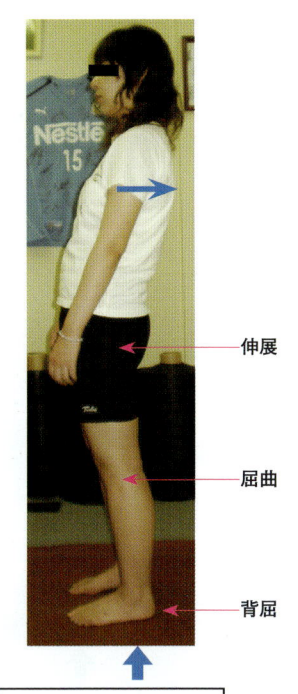

右：
- 伸展
- 屈曲
- 背屈
- 下半身重心中間位
- 上半身重心後方

図4 外方移動における補償の仕方と運動連鎖

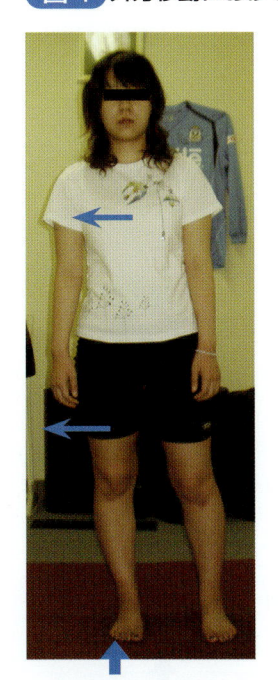

左：
- 下半身重心外方
- 上半身重心外方

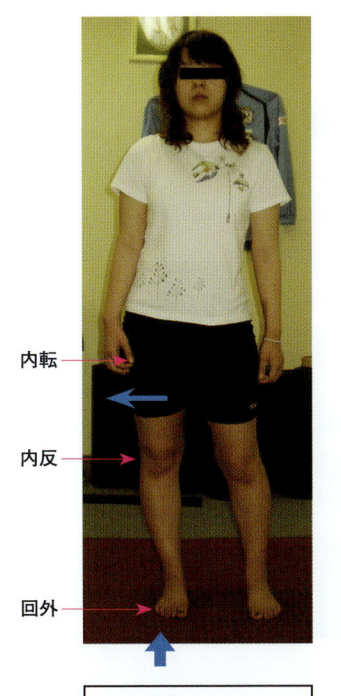

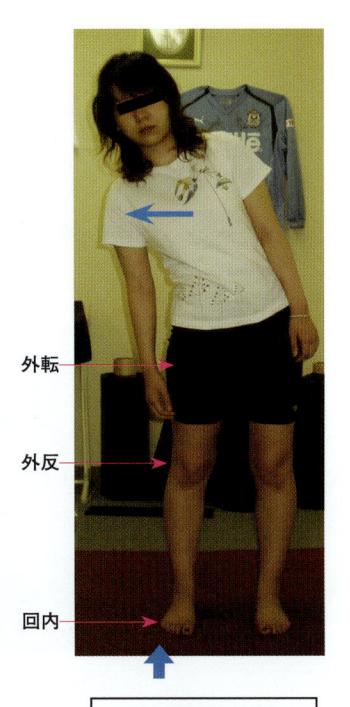

中：
- 内転
- 内反
- 回外
- 下半身重心外方
- 上半身重心中間位

右：
- 外転
- 外反
- 回内
- 下半身重心中間位
- 上半身重心外方

図5 内方移動における補償の仕方と運動連鎖

| 下半身重心内方 | 下半身重心内方 | 下半身重心中間位 |
| 上半身重心内方 | 上半身重心中間位 | 上半身重心内方 |

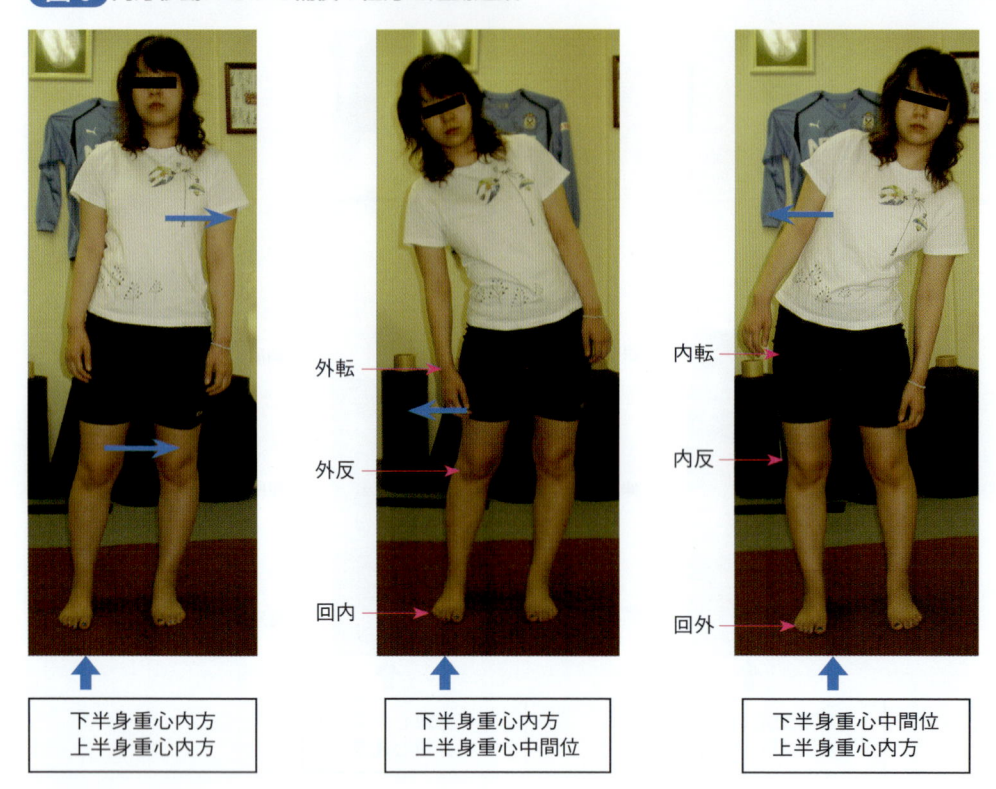

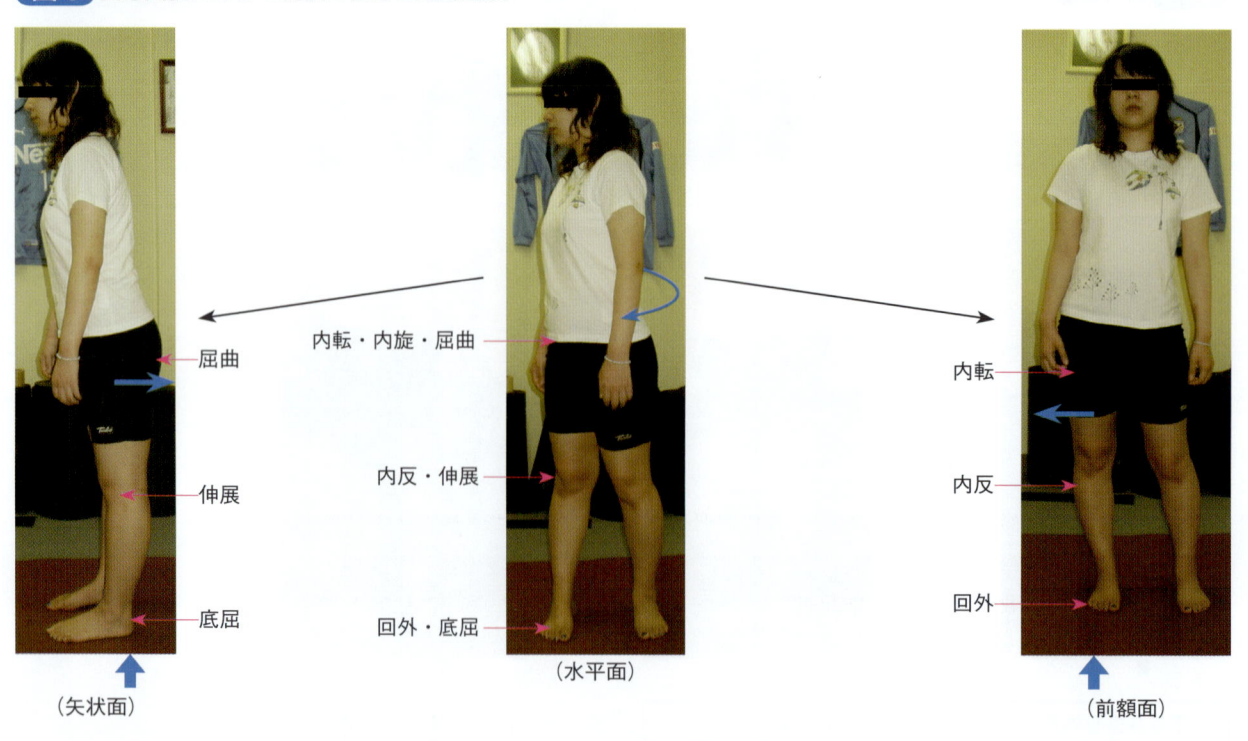

ラベル（中央）：外転／外反／回内
ラベル（右）：内転／内反／回外

図6 後方回旋における補償の仕方と運動連鎖

左（矢状面）：屈曲／伸展／底屈
中（水平面）：内転・内旋・屈曲／内反・伸展／回外・底屈
右（前額面）：内転／内反／回外

図7 前方回旋における補償の仕方と運動連鎖

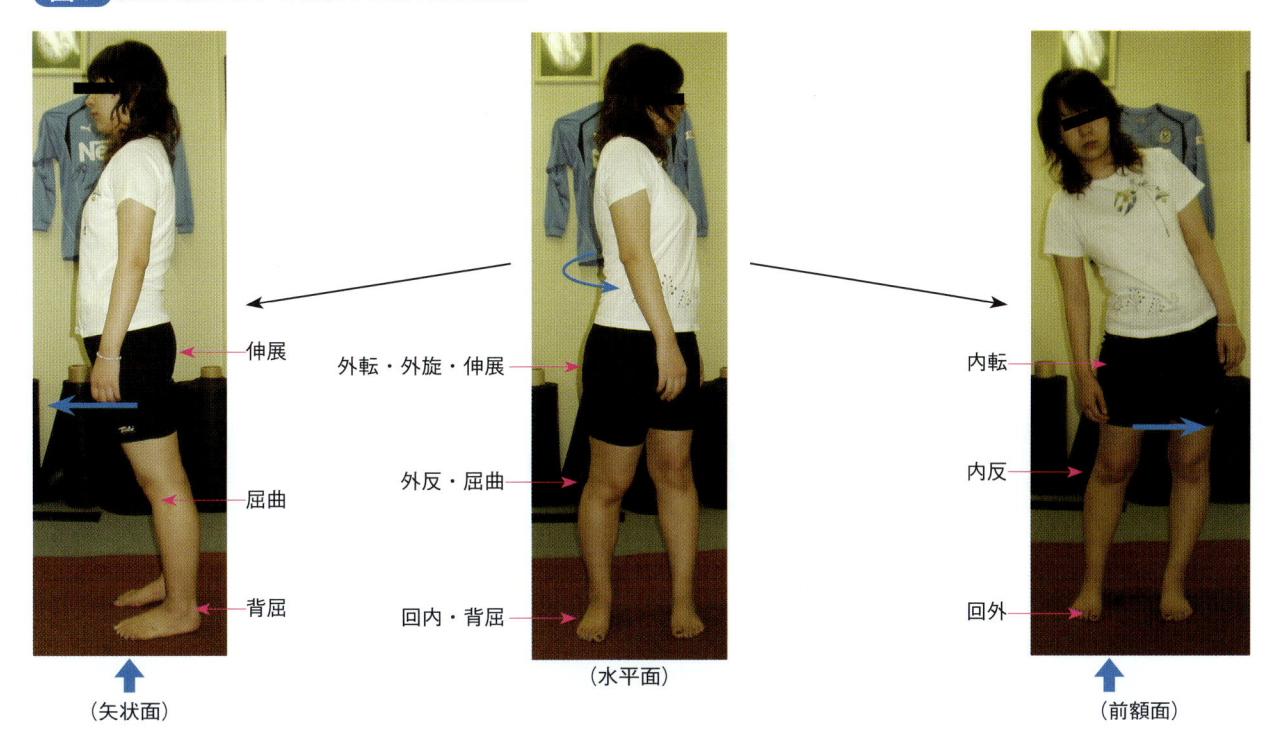

左：伸展／屈曲／背屈（矢状面）
中：外転・外旋・伸展／外反・屈曲／回内・背屈（水平面）
右：内転／内反／回外（前額面）

後足部肢位の変化と横足根関節（MT関節）の補償

　距骨下関節（ST関節）での回内補償は後足部を外反し，回外補償は内反する。この後足部の動きの変化のために床に接地し続ける必要があり，これはMT関節による。特に回内方向のMT関節の可動域は後足部肢位の変化を補償するかの有無を決定する因子となる。

　後足部外反（ST関節回内）は前足部内反（MT関節縦軸での回外）によって補償される。MT関節縦軸は小さな可動域である。回内位の後足部を完全に補償するためには後足部外反角度と同じ量の角度を用意しなければならない（完全補償）。後足部外反量よりも小さいとき，前足部は完全に補償することはできない（部分補償）（図8）。この部分的な補償は，静止時には第2中足骨頭への異常なせん断力を発生しないが，歩行では推進期が始まるときにボールジョイント部分にせん断力はピークを迎える。もし前足部の部分補償があったなら，第1列の背屈・回外で補足し，中央の3つの中足骨頭は外反し，第5中足骨頭は底屈する。これが第2中足骨頭の底側軟部組織に重篤な損傷を起こし，角化症が広がってくる[7]。

　後足部内反（ST関節回外）は前足部では補償することはできない。これはMT関節の骨性抑制メカニズムがST関節を回外する後足部に対して前足部外反を妨げるために，ST関節回外で踵骨が内反すると前足部も回外する。静止時には後足部

内反がせん断力を発生しないが，歩行では推進期でせん断力がピークにある第5中足骨頭の底側軟部組織に損傷を引き起こし，第5単独，または第4・5中足骨頭下に角化病変を発生させる[14]。

図8 後足部肢位におけるMT関節での補償

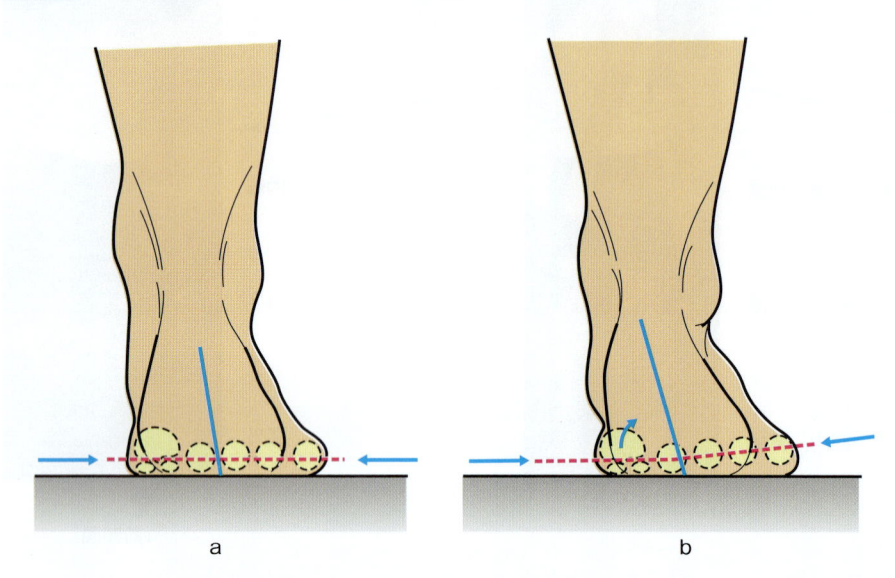

a
b

a. 完全補償：ST関節回内で踵が8°外反し，前足部は後足部に対して8°内反し，MT関節縦軸での回内が起きている。すべての中足骨頭は床に平行に配列し，後足部外反は前足部内反によって完全に補償されている。
b. 部分補償：ST関節回内で踵が15°外反し，前足部内反の可動域が10°であるために後足部外反は前足部で10°分が補償されている。残り5°分で，第2～4中足骨頭は地面に対して5°外反している。第5中足骨頭は地面と接地するため底屈し，第1中足骨頭は地面と平行に接地するため背屈・回外する。この肢位では最初に第2中足骨頭に荷重がかかる。

地形変化とMT関節の補償

地形変化には内反傾斜と外反傾斜がある。前足部の内反傾斜では，傾斜角度がMT関節の回外角度を超えない場合，MT関節縦軸単独で補償される。傾斜角度がMT関節の回外角度を超える場合，MT関節とST関節の回外で補償される（図9）。前足部の外反傾斜では前足部と後足部はともに外反し，前足部外反はMT関節が固定されるために後足部外反（ST関節回内）なしには起こらない。

後足部の内反傾斜ではST関節で回外補償をし，前足部も内反し前足部内側は床から浮いてくる。より強い傾斜は足部外側への不安定化を生じ，姿勢平衡を失い転倒の共通した原因であり，よく内反捻挫を引き起こす。後足部の外反傾斜ではST関節の回内で補償し，前足部は床に接地し続けるために前足部内反（MT関節縦軸での回外）で後足部外反を補償する（図10）。

図9 前足部内反傾斜と補償

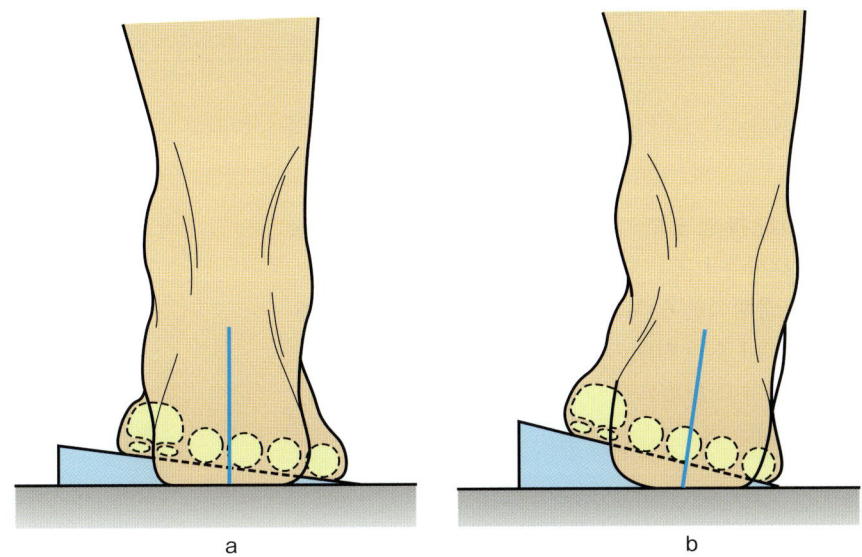

a. MT関節縦軸での回外補償：前足部内反傾斜角度がMT関節の回外角度を超えない場合，MT関節縦軸単独で補償される。
b. MT関節とST関節での補償：内反傾斜角度がMT関節の回外角度を超える場合，MT関節とST関節の回外で補償される。

図10 後足部傾斜と補償

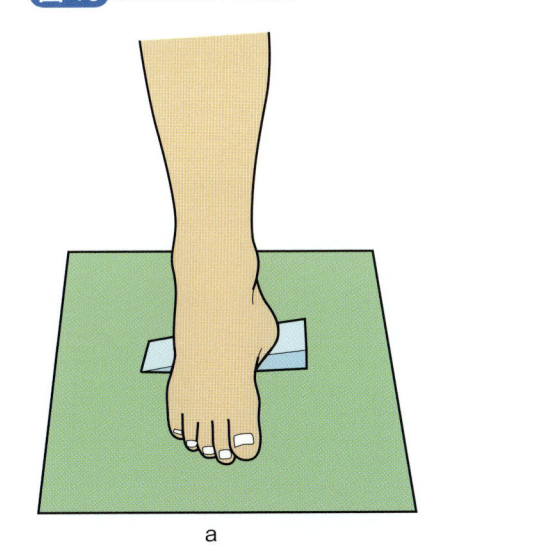

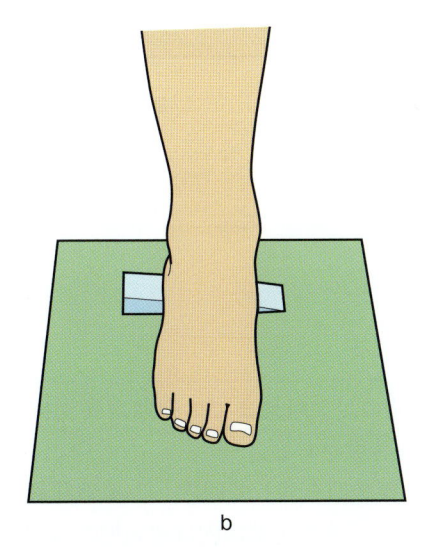

a. 後足部の内反傾斜：ST関節の回外補償をし，前足部も内反し前足部内側も床から浮いてくる。より強い傾斜は足部外側への不安定化を生じ，姿勢平衡を失い，転倒の共通した原因であり，よく内反捻挫を引き起こす。
b. 後足部の外反傾斜：ST関節の回内補償をし，前足部は床に接地し続けるために前足部内反（MT関節回外）で後足部外反を補償する。

歩行時の正常な足部と下肢の動き

歩行周期

歩行周期は一側の踵接地から次の踵接地までの間をいい，立脚相（Stance Phase）と遊脚相（Swing Phase）に区分される。立脚相は踵接地から足尖離地までで足に荷重されている状態で1歩行周期の約62%で，遊脚相は足尖離地から踵接地までの体重がかかっていない状態で1歩行周期の約38%である。立脚相は足部の動きと肢位を臨床的に観察しやすくするために3つの期に区分され，接地期，立脚中期，推進期に分類される[4,7]（図1）。

図1 歩行周期

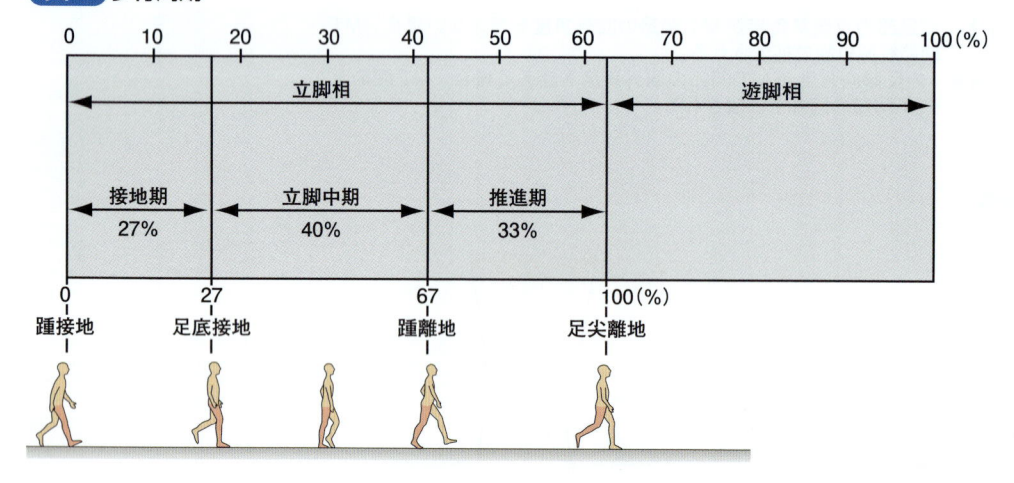

接地期（Contact）

接地期は踵接地から反対側の足尖離地までの初期両脚支持期で，立脚相初期の27%にあたり，以下のような特徴がある。

①距骨下関節（ST関節）は接地期を通して回内し，接地期最後で回外し始め，その後の立脚相を通して続く。正常な足部回内は接地期のみで起こる[17]。
②下腿骨は接地期を通して内旋し，接地期以降は外旋する[18]。
③5つの中足骨は接地期最終までに体重がかかり，全荷重になる[7]。
④床反力の垂直成分は接地期最後で最初のピークを迎え，踵とボールジョイント部分で分担されている[19]（図2）。
⑤足部は接地期で動的適合として機能する。ST関節回内は，さまざまな地形変化や体幹・下腿の姿勢偏位に適合させるための足部での補償ができるように，足部構造を柔軟なものにしている。

⑥接地期でのST関節回内は下腿の内旋に始まり接地期最後で終わる。この停止はカーフ筋の補助を受ける後脛骨筋の作用による。

▶カーフ筋：ふくらはぎの筋の総称。腓腹筋，ヒラメ筋，長趾屈筋，長母趾屈筋，後脛骨筋。

立脚中期（Midstance）

立脚中期は反対側の足尖離地から同側の踵離地までの単脚支持期で，立脚相中間の40％にあたり，以下のような特徴がある。
①足部構造は動的適合から推進期に必要な強固なテコとしての機能に変えられる。これは持続したST関節回外によってなされ，接地期最後の最大回内位から踵離地までに回外位になる。
②下腿骨は立脚中期を通して外旋する。
③床反力の垂直成分は減少し，立脚中期の中央で体重の約75％になり，踵離地直前に再び増加し始める[19]（図2）。
④反対側は遊脚相に入っているので，単脚支持の状態にある。
⑤立脚中期でのST関節回外はカーフ筋の回外作用と下腿外旋の複合機能である。

推進期（Propulsive）

推進期は踵離地から足尖離地までの後期両脚支持期で立脚相最後の33％にあたり，以下のような特徴がある。
①ST関節での回外は強固な推進テコとしての機能を足部構造に与え，効果的に増加させる。しかし足尖離地直前に軽度ではあるが回内し始める。
②下腿は外旋し続ける。
③床反力の垂直成分は2回目のピークを迎え，その荷重は前足部で全体重の125％にもなる。このピークはボールジョイントと足趾で行われ，踵は床から離れている（図2）。
④体重移動は外側から内側へ行われ，第5中足骨の荷重は踵離地直後に解き放たれ，推進期の中央で母趾とともに特に第2と第3中足骨に過剰に荷重がかかっている（図3）。この内側への荷重は反対側への接地を行うためである。

図2 立脚相での床反力垂直成分

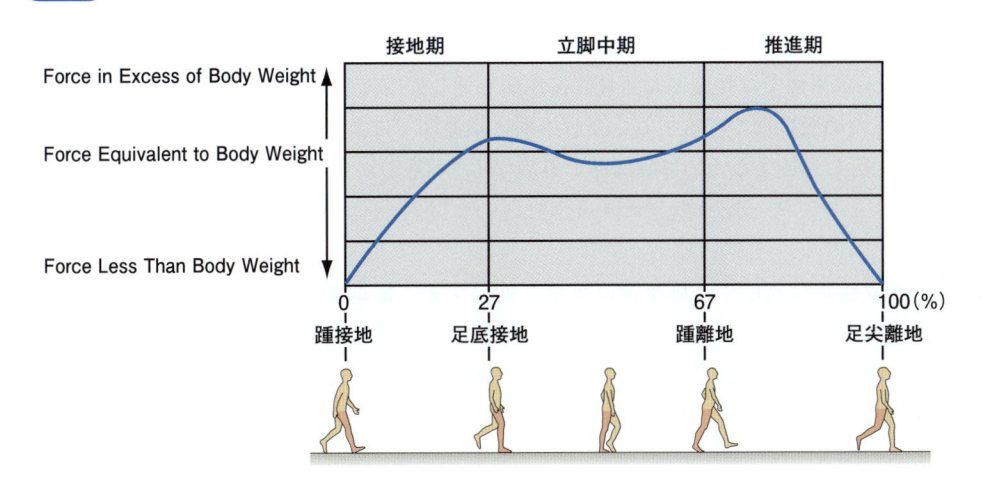

図3 立脚相での荷重受容

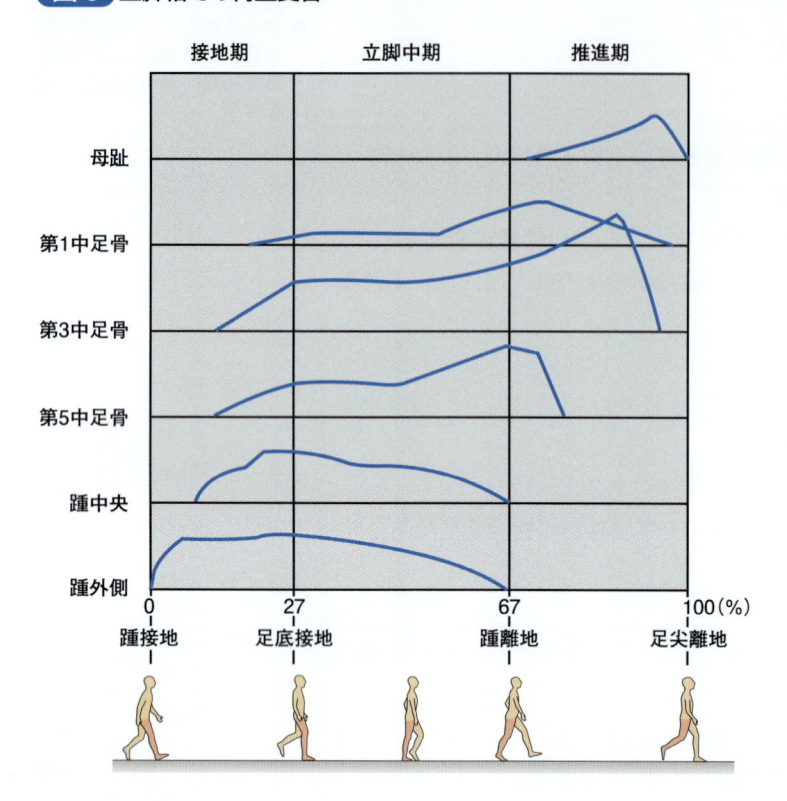

立脚相での関節運動

下肢各関節の最初の機能は身体の直線的加速に備え，下肢のさまざまな分節の矢状面と水平面回旋によって達成される．矢状面では足部支持点の前方移動で身体重心の倒れこみに筋を反応させる．水平面での回旋は歩行における身体の直線的加速を必要とし，下肢を交互に体重負荷し前方へ移動させる．前額面での体重移動も反対側への移動に役立つ．

股関節

矢状面では接地期および立脚中期を通して伸展し，推進期初期で屈曲し始め，推進期を通して屈曲し続ける[18]（図4）．水平面では骨盤と大腿骨は接地期を通して内旋し，大腿骨は骨盤より先行し内旋するため股関節で内旋する．立脚中期と推進期では大腿骨は外旋し，大腿骨は骨盤より先行し外旋するために股関節で外旋する[7]（図5）．

膝関節

矢状面では接地期で屈曲し，立脚中期初期から踵離地直前まで伸展する．推進期直前から再び屈曲し始め，推進期を通して屈曲は続く[18]（図4）．水平面では接地期で下腿骨は大腿骨よりも先行し動くので膝関節で内旋する．立脚中期と推進期では脛骨は大腿骨とともに外旋し，踵離地直前と足尖離地直前で下腿骨は大腿骨よりも先行するので膝関節で外旋する（図5）．

図4 下肢分節の矢状面運動

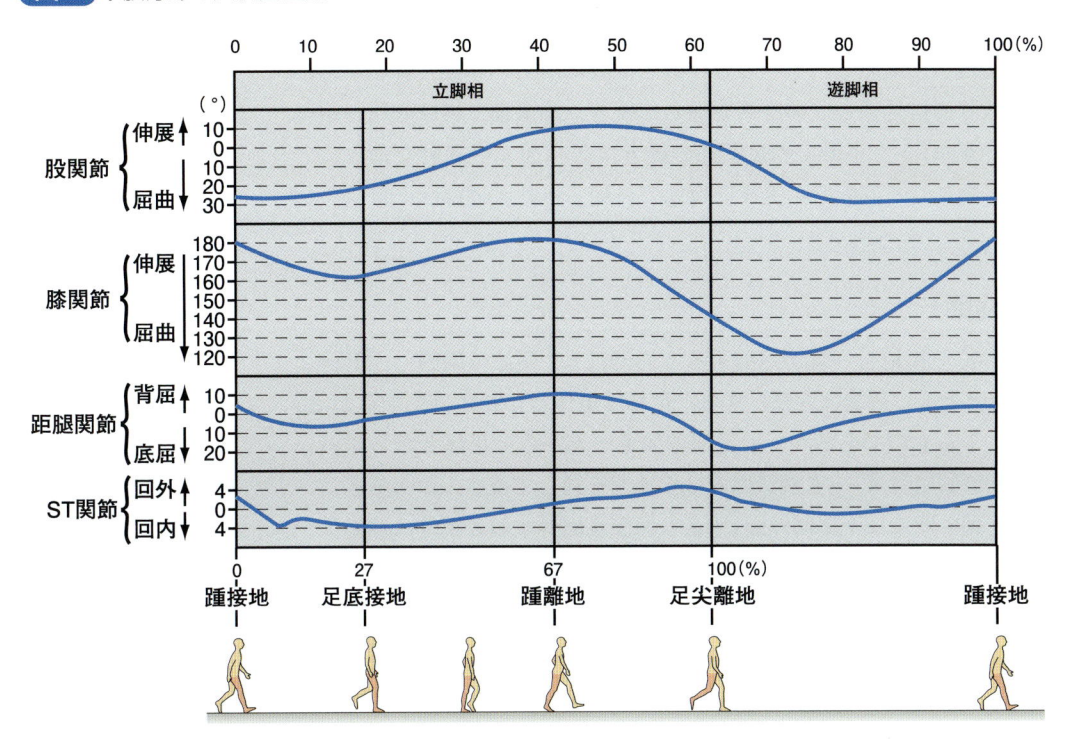

図5 下肢分節の水平面運動

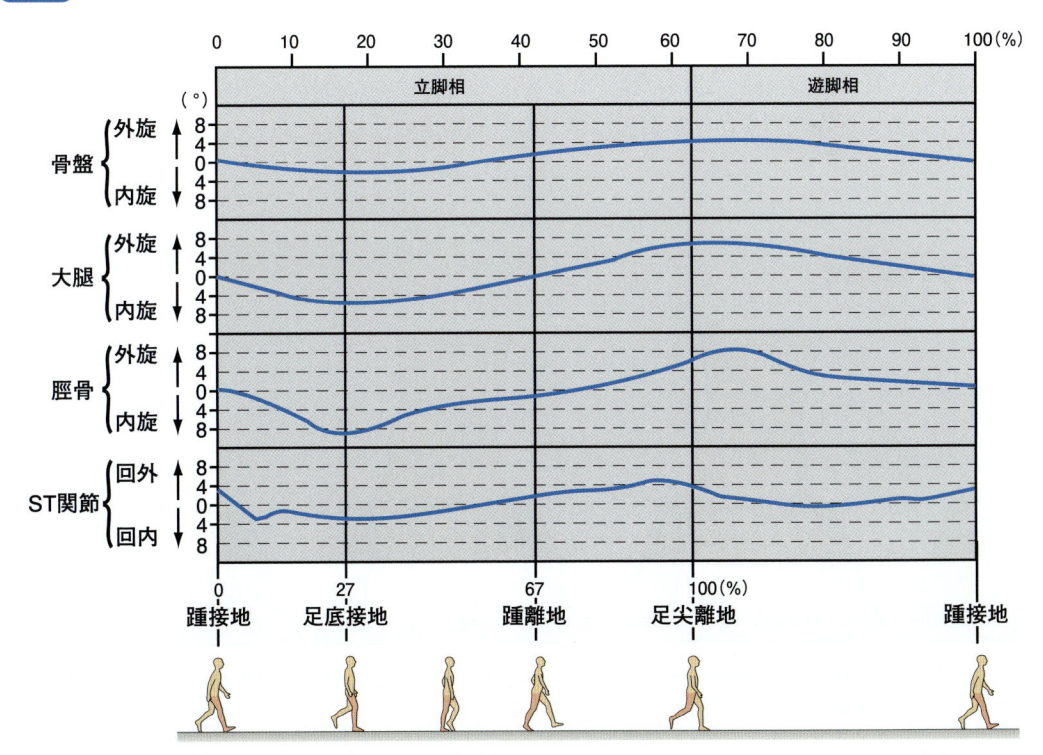

距腿関節

　踵接地から前足部接地まで底屈し，そのとき体幹と下肢は前方へ移動し背屈が起こる。足関節背屈は残りの接地期と立脚中期を通して続き，踵離地で再び底屈し始め足尖離地まで続く（図 4）。水平面での足関節の動きは矢状面での過剰な動きに備え，過度な底屈で下腿に対し内転し，過度な背屈で外転することは臨床上重要なことである。

距骨下関節（ST 関節）

　踵接地では軽度回外位で接地し，踵が接地すると同時に ST 関節は回内し，下腿は内旋し，足部は下腿とともに内旋（内転）する。足部は全体として 2°内転するが，ほとんどが ST 関節によるものである[17]。前足部に体重がかかると足部と床の間の摩擦により足部の内転は制限され，ST 関節回内は接地期を通して続き，この動きで距骨を内転させる。立脚中期では下腿は外旋し，ST 関節も回外する。距骨は外転するのに対し踵骨は床に接地しているため回外し，そのうえで足関節が背屈する。ST 関節は回内位から回外し，踵離地直前に中間位に達し，その後も回外し続け回外位になる。推進期では下腿外旋と ST 関節回外をし続け足尖離地直前まで続く（図 4）。

第 1 列

　正常足において第 1 列の動きは立脚中期後半から開始する。踵離地直前で後足部は内反し始め前足部も回外する。足部内側が床から離れようとするが，第 1 列は第 1 中足骨頭を床に接地し続けようと底屈する。推進期では足部は回外し続けるので，第 1 列はさらに底屈する。踵は高く上げられ，第 1 中足骨は第 2 中足骨とともに接地を維持し続ける[7]（図 6）。第 1 列の底屈・回内は種子骨を床に押し付けるために必要な動きである。第 1 列の適度な底屈を妨げる要因は第 1 列の過剰運動性と母趾の不安定化である。

図 6 立脚相における第 1 列の動き

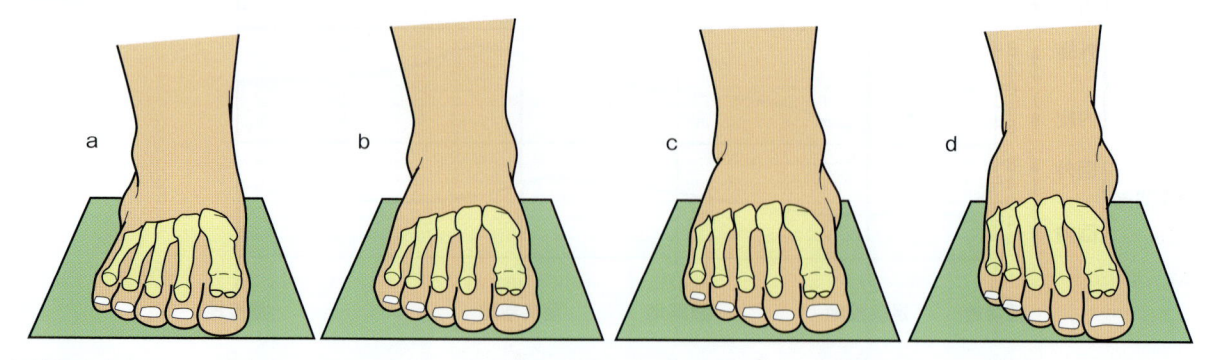

接地期の最後での ST 関節回内は第 1 列を除いて足部全体を回内する。中足骨はすべて回内するが，第 1 列は第 1 中足骨頭への床反力によって背屈・回外する（a）。踵離地直前に ST 関節は回外位になり足部全体に回外する（b）。足部が回外位になり，第 1 中足骨頭を床に接地し続けるために第 1 列は底屈し始める。踵離地が起こると ST 関節と MT 関節斜軸での回外により前足部と後足部はともに回外する（c）。第 1 中足骨頭を床に接地し続けるために第 1 中足骨頭は底屈・回内する。ST 関節と MT 関節は足尖離地直前まで回外し続ける（d）。第 1 中足骨はより底屈・回内位になり，最後の推進期で種子骨をもつ第 1 中足骨頭遠位関節面まで種子骨を後方へ滑らせることで床への接地をし続ける。

第5列

第5列の動きは現在不透明な状態である。

足趾

　足趾は接地期と立脚中期ともに体重負荷をしない。長趾屈筋は2つの期ともに活動するが，近位への固定力として働いている。踵離地で床反力が足趾を背屈し，中足骨頭は長趾屈筋に引かれ，足趾の上で底屈力を働かせ床に固定する。正常な足趾の動きは床からすべての中足骨頭が離れるまで横足根関節（MT関節）で足趾背屈が起きている。同時に趾節間関節は伸筋機能により力強く伸展し，推進期の最後で軽度な屈曲をする。

遊脚相

　遊脚相は荷重がかかっていない状態で，踵離地から踵接地までの間である。踵離地後少しの間下腿は外旋し続け，残りの遊脚相で内旋する。遊脚相前半ではクリアランスをよくするためにST関節で回内し，後半では踵接地の準備として軽度回外する。足関節は踵離地後のわずかな間底屈し，急激に背屈する。遊脚中期で軽度底屈位をとるがほぼ底背屈0°で，中期以降は背屈し続け軽度背屈位をとる。遊脚相最後で足関節は動きを止め踵接地の準備として軽度背屈位を保持している。

歩行における足部の重要性

　以上から歩行における足部の重要性は，以下のごとくである。
① 接地期での足部関節の動きは足部を地形変化に適応させ，また姿勢平衡を保つための体幹の姿勢偏位に適合させようとする。接地期でのST関節回内はそのための関節運動性を準備している。
② 足部関節の固定性向上は足部を強固なテコに変化させ，正常な推進を行うために必要なものである。立脚中期ではST関節，推進期ではMT関節とST関節で固定がなされる。
③ 足部の関節運動は荷重負荷された足部の上で，下腿と体幹の矢状面と水平面での運動に備えている。足部でのこの機能は歩行という直線的進行のために行われる交互の回旋転換という最大能力を調整している。
④ ST関節回内は踵接地に直接かかわる衝撃吸収という重要な役割をする。衝撃吸収はその他膝関節屈曲でも行われる。
⑤ MT関節縦軸での回内は一足から他足への体重移動を効果的に行うために必要な機能である。

Ⅲ●下肢からみた動きと理学療法の展開

歩行時の足部の筋機能

歩行時の足部の筋機能は3つの主要な機能をもっている。
①固定目的　②加速目的　③減速目的

　足部における主要な機能は歩行時の関節固定に備え，3つの機能をオーバーラップさせている。歩行時に足部の筋が機能するとき重力，力学的な力，他筋の収縮によって発生する力に対抗して活動している。各々の筋の協調した機能は歩行時の正確な機能を形成するために，協同・拮抗作用を繰り返している。歩行時の大きな事柄は身体の動きと荷重という力学的な力を含み，筋は下肢の各部位を加速・減速し協調して活動し，同時に荷重負荷された足部の骨を固定する。それゆえ歩行時の筋機能は他筋の機能と関連させ，下肢の加速と減速をするために機能しなければ不完

図1　歩行周期における正常な足部筋活動

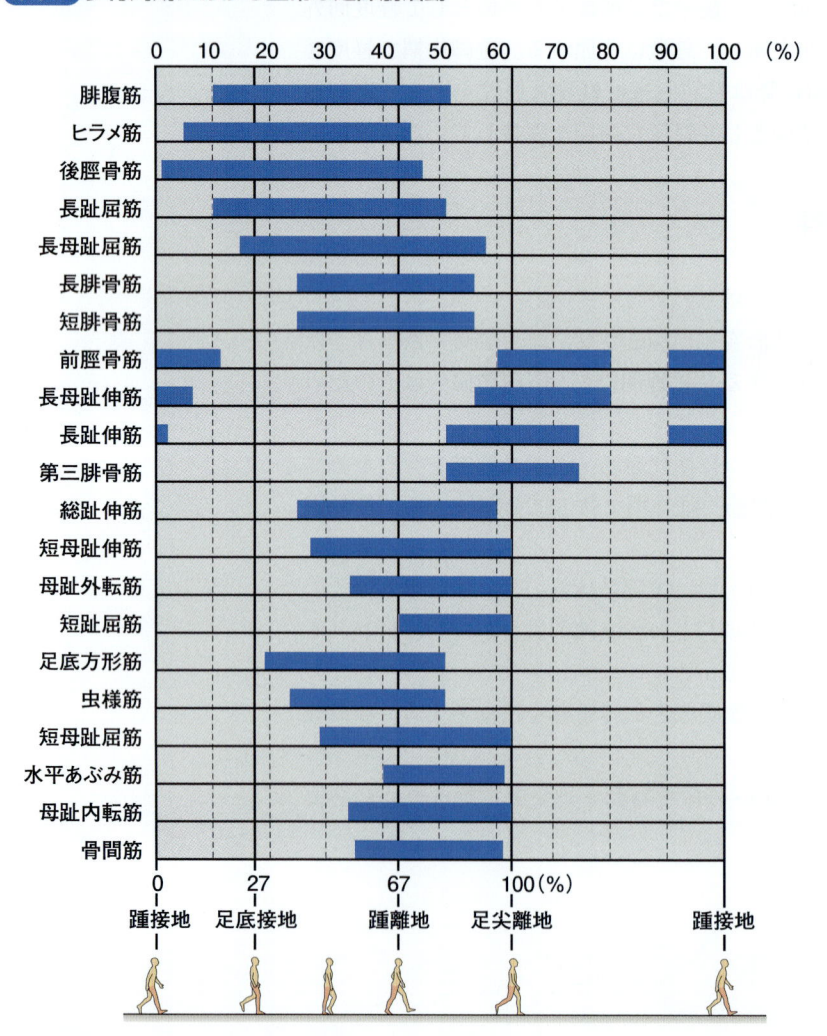

全なものになる．図1は歩行周期での正常な足部筋の活動で，収縮開始時期と弛緩時期を図式化したものである[20～22]．

接地期

①踵接地での足関節底屈の減速

踵接地で下腿は前方へ加速し踵部には床からの摩擦によって後方せん断力を生む．これら2つのトルクは足関節を底屈方向への回転力を生み，前脛骨筋は足部を背屈へ働かせこの回転力に抵抗して，スムーズな前足部への接地が可能になる（図2）．

②外側から内側へ荷重負荷される前足部

前脛骨筋は主として足関節底屈の減速として作用するが，横足根関節（MT関節）縦軸で回外させる作用がある．そのため前足部に最初に接地するのは外側であり，さらに荷重がかかると床反力が前足部を回内させるため内側に荷重されてくる[7]．

③距骨下関節（ST関節）回内と下腿内旋の減速

接地期では骨盤・大腿・下腿ともに内旋方向へ動き，ST関節も回内する．接地期における足部の筋機能はST関節回内を徐々に減速することであり，接地期最後で停止する．最初に後脛骨筋が働き，次いで前足部接地とともにヒラメ筋そして長趾屈筋，腓腹筋が働き，最後に長母趾屈筋が働く．腓腹筋は二関節筋で大腿骨内旋を減速し，他のカーフ筋は脛骨内旋の減速をする．接地期最後の下腿内旋とST関節回内の停止は立脚中期が始まると，この筋群の活動持続で下腿外旋とST関節回外が始まる（図3）．

図2 踵接地での力学的な力

▶ A：anterior acceleration
▶ R：reaction force（shear）
▶ P：planter flexion of the foot
▶ D：direction of dorsiflexion of the foot

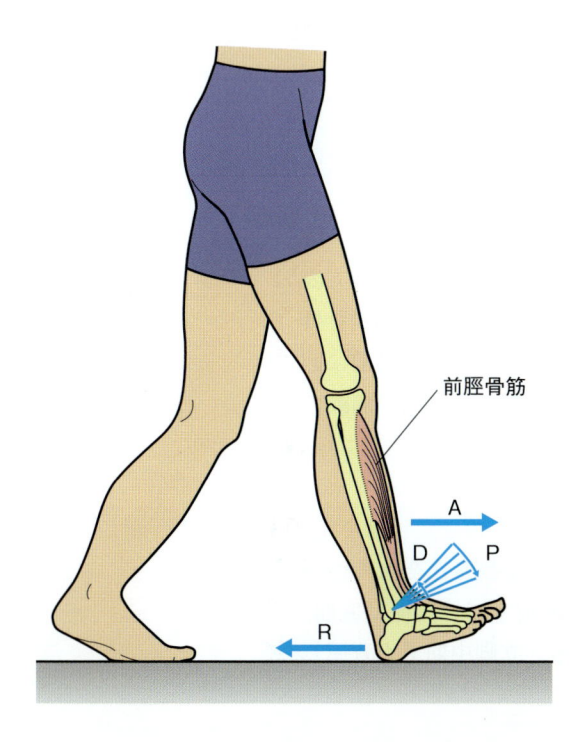

踵接地で下腿は前方へ加速し（A），踵部には床からの摩擦により後方へせん断力を生む（R）．これら2つのトルクは足関節を底屈方向への回転力を生み（P），前脛骨筋は足部を背屈方向へ働かせこの回転力に抵抗する（D）．そのことでスムーズな前足部への接地が可能になる．

④下腿の前方モーメントの減速

接地期初期に前足部が接地するにしたがって，脛骨は足部の上で前方へ移動し，前のステップでの体幹前方移動による力学的エネルギーは推進力にプラスされ，体幹の前方加速と下肢の荷重負荷を与える複合したものである。下腿は荷重負荷された足部の上で前方へ推進され，筋はこれを減速し前方への倒れこみを防ぐ必要がある。後脛骨筋は脛骨の前方モーメントを減速する主要な筋であり，最初ヒラメ筋と長趾屈筋に補助され，最後に長母趾屈筋に補助される。同時に腓腹筋は膝に屈曲張力を維持して脛骨を減速するとともに膝の過伸展を防いでいる[7]。

図3 接地期でのカーフ筋の働き

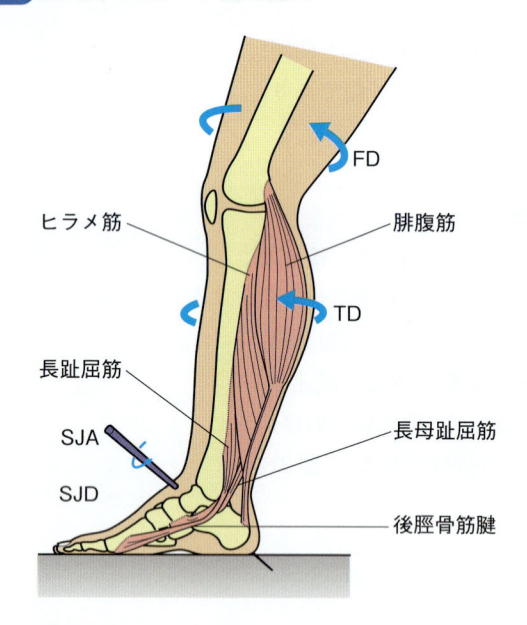

接地期で下腿内旋とST関節回内が起きる。腓腹筋は大腿内旋を減速し（FD），他のカーフ筋は脛骨内旋の減速に反応する（TD）。カーフ筋はグループとして遠位に作用し，ST関節回内を減速する（SJD）。接地期最後での下腿内旋とST関節回内の停止は立脚中期が始まると，これらの筋群の活動の持続で下腿外旋とST関節回外が始まる。

立脚中期

①ST関節回外と下腿外旋の加速

接地期でST関節回内と下腿内旋を減速した後脛骨筋・ヒラメ筋・長趾屈筋・腓腹筋はST関節回外と下腿外旋の主要な同筋になる。腓腹筋は大腿骨顆部の後方表面の起始部を近位に収縮力を働かせ，カーフ筋が下腿外旋をしている間に大腿骨外旋を加速する。立脚中期では回内位から回外し後半で中間位に達し踵離地直前に回外位になる。また後半では長・短腓骨筋はカーフ筋の回外力に拮抗してST関節の回外量をコントロールしている。

②脛骨の前方モーメントと膝伸展の減速

立脚中期での直線的加速は荷重負荷された足部の上で大腿骨と脛骨を前方へ運び，この脛骨の前方モーメントは足関節背屈を生む。接地期前半で足関節は底屈，後半で脛骨が足部の上で前方移動すると同時に背屈し始める。立脚中期でも背屈し続け踵離地まで背屈し続ける。

体幹の直線的加速と関連する力学的な力は下腿と大腿を前方へ運び，脛骨の前方モーメントを減速できなければ倒れこむことになる。脛骨の前方モーメントの減速は踵離地の準備として膝を伸展させる。脛骨がカーフ筋で減速し大腿骨が前方移動し続けるために膝は伸展する。膝伸展を補助する筋は後脛骨筋・ヒラメ筋・長趾屈筋であり立脚中期後半で長腓骨筋の補助を受ける。また膝の過伸展を防ぐために腓腹筋は膝に屈曲力を働かせるように活動し，関節外傷を起こす急激な膝の過伸展を防ぐ[7]（図4）。膝過伸展を防ぐ主要な筋はハムストリングスであるが，臨床的には腓腹筋強化で膝過伸展を防ぐものは結構多く，歩行における膝関節に与える影響は大きい。

③足根骨の固定

　足根骨は立脚中期で固定される。初期ではヒラメ筋・後脛骨筋・長腓骨筋・短腓骨筋が反応し，後半では足内在筋が補助する。足根骨固定に関与する足内在筋は短趾屈筋・母趾外転筋・足底方形筋である。立脚中期でヒラメ筋は足関節を底屈すると同時にST関節を軽度回外する。この底屈－回外力は床に足部外側を固定する。MT関節は完全に回内位で固定され，ヒラメ筋による踵骨の上での底屈－回外力は立方骨を介して第4・5中足骨に伝達する。足部の外側・底側面が床に固定され，立方骨は長腓骨筋を機能させるための固定滑車になり，第1列の基部である停止方向へ方向転換する。長腓骨筋は外転力を働かせ足根骨に第1列を固定し，後脛骨筋は足根骨に内転力を働かせる。これら2つの筋の同時収縮で足根骨の内外側からの圧迫により足根骨の水平固定をする[7]（図5）。しかし後脛骨筋による内転力は長腓骨筋による外転力よりも強く，

図4 立脚中期での腓腹筋機能

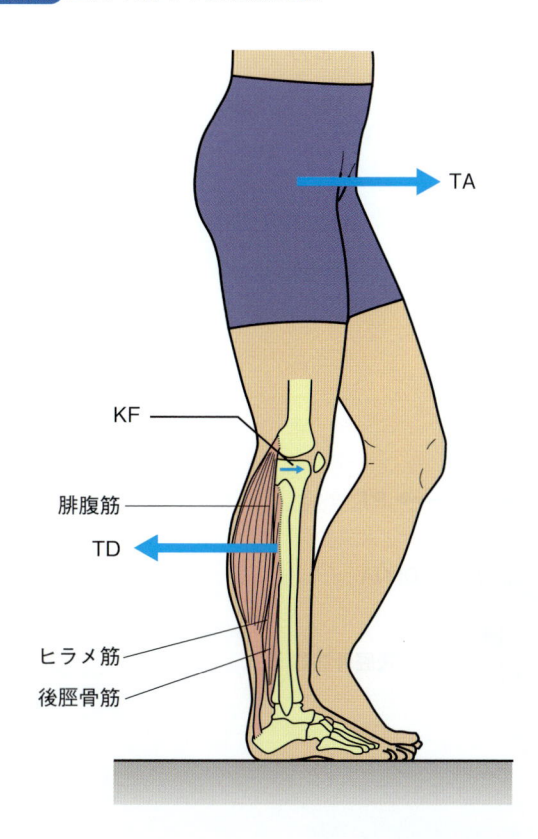

立脚中期で体幹が前方へ加速しているとき（TA），カーフ筋は膝を伸展させるために脛骨を減速する（TD）。体幹と下肢が前方へ移動するとき，カーフ筋は脛骨を減速し，足関節底屈に抵抗している。膝の過伸展を防ぐために，腓腹筋は膝（KF）に屈曲力を働かせるように活動する。その結果，腓腹筋は関節外傷を生む急激な膝の過伸展を防ぐ。

足根骨に軽度に外転力を働かせる短腓骨筋の補助が必要になる。長腓骨筋と後脛骨筋は足根骨を後方に矢状面固定をする。立脚中期後半で距骨と踵骨に足根骨を後方固定し，母趾外転筋・短趾屈筋・足底方形筋・小趾外転筋によって補助される。

④中足骨の固定

中足骨は推進期での荷重負荷機能を果たす前に固定されていなければならない。踵離地直後すべての荷重は前足部で受け，垂直成分は荷重量を増し，ボールジョイント部分で大きなせん断力を受ける（図6）。足部の上に働く多くの力は足部が正常な回外肢位にあるとき各骨間を圧迫することで支持が得られる。しかしいくつかの張力は骨格を外部的に増加させ，靭帯による制限された伸張までは筋の機能によって制限されていなければければならない。立脚中期後半での足内在筋による機能は中足骨と足根骨を他の骨に水平固定することである。足根骨が固定されると中足骨底部は固定される。中央の3つの中足骨固定は共通しているが，第1と第5中足骨は個別に考慮する必要がある。中央にある3つの列はST関節回外が立脚中期の最終局面で増加すると床に対し回外し，初期ではほぼ平行な位置にある。立脚中期後半では床反力によって背屈し，その結果，足内在筋はST関節が回外しているとき床反力による背屈力に抵抗する。前半では中央の3つの中足骨と第2・3楔状骨を維持する筋は長趾屈筋と後脛骨筋であり，後半では足底方形筋と虫様筋による機能を補助する。第1列は滑車になる固定された立方骨を使って長腓骨筋によって底屈・後方・外側に固定される。長腓骨筋はST関節が中間位または回外位にあるとき，第1列の基部に対して後方力・外転力・底屈力を働かせる（図7）。またST関節が回外位にあるとき，第1列基部は立方骨よりも高位にあり長腓骨筋腱は第1列軸にほぼ垂直位になるためにその軸で相当なレバーアームを用意している。ST関節が回外位にあるとき長腓骨筋は強い底屈力を生むが，回内位にあるとき外転力は生むが底屈力としては作用しない。もし足部が回内位でST関節とMT関節が亜脱臼しているなら第1列で軽度背屈力を働かせる。第5列に関しては現在のところ解明されていない。

図5　立脚中期における足根骨の水平面固定

長腓骨筋は第1列基部の底内側に停止させる固定された立方骨で方向転換する。長腓骨筋は外転力（PL）を働かせ，足根骨に第1列を固定する。後脛骨筋収縮は足根骨に内転力（PT）を働かせる。これら2つの筋の同時収縮で足根骨の内外側圧迫により水平固定する。しかし後脛骨筋による内転力は長腓骨筋による外転力よりも強力で，足根骨を軽度外転に導く短腓骨筋の補助が必要になる（PB）。この腓骨筋群の協同活動で足根骨外転力を生み，後脛骨筋による内転力と等しくなる。

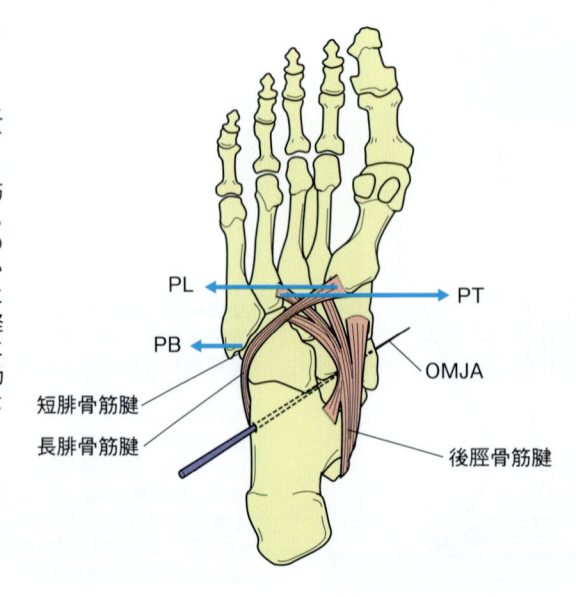

図6 立脚相での直線的せん断力

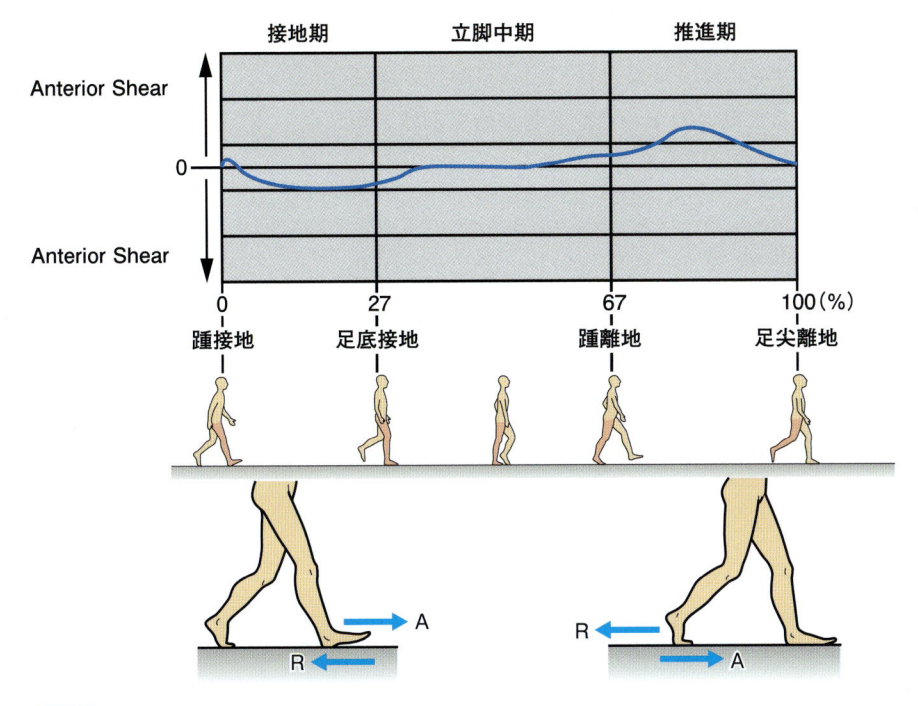

直線的せん断（R）は床と足底で生じ，最初は接地期ついで推進期の2カ所で増加し，立脚中期ではとるに足らないものである。直線的せん断は接地期で後方，推進期で前方にある。

図7 立脚中期での中足骨の固定

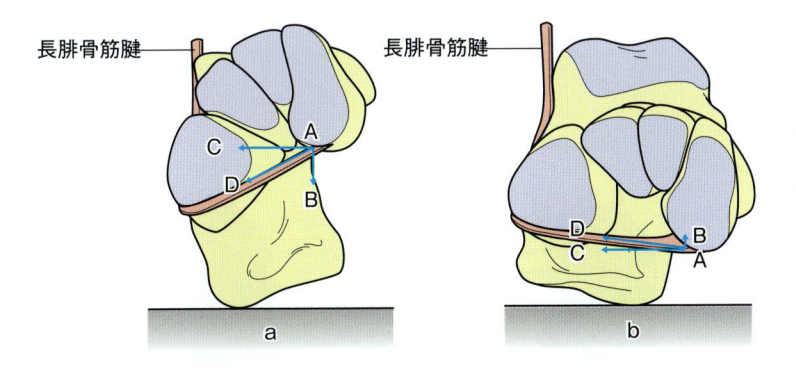

a. ST関節が回外位にあるとき，長腓骨筋の収縮（A-D）は強い底屈ベクトルを生む（A-B）。
b. ST関節が回内位にあるとき，第1列基部は腓骨筋溝の高位になる。長腓骨筋収縮は第1列の外転力（A-C）を生むが，底屈力としては作用しない。もし足部が回内位でST関節とMT関節が亜脱臼しているなら，第1列で軽度背屈力を働かせる。

推進期

①推進期が始まる踵離地

踵離地は身体の前方モーメント，脛骨の減速，活動的膝屈曲との相互作用から起こる。立脚中期の最後で体幹は足部の前方に位置し，荷重負荷された足部の上で倒れこんでくる。前方に移動する体幹モーメントは大腿と下腿をともに運ぶ。股関節は立脚中期・推進期を通して伸展し，膝は立脚中期で伸展するが踵離地直前で屈曲し始める。脛骨は踵離地で前方移動し続け推進期初期に足関節は背屈し続ける。膝伸展は体幹の前方モーメントにより達せられ，大腿骨とともに運ぶ。カーフ筋は同時に脛骨の前方モーメントを減速し，同時に急激な膝過伸展を防ぐために膝の屈曲張力を維持する。踵離地直前に膝は最大伸展位（0°）に達し，身体重心は足部の前方に倒れ始め，踵部での荷重量を減じる。カーフ筋は

脛骨の前方モーメントを減速し，踵での荷重を減じるために足関節背屈量を減じ始める。踵部が無荷重状態になると脛骨前方モーメントの減速よりも足関節背屈を減速するために効果を発揮する必要がある。踵離地で腓腹筋は膝屈曲張力を維持し，活発な収縮活動で膝を屈曲し，脛骨の前方モーメントを維持しつつ足関節背屈は停止する（図8）。急激な膝屈曲はこの循環した動きのなかで推進期が始まる踵を切り離し，身体重心は前足部の上に移動し，踵荷重は踵離地前にほとんどなくなる。

②足関節背屈

推進期初期に足関節は軽度背屈し，足尖離地まで底屈する。踵離地直後荷重が踵にかかる時期が短いために足関節背屈は停止し，カーフ筋は脛骨の前方モーメントと足関節背屈を減速し，直ちに底屈し始める。推進期初期では腓腹筋・ヒラメ筋・長趾屈筋・長母趾屈筋・長腓骨筋・後脛骨筋が足関節を底屈し，後半では長趾屈筋単独で底屈する。

③中足骨の水平固定

中足骨を水平固定する筋は水平あぶみ筋で，母趾内転筋横頭とよばれる。推進期での床反力は垂直・せん断・トルクがボールジョイント部分に働き，中足骨の分離と広がりを起こす危険性がある。もし水平中足靱帯単独で筋機能が存在しなければ，この力学的な力は前足部を扁平にさせる。靱帯は弾力性があって十分な固定性を得ることはできない。扁平足は水平中足靱帯の段階的伸張が原因で起こり，中足趾節関節（MP関節）レベルの足底靱帯の中に存在する水平あぶみ筋は推進期で部分的に水平中足靱帯の支持に備えている（図9）。母趾は推進期で筋によって第1MP関

図8 推進期での腓腹筋機能

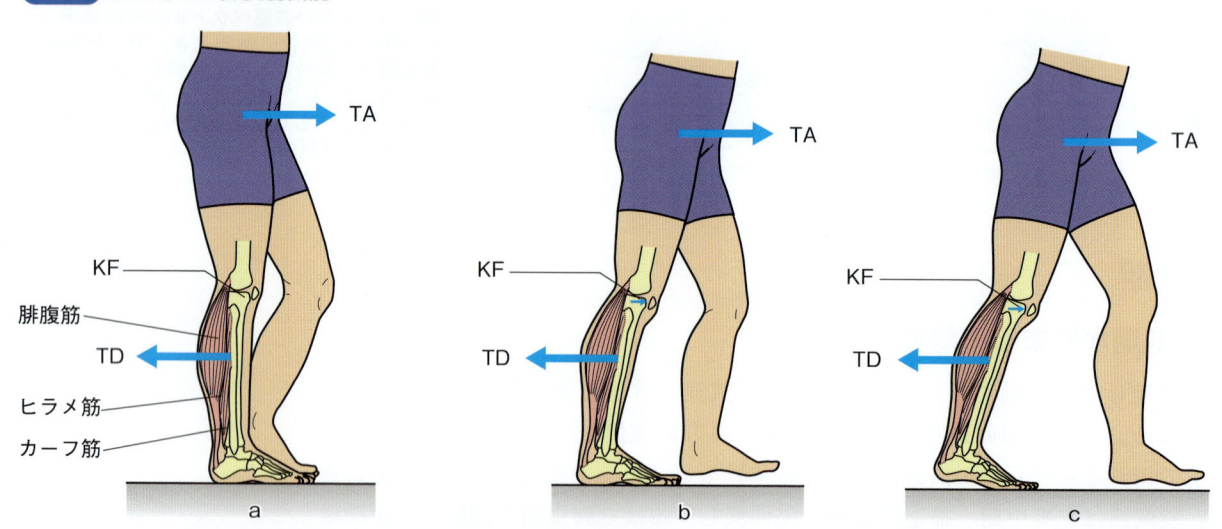

a. 立脚中期で膝は踵離地直前まで伸展し続ける。膝伸展は体幹の前方モーメントによって達せられ（TA），大腿骨とともに運ぶ。カーフ筋は同時に脛骨の前方モーメントを減速し（TD），同時に急激な膝過伸展を防ぐために膝（KF）の屈曲張力を維持する。
b. 踵離地直前に膝は最大伸展位（0°）に達する。身体重心は足部前方に倒れ始め，踵部での荷重量を減じる。カーフ筋は明らかに脛骨の前方モーメントを減速し，荷重から踵を切り離すために足関節背屈を減じ始める。踵部が無荷重状態になると，少なくとも脛骨前方モーメントの減速よりも足関節背屈を減速するために効果を発揮する必要がある。
c. 踵離地で腓腹筋は膝屈曲張力を維持し，活発な収縮活動で膝を屈曲する。脛骨の前方モーメントを維持しつつ足関節背屈は停止する。急激な膝屈曲はこの循環した動きのなかで推進期の始まる踵を切り離す。身体重心は前足部の上に移動し，踵の荷重分布は踵離地前にほとんどなくなる。

節で底屈に固定される。固定された母趾を腓側種子骨は水平あぶみ筋の起始として機能させる。固定された起始をもつ水平あぶみ筋は中足骨を内側に引き，前足部を水平に固定し，水平中足靱帯の支持に備え，推進期で起きる水平せん断力に健全性を維持し，推進期での扁平（開張）を防いでいる（図10）。推進期で回内する病的な足部では母趾が不安定になり，母趾屈筋による底屈力は著しく減少し水平あぶみ筋は足根骨を長期に固定することができない。推進期で起こる水平せん断力は中足骨を開き，水平あぶみ筋は腓側種子骨と母趾基節骨を外側に牽引し，水平中足靱帯は時間とともに伸張され前足部の開張を引き起こす。また第1中足骨頭の遠位での母趾外側偏位は外反母趾変形の初期段階になる（図11）。

④荷重の内側移動

踵離地後に足部外側から離れ，推進期の最終局面で母趾に移動する。主として長・短腓骨筋がこの荷重の内側移動に関与する。立脚中期で前足部外側を固定するヒラメ

図9 推進期での水平あぶみ筋による中足骨の固定

扁平足は水平中足靱帯の段階的伸張が原因で起こるものである。MP関節レベルの足底靱帯の中に存在する水平あぶみ筋は推進期で部分的に水平中足靱帯の支持に備えている。

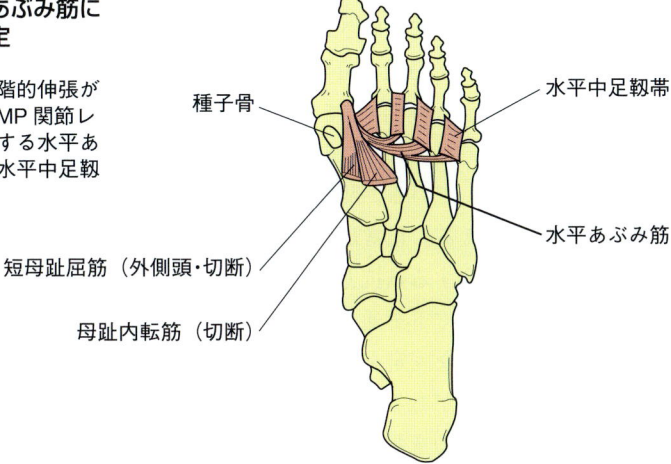

図10 推進期での前足部の固定

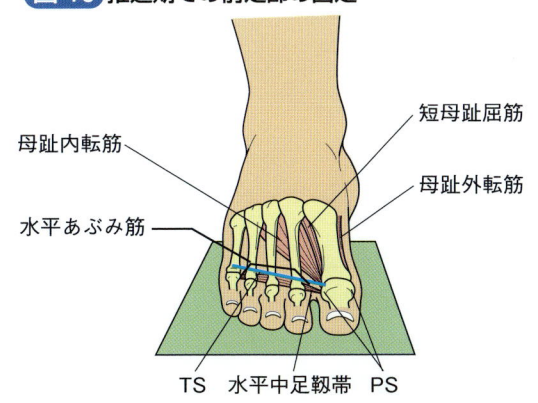

推進期で母趾は筋によって第1MP関節で底屈方向へ固定される（PS）。固定された母趾を腓側種子骨は水平あぶみ筋の起始として機能する。固定された起始をもつ水平あぶみ筋は中足骨を内側へ引き，前足部を水平に固定する(TS)。水平あぶみ筋は水平中足靱帯の中に停止し，靱帯の収縮支持に備えている。それは推進期で起こる水平せん断力に靱帯の健全性を維持する。水平あぶみ筋の機能は推進期での扁平（開張）を防ぐことである。

図11 推進期での異常な足部

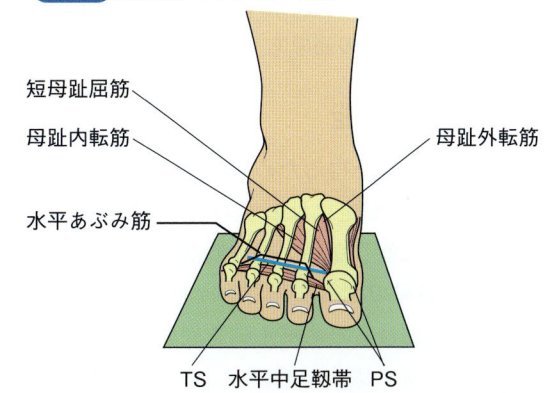

推進期で回内する病的な足部では母趾が不安定になり，母趾底屈筋による底屈力は大きく減少する。水平あぶみ筋は足根骨を長期に固定することができない。推進期で起こる水平せん断力は中足骨を開き，水平あぶみ筋は腓側種子骨と母趾基節骨を外側に引く（TS）。水平中足靱帯は時間とともに伸張され前足部の開張を引き起こす。第1中足骨頭の遠位で母趾の外側偏位は外反母趾変形の初期段階になる。

筋は踵離地後に底屈するので活動を減少させ，外側固定をなくす．立脚中期で滑車機能を果たした立方骨は不安定になり，長腓骨筋の活動は足関節底屈を補助しまた立方骨を持ち上げ，短腓骨筋の補助を受けて足部外側を持ち上げ内側への荷重が可能になる．

⑤足趾の推進機能

　推進期での正常な足趾は床を固定し，各足趾は IP 関節で伸展する．長・短足趾屈筋群は足趾を床に固定するが，足趾が伸展メカニズムによる rigid beam に変えなければその機能を果たすことができない．足趾を rigid beam に変化させるために IP 関節で伸展固定に備える筋は主に虫様筋で，長・短趾伸筋の補助を受ける（図12）．その上骨間筋による MP 関節の内－外転の水平固定をし，第3骨間筋と短小趾屈筋は第5趾の水平固定に備えている．各足趾における伸展メカニズムは長趾屈筋分枝が MP 関節を交差するので長趾屈筋分枝からの腱膜から始まり，長趾屈筋腱は MP 関節を包囲する線維を出している．その包囲は MP 関節を内外に取り巻き，MP 関節での底側靱帯についている．また基節骨の背側を越え停止するために前斜走し，背側は MP 関節と基節骨を包囲し，長趾屈筋と短趾屈筋腱と連結して形成され，これを伸筋拡張とよぶ（図13）．伸筋拡張は PIP 関節背側の遠位で3つの分枝に分けられ，中央分枝は中節骨底に停止し，内外側の分枝はさらに前方を走行し再結合して末節骨底背側に停止する．骨間筋腱は MP 関節の垂直軸から距離をもって走行し，このレバーアームは MP 関節の水平固定に備え，中等度の力で働くようにしている．関節の内側を通過する腱は内転力を与え，外側を通過する腱は外転力を与える．正常足において内外側腱の垂直軸からの距離は等しく水平面での MP 関節を固定する拮抗力としてバランスを保っている．骨間筋の内外側腱は MP 関節の水平軸のすぐ下を通り非常に小さなレバーアームをもっている．そのため基節骨底を底側に軽度な固定をする働きがある．骨間筋はまた推進期で足趾を中足骨頭に後方固定する働きがある．さらに骨間筋は推進期で足趾を後方固定するために基節骨底の内外側に後方力を働かせる（図14）．虫様筋腱は足趾内側を走行し深部の水平中足靱帯の下を通り，基節骨内側で斜め上方へ方向を換え，伸筋拡張の鞘に独自の腱として送り，末節骨外側の背側に停止する．虫様筋は IP 関節を強く伸展する唯一の筋であり，ハンマー趾変形に直接的にかかわっている．

⑥母趾の推進機能

　母趾の推進機能を得るためには，第1列の固定と底屈，正常な種子骨機能，母趾と第1MP 関節の固定に反応する筋の正常な力と機能が必要である．この機能がなければ母趾は機能しない．推進期が始まり足部は全体として回外し，推進期が進むと MT 関節斜軸で回外を増加させ前足部は回外位になる．それゆえ第1中足骨頭が床に接地し続けるため第1列を底屈させなければならない．種子骨の機能は推進期での MP 関節の固定に必要で，2つの種子骨は床に対して母趾を固定する筋の滑車機能を提供している．踵離地が始まると，第1列は底屈し第1中足骨頭は後方に移動し，種子骨は包囲する腱の方向角度を決定し，母趾が背屈することで大きなベクトルが働いてくる（図15）．種子骨の先天性欠損や外科的切除をした者は，母趾の推進固定をする屈筋腱の機能が低下している．

図12 推進期での rigid beam への足趾の変換（伸筋拡張）

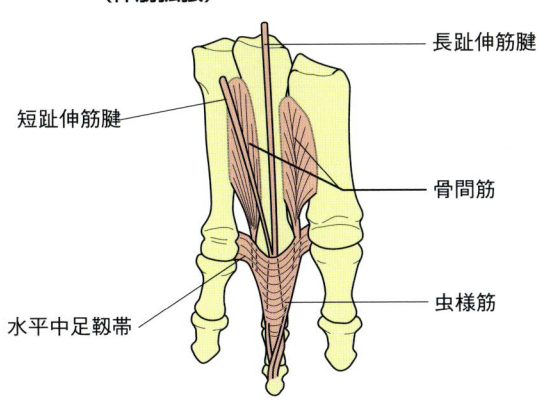

各足趾における伸展メカニズムは長趾屈筋分枝が MP 関節を交差するので、長趾屈筋分枝からの腱膜から始まる。長趾屈筋腱は MP 関節背側を包囲する線維を出している。

図13 足趾腱の伸筋拡張

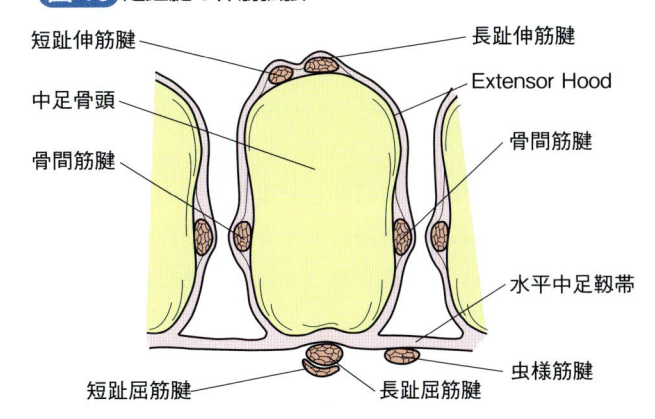

その包囲は MP 関節を内外側に取り巻き，MP 関節での底側靱帯についている。また基節骨の背側を越え停止するために前斜走し，背側は MP 関節と基節骨を包囲し，長趾屈筋と短趾屈筋腱との連結され形成される。これを伸筋拡張とよぶ。伸筋拡張は PIP 関節の背側の遠位で 3 つの分枝に分けられ，中央分枝は中節骨底に停止し，内外側の分枝はさらに前方を走行し再結合して末節骨底背側に停止する。

図14 推進期での骨間筋の機能

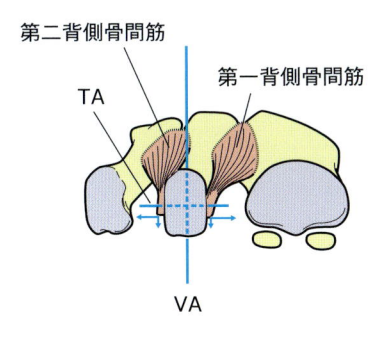

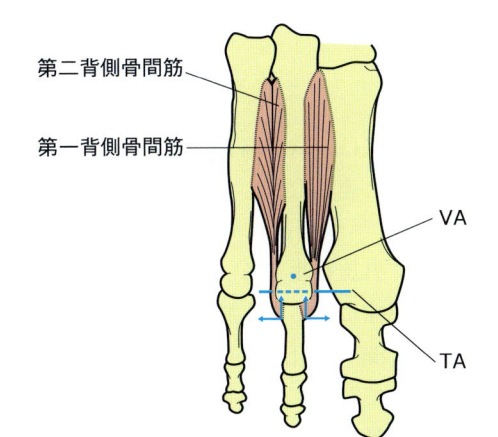

骨間筋腱は MP 関節の垂直軸（VA）から重要な距離で通過する。このレバーアームは MP 関節の水平固定に備え，中等度の力で働かせるようにこの腱に与えている。関節の内側を通過する腱は内転力を与え，外側を通過する腱は外転力を与える。正常足において内外側腱の垂直軸からの距離は等しく，水平面での MP 関節を固定する拮抗力バランスを保つ。骨間筋の内外側腱は MP 関節の水平軸（TA）のすぐ下を通り，大変小さなレバーアームをもつ。それゆえ基節骨底を底側に軽度な固定をする働きがある。骨間筋はまた推進期で足趾を中足骨頭に後方固定するために基節骨底の内外側に後方力を働かせる。

図15 推進期での種子骨機能

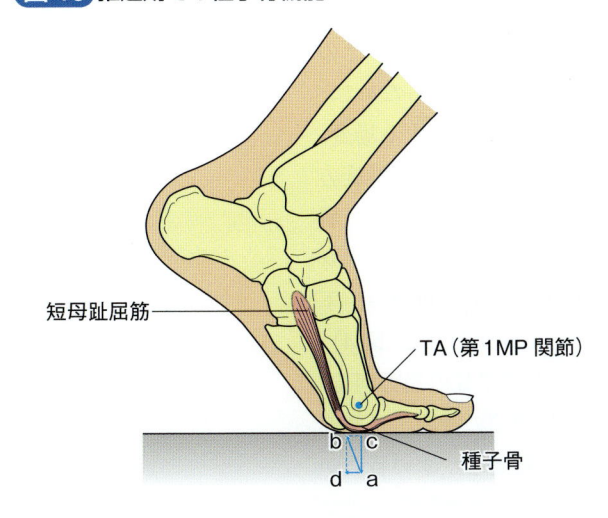

推進期で踵が持ち上がると，種子骨と第 1 中足骨頭は長・短母趾屈筋の機能としての滑車を形成するためにある。第 1 中足骨頭は種子骨の上で後方に動き，第 1 中足骨頭の前方に位置するようになる。屈筋群は母趾の上で底屈力を働かせ（c-a），第 1 中足骨頭に対し母趾を固定するために弱い後方力を与える（a-d）。

Ⅲ●下肢からみた動きと理学療法の展開

歩行分析のポイントと捉え方，考え方

　歩行は身体を前方に移動させるために，立脚相と遊脚相が左右交互に繰り返される循環運動であり，直線的進行を行う動作である。その動きは流動的でなければならない。その直線的進行を行う循環運動を遂行するためには，時間的・空間的・力動的過程が必要になる[23]。

①**時間的過程**：加速や減速を繰り返し，四肢の関節もまったく静止状態というものはない。歩行では両脚支持期で加速し，単脚支持期で減速する。

②**力動的過程**：流動性は力動性のなかに展開される。それは緊張変化のなかに表出される。緊張が続けば動きに流動性は生まれない。適度な緊張と弛緩が行われてはじめて動きに流れが起こる。歩行動作では特に足の上に体重がしっかりとのってこないと緊張は生まれないし，またその後の弛緩も生まれてこない。

③**空間的過程**：四肢の動きが曲線的な形態の動きは流動性を生むが，かどばった動きが現れると流動性は生まれてこない。

歩行動作の捉え方

　歩行動作は身体を直線的に進行するためには，身体各関節の回旋の動きは欠かすことのできないものである。肩甲帯は頭部と連動して，骨盤と反対方向に回旋してバランスを保ち，骨盤は肩甲骨の動きより半歩程遅れて動きが発生する。股関節は伸展に伴って内旋を生じ，屈曲に伴って外旋を生じる。膝関節では伸展に伴って大腿骨は内旋し，脛骨は外旋する。逆に屈曲に伴って大腿骨は外旋し，脛骨は内旋する[24]（図1）。人間の歩行において左右の蹴り出しが同じ人は1人としていない。すなわち蹴り出し脚と踏み出し脚を区別して観察する必要がある。

　蹴り出し脚の動きは以下のような優位な動きになる。すなわち肩甲骨の前方回旋，骨盤の後方回旋，股関節の伸展・内旋，膝関節の伸展・外旋，足関節底屈，足部回内である。立脚後期の蹴り出し時には前足部は外側から内側へ荷重移動して，反対側の接地に備えているが，身体重心が内方移動しやすい特徴がある（図2）。そのため障害を有する人の歩行はこの立脚後期での身体の内方移動が強過ぎるために，下半身または上半身での補償が必要になってくる[12]（図3）。下半身で補償する場合，下半身の外方移動により足部外側での荷重が強くなる（回外）ため，下肢は外旋方向に向かい，骨盤は後方回旋（水平面）が強く出て，後方（矢状面）に向かう。肩甲帯は逆方向に動くため前方回旋，上肢は前方への振りが大きくなる。一方上半身で補償する場合，上半身の反対側への側屈により骨盤は後方回旋方向に向かい，下肢は外旋方向に向かう。骨盤の後方回旋は骨盤を後方（矢状面）に向かわせる（図4）。

　踏み出し脚の動きは以下のような優位な動きになる。すなわち肩甲骨の後方回旋，骨盤の前方回旋，股関節の屈曲・外旋，膝関節の屈曲・内旋，足関節の背屈，足部回外である。遊脚後半から立脚初期で踏み出し脚は身体重心が外方移動しやすい特徴が

図1 歩行における身体の動き

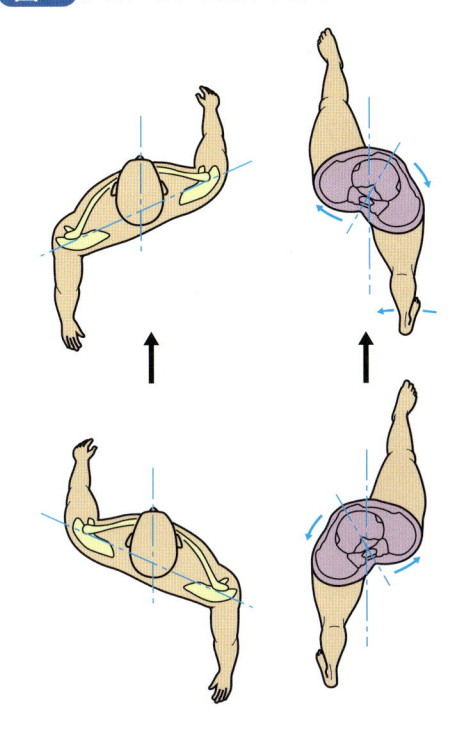

図2 蹴り出し脚の身体の移動

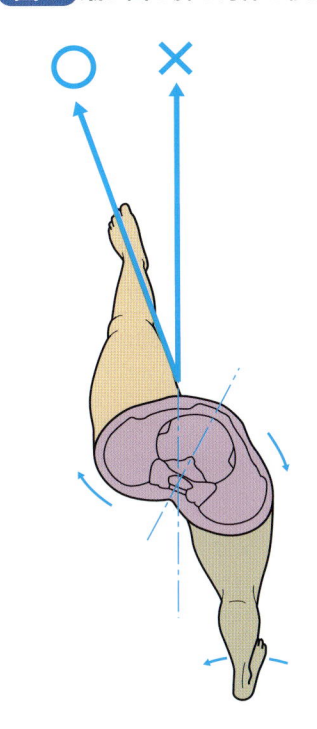

図3 内方への体重移動と補償の仕方

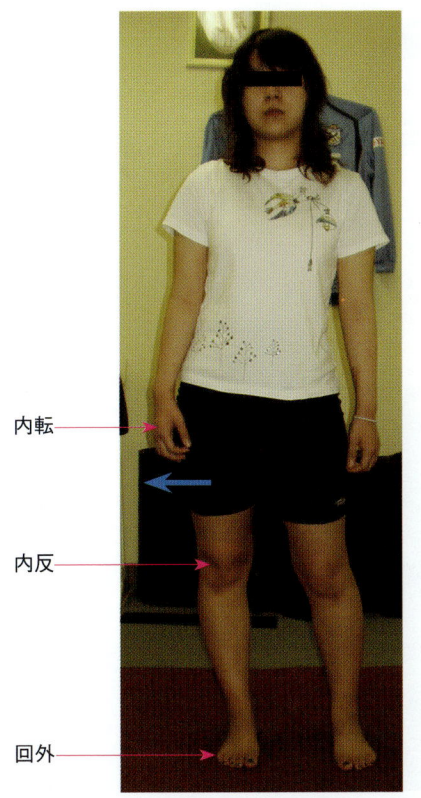

内転
内反
回外

a. 下半身重心外方移動

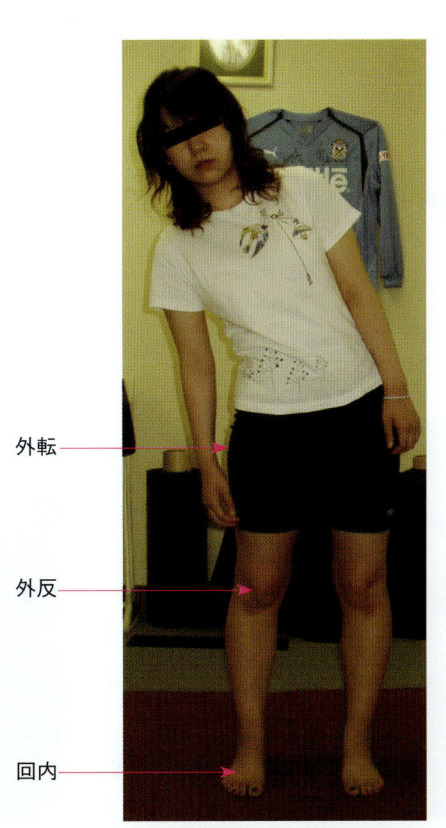

外転
外反
回内

b. 上半身重心外方移動

ある(図5)。そのため障害を有する人の歩行はこの立脚初期での身体の外方移動が強すぎるために、下半身または上半身での補償が必要になってくる(図6)。下半身で補償する場合、下半身の内方移動により足部内側(回内)での荷重が強くなるため、下肢は内旋方向に向かい、骨盤は前方回旋(水平面)が強く出て、前方(矢状面)に向かう。肩甲骨は逆方向へ動くため後方回旋し、上肢は後方への振りが大きくなる(図7)。

また左右の蹴り出し脚の違いは、歩行という直線的進行を効率よく行うことができなくなる。蹴り出し脚である母趾で蹴り出しが行われると身体は前外方へ運ばれる。外方への加速は支持側から反対側への荷重転換の遅れが生じ、立脚時間の延長をまねく。身体を直線的に進行させるためには下半身または上半身での補償が必要になり、どちらかまたは両方での内方移動が必要になる。そのために身体の各分節はそれに対応した動きが起こる。

従来から現在に至る歩行分析は歩行周期、特に立脚相でのある局面での姿勢変化、また一側のみ、身体各分節をそれぞれひとつずつ分析しており、動的な歩行分析ではない。歩行という一連の動作のなかでのアライメントを捉えていかなければならない。上記のような運動連鎖的な分析をすることで、身体各関節の動きを予測をもって観察することができる。そのことで分析時間も短縮し、また動作の本質を捉えることが可能になる。

図4 内方移動の補償の仕方

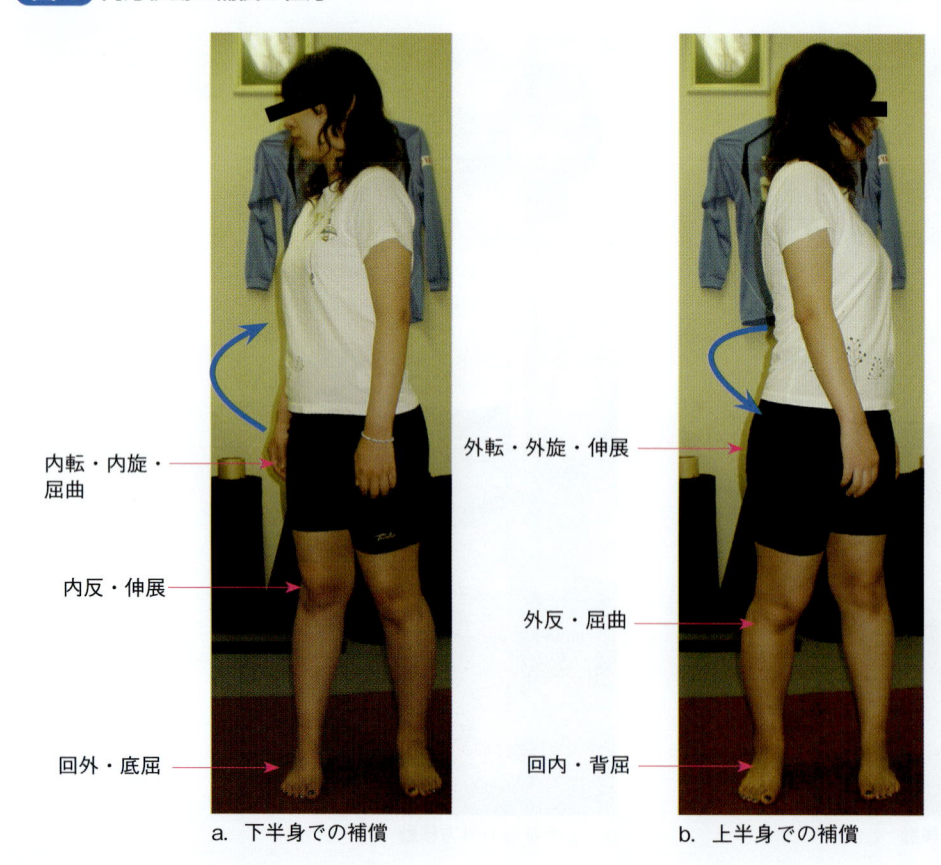

a. 下半身での補償
- 内転・内旋・屈曲
- 内反・伸展
- 回外・底屈

b. 上半身での補償
- 外転・外旋・伸展
- 外反・屈曲
- 回内・背屈

図5 踏み出し脚の身体の移動

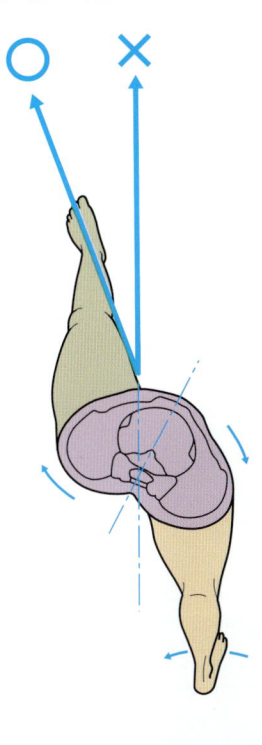

踏み出し脚の立脚相全体の動きは外方移動が前提にある。

図6 外方への体重移動と補償の仕方

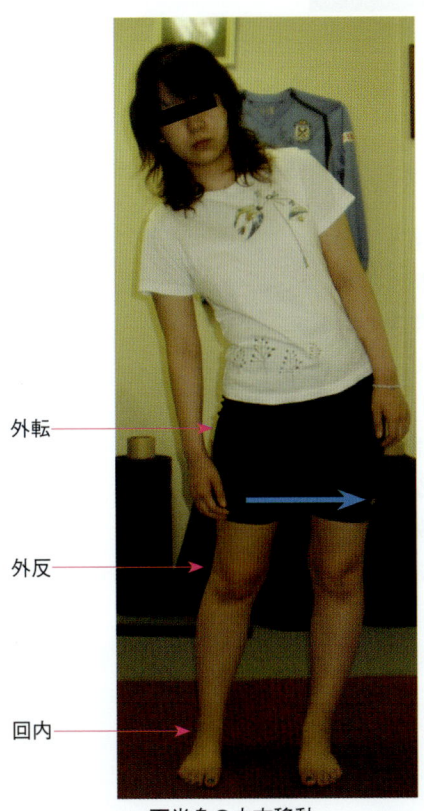

外転
外反
回内

a. 下半身の内方移動

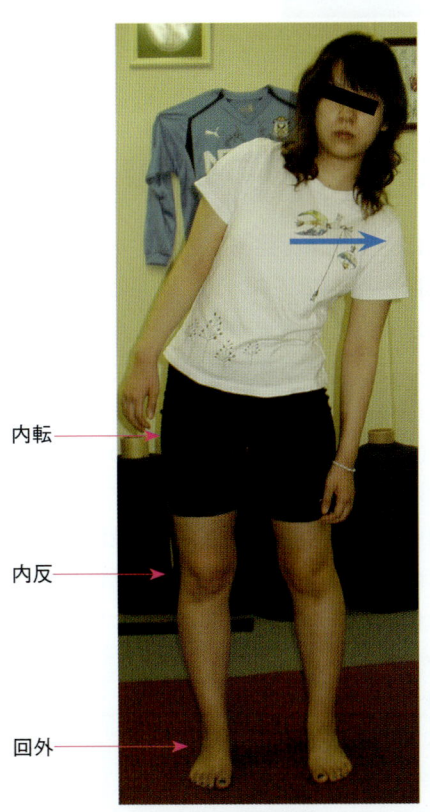

内転
内反
回外

b. 上半身の内方移動

図7 外方移動の補償の仕方

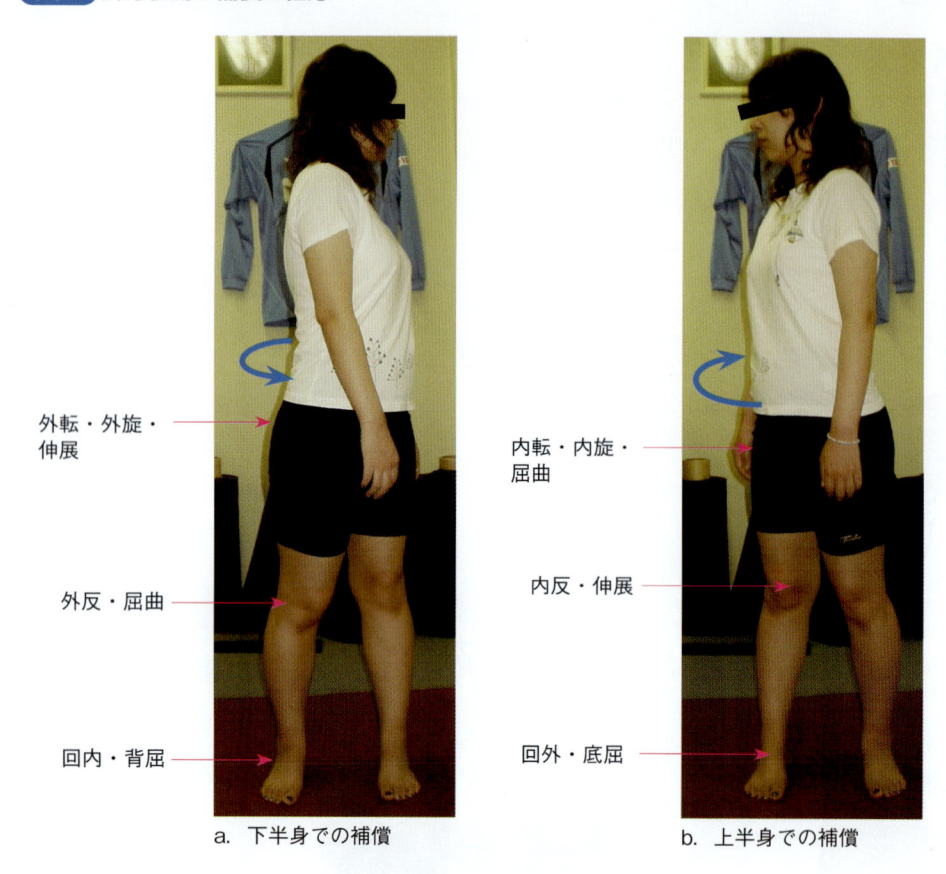

a. 下半身での補償
- 外転・外旋・伸展
- 外反・屈曲
- 回内・背屈

b. 上半身での補償
- 内転・内旋・屈曲
- 内反・伸展
- 回外・底屈

歩行分析のポイント(全体像)の捉え方

　歩行分析をするポイントは，全体像を捉え，そして身体各分節の局所像を捉えることが重要である[25)]。全体像の捉えるポイントは以下のごとくである。特に歩行分析では矢状面での体重のかかり方を観察することが最も重要であり，身体重心がしっかりと足の上にのってこなければ他の2つの身体面にも大きく関わってくる。体重がかかれば他の前額面運動や水平面運動はある程度その動きが抑えられた状態になるからである。そのため⑤の蹴り出し脚の区別と③の矢状面上での体重のかかり方については十分に観察する必要がある。通常前額面で患者を観察するが，矢状面での動きを前額面から推測する重要な観察ポイントが股関節にある。股関節が立脚相で内旋位にあれば体重はのっているが，外旋位にあれば体重はのっていない（図8）。ただし過度な内旋位は体重がかかり過ぎていることになる。

①動きに流動性があるか？
②動きにリズムがあるか？
③足の上に体重がしっかりとのっているか？
④身体が直線的に進行しているか？
⑤蹴り足は左右どちらか？

⑥遊脚相での弛緩はあるか？
⑦一側の立脚相から反対側への荷重転換の遅れはないか？
⑧身体の左右への過度な移動はないか？
⑨身体の前後への過度な移動はないか？
⑩身体の左右の回旋に非対称が認められるか？
⑪動きのなかでのアライメントをみることが重要である

図8 矢状面運動を前額面から捉えるポイント

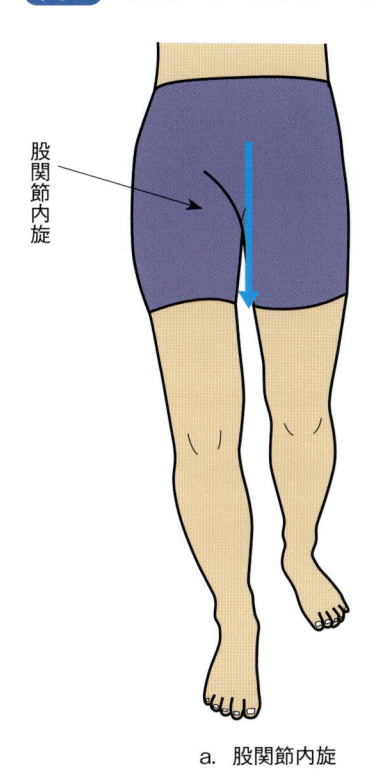

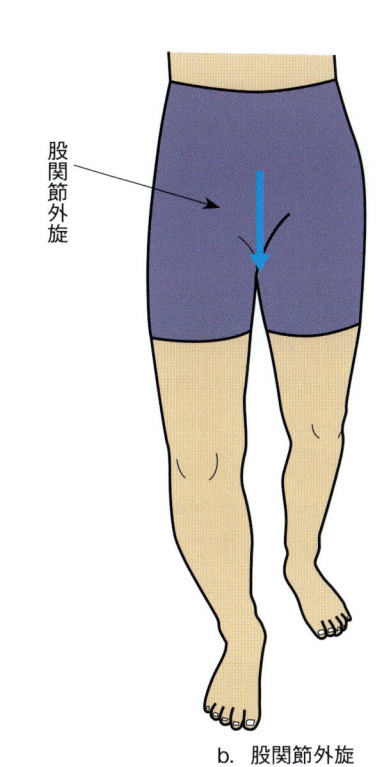

股関節内旋

股関節外旋

a．股関節内旋　　　　　　　　b．股関節外旋

体重が前方へかかると必然的に股関節は内旋位になり，股関節部の皺が大きくなり（a），体重が十分にかかってこないと股関節は外旋位になり，股関節部の皺ができてこない（b）。

歩行分析のポイント（局所像）の捉え方

　身体各分節の局所像を捉えるためには，検者は後述する荷重位でのスタティックな機能的なテストで障害局所の疼痛誘発方向と軽減方向，および左右の可動性の相違を確実に認識し，そのなかで動きを観察しなければ何も意味をもたない。観察するだけで終わってしまい，問題解決には決して結びつかない。そして身体全体の動きのなかでの運動連鎖を考えながら局所を捉えていく必要がある。臨床における動作分析の基本は局所から全身，そして全身から局所をみるという繰り返しであり，真の問題解決の動作分析をしなければならない。例えば荷重位でのスタティックな評価において膝内反で疼痛があれば立脚相でその動きを止めることが目的となり，膝外反で疼痛があればその動きを止めることになる。ただし膝より上位からの影響があるので，膝のみをコントロールしても十分な効果は得られない。

III 下肢からみた動きと理学療法の展開

下肢の障害に対する理学療法の結果の出し方①
入谷式足底板

入谷式足底板の概要

　足底板療法は従来から行われている手技で，足部変形の矯正，免荷，保護などを目的に行われてきた。筆者の足底板は病態診断を基に機能的な観点から患者を捉え，患者の機能変化に応じて調整を行うもので，理学療法における治療用装具として活用する[26,27]。足底板の長所は患者の動きを無意識下でコントロールできることである。後述するテーピング，サポーター，運動療法などを組み合わせて行うことでさらに効果を発揮する。

　腰部を含む下肢に疼痛を有する人の多くは非荷重位では疼痛はほとんどなく，荷重位で増強する。入谷式足底板の特徴は，この荷重位での疼痛を発生させるメカニカルストレスを減じ，荷重位での疼痛を軽減させようとするものである。したがって，足の採型を基に作成される従来の足底板とは異にしている。すなわち歩行動作を中心とした動きをコントロールするために，動作を分析できなければ適切な処方はできない[28]。その特徴を以下に示す[29]。

①テーピングやパッドを用いて評価を行い，足部関節肢位および高さを決定する。これはそれぞれの足部アーチは足部関節の複合体であるという概念に基づいている。

- ・内側縦アーチ：距骨下関節-距舟関節-楔舟関節-第1リスフラン関節（第1列構成部位）
- ・外側縦アーチ：距骨下関節-踵立方関節-第5リスフラン関節（第5列構成部位）
- ・横アーチ　　：中足骨レベル（第2～4列構成部位）-楔状骨レベル-後足部レベルの横アーチ

②歩行動作を中心に，さまざまな動作のなかで評価，微調整を行う。これは足底板が二足荷重時の動作で作用させようとするものであるからである。

③身体全体の動きを制御するために，左右両側へ作製する。これは身体の軸となる体幹の下には両下肢がつき，両足で支えられているからであり，左右の足を制御しなければ姿勢を制御することができない。

足底板作製のための評価の大要

　足底板作製のための評価の原則は，まず障害局所を捉えることからはじめ，そして立位姿勢や歩行などの身体動作などから全身を捉え，最後に全身から局所を捉えることを繰り返し行い，どの評価においても身体に出現する反応をつぶさに捉えることが重要である。足底板作製にあたりまず評価を行い，治療目的を明確にしなけ

ればならない．評価の大要は以下の手順で行う[14]．
①**障害局所の解剖学的な位置の把握**：疼痛がある場合は，触診，特に圧痛点による解剖学的な炎症部位を確認する．
②**障害局所の機能的評価**：非荷重下で行う検査と荷重下で行う検査がある．この評価では主として障害局所の関節アライメントをどのようにするかを確認することである．各種機能的ストレステスト，サポーターを用いた評価，テーピングを用いた評価，固有筋収縮と動作での評価などである．その関節アライメント障害を引き起こす要因となる関節可動域評価，徒手筋力テスト，足の形態評価（一般的な足部変形も含む），四肢長，周径などもこのなかに含まれる．
③**身体全体の機能的な評価**：荷重下の評価で，身体重心と足の接地している場所との関係から，下半身重心，上半身重心をどの方向に向かわせるかを確認することである．自動体幹回旋テスト，歩行などの動作分析はこのなかに含まれる．

足底板作製の手順（図1）

足底板作製の手順は以下のごとくである[30]．
①問　診：痛みの部位や程度のチェックなどから全体像を捉える．
②評　価：・どういう肢位で疼痛が増悪し，また軽減するか？
　　　　　・個々の膝関節の良好な肢位を確認する
　　　　　・立位姿勢および歩容のチェック
　　　　　・足関節・足部の形態評価およびその可動性をチェック
　　　　　・必要に応じた筋力および可動域のチェック
③歩行のなかで，テーピングやパッドを用いた評価（足底板作製のための直接的評価）を行い，足部関節肢位および高さをチェックする．その際歩容をみながら，疼痛やバランスが改善するように微調整を加える．決定された足部関節肢位および高さを評価表へ記載し，テーピングやパッドを足部から取る．
④中敷きベースを作製する．
⑤ポイントとなる足部位置にマーキングし，また6mm厚の平面アーチパッドに書き写し，評価項目をアーチパッド裏に記載する．
⑥評価項目に準じて，アーチパッドを研磨する．
⑦研磨したアーチパッドを中敷きベースに貼り付け，また必要なパッドを貼付する．
⑧靴の中に作製した足底板を入れ，歩容をみながら微調整を加え，疼痛およびバランスが良好になったところで終了とし，足底板の裏側をシートで覆いかぶせ終了とする．
⑨必要があれば，テーピングや運動指導を行う．
⑩アフターフォローは数週間から数カ月に1度チェックする．

図1 入谷式足底板の作製手順

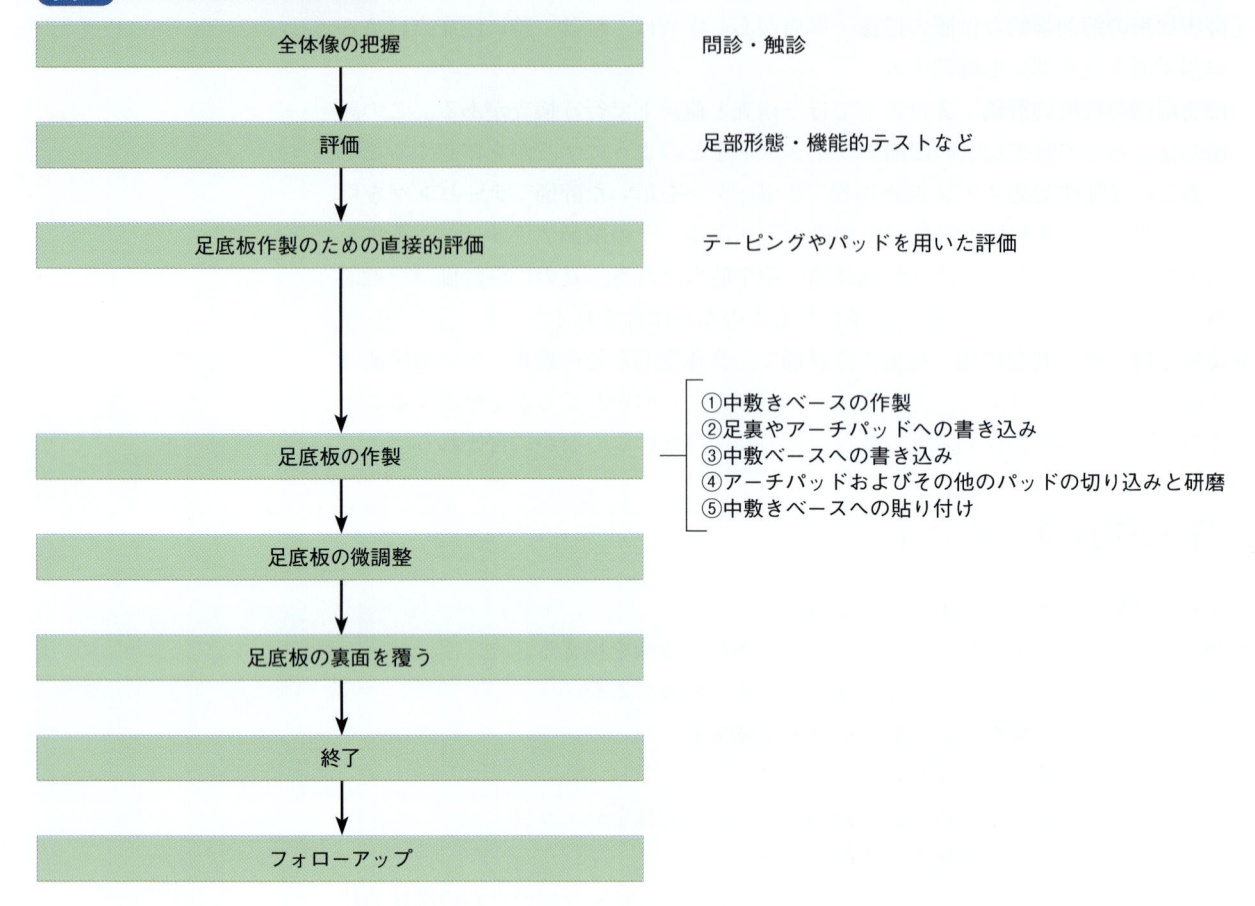

全体像の把握 — 問診・触診

↓

評価 — 足部形態・機能的テストなど

↓

足底板作製のための直接的評価 — テーピングやパッドを用いた評価

↓

足底板の作製
- ①中敷きベースの作製
- ②足裏やアーチパッドへの書き込み
- ③中敷ベースへの書き込み
- ④アーチパッドおよびその他のパッドの切り込みと研磨
- ⑤中敷きベースへの貼り付け

↓

足底板の微調整

↓

足底板の裏面を覆う

↓

終了

↓

フォローアップ

足底板作製のための直接的評価の前評価

　筆者は足底板を始め20年目を迎え，腰部を含む下肢の障害全般，ひいては人間の動きを効率よく機能させるためには，基本的に膝関節に合わせることが重要であると考えている[31]。膝関節は唯一接地する足部と身体重心との中間関節であり，そこに合わせなければ近位の骨・関節・筋へ効率よく力を伝達させることはできない。テーピングやパッドを用いた足底板作製のための直接的評価の前評価では，足部の形態評価および障害局所の良好な関節アライメントと個人における膝関節の良好なアライメントを探り，足部関節肢位の誘導方向をある程度確認することであり，繰り返しの評価のなかで足部関節の誘導方向を決定していく必要がある。

　ここでは形態評価および臨床的意義，形態異常とその補償の仕方について解説する。

一般的足部変形

●外反扁平足（Pes planovalgus）

　外反扁平足は荷重時に踵が20°，もしくはそれ以上外反する（外反足），縦アーチがかなりの程度まで平坦化している（扁平足），前足部の外転（外転足）が同時に変形を起こしているものと定義される（図2）。特に前足部外転は足の軸から前足部を逸脱させ足として機能しなくなる。また歩行立脚相では前足部での負荷が不十分になるため中期以降では過度な前方移動がみられ，不安定な立脚中期になる。

　外反扁平足の発生は内旋位にある足関節果部が距骨を同一方向へ向かわせ，下腿軸に対して距骨が内旋する。そのことで踵骨が地面に接しているため回内位になる。距骨の内旋で距骨頭は後内方に傾き，踵骨の上にある距骨は足底からの支えがなくなるので下方にずれアーチの低下を招く。また距骨頭の偏位は距舟関節で舟状骨の外背側へのずれを生じ，二次的に前足部が外転する。舟状骨が上方にずれると第1列が背屈位になる[24]。

図2 外反扁平足

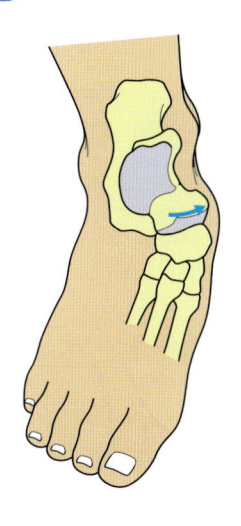

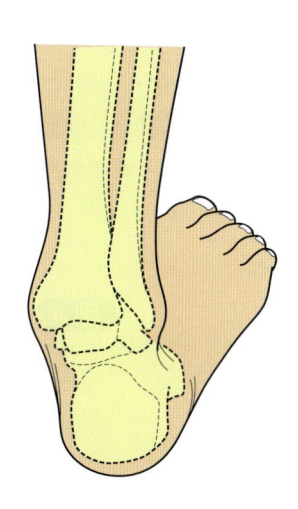

●開張足（Spread foot, pes transversoplanus）

　開張足はボールジョイント部分が広く横アーチが平坦化した状態か，あるいは踏みつけられて逆に反っている状態をさす言葉である（図3）。開張足は立脚後期での中足骨部の固定が不十分になる[24]。

　開張足の発生は横アーチが基本的に足内在筋とともに中足間靱帯によって保持されている。したがって中足間靱帯の延長と足内在筋の筋力低下が体重負荷時に極端な足の広がりを起こす。遺伝的素因に加え，後天的に傾斜の急なハイヒール，柔らかい靴底，運動不足，体重過多なども開張足の発生を助長している[32]。

●凹足（pes cavus, cavus foot, hollow foot）

　凹足は縦アーチが異常に高く持ち上がった状態をいい，足幅も広くなり，足長の短縮も招く。高いアーチのために足趾伸筋腱は短縮し基節骨の背屈を起こし，末節骨は底屈し鉤爪趾変形を呈する（図4）。凹足はアーチが高すぎるために立脚相での接地面積が狭くなり不安定になる[24]。

　凹足には後方型と前方型がある。後方型は下腿三頭筋の弱化で生じ，足底固有筋との筋バランスが崩れ足を短縮させ，足関節背屈筋群の牽引によって足部を背屈位にすることで縦アーチを挙上させる。前方型には3つの要素があり，1つ目は後脛骨筋と腓骨筋の拘縮であり，この拘縮により中足骨を低下させアーチを持ち上げる。2つ目は骨間筋の弱化で起こり，足趾伸筋の働きが強くなり基節骨の過伸展を招き，二次的に中足骨頭が低下する。3つ目は前脛骨筋の弱化で，この筋の代償として長趾伸筋が働き基節骨の過伸展を招き，足底筋群とのバランスが崩れアーチが挙上される[11]。

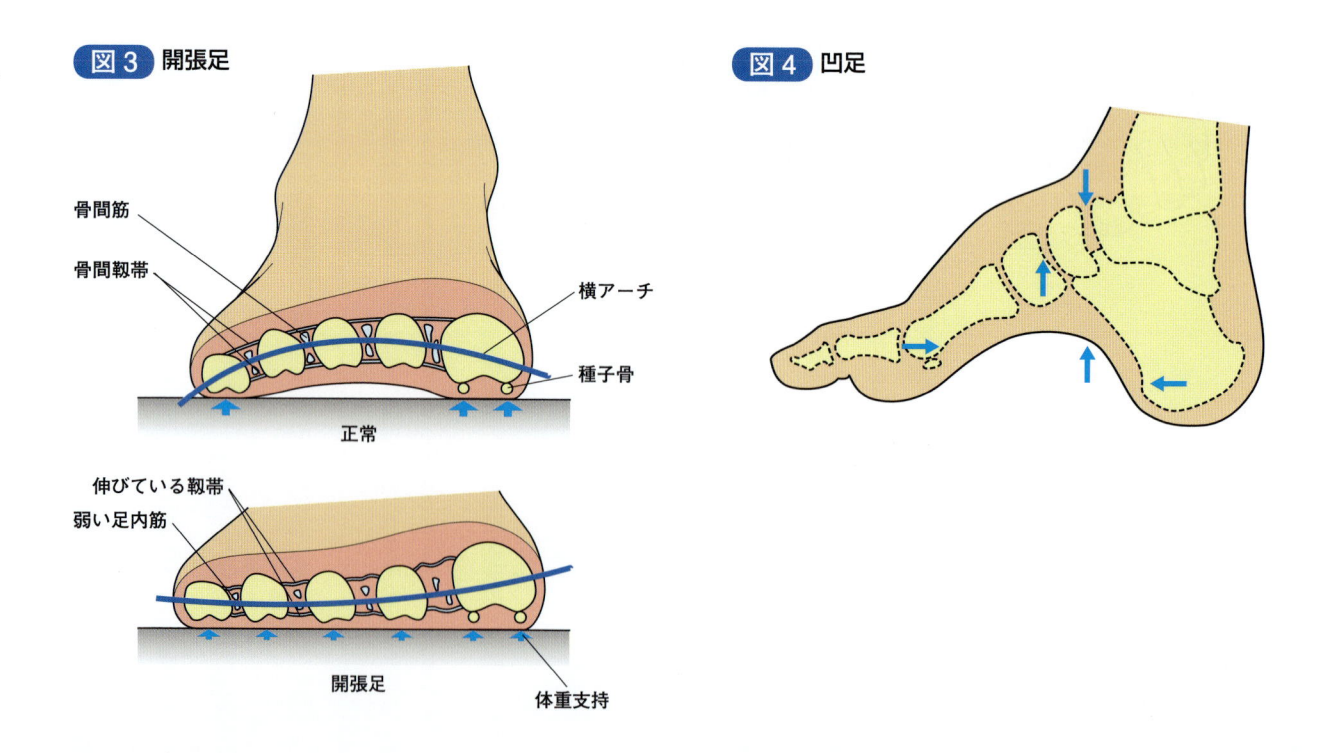

図3　開張足

図4　凹足

●内反足（pes equinovarus）

内反足は①尖足，②後足部内反，③回外（内がえし）と前足部内転，④腓腹筋萎縮，⑤脛骨の内捻の5つの要素からなる足の変形である（図5）。内反足も凹足同様に不安定になる[24, 33]。

内反足の原因は多元性潜在性劣性遺伝で，男女比は2：1で，股関節形成異常は約10%に認められている。その他，二分脊椎と脊髄髄膜瘤や脳性運動障害といった神経性発育異常や障害の結果として発生する灰白脊髄炎，筋疾患，疾患や事故の後遺症による脳障害の後遺症，さらに下腿や後足部の軟部組織や骨損傷の後遺症などでも発生する。

●尖足（pes equines）

尖足は「馬足」ともよばれ，自動的にも他動的にも足関節が底背屈0°である中間位まで達しないものをいう（図6）。自動的には足関節を中間位までもってくることはできないが，他動的には中間位までいく場合は下垂足または落下足という[24]。

●内転足（pes adductus）

内転足は足の内側が凹状，外側が凸状で，足全体としてCの字形に丸まった足をいう。内転足における内転は足根中足関節で生じ，足の内側縁に垂直に走る顕著な皮膚溝がみられ，立方骨・中足骨部が突出してみえる（図7）。後足部は多くは正常であるが，2つの亜型があり，外反扁平足と内反凹足タイプである[24]。

内転足の歩行時の機能的特徴は立脚中期以降での前方移動を行う横足根関節（MT関節）での回内および第1列の底屈が不十分になるため困難になることである。

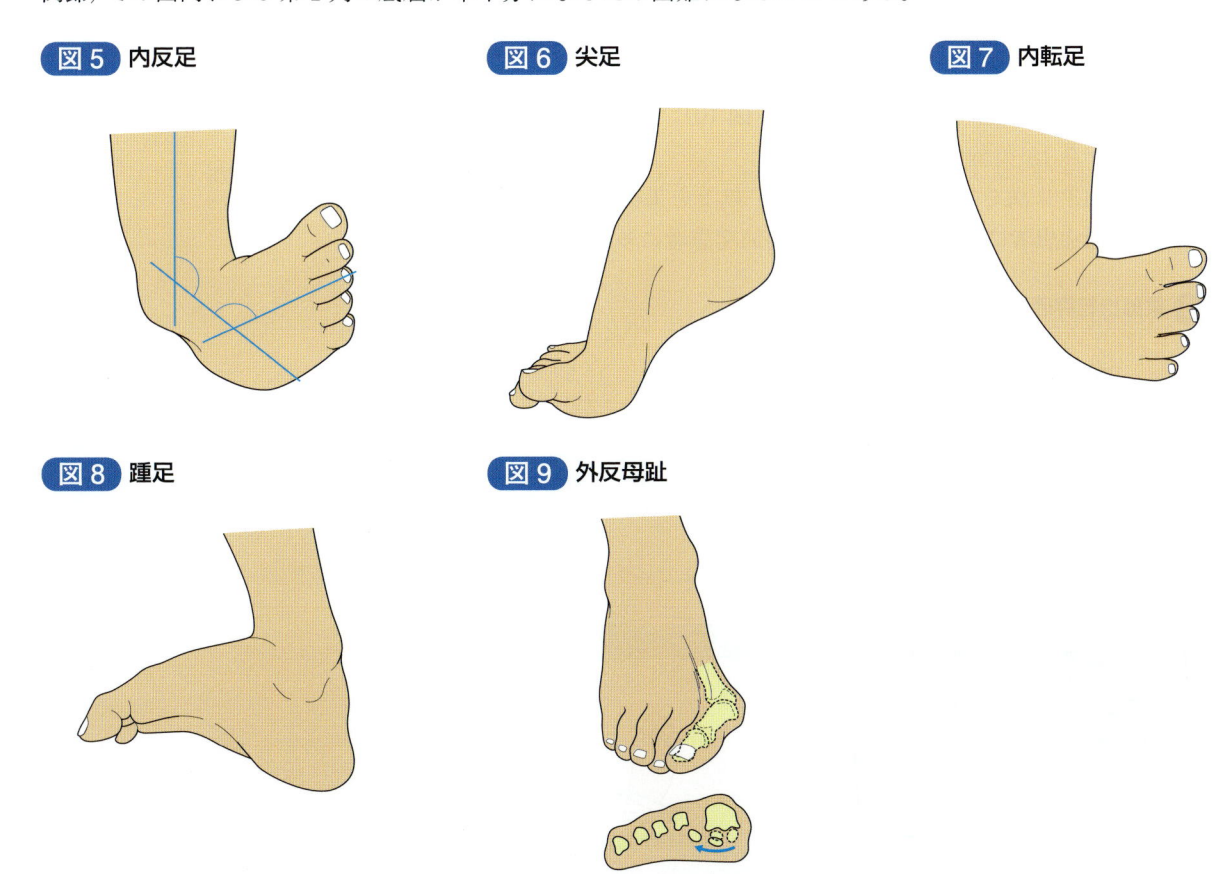

図5 内反足

図6 尖足

図7 内転足

図8 踵足

図9 外反母趾

●踵足 (pes calcaneus)

踵足は距腿関節で異常に背屈位になり，底屈ができなくなる足をいう．底屈は中間位に達しない．重度な踵足は足がポケットナイフを畳んだ形に似ている（図8）．ただし踵凹足の場合は踵が強く斜めに傾いている分前足部の屈曲が比較的うまく補うので，ある程度底屈が可能である．踵足は足の異常形態としてきわめてまれである[24]．

●外反母趾 (hallux valgus)

外反母趾は母趾外反角が20°以上を診断する場合が多い．また外反母趾は種子骨亜脱臼による母趾回内変形を伴うことが多い[34]（図9）．先天性素因として第1中足骨内反，扁平足，開張足などがある．外反母趾の発生は第1中足骨頭の過剰な凸構造が趾節骨を外側に，また内側楔状骨の斜構造が第1中足骨内反を起こす．趾節骨が外側に偏位するにつれ，母趾屈筋と伸筋が弓の板のように作用する．そして内転筋が過剰に短縮し，外転筋が伸張されるために発生する[32]．

生体力学的な足関節・足部の評価

●果部捻転 (malleolar torsion)

果部捻転は脛骨捻転の臨床的な指標で，足関節の内外果を結んだ線と前額面との回旋量として定義される．これは脛骨の水平面での骨の成長を意味している．

[肢位] 検査台での長座位

[計測方法] まず果部捻転を計測する際には，足関節の内果と外果を縦に2等分する．次いで2等分線を遠位に伸ばし，膝蓋骨を前額面上に置き，また膝関節を伸展位で，そして足底部を水平面上に置く．そしてゴニオメーターを用いて計測する．一方のアームは2つの果部2等分線を結ぶようにして，もう一方のアームは検査台の表面に平行に保つようにして，角度を読み取る[4]（図10）．

[正常値] 13°から18°外旋位

[臨床的指標] 13°未満を果部捻転の欠如，19°以上を果部捻転の増大という．前者は変形性膝関節症患者に，後者は変形性股関節症患者に多くみられる．

図10 果部捻転評価

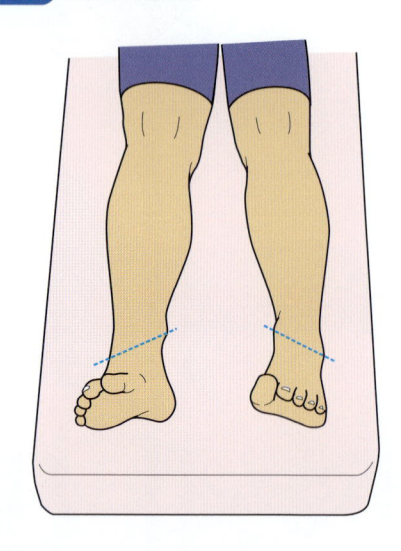

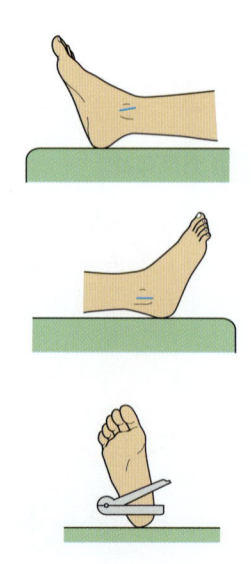

●距腿関節(ankle joint/talo-crural joint)

　正常な歩行動作を行うためには，距腿関節の可動域は，膝関節完全伸展位で，背屈10°，底屈20°が必要とされている。

[肢位] 検査台での腹臥位または座位

[計測方法] まず膝関節伸展位でゴニオメーターを用いて，一方のアームを下腿の外側に当て，もう一方のアームを足底外側に当て計測する。次いで膝関節90°屈曲位で同様に計測する（図11）。また足関節の運動はST関節の肢位によっても影響することから，ST関節の肢位がどの肢位にあるかも付記しておく必要がある[4]。

[正常値] 背屈20°，底屈45°

[臨床的指標]

①腓腹筋尖足　：膝関節屈曲位では正常な背屈可動域をもつが，膝関節伸展位のみで10°以下の背屈可動域制限が生じる。また膝関節伸展位での足関節での最終可動域でアキレス腱が緊張する。

②ヒラメ筋尖足：膝関節伸展位および屈曲位ともに10°以下の足関節の背屈可動域制限が生じる。短縮したヒラメ筋または腱が原因で，足関節背屈の最終可動域で，アキレス腱は極端に緊張する。

③足関節尖足　：膝関節伸展位および屈曲位ともに10°以下の足関節背屈可動域制限が生じる。通常骨棘などの骨性因子が原因となり，足関節背屈の最終可動域で，アキレス腱は極端に緊張しない。

[臨床的意義][4]

①歩行立脚相で足関節が最も背屈角度が要求されるのは，推進期中で，歩行周期の約50％付近（踵離地直前）である。したがって尖足を有する患者では，この推進期で足部の急激な過回内を生じる。

②子供の場合，第5趾の魚の目，第5趾の内転・内反変形，足部・下腿筋群の疲労，成長痛，舟状骨や楔状骨または踵骨の骨端炎などの症状を惹起する。

③成人の場合，第2中足骨頭の胼胝，第4・5趾の内転・内反変形，足部・下腿筋群の疲労，外反母趾への進展などの症候を惹起する。

図11 距腿関節の評価

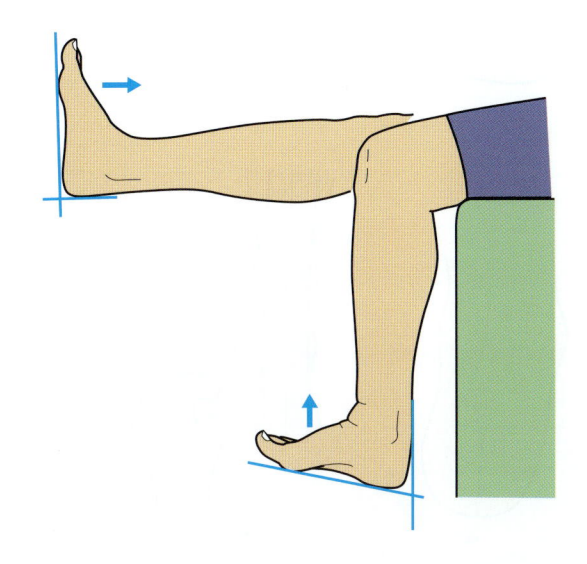

● 距骨下関節（ST 関節）

ST 関節中間位を計測する。

［肢位］ 腹臥位で，反対側の股関節と膝関節を屈曲・外旋位にして，計測側の踵骨を前額面上に置いてから計測する（図 12a）。

［計測方法］ まず下腿の遠位 1/3 の軸を決定するために，下腿の遠位 1/3 の中央と足関節後方の中央に点をつけて，その印を線で結び，下腿の 2 等分線を引く。次いで踵骨軸を決定するために，踵骨の近位 2/3 の内縁と外縁の触診により 3 つの点をつける（図 12b）。そして点を線で結び，踵骨の遠位 1/3 までその線を伸ばし踵骨の 2 等分線を引く（図 12c）。

次いで横足根関節を把持して，足部を抵抗に逆らって背屈し，足部を回内および回外させる。足部の回内外させると踵骨の 2 等分線は歪んでくるので，最大回外位と最大回内位の踵骨 2 等分線を新たに引く必要がある。まず最大回外位に置き，踵骨の遠位 1/3 から近位に向かって 2 等分線を伸ばす（図 12d）。次いで最大回内位に置き同様に 2 等分線を伸ばす（図 12e）。

そしてゴニオメーターを用いて計測する。MT 関節を把持して足部を抵抗があるまで背屈し最大回外させる。一方のアームを最大回外位での踵骨 2 等分線に当て，もう一方のアームを下腿 2 等分線に当て角度を読み取る。次いで最大回内位にして同様な方法で角度を読み取る[4]（図 12f）。

図 12 ST 関節の評価

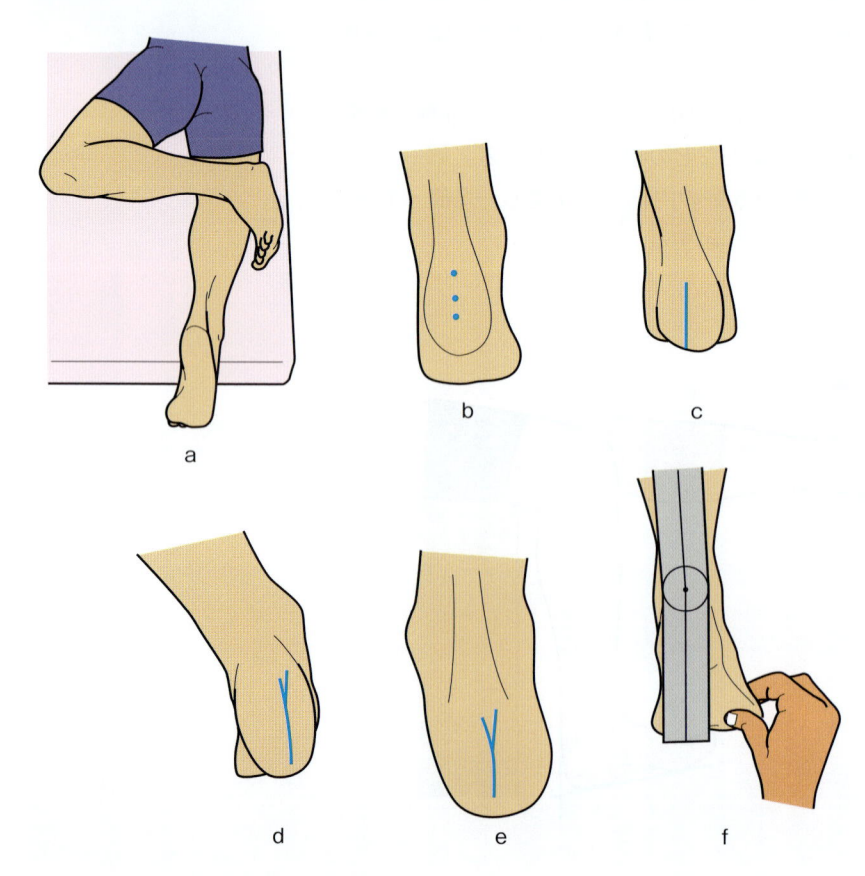

＊筆者が行っている簡易な臨床的評価法
①ST関節の最大回内位が外果の上下の陥凹カーブの接線が等しくなった位置より越えている場合，距骨下内反はない。
②上記で外果の上下の陥凹カーブの接線を超えない場合，距骨下内反と判断する。
③ST関節の最大回外位が通常の回外可動域より明らかに制限され，最大回内位が大きく動く場合，距骨下外反と判断する。

[正常値]ST関節の全可動域は平均30°である。正常なST関節中間位は0°であり，下腿2等分線と踵骨2等分線が直線上にあるところである。

[臨床的指標][9]
①距骨下内反（subtalar varus）：ST関節中間位が内反位にあるもの（図13a）
②距骨下外反（subtalar valgus）：ST関節中間位が外反位にあるもの（図13b）

[臨床的意義][4]
①距骨下内反を有する人の歩行は，踵接地から立脚中期の終わりまで回内し，推進期で回外する。また足関節は底屈位になりやすい。
②距骨下外反を有する人の歩行は，立脚相全体を通して回内する。また足関節は背屈位になりやすい。
③距骨下内反を有する人は，第2中足骨底側胼胝，第4・5中足骨底側胼胝，テイラーズバニオン，踵骨後方隆起，足関節内反型捻挫，第4・5趾の内転・内反ハンマー趾変形，軽度の外反母趾変形などの症候を惹起する。
④距骨下外反を有する人は，第2中足骨底側胼胝，足部および下腿筋群の疲労，内側縦アーチ底側部の疼痛，外反母趾変形などの症候を惹起する。

図13 ST関節の構造的異常

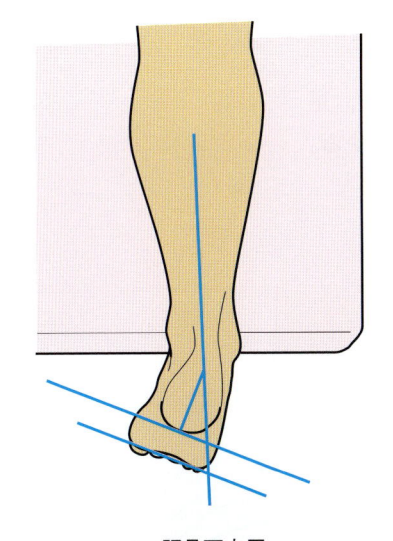

a. 距骨下内反

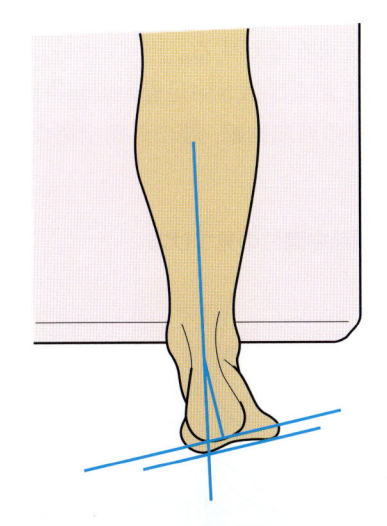

b. 距骨下外反

●横足根関節（MT 関節）

　この関節の評価は後足部と前足部の位置関係をみる。

[肢位]　長座位または背臥位

[評価法]　理想的な ST 関節中間位（外果の上下の陥凹カーブの接線が平行な位置）に一方の手で把持し（図 14），もう一方の手で MT 関節の遠位部分を把持して，足部を抵抗に逆らって背屈し，そして前足部を最大回内させる。ここで注意することは，前足部を最大回内させる手は決してリスフラン関節よりも遠位を把持してはならない。これは遠位関節の列の動きになってしまうからである。ここで後足部と前足部の位置関係と動きをチェックする。可動性に関しては，過剰に動くものを（＋＋），正常な動くものを（＋），わずかに動くものを（±），動かないものを（－）と記載する[4]。

（正常）動きがあって，後足部の底側面に対して，前足部が完全に補償され，過剰に補償されていない。

[臨床的指標][9]

①**前足部内反**（forefoot varus）：ST 関節を中間位で，前足部が最大回内したときに，後足部の底側面と前足部の底側面との位置関係が内反位にあるもの（図 15a）。

②**前足部外反**（forefoot valgus）：ST 関節中間位で，前足部を最大回内したときに，後足部の底側面と前足部の底側面が外反位にあるもの（図 15b）。

[臨床的意義][4]

①前足部内反がある症例では，MT 関節の回内可動域制限のために，立脚中期から前足部での接地ができないために急激な回内が生じる（部分補償）（図 16b）。または ST 関節の回内で補償できているものは立脚初期から過回内を生じる（完全補償）（図 16c）。

②前足部外反がある症例では，立脚中期から推進期にかけて前足部荷重が大きくなる時期では，前足部の剛性がなく過回内を生じるとともに，足関節背屈を生じる。

③前足部内反を有する人は，第 2 または第 4・5 趾の内転・内反ハンマー趾変形，外反母趾，膝関節損傷などの症候を惹起する。

④前足部外反を有する人は，第 1 および第 5 中足骨頭底側胼胝，脛側種子骨炎，足部および下腿筋群の疲労，足趾の屈曲拘縮，膝の外側損傷などの症候を惹起する。

図 14　MT 関節評価の際の ST 関節中間位の見つけ方

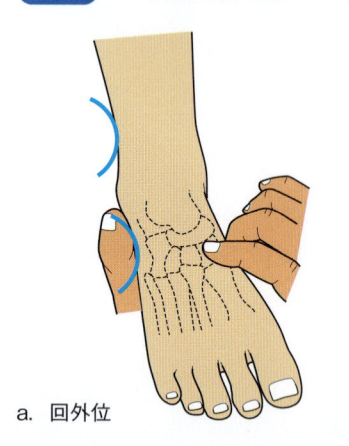

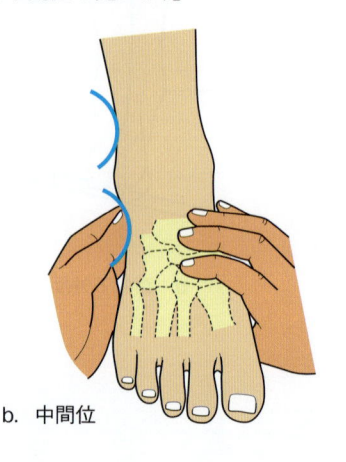

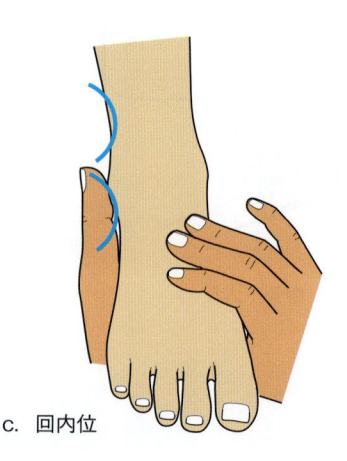

a. 回外位　　　b. 中間位　　　c. 回内位

図 15 MT 関節の構造的異常

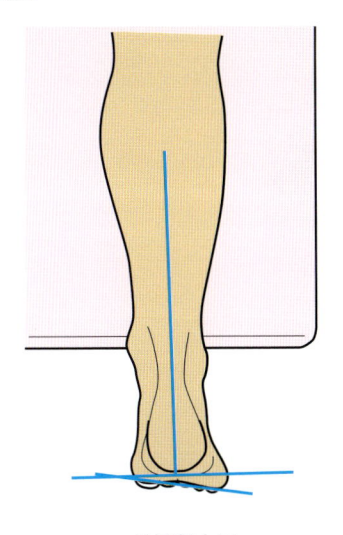

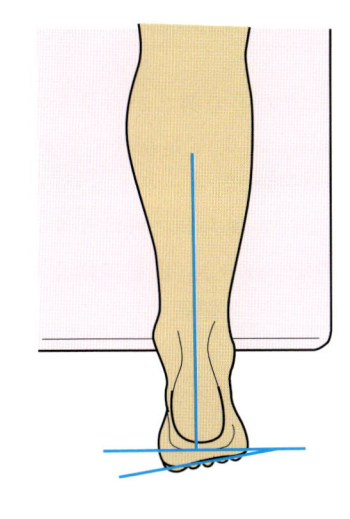

a. 前足部内反

b. 前足部外反

図 16 歩行時の足圧中心の軌跡（Root による）

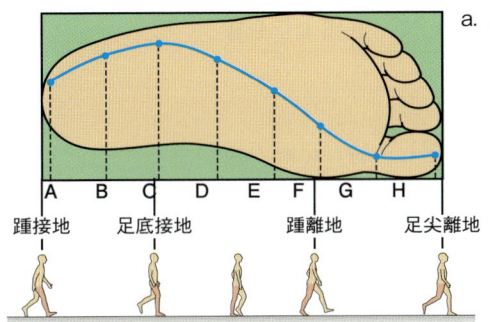

a. 正常な軌跡

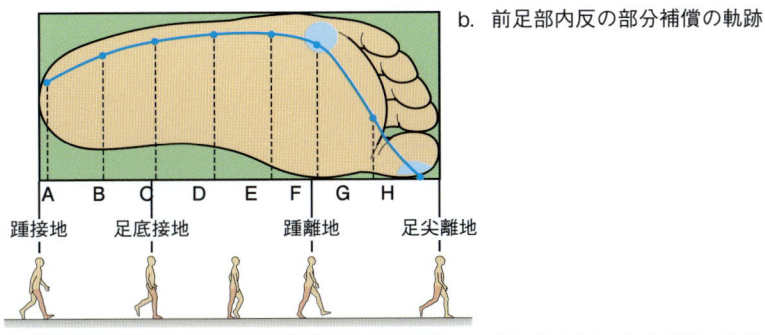

踵接地　足底接地　踵離地　足尖離地

b. 前足部内反の部分補償の軌跡

踵接地　足底接地　踵離地　足尖離地

c. 前足部内反の完全補償の軌跡

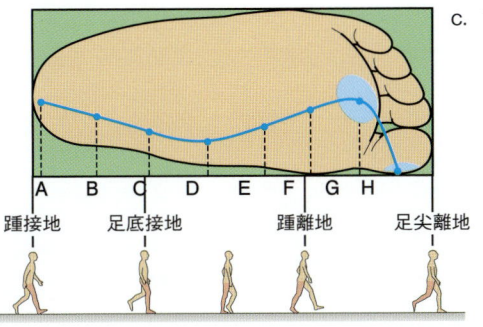

踵接地　足底接地　踵離地　足尖離地

●第1列

　第1列の評価は中足骨頭部分で行い，相対的位置関係と動きをみる。

[肢位] 腹臥位または長座位

[評価法] 第1列の可動評価は，まず一方の手で第2から第5中足骨頭を把持し，もう一方の手で第1中足骨頭を把持する。そして足部を抵抗があるまで背屈し，ST関節の理想的な中間位に保持させた状態で行う。そして第2から第5中足骨頭を固定したまま第1中足骨頭を背側および底側方向に抵抗があるまで動かす[4]（図17）。動きに関しては，過剰に動くものを（＋＋），正常に動くものを（＋），わずかに動くものを（±），動かないものを（－）と記載する。

[正常値]

①自然肢位（開始肢位）では，第1中足骨頭と第2から第5中足骨頭の高位が同じレベルにある。

②背側への動きの量は5mmで，底側への動きの量は5mmである。そして全可動域は10mmである。

[臨床的指標][9, 35]

①**第1列底屈**（planterflexed first ray）：第1列において，背屈よりも底屈の可動域の大きい構造的異常である。

②**第1中足骨挙上**（metatarsus primus elevatus）：第1列において，底屈よりも背屈の可動域が大きい構造的異常である。

[臨床的意義][4]

①第1列底屈を有する症例では，前足部外反と同様な症候を惹起し，特に母趾の種子骨障害に多いように思われる。

②第1中足骨挙上を有する症例では，第2中足骨底側胼胝，母趾趾節頭底側胼胝，足部および下腿筋群の疲労，第1中足骨背側のバニオン，制限・強剛母趾への進展などの症候を惹起する。

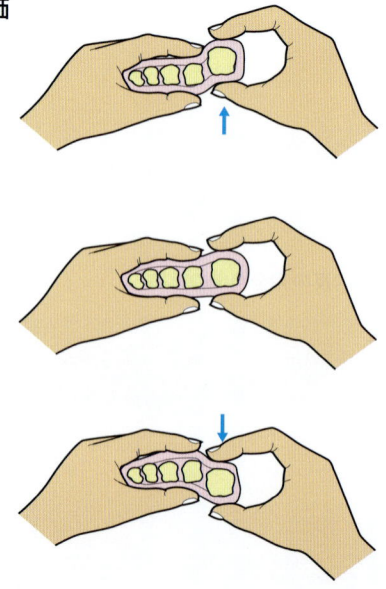

図17 第1列の評価

●足趾

足趾の変形，特に母趾の変形について詳しく観察する必要がある。

[肢位] 座位および立位

[観察項目]

①外反母趾変形の有無と程度（わずかな変形も見逃さないこと）：第1列の構造的異常との関わりもチェックする。

　Grade1：外反母趾変形なし
　Grade2：わずかな変形
　Grade3：変形があるが強度ではない（第2趾へのオーバーラップがない）
　Grade4：強度な変形を有し，第2趾へのオーバーラップが認められる。

②母趾回旋変形の有無と程度：特に母趾回内変形を伴っているかをみる[35]。

③母趾先端の挙上変形の有無：母趾の爪の成長方向で容易に判断ができ，左右の相対的な違いも合わせてチェックする。

④第2趾の挙上変形の有無：強度になると，第2中足趾節関節での底側脱臼を伴ってくる[35]。

⑤第2から第5趾の足長軸を基準とした内側または外側偏位の有無，挙上または底屈位の有無。

⑥鉤爪趾（clow toe），ハンマー趾（hammer toe），マレット趾（mallet toe）変形の有無[35]（図18）。

●その他[36]

足底部や足趾に角化層の変化，足趾の爪変形，横アーチ部分の状態などをみる。

①足底部や足趾に角化層の変化をきたす疾患：胼胝，鶏眼，疣贅，足蹠角皮症がある。

②爪の変形：陥入爪，弯曲爪，鉤弯爪，爪肥厚症，爪甲剥離症がある。

図18 足趾の変形

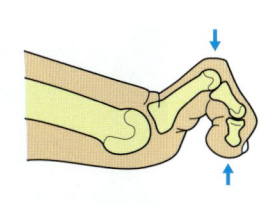

a. 鉤爪趾，鷲爪趾

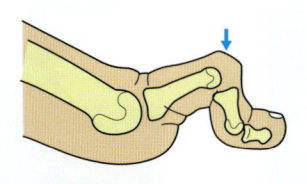

b. ハンマー趾，槌趾（大きな槌をさす）

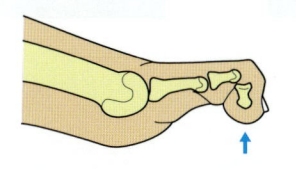

c. マレット趾，槌趾（小さな槌をさす）

機能的テスト

スタティックな荷重位でさまざまな動作をさせ、疼痛の変化および可動性の変化などをチェックし、足底板作製のための足部誘導方向を探っていくものである。また、このテストはテーピングや運動療法への示唆をも与える。

本項目では「足（下肢）から全身へ」（190ページ）を参考にしながら読んでいただきたい。

●スクワッティング・テスト変法－回旋系

足を一歩前方に出し足をストレートに置き、knee-out方向へスクワットとknee-in方向へのスクワットを繰り返し行わせ、疼痛の有無と動きの相対的な動きの制限方向を確認する。前者は大腿骨外旋・下腿骨内旋ストレスを、また足部回外ストレスを与え、後者は大腿骨内旋・下腿骨外旋ストレスを、また足部回内ストレスを与える[37]（図19）。また膝内外反の可動性の相違もあわせてみる。knee-outで疼痛がある場合は下腿を外旋、大腿を内旋させるために第1列を背屈・回外、ST関節を回外誘導することを示唆し、knee-inで疼痛がある場合は下腿を内旋、大腿を外旋するために第1列を底屈・回内、ST関節を回内誘導することを示唆する。

●スクワッティング・テスト（ニュートラル・テスト）－前後系

上記と同様な肢位で膝をまっすぐ方向にスクワットを繰り返し行わせ、疼痛の有無をみる[37]。これは大腿四頭筋の収縮とともに下腿の前方引き出しストレスと足関節背屈ストレスを加える（図20）。

図19 スクワッティング・テスト変法（川野による）

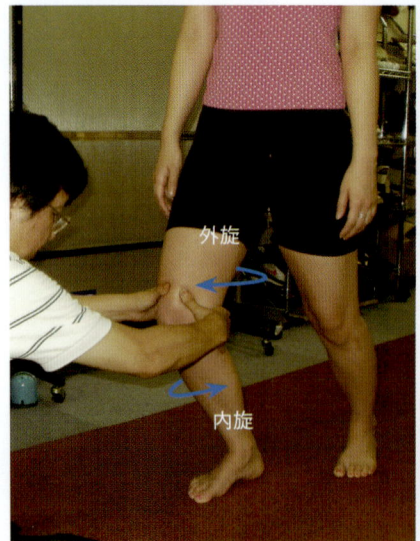

a. knee-outテスト
b. knee-inテスト

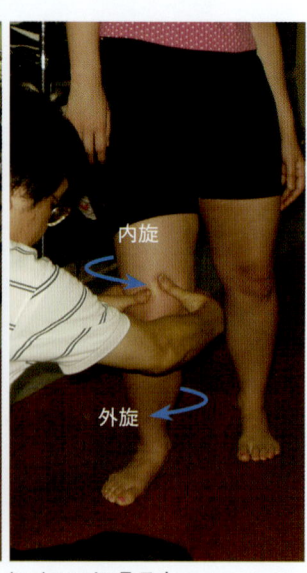

図20 スクワッティング・テスト（neutralテスト）

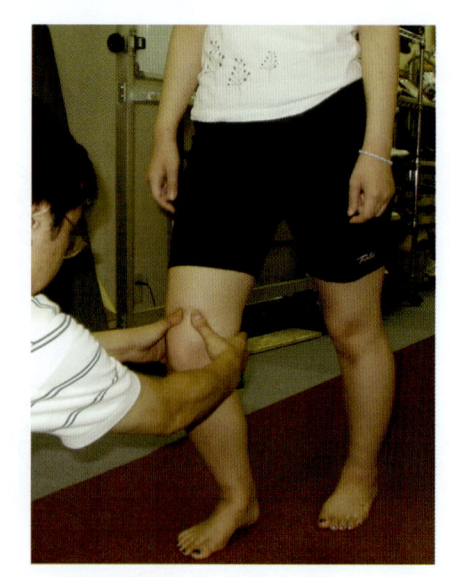

●入谷式膝内外反テスト－前後系

　上記と同様な肢位で，疼痛方向および可動制限方向に対して，大腿骨と下腿骨を徒手にて前後に誘導し，疼痛軽減方向および可動範囲の増大が認められる方向を確認する[33]（図21）。大腿骨の前方移動ではST関節回外，後方移動では回内誘導を示唆し，下腿骨の前方移動では第1列を底屈・回内，後方移動では背屈・回外誘導を示唆する。

図21　入谷式膝内外反テスト（大腿骨・下腿骨の徒手誘導）

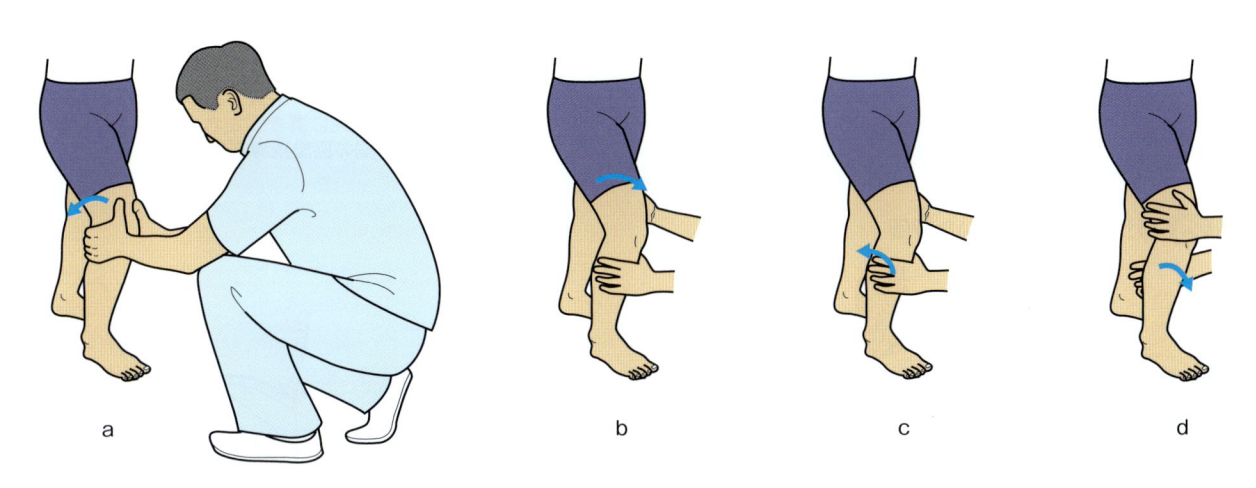

大腿骨と下腿骨の前後の移動を徒手にて行い，疼痛および可動性の変化をみる。大腿骨の誘導は3～5指側で下腿を固定し母指側にて大腿骨を後方へ誘導し（a），前方誘導への誘導は一方の手で下腿を固定し反対側で大腿を誘導する（b）。下腿骨の後方誘導は一方の手で大腿を固定し反対側で誘導し（c），前方誘導も同様に行う（d）。

●膝サポーターを用いた評価－回旋系

　筆者の考案した膝サポーターは，大腿と下腿を止める本体部分と関節の誘導を行うV型ストラップからなり（図22），V型ストラップで下腿と大腿の誘導を行う。下腿骨と大腿骨の回旋方向を決定するために行う評価であるが，完全なものではなくある程度の示唆として捉える必要がある[26, 30]。特に大腿骨に関しては関連性が高い。下腿を内旋位に誘導する際には座位でknee-outの状態で行い，大腿を内旋位に誘導する際にはknee-inの状態で巻く。一方下腿を外旋位に誘導する際にはknee-inの状態で行い，大腿を外旋位に誘導する際にはknee-outの状態で巻く（図23）。2種類のストラップの巻き方でどちらが歩行時の疼痛や歩きやすいかを確認するが，検者も十分に歩行を観察しどちらがよい動きかを判断する必要がある。大腿骨内旋ではST関節を回外，また外旋ではST関節を回内に誘導することを示唆し，下腿骨内旋では第1列を底屈・回内，また外旋では第1列を背屈・回外に誘導することを示唆する。

図22 膝サポーター－本体とV型ストラップ

V型ストラップ

本体

V型ストラップ中央マジック部分を下腿カフ後面中央に置き，左右のストラップで下腿と大腿の回旋誘導を行う。

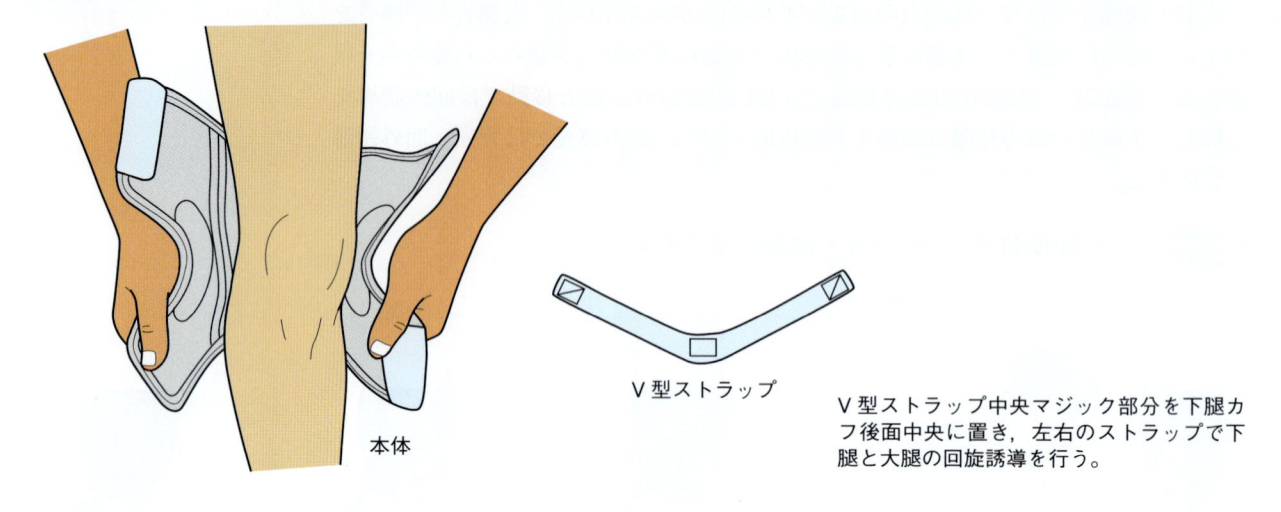

図23 膝サポーターを用いた評価

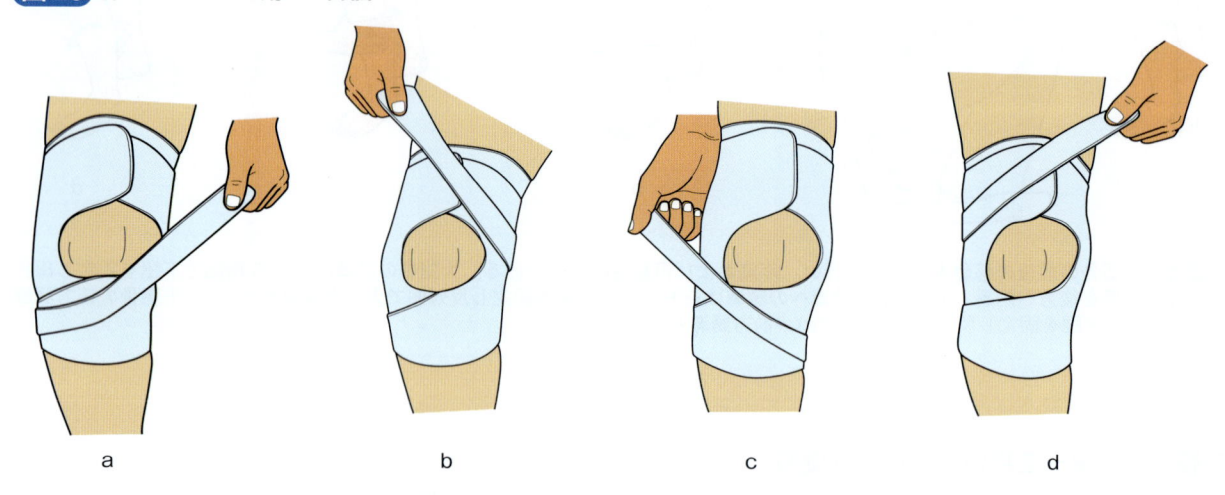

a　　　　　　　b　　　　　　　c　　　　　　　d

膝サポーターを用いた評価から大腿骨と下腿骨の誘導方向を決定する。下腿内旋は knee-out（a），下腿外旋は knee-in（c），大腿内旋は knee-in（b），大腿外旋は knee-out（d）にして，ストラップを牽引して止める。

● 骨盤回旋テスト－股関節回旋系

　一側下肢を半足分前に出し，足はストレートに置き，膝は伸展位で中央に保持させた状態で，骨盤から上位を左右に回旋させ，股関節および腰部周辺の疼痛の有無と左右の相対的な可動性を確認する[30]（図24）。骨盤後方回旋テストでは股関節内転・内旋ストレス，仙腸関節後方離開ストレス，腰椎の同側への側屈・屈曲ストレス，同側脊柱起立筋の過収縮ストレス，膝内反および足部回外ストレスを加える。前方回旋テストでは股関節外転・外旋ストレス，仙腸関節前方離開ストレス，腰椎の反対側への側屈・伸展ストレス，反対側脊柱起立筋の過収縮ストレス，膝外反および足部回内ストレスを加える。後方回旋方向への疼痛および前方回旋方向への可動性制限がある場合ST関節を回内誘導，逆に前方回旋方向への疼痛および後方回旋方向への可動制限がある場合，ST関節を回外方向への誘導を示唆する。

図24 骨盤回旋テスト

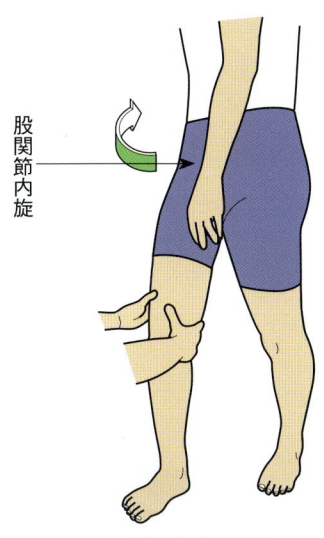

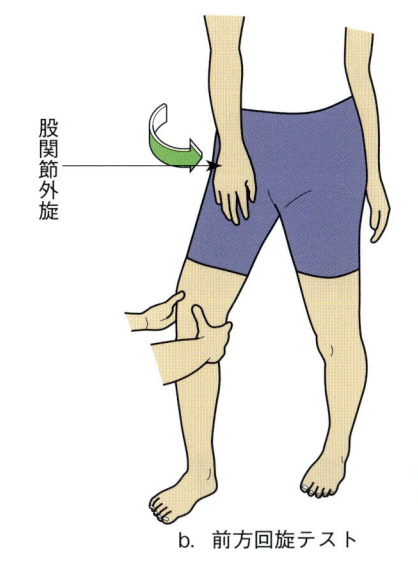

股関節内旋

股関節外旋

疼痛誘発方向および可動制限方向を確認する。

a. 後方回旋テスト　　b. 前方回旋テスト

● 自動体幹回旋テスト

　足を肩幅にストレートに置き，両手を合わせ肘を肩の高さまでもっていき，骨盤の回旋運動を起こさせないように指示した状態から，上部体幹を左右に回旋させ，左右の回旋の相対的な動きをチェックする（図25）。後述するヒール部分の調整になる[31]。

図25 自動体幹回旋テスト

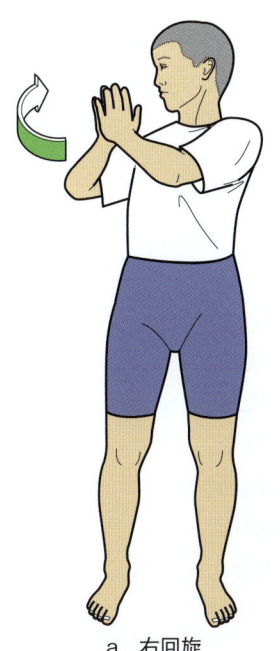

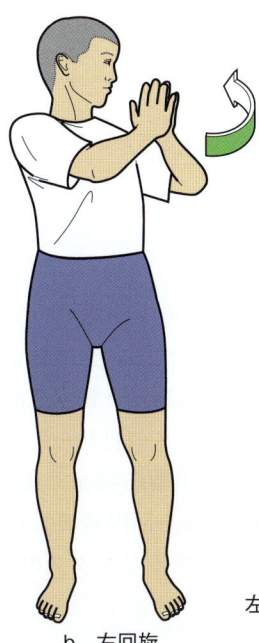

左右の回旋制動方向を確認する。

a. 右回旋　　b. 左回旋

●足部誘導テスト-足部回旋系

　6mm厚のシートを後足部（踵部）と前足部の内外側に置き，一側下肢を一歩前に出した肢位で前後にスクワットと骨盤回旋テストを繰り返し行わせる．疼痛の有無と動きの変化を確認する．後足部内反・前足部内反，後足部内反・前足部外反，後足部外反・前足部内反，後足部外反・前足部外反の4通りを行わせる（図26）．ただし，後足部位置は膝サポーターを用いた評価での大腿骨の回旋方向および後述する固有筋収縮と動作の評価で確認することができるので，シートを置く方向は決まってくる．踵内側はST関節を回外，外側はST関節回内を示唆し，前足部外側は第1列底屈・回内，内側は第1列背屈・回外誘導を示唆する．

図26 足部関節誘導テスト

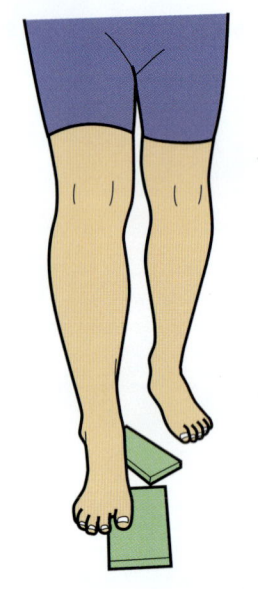

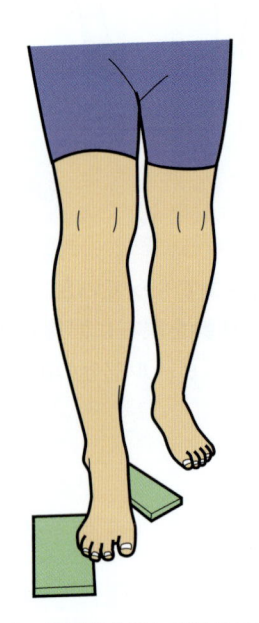

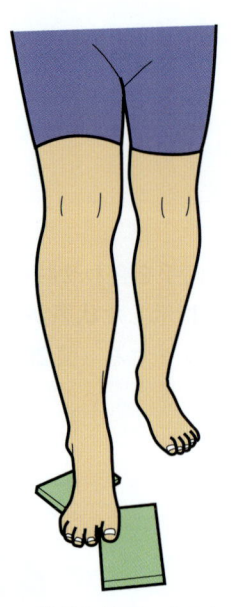

a. 後足部内反と前足部内反　　b. 後足部内反と前足部外反　　c. 後足部外反と前足部内反　　d. 後足部外反と前足部外反

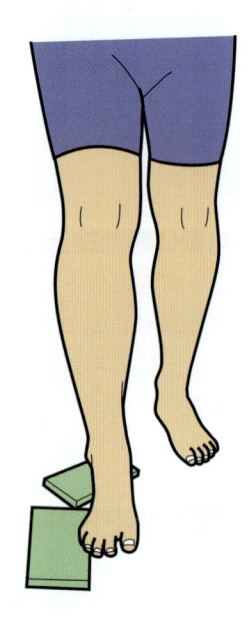

これらの肢位でスクワッティングテストや骨盤回旋テストを行わせる．

●固有筋収縮と動作（歩行）評価

　最終的にこの評価でST関節と第1列の誘導方向を決定するが，明確でない場合，後述するテーピングによる誘導を貼り替えて確認する．大腿骨を屈曲および内旋させる腸腰筋，大腿骨を伸展および外旋させる大殿筋，下腿骨を前方へ引き出す大腿四頭筋，下腿骨を後方移動させるハムストリングスの収縮を数回加え即座に歩行などの動作を行わせ，動きを確認する（図27）．腸腰筋収縮で良好な場合，ST関節を回外誘導，大殿筋収縮で良好な場合，ST関節を回内誘導する．大腿四頭筋収縮で良好な場合，第1列を底屈・回内誘導，ハムストリングスの収縮で良好な場合，背屈・回外誘導する[16, 29, 30, 31, 34]．

図27 固有筋収縮と動作（歩行）評価（大腿骨と下腿骨の誘導）

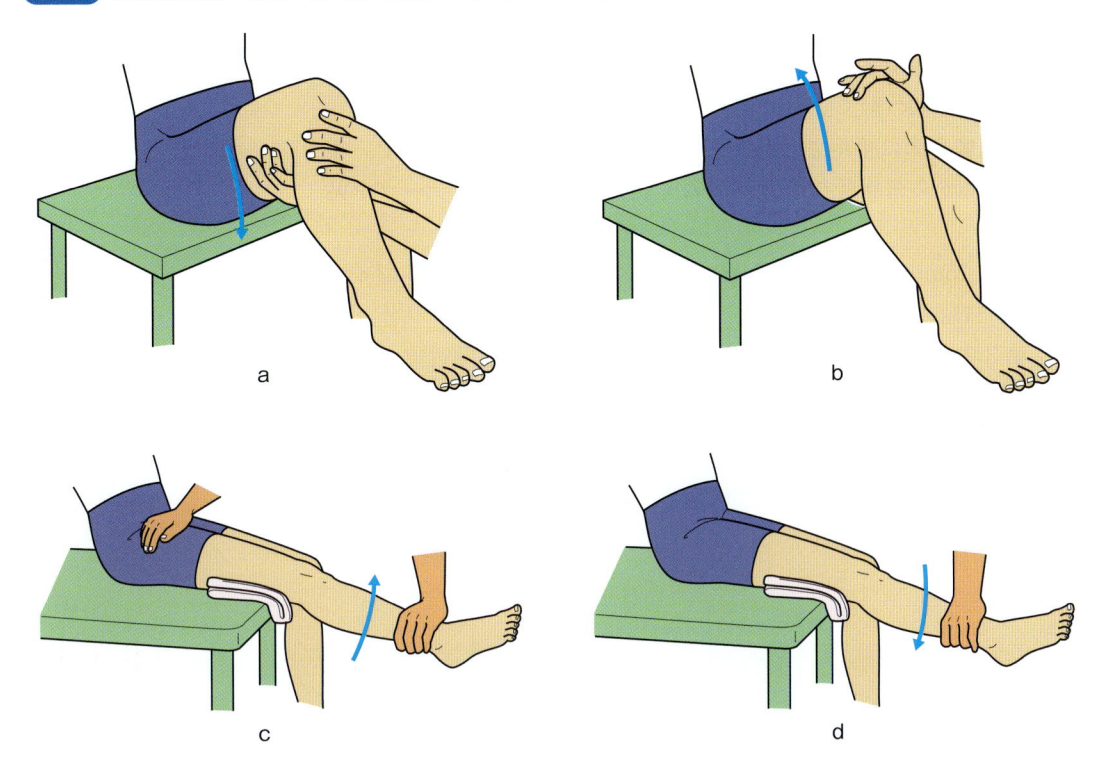

固有筋に数回収縮を加え，即座に動作（歩行）を行わせ，動作（歩行）を診る。
大腿骨を伸展させる大殿筋収縮（a），屈曲させる腸腰筋収縮（b）で確認し，下腿骨は前方移動させる大腿四頭筋収縮（c），後方移動させるハムストリングスの収縮（d）で確認する。

足底板作製のための直接的評価

テーピングとパッドを用いた評価で，足部関節肢位とアーチパッド部分の高さ，およびその他のパッドの部位と高さを決定する[14, 16, 26〜31]。

① **ST関節誘導**：50mm幅の伸縮性テープを用いて，回外誘導か，回内誘導かを決定する（図28）。
  a. 回外誘導：ST関節での踵骨を軽度回外位かつ足関節を中間位に保持し，踵外側から内果下方を通し，下腿前外側方向へテープに張力を加えないで，螺旋状に巻く。
  b. 回内誘導：ST関節での踵骨を軽度回内位かつ足関節を中間位に保持し，踵内側から外果下方を通し，下腿前内側方向へテープに張力を加えないで螺旋状に巻く。

② **第1列誘導**：25mm幅の伸縮性テープを用いて，底屈・回内誘導か，背屈・回外誘導かを決定する（図29）。
  a. 底屈・回内誘導：足関節を軽度底屈位で足趾を伸展位に保持し，第1中足骨頭遠位底側から第5中足骨底近位底側方向へ軽く張力を加えてテープを貼る。
  b. 背屈・回外誘導：足関節を軽度背屈位で足趾を屈曲位に保持し，第1中足骨頭遠位背側から第5中足骨底近位背側方向へ軽く張力を加えてテープを貼る。

③**第5列誘導**：25mm幅の伸縮性テープを用いて，内がえし誘導か，外がえし誘導か，誘導なしかを決定する（図30）。

a. 内がえし誘導：第5中足骨頭を下方へ誘導しながら第5中足骨頭遠位底側から舟状骨後方で底側方向へ軽く張力を加えてテープを貼る。

b. 外がえし誘導：足底を床に接地させ膝を内方へ移動させ荷重した状態で，第5中足骨頭遠位背側から舟状骨後方背側へ軽く張力を加えながらテープを貼る。

④**内側楔状骨矯正誘導**：25mm幅の伸縮性テープを用いて，矯正プラスか，マイナスかを決定する（図31）。

a. 矯正プラス：第3中足骨頭から第1リスフラン関節内側関節裂隙近位の内側楔状骨を持ち上げるようにテープを貼る。

⑤**果部誘導**：ソフト3mm厚のシートを10×40mmに切り取りパッドを作製し，25mm

図28 ST関節の誘導

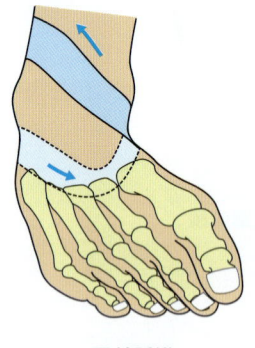

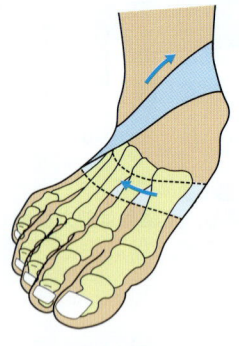

a. 回外誘導　　b. 回内誘導

ST関節回外誘導か，回内誘導かを確認する。

図29 第1列の誘導

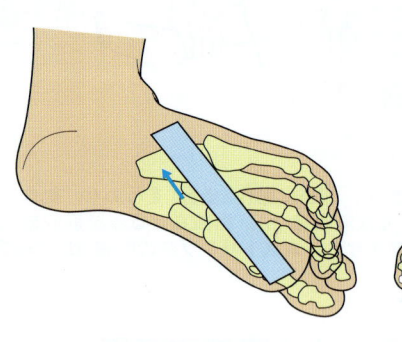

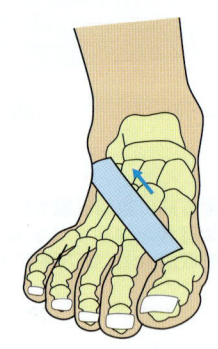

a. 底屈・回内誘導　　b. 背屈・回外誘導

図30 第5列の誘導

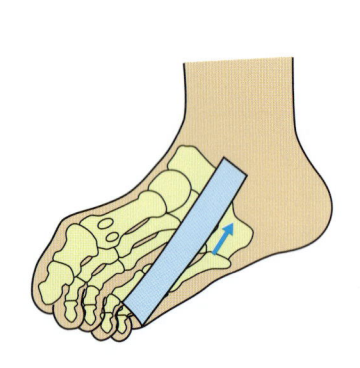

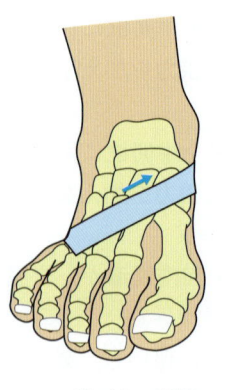

a. 内がえし誘導　　b. 外がえし誘導

内がえしか，外がえしか，誘導なしかを確認する。

図31 内側楔状骨矯正誘導

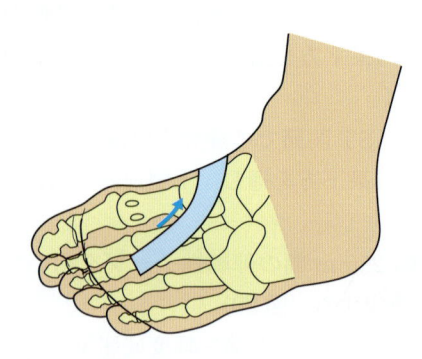

内側楔状骨矯正がプラスか，マイナスかを確認する。

幅の伸縮性テープの中央に貼り，内果挙上か，外果挙上かを決定する（図32）．
  a. 外果挙上：外果下方にパッドが当たるように置き，前方側のテープは上方へ牽引し，後方のテープは平行よりやや上方へ牽引する．
  b. 内果挙上：内果下方にパッドが当たるように置き，前方側のテープは上方へ牽引し，後方のテープは平行よりやや上方へ牽引する．

⑥後足部の内外側縦アーチ間隙部分の有無（外果挙上の場合）：長いパッドと短いパッドを用いて，内外側縦アーチの間隙部分を埋めるかどうか（長パッドか，短パッドか）を確認し，高さも合わせて決定する（図33b，c）．

⑦内果挙上の場合：内果下方の足底にパッドを当て，高さも決定する（図33a）．

⑧中足骨レベル前方の横アーチ：1mm以下のパッドを貼り合わせ，第2～4列背屈か，2・3列背屈か，2～4列底屈かを確認し，高さも合わせて決定する（図34）．

⑨中足骨レベル後方の横アーチ：プラスかマイナスかを確認し，合わせて高さも決定する（図35a）．

⑩楔状骨レベルの横アーチ：プラスかマイナスかを確認し，合わせて高さも決定する（図35b）．

⑪後足部レベルの横アーチ：プラスかマイナスかを確認し，合わせて高さも決定する（図35c）．

⑫股関節内外旋の動きを変化させる部位の確認：骨盤回旋テストで左右どちらに制限があるか，また疼痛の有無を確認し，1mm厚以下のパッドを使用し，制限および疼痛が軽減する方向へ適切にパッドを置き高さも合わせて決定する（図36）．

⑬上半身の可動性を変化させる部位の確認：自動体幹回旋テストで制限方向および疼痛が軽減する方向へ適切にパッドを置き，高さも合わせて決定する（図37）．

⑭膝関節・股関節の動きを変化させる部位の確認：歩行動作などで膝関節伸展，股関節屈曲を誘発したい場合，中足骨頭部にパッドを置き，MP関節伸展を制動し踵離地を遅らせることで可能である．膝関節屈曲・股関節伸展を誘発したい場合，MP関節部にパッドを置き，MP関節伸展を誘導し踵離地を早めることで可能となる（図38）．

⑮足趾全体が不安定な場合，MP関節と趾頭の間の非荷重部分にパッドを置き，足趾を安定させる（図39）．

⑯体重負荷時に前足部が過回外位にあるとき，第5MP関節部にパッドを置く（図40）．
　その他さまざまなパッドがあるが，主要なパッドにとどめておく．そして直接的評価項目を記載する（表1）．

図32 果部誘導

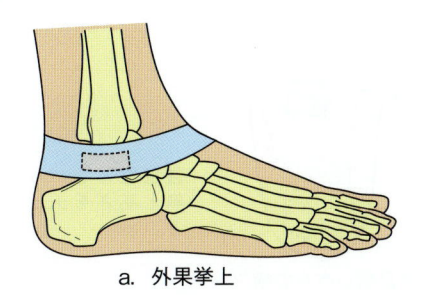

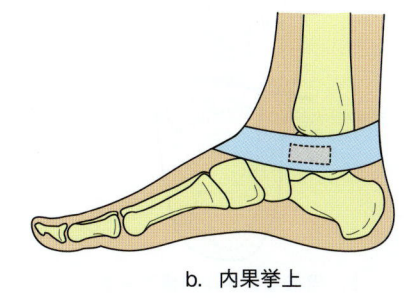

a. 外果挙上　　b. 内果挙上

外果挙上か，内果挙上かを確認する．ただしST関節回内誘導の場合は，外果挙上でよい．

図33 果部誘導とパッドの当て方

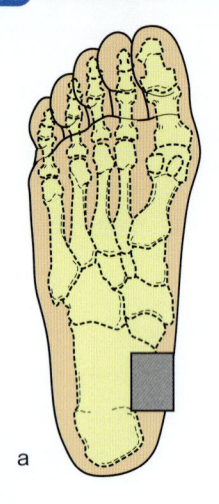

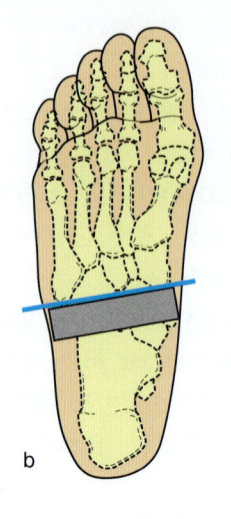

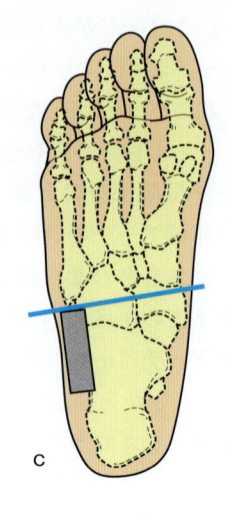

外果挙上の場合，長パッドか，短パッドかを確認し，また高さもチェックする。
a. 内果挙上の場合，内果下方の足底にパッドを置く。
b. 外果挙上の場合，第5中足骨底近位に長いパッドを置く。
c. 外果挙上の場合，第5中足骨底近位に短いパッドを置く。

a b c

図34 中足骨レベル前方の横アーチ（第2～4列）の誘導

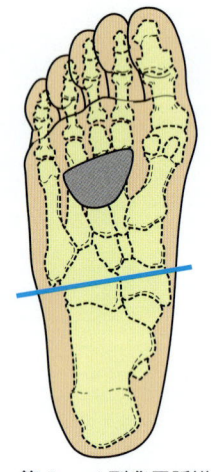

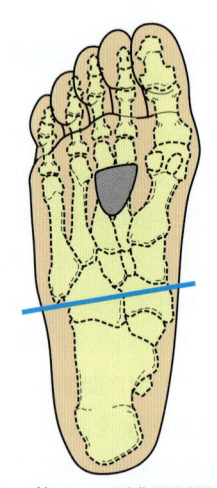

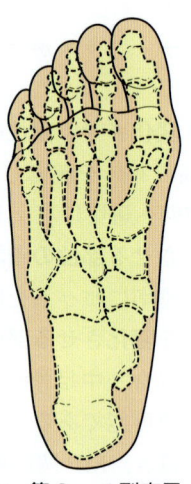

a. 第2～4列背屈誘導
b. 第2・3列背屈誘導
c. 第2～4列底屈

a～cから選択し，高さも合わせてチェックする。

図35 中足骨横アーチ後方部分から近位の横アーチの誘導

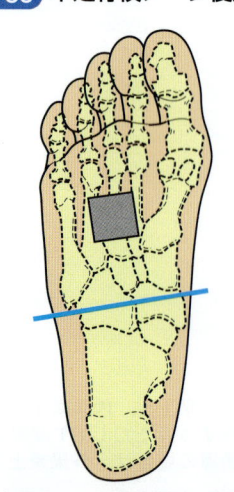

a. 中足骨レベル後方部分の横アーチ
b. 楔状骨レベルの横アーチ
c. 後足部レベルの横アーチ

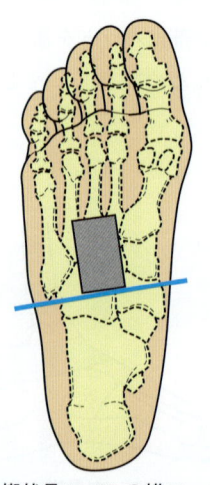

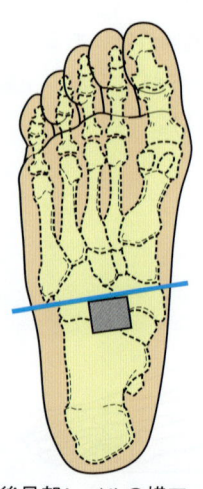

各部位ともパッドの有無と高さをチェックする。

図36 荷重位で股関節の動きを誘発する部位の確認

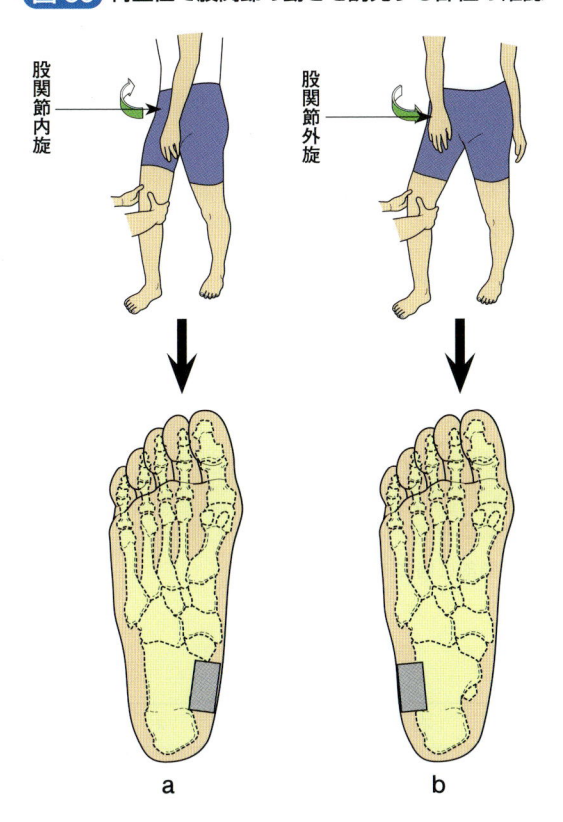

股関節内旋　股関節外旋

　　a　　　　　b

疼痛がある場合は逆方向へパッドを置く。高さもチェックする。
a. 骨盤後方回旋に制限がある場合内果下方へパッドを置く。
b. 骨盤前方回旋に制限がある場合外果下方へパッドを置く。

図37 上部体幹の可動制を誘発する部位の確認

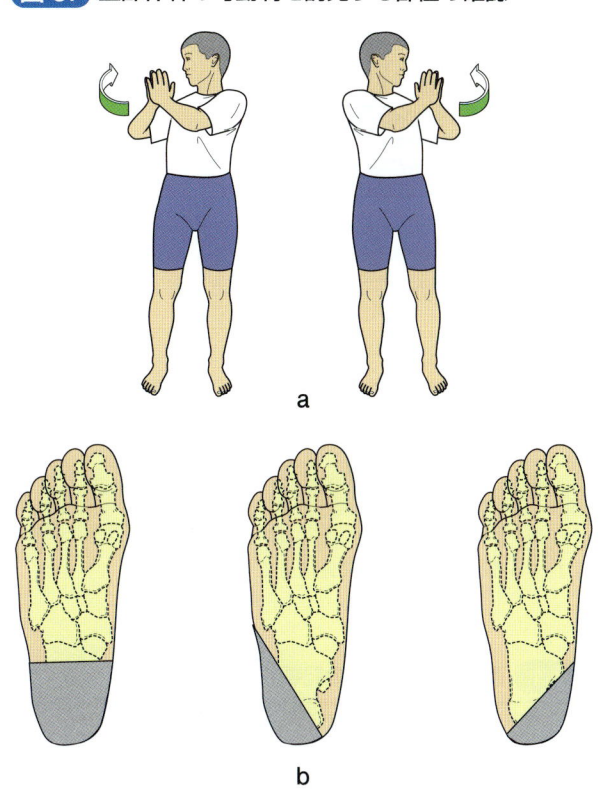

a

b

高さを合わせてチェックする。
a. ダブル・スタンス自動回旋テストで可動制限方向を確認する。
b. 上部体幹の可動制を誘発する部位を確認する。

図38 矢状面での動きを変化させる部位の確認

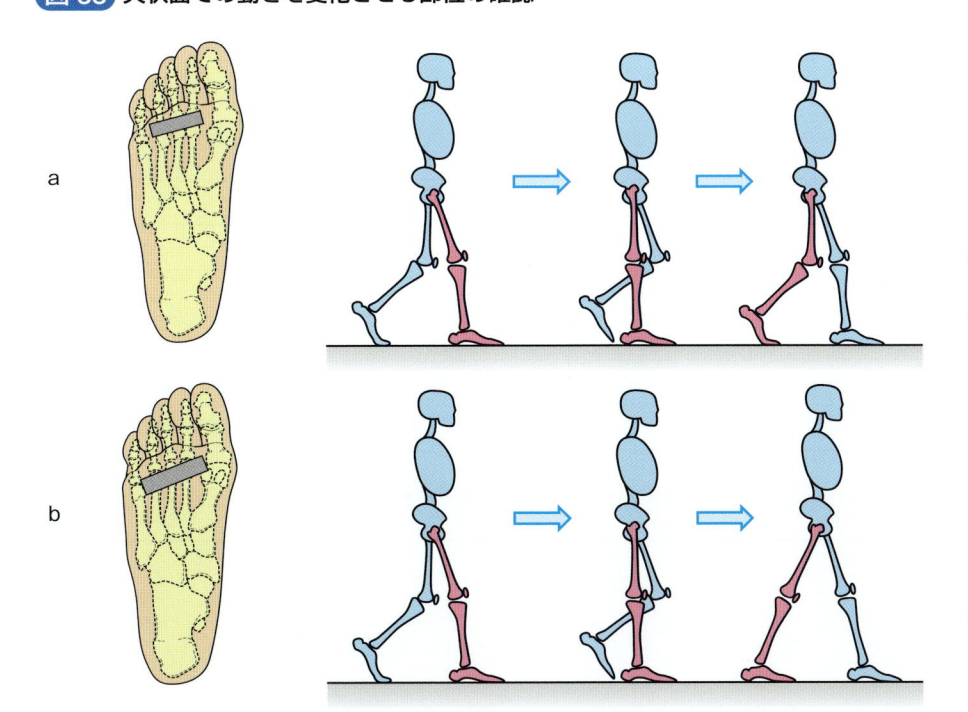

a

b

MP関節伸展で踵離地が早期出現することで、足関節は底屈し、膝関節は屈曲、股関節は伸展方向へ向かう。

MP関節伸展制動で踵離地が遅延することで、足関節は背屈し、膝関節は伸展、股関節は屈曲方向へ向かう。

図39 足趾全体を安定させたい場合

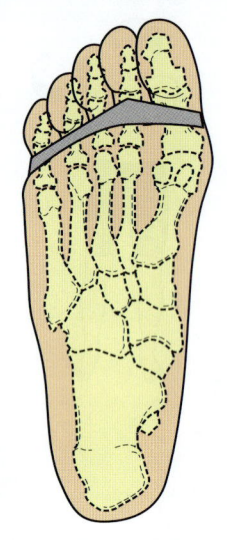

第1〜5基節骨の非荷重部分に当てる。

図40 前足部の過回外を回内方向へ向かわせたい場合

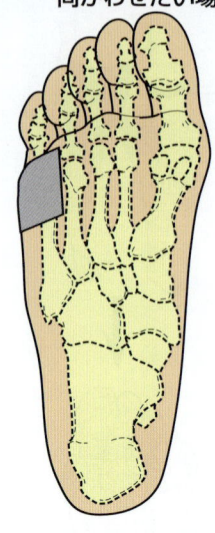

第5中足骨頭部に当てる。

表1 直接的評価項目の記載

	右	右
果部誘導（内果／外果）		
ST関節（回外／回内）		
第1列（底屈／背屈）		
第5列（内がえし／外がえし／なし）		
内側楔状骨（＋／－）		
外果挙上（長／短：高さ？）		
中足骨レベル前方横アーチ（2・3・4／2・3／なし：高さ？）		
中足骨レベル後方横アーチ（＋／－：高さ？）		
中間・外側楔状骨（＋／－：高さ？）		
立方骨（＋／－：高さ）		
後足部レベル横アーチ（＋／－：高さ？）		
載距突起追加（＋／－：高さ？）		
外果挙上（＋／－：高さ？）		
ヒールパッド（＋／－：高さ？）		
外側ヒール（＋／－：高さ？）		
内側ヒール（＋／－：高さ？）		
その他		

作製の準備

中敷きベースの作製

　作製する靴によって中敷きベースの厚みに差がある。中敷きが取り外せるものは，靴に入っている中敷きを外しその厚さを目安にする。またパンプスなどの靴の中でのボリュームのないものは，かなり薄めのベースにする。また障害およびスポーツ競技の違いによっても素材の硬さおよび表面素材の違いがあるが，ここでは運動靴やウォーキングシューズなどの一般的な中敷きベースの作成を紹介する。高機能ウレタンフォームの1～3mm厚のシートと人工皮革の表面素材を用意する。まず入っている中敷きをウレタンシートの上にのせその輪郭をとり，その内側に膨らみをつける。そして外側の輪郭部分を切り取り，靴に切り取った中敷きを入れ中敷きの内側部分と靴底内側の立ち上がり部分が合っているかを確認し，ずれていれば正確に合っている部位に書き込む。反対側は前者の切り取ったものを重ね合わせ外周および靴底立ち上がり部分を書き写し，外周部分を切り取る。2つの切り取ったウレタンシートと表面素材を接着剤で貼り合わせ，余った部分を切り取る。そして電動グラインダーでウレタンシートの内側の膨らみ部分と外周部分を研磨する。

足部，アーチパッドおよび中敷きへのマーキング

　アーチパッドは6mm厚の平面のものを用いて（図41），アーチパッドを研磨する際にポイントとなる部位の足へのマーキングを行う。第5中足骨底近位端，第1リスフラン関節内側関節面，踵骨載距突起の下方，内側縦アーチが立ち上がっている起始部へマーキングする（図42a）。

図41 アーチパッド

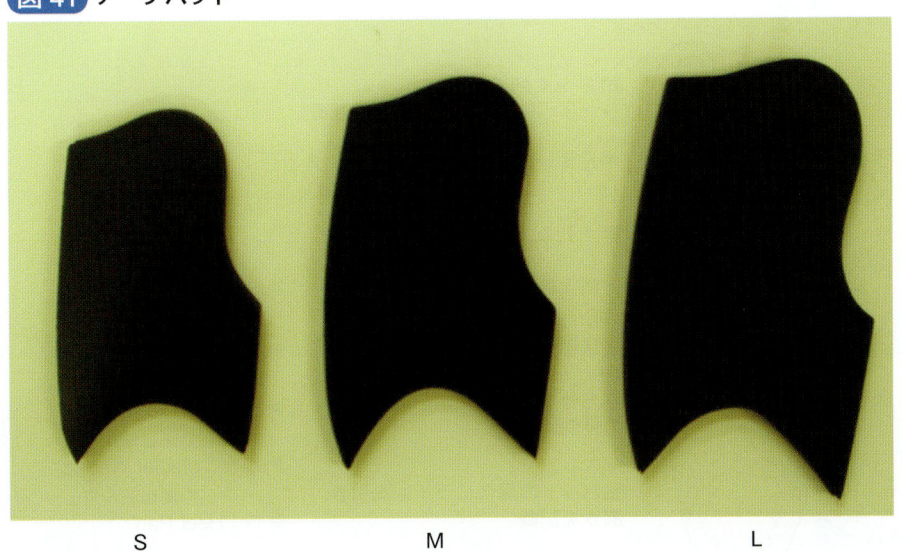

S：24.5cm以下
M：25.0～27.0cm
L：27.5cm以上

次いでアーチパッド外側アーチ部前方端部を第5中足骨底近位部に合わせアーチパッドを足底に当て，第2から第4中足骨頭の延長線，第1リスフラン関節面，踵骨載距突起部，内側縦アーチ起始部に銀ペンを用いてマーキングする（図42b）。直接的評価の評価結果はアーチパッドの裏に記載する（図43）。

　作製した中敷きベースの上に被検者の足をのせ，第5中足骨底近位端部に印をつけ裏側に書き写す。そして第5中足骨底近位端部とアーチパッドの外側アーチ部分の前方端が合うように中敷きベースの上に置き，外周およびマーキングラインに印をつける。これは研磨したアーチパッドを正確に底に貼り合わせるために行う。またヒール部分などその他のパッドを貼付する場所および高さを記載する。

図42 足とアーチパッドへのマーキング

a. 足裏へのマーキング　　b. アーチパッドへのマーキング

（足裏へのマーキング部位：第1リスフラン関節面，踵骨載距突起下方，内側縦アーチ起始部）

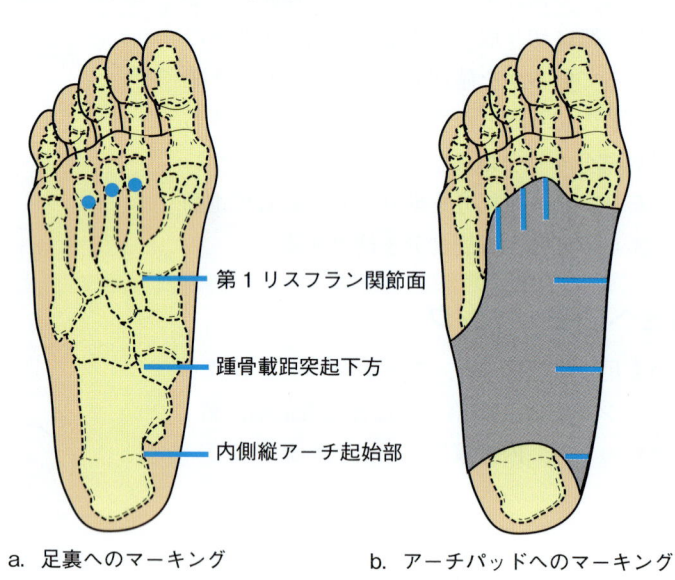

図43 アーチパッド裏への評価項目の記載

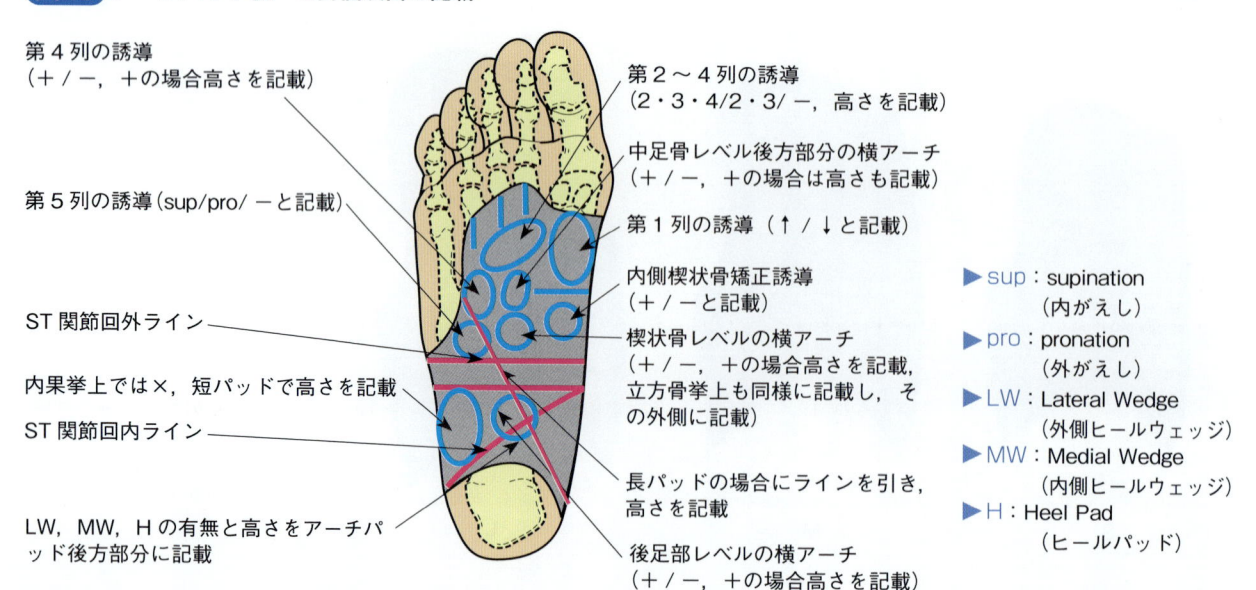

- 第4列の誘導（＋／－，＋の場合高さを記載）
- 第5列の誘導（sup/pro／－と記載）
- ST関節回外ライン
- 内果挙上では×，短パッドで高さを記載
- ST関節回内ライン
- LW, MW, Hの有無と高さをアーチパッド後方部分に記載
- 第2〜4列の誘導（2・3・4/2・3/－，高さを記載）
- 中足骨レベル後方部分の横アーチ（＋／－，＋の場合は高さも記載）
- 第1列の誘導（↑／↓と記載）
- 内側楔状骨矯正誘導（＋／－と記載）
- 楔状骨レベルの横アーチ（＋／－，＋の場合高さを記載，立方骨挙上も同様に記載し，その外側に記載）
- 長パッドの場合にラインを引き，高さを記載
- 後足部レベルの横アーチ（＋／－，＋の場合高さを記載）

▶ sup：supination（内がえし）
▶ pro：pronation（外がえし）
▶ LW：Lateral Wedge（外側ヒールウェッジ）
▶ MW：Medial Wedge（内側ヒールウェッジ）
▶ H：Heel Pad（ヒールパッド）

直接的評価と足底板処方の仕方

ハードまたはソフト6mm厚の平面アーチパッドをグラインダーで研磨する。

① ST関節：内側縦アーチ舟状骨部と踵骨載距突起部の高低差を調整する（図44）。
  a. 回外誘導：内側縦アーチ舟状骨部と踵骨載距突起部を高めに処方する。
  b. 回内誘導：同部を低く処方する。
② 第1列：内側縦アーチ中足骨部の高低差を調整する（図45）。
  a. 底屈・回内誘導：内側縦アーチ中足骨部を低く処方する。
  b. 背屈・回外誘導：同部を高めに処方する。
③ 第5列：第5中足骨部を調整する（図46）。
  a. 内がえし誘導：第5中足骨底から立方骨に当たる部分を切り取る。

図44 ST関節の誘導と足底板処方

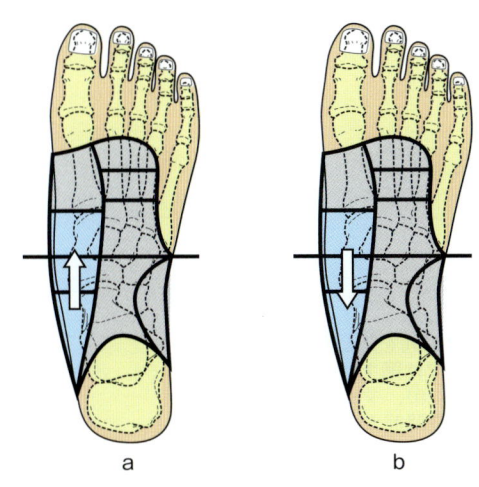

ST関節の誘導は基本的に内側縦アーチ舟状骨部と踵骨載距突起部の高低差を決定する。ST関節回外誘導の場合同部を高く処方し（a），回内誘導の場合同部を低く処方する（b）。

図45 第1列の誘導と足底板処方

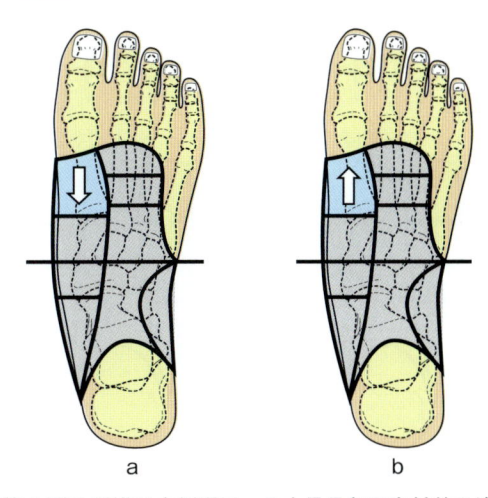

第1列の誘導は内側縦アーチ中足骨部の高低差を決定する。第1列底屈・回内誘導の場合同部を低く処方し（a），背屈・回外誘導の場合同部を高く処方する（b）。

図46 第5列の誘導と足底板処方

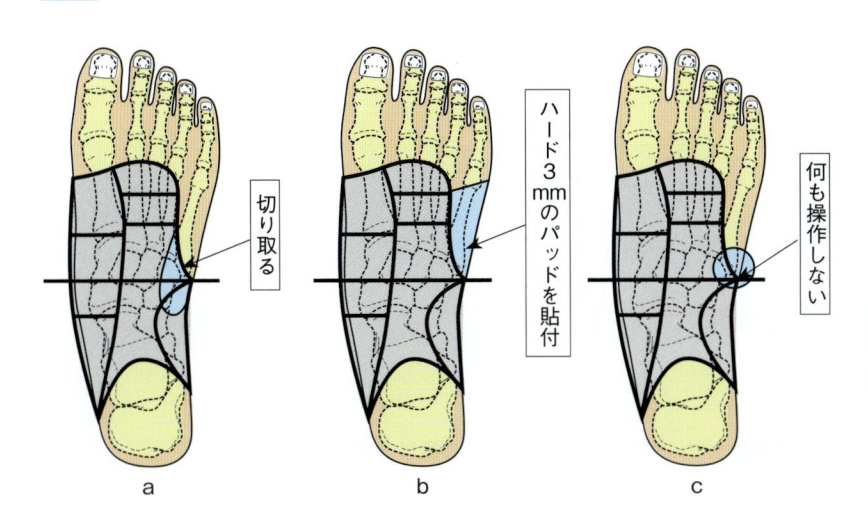

第5列の誘導は第5列基部に当たる第5中足骨底部の調整である。内がえし誘導では第5中足骨底部にかかる部分を切り取り（a），外がえし誘導では第5中足骨底部にパッドを貼り（b），誘導なしでは何も操作しない（c）。

b. 外がえし誘導：第5中足骨部にハード3mm厚のパッドを当てる。
　c. 誘導なし：何も操作しない。
④**内側楔状骨**：第1リスフラン関節部周辺の調整をする（図47）。
　a. 矯正プラス：第1リスフラン関節から遠位に向かって削るように処方し，第1列の動きを第1リスフラン関節から起こるようにする。
　b. 矯正マイナス：第1リスフラン関節の近位にある楔舟関節から削るようにし，第1列の動きを同関節から起こるようにする。
⑤**果部**：外側縦アーチ踵骨・立方骨部の調整をする（図48）。
　a. 外果挙上：同部を残すように処方する。
　b. 内果挙上：同部を切り取り，処方しない。

図47　内側楔状骨矯正誘導と足底板処方

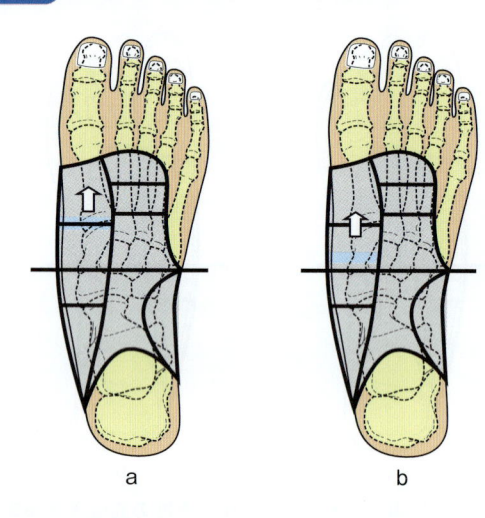

内側楔状骨矯正誘導は第1列を落とす開始点を決定する。プラスでは第1リスフラン関節から削り落とし(a)，マイナスではその後方1cmの楔舟関節から削り落とす(b)。

図48　果部誘導と足底板処方

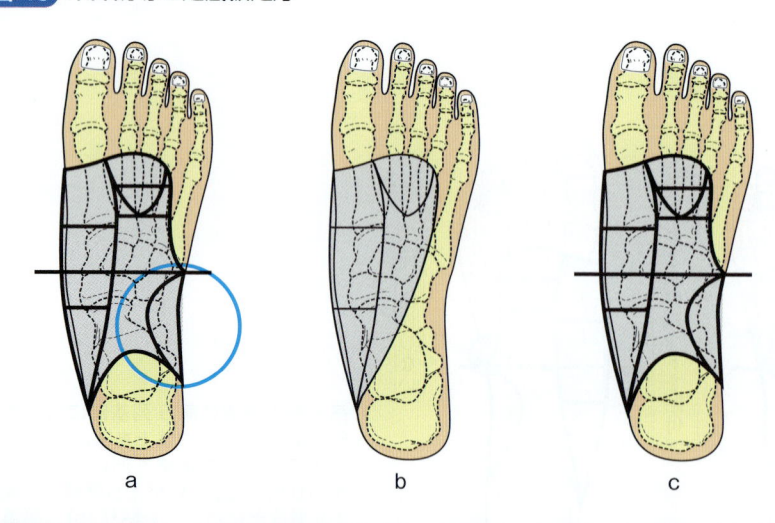

果部誘導は外側縦アーチ部分の調整を行う(a)。内果挙上では同部を切り取り(b)，外果挙上では同部を残す(c)。

⑥**外果挙上で長・短パッドの違い**：第5中側骨底を通る水平線よりも，後方部分を調整する（図49）。
  a. 長パッド：内側部分−間隙部分−外側部分が同じ高さになるように処方する。
  b. 短パッド：内側部分と外側部分を高く処方し，間隙部分のみ低く処方する。
⑦**中足骨レベル前方の横アーチ**：中足骨レベルの横アーチ前方部分の調整をする（図50）。
  a. 2〜4列背屈：同部を高めに処方し第1列部分はパッド中央に向かって研磨し溝を入れるのがポイントである。
  b. 2・3列背屈：同部を高めに処方し第4列部分は深く削りこみ，また第1列部分はアーチパッド内側に直線的に削り込むように溝を入れることがポイントである。
  c. 2〜4列底屈：2〜4列部分を深く削り込み，第1列部分に溝を入れないように研磨することがポイントである。
⑧**中足骨レベル後方の横アーチ**：中足骨前方部分と楔状骨レベルの横アーチの高さに合わせて高低差をつける（図51）。同部上下より低い場合，同部にくぼみを入れ，同部上下より高い場合同部を高めに処方する。
⑨**楔状骨レベルの横アーチ**：長パッドの高さと同部前方の高さに合わせて高低差をつける（図52）。同部上下より低い場合，同部にくぼみを入れ，同部上下より高い場合同部を高めに処方する。
⑩**後足部レベル横アーチ**：足底に足した分だけパッドを貼付する（図53）。
⑪**その他**：必要なパッドは適宜貼付しておく。

図49 内外側縦アーチ間隙部分の誘導と足底板処方

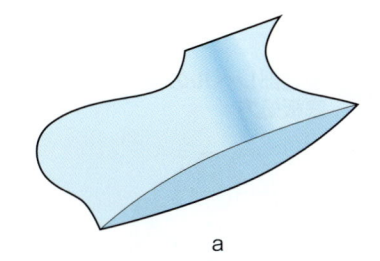

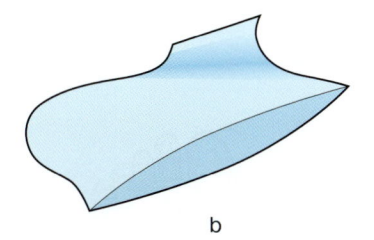

a　　　　　　　b

アーチ後方部分の調整を行う。長パッドの場合は，評価した高さプラス1mmの高さで，内側部分−間隙部分−外側部分が同じ高さになるように処方する。短パッドの場合は，内側と外側部分は高く残し，間隙部分のみ低く処方する。

図 50 中足骨レベル前方部分の横アーチと足底板処方

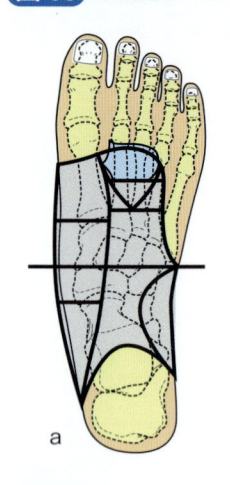

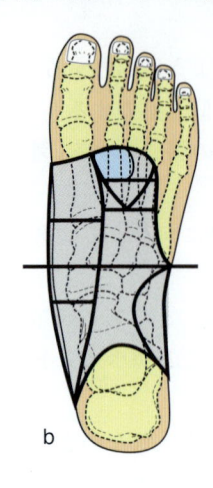

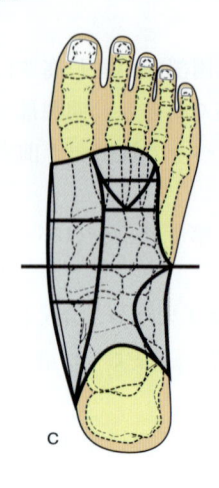

中足骨レベル横アーチ前方部分の横アーチの誘導は横アーチの前方部分の調整である。2・3・4列背屈誘導では同部を高く処方し，2・3列背屈誘導では第4列部分を低く処方し，2・3・4列底屈では同部を低く処方する。ただし評価通りの高さにすることが重要である。

図 51 中足骨レベル後方部分の横アーチ誘導と足底板処方

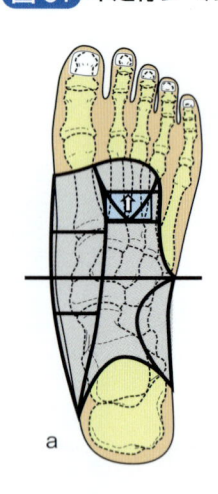

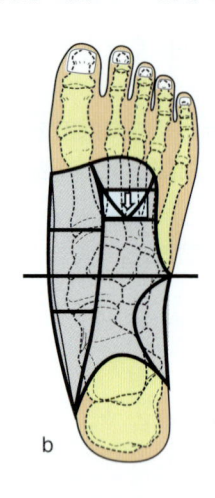

中足骨レベル後方部分の横アーチ誘導は中足骨レベル横アーチ前方部分と楔状骨レベル横アーチの間の部分を調整する。同部前後の高さと比較し同部が高ければ高く処方し（a），低ければ同部にくぼみを入れ低く処方する（b）。

図 52 楔状骨レベルの横アーチの誘導と足底板処方

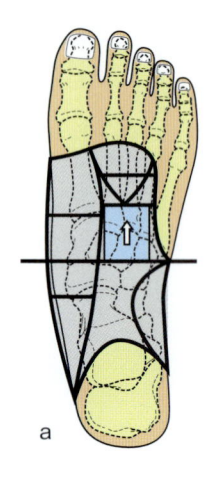

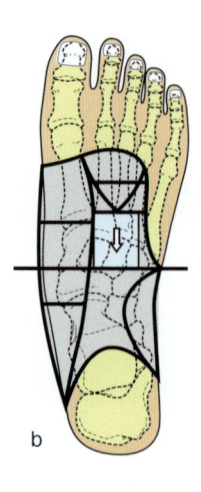

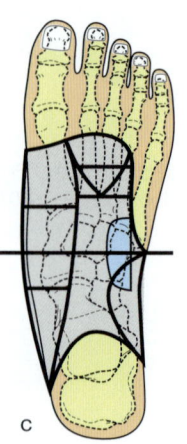

図 53 後足部レベルの横アーチと足底板処方

楔状骨レベルの横アーチの誘導は楔状骨レベルの調整を行う。同部前後の高さと比較し高い場合は同部を高く処方し（a），低い場合は同部にくぼみを入れる（b）。立方骨挙上はそのままパッドを貼付する（c）。

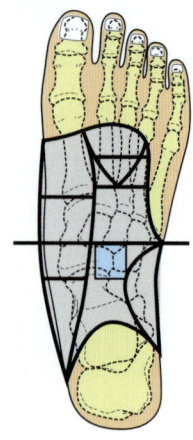

後足部レベルの横アーチは後足部レベルの調整を行う。評価通りのパッドを貼付する。

Ⅲ●下肢からみた動きと理学療法の展開

下肢の障害に対する理学療法の結果の出し方②
テーピング

テーピングはスポーツ現場で欠かせない手技であるが，一般患者に対して応用してもよい。テーピングの目的は，選手に対して予防，保護，治療を通じて，それぞれの部位および障害に対してその手法がある[38]。
①**予防目的**：損傷を惹起する恐れのある部位にあらかじめ固定し，けがを防ぐために行う。
②**保護目的**：再損傷を防止するために行う。
③**応急目的**：応急的に行う。
④**治療目的**：損傷部位を正常な位置に持続固定し，疼痛の緩和，腫脹増大の防止のために行う。

筆者は前述した足底板での調整とテーピングの併用で臨床的に効果を上げている。またテーピングを理解することで，障害の局所的アライメントをどのようにすればよいかを考えるうえで参考になる。足を操作する足底板，さらに運動療法を展開するうえでの組み立てをすることができる。本項では主として，膝・足関節・足部の障害に対するテーピングについて述べる。

膝関節

前十字靱帯損傷（ACL 損傷）

ACL は大腿骨外顆内側後方より起こり，前内方に走行し，脛骨顆間結節内側およびその前方に付着する[9]。ACL が断裂すると脛骨の前方不安定性，内旋不安定性，外旋に対してもわずかに不安定性が生じる。ACL 損傷のテーピングの目的は下腿の内外旋の制動，膝外反の制動，大腿骨に対する脛骨の前方引き出しの制動である[37, 38]（図 1）。

▶前十字靱帯：anterior cruciate ligament（ACL）

後十字靱帯損傷（PCL 損傷）

PCL は大腿骨顆間窩内側前方より起こり，後外方に走行し，脛骨顆間隆起の後方および後関節包に付着する[9]。PCL が断裂すると脛骨の後方不安定性，外旋の不安定性を生じる。PCL 損傷のテーピングの目的は大腿骨に対する脛骨の後方移動の制動と脛骨の外旋制動である（図 2）。

▶後十字靱帯：posteror cruciate ligament（PCL）

内側側副靱帯損傷（MCL 損傷）

MCL は浅層の大腿骨内側上顆から脛骨の半腱様筋付着部より遠位内側まで至る平坦な靱帯と深層の後斜靱帯とよばれる内側関節包後部や内側関節包靱帯からなり，深層は内側半月板と結合している[9]。MCL が断裂すると膝外反不安定性，下腿外旋不安定性を生じる。MCL 損傷のテーピングの目的は膝関節部での外反制動

▶内側側副靱帯：medial collateral ligament（MCL）

図1 前十字靱帯損傷のテーピング

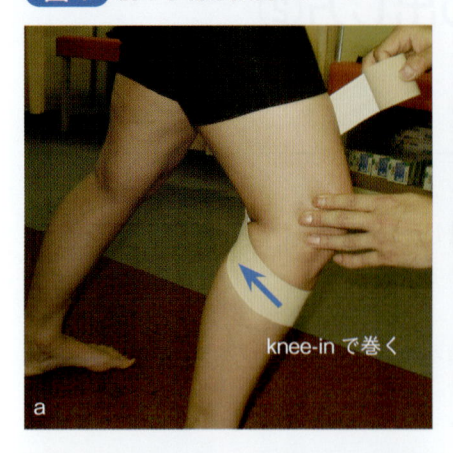

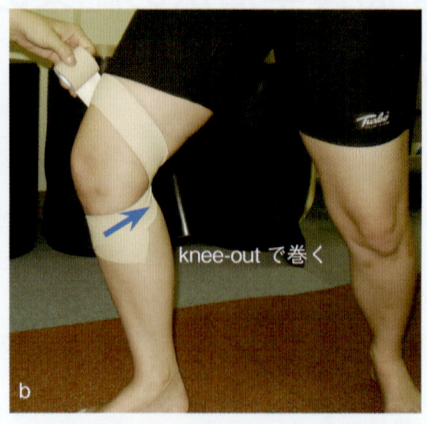

knee-in で巻く

knee-out で巻く

a・b：下腿の内外旋制動。
c・d：下腿の前方引き出しの制動。
e　：膝外反制動（内側Xサポート）。

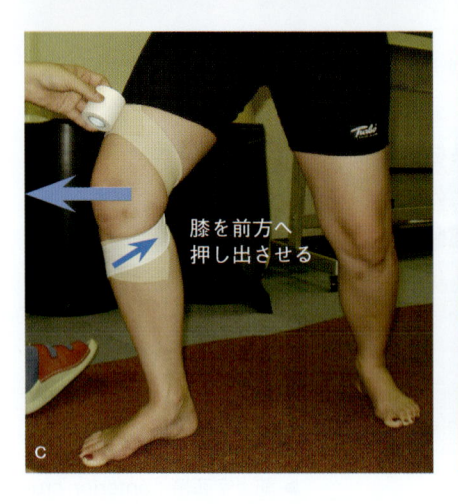

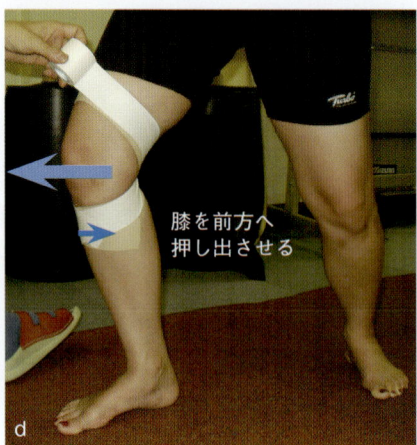

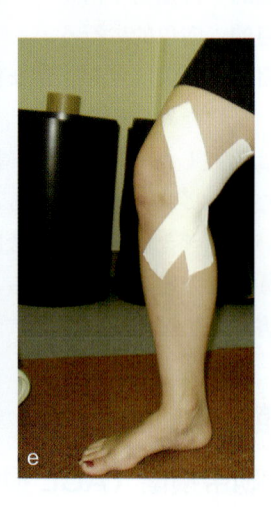

膝を前方へ押し出させる

膝を前方へ押し出させる

図2 後十字靱帯損傷のテーピング

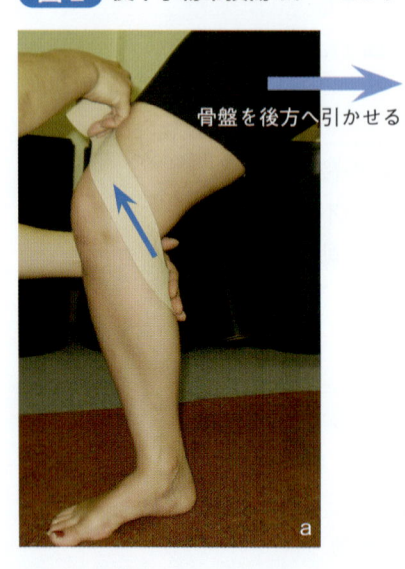

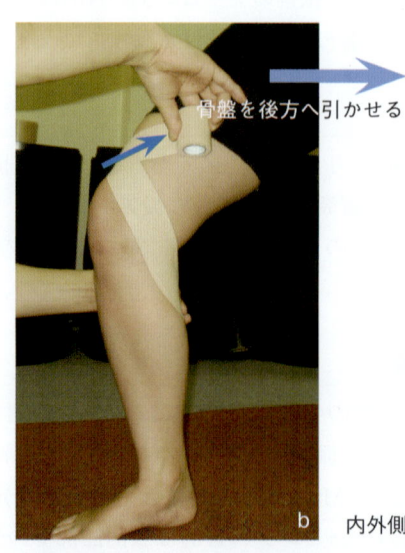

骨盤を後方へ引かせる

骨盤を後方へ引かせる

内外側の螺旋テープを巻く。

と大腿骨に対する下腿骨の外旋制動である[37, 39]（図3）。

図3 内側側副靭帯損傷のテーピング

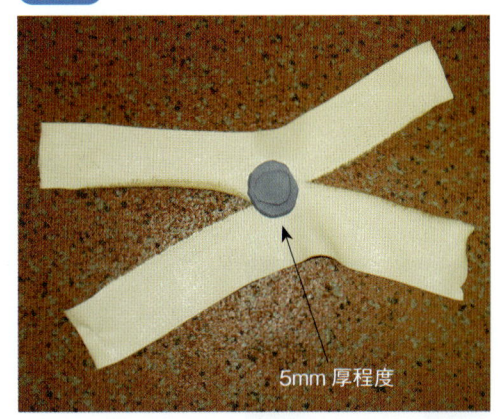

a. 75mm幅の伸縮性スプリットテープの中央に5mm厚のパッドを貼る。

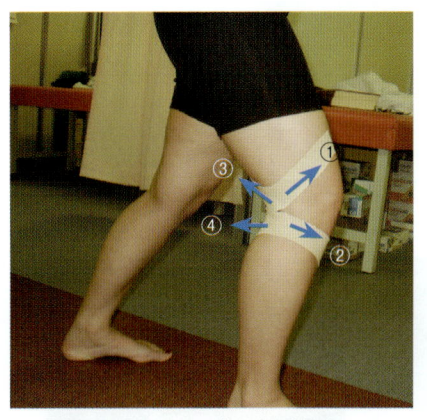

b. 外側ハムストリングス腱の外側にパッドを置き，番号順に止める。

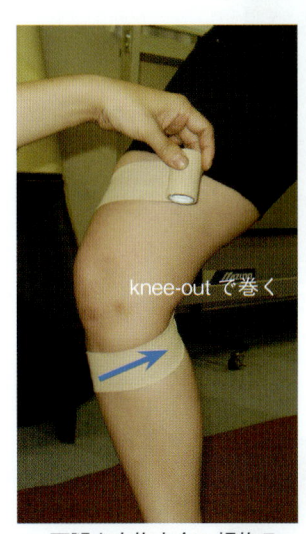

c. 下腿を内旋方向へ螺旋テープを貼る。

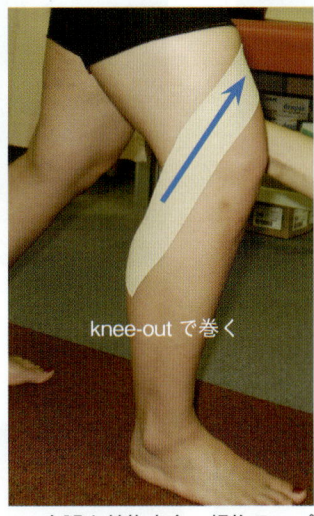

d. 大腿を外旋方向へ螺旋テープを貼る。

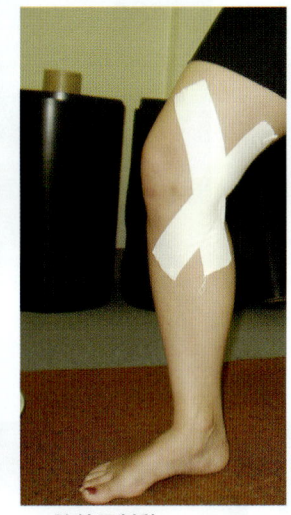

e. 膝外反制動（内側Xサポート）

外側支持機構損傷

　LCLは円形の線維束からなる長さ5〜6cmの靭帯で，大腿骨外側上顆より起こり腓骨頭に付着する。LCLは単独で損傷することはまれで，膝内反の一次的制動であるといわれているが，後外側関節包などの他の支持組織，特にpopliteofibular ligamentなどの支持組織の関与が大きいと近年注目されている[39]。外側支持機構損傷のテーピングの目的は膝関節部での内反制動と近位脛腓関節での水平固定である（図4）。

▶外側側副靭帯：latelar collateral ligament（LCL）

図4 外側支持機構損傷のテーピング

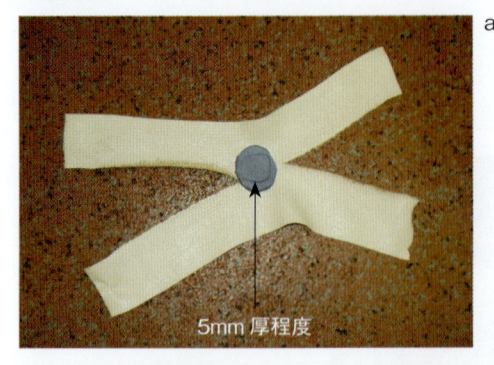

a. 75mm 幅のスプリットテープ中央にパッドを貼る。

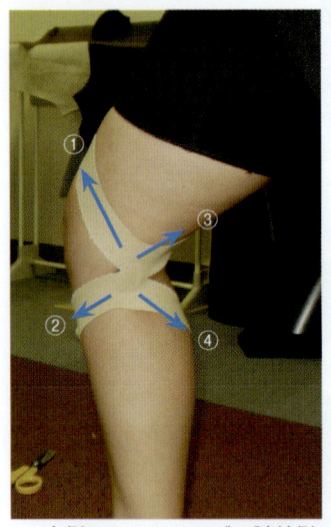

5mm 厚程度

b. 内側ハムストリングス腱外側にパッドを当て，番号順に貼る。

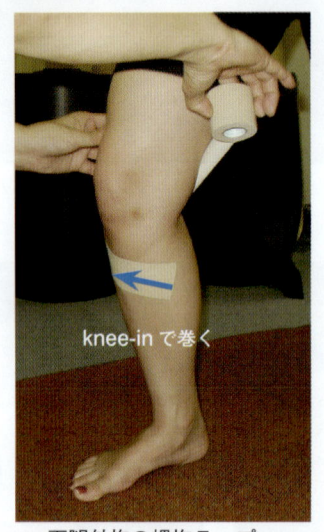

c. 下腿外旋の螺旋テープ

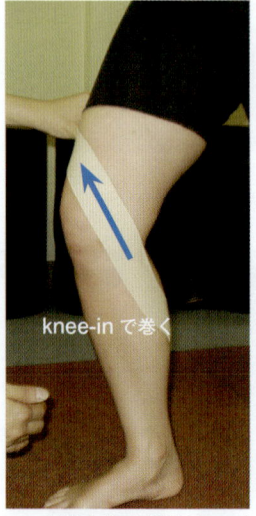

knee-in で巻く

d. 大腿内旋の螺旋テープ

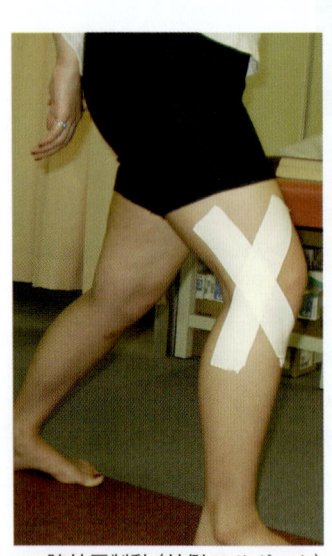

knee-in で巻く

e. 膝外反制動（外側 X サポート）

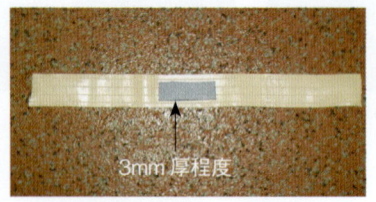

f. 25mm 幅の伸縮テープ中央にパッドを貼る。

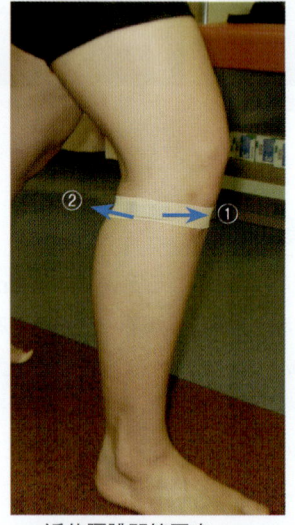

3mm 厚程度

g. 近位脛腓関節固定

膝伸展機構の障害

　膝伸展機構とは，大腿四頭筋－大腿四頭筋腱－膝蓋骨－膝蓋靱帯－脛骨粗面からなる膝を伸展させる機構である。この障害には膝蓋靱帯炎，Osgood-Schlatter（オズグッド-シュラッター）病，Sinding Larsen-Johansson（シンディングラーセン・ヨハンソン）病がある。膝伸展機構の障害に対するテーピングの目的は，膝蓋靱帯の張力抑制，膝蓋靱帯の伸長抑制[11]，炎症部位別[40]の対応である（図5）。

図5　膝蓋靱帯炎のテーピング

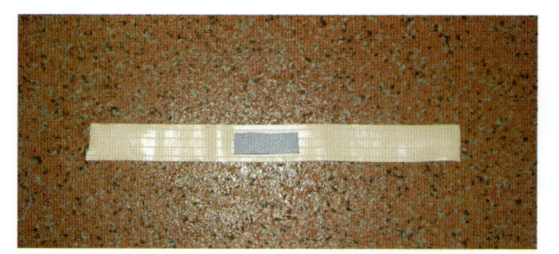

a．25mm幅の伸縮性テープ中央にパッドを貼る。

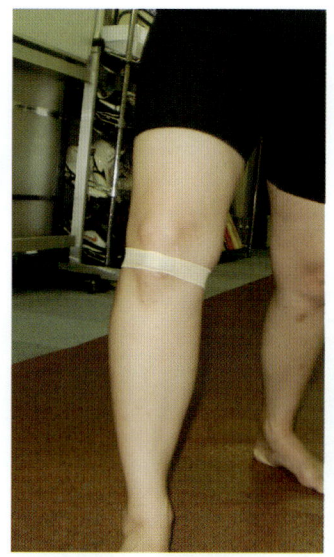

b．膝蓋靱帯への腱圧迫

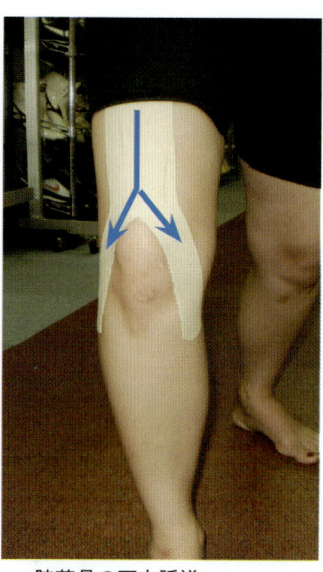

c．膝蓋骨の下方誘導

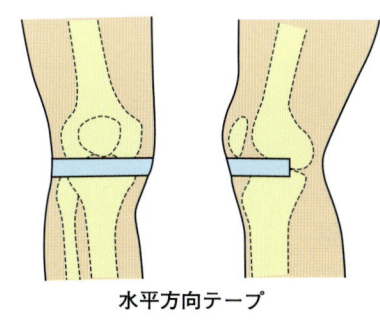

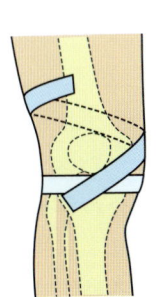

d　型別テープの巻き方

水平方向テープ

内側スパイラルテープ

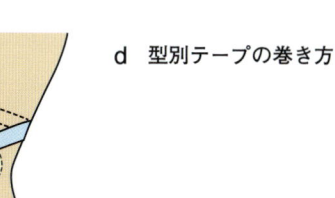

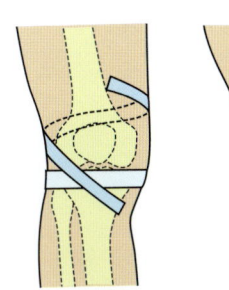

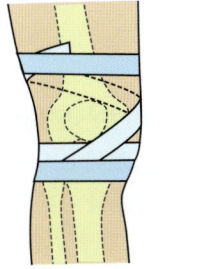

外側スパイラルテープ

アンカーテープ

●テーピング方法

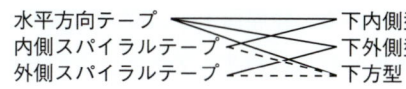

水平方向テープ ——— 下内側型
内側スパイラルテープ ——— 下外側型
外側スパイラルテープ ------ 下方型

腸脛靱帯炎

　腸脛靱帯は大腿筋膜張筋と大殿筋の付着部より続き，大腿部外側を通り脛骨外顆に停止する大腿筋膜の厚くなった索状物である。膝伸展位で屈伸軸の前方に位置し，屈曲位で後方を通過し，膝屈伸の頻度が高いと摩擦により腸脛靱帯と大腿骨外側上顆骨膜の直接的刺激を，あるいはその間にある滑液包に炎症を起こす[39]。腸脛靱帯に対するテーピングの目的は腸脛靱帯の伸張力を軽減させ，大腿骨外側上顆部と腸脛靱帯との直接的刺激を防ぐことである（図6）。

図6　腸脛靱帯炎のテーピング

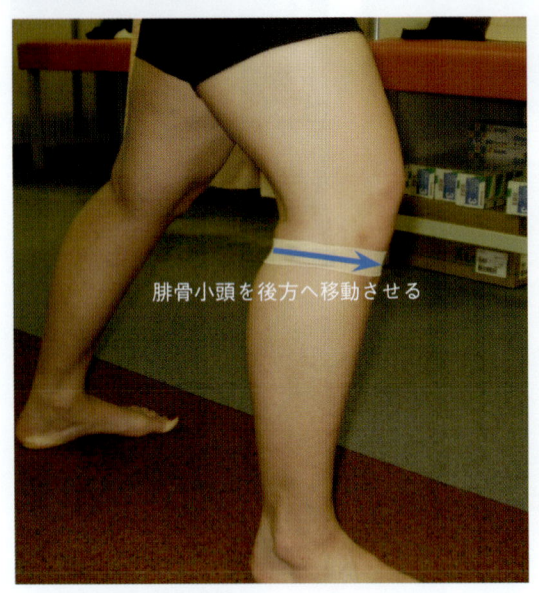

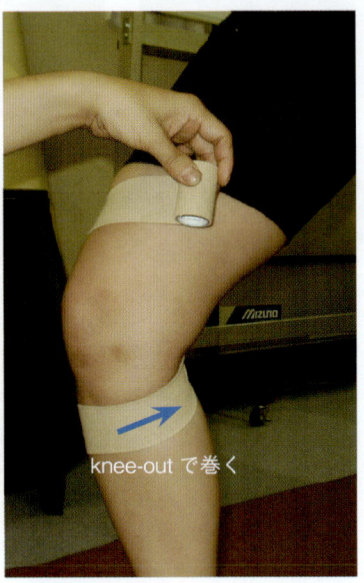

a. 腓骨小頭の後方移動　　　　b. 下腿内旋の螺旋テープ

鵞足炎

　縫工筋，薄筋，半腱様筋の腱停止部は脛骨粗面内側に存在し合わさって放射状を呈し，その形状より鵞足とよばれる[39]。鵞足は膝関節を屈曲させ，屈曲位では下腿を内旋させる働きがある。膝関節外反かつ下腿外旋が強制される動作で発生することが多い。鵞足炎に対するテーピングの目的は膝外反および下腿外旋の制動をして，鵞足部の張力を減ずることである（図7）。

膝窩筋腱炎

　膝窩筋は大腿骨外側顆が脛骨外側上顆関節面に対して前内方へ回旋するのを防いでいる。膝屈曲15〜30°で荷重負荷したときの膝窩外側に限局した痛みである。膝窩筋腱炎に対するテーピングの目的は，下腿骨に対する大腿骨の前内方（内旋）の制動により，膝窩筋腱への伸張力を低下させることであり，脛骨外顆を内旋位にするのがポイントである（図8）。

図7 鵞足炎のテーピング

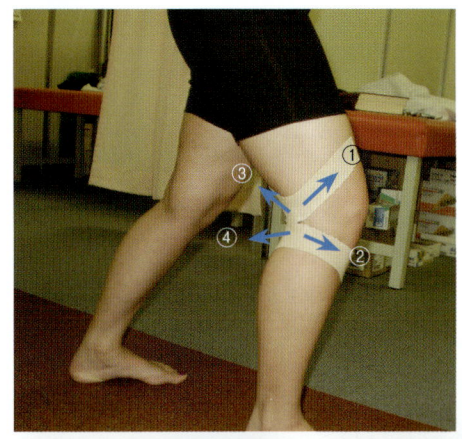

a. 外側ハムストリングス腱への圧迫

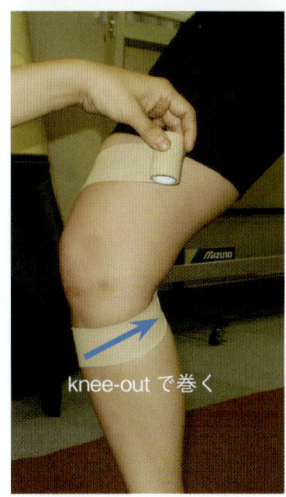

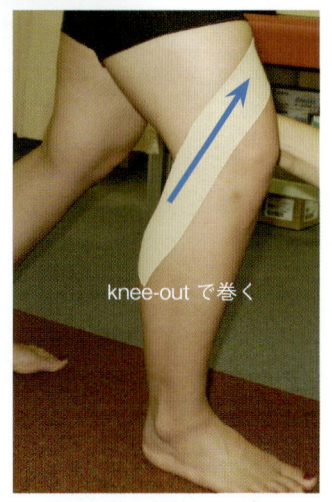

b. 下腿内旋の螺旋テープ

c. 大腿外旋の螺旋テープ

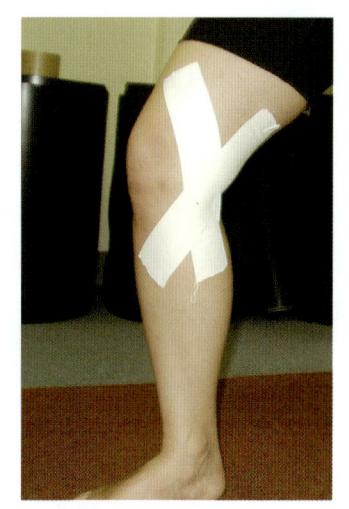

d. 内側Xサポート

knee-outで巻く

図8 膝窩筋腱炎のテーピング

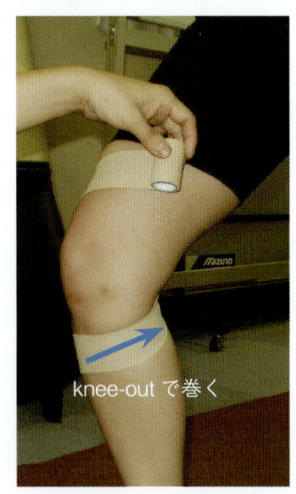

a. 下腿内旋の螺旋テープ

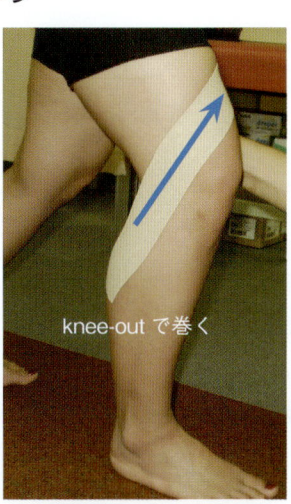

b. 大腿外旋の螺旋テープ

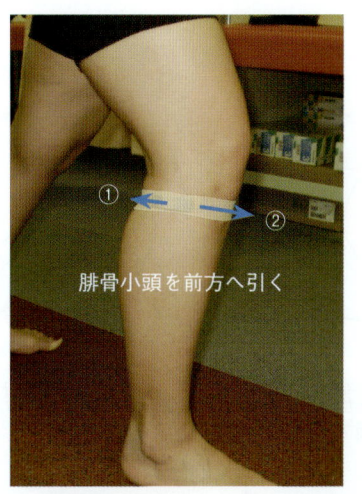

c. 脛骨外果の内旋

knee-outで巻く

腓骨小頭を前方へ引く

変形性膝関節症

　高齢者の膝関節疾患中，最も一般的な疾患であり，統計では中年以降の年齢層では症状の有無にかかわらず 25〜40％が本症に罹患しているといわれる。本症の病態は関節軟骨の変性と摩耗が主体であるが，外傷や感染などの既往がない一次性のものが大部分（90％）を占める[41]。一次性の病因をあげると O 脚などの変形，肥満，筋力低下，単位荷重面当りに加わる外力の増加などがあげられ，力学的影響が強い。内側型膝関節症の歩行の特徴は立脚相で膝が外側に動揺して内反が増強してみえる thrust 現象である。多くの患者は股関節の内旋制限があり大腿骨が外旋位にあるため膝蓋骨は外側へ偏位し，また下腿骨は膝関節部伸展機構の破綻により外旋位をとるものが多いが，この限りではないので，一人ひとり安定した膝関節を探る必要がある。後述する機能的テストのなかの knee-out でのスクワッティング・テストで疼痛を惹起するものが多く，回旋系のみでなく矢状面系をも捉える必要がある。変形性膝関節症の関節アライメントは画一化したものがないことを念頭に入れ，個々の関節アライメントを探る必要がある。テーピングの目的の多くは大腿骨を内旋位，下腿骨を内旋位にすることであるが，各患者の良好なアライメントを探り，その肢位にもっていくことである[27]（図 9）。

図 9　変形性膝関節症の膝サポーターの使用

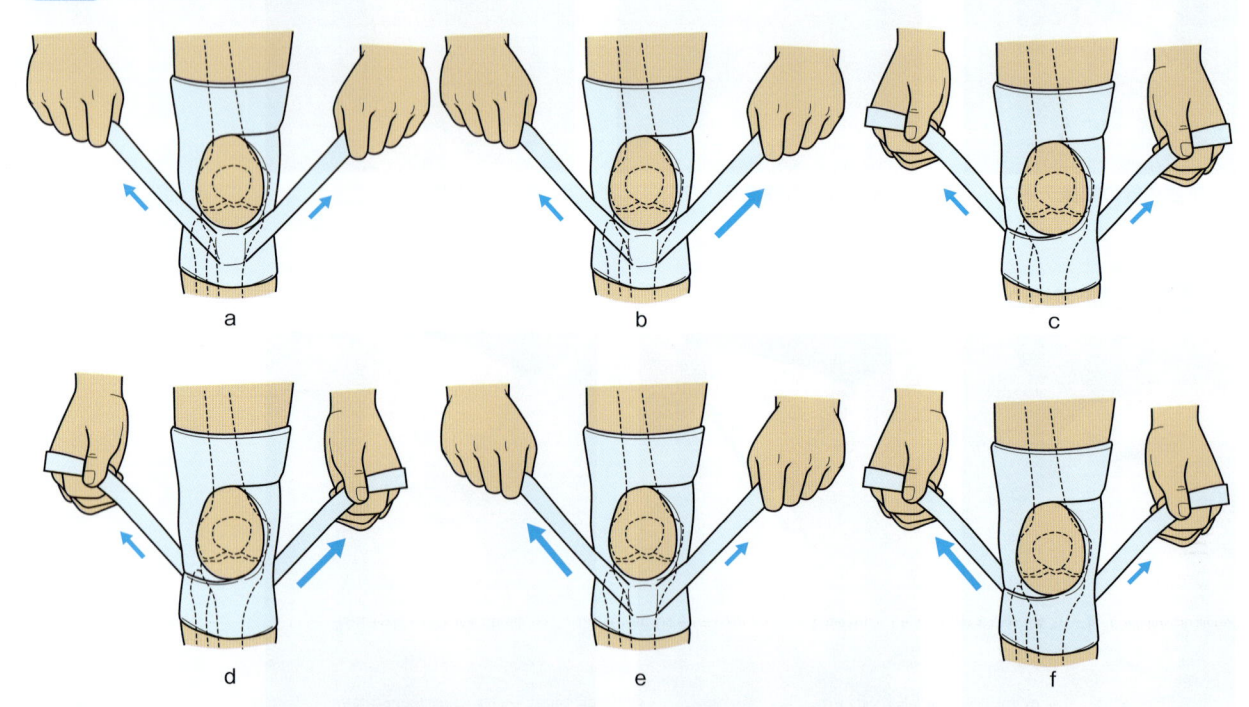

機能的テストに使用したサポーターを治療用装具として用いる。個人の膝関節が安定する方法を探り，最もよい方法を選択する。これら 6 方法に加え評価で使用した方法も加える。

下腿・足関節障害

足関節捻挫

　捻挫とは生理的な可動運動範囲を超えるような外力が加わることで，関節構成体に損傷が生じ，外力消失後に関節の解剖学的な位置関係が正常に戻った状態をいう。骨折や腱断裂を含まず，主な損傷は関節包，靱帯，皮下組織などである。どんな捻挫であろうとも圧痛点による靱帯損傷部位を確認する必要があり[42]（図10），急性期にはまずRICE処置を行う。内反捻挫で損傷する靱帯は，その受傷機転の違いから，前距腓靱帯，踵腓靱帯，前脛腓靱帯，二分靱帯の損傷がある。

●前距腓・踵腓靱帯損傷

　前距腓靱帯は外果前縁から下前方に斜走し，外果関節面と足根洞口との間で距骨に付着する。距骨の前方引き出しを制動し，足関節底屈で緊張し内反を制動する。踵腓靱帯は外果頂点前方の陥凹部から下後方を斜走し，踵骨外側面に付着する。外側距踵靱帯がこの下縁に沿って存在する。足関節底背屈0°での内反で緊張し，底屈時には弛緩する。足関節中間位での踵骨内反の制動に寄与する。前距腓，踵腓靱帯損傷に対するテーピングの目的は距骨傾斜の制動，前方引き出しの制動，ST関節での内反制動，ST関節での外反方向へ誘導，足関節側方安定化である[43]（図11）。

●前脛腓靱帯損傷

　前脛腓靱帯は脛骨下端から外下方へ斜走し，腓骨下端に付着し，遠位脛腓関節（結合）を強めている。前脛腓靱帯損傷に対するテーピングの目的は，遠位脛腓関節の離開の制動[44]と足関節背屈制動である（図12）。

●二分靱帯損傷

　二分靱帯は踵骨外側前上端にあり，踵骨と舟状骨，踵骨と立方骨とを連結する短く細いY型をした靱帯である。前足部の内反で緊張し，外反で弛緩する。二分靱帯損傷に対するテーピングの目的は前足部の底屈・内反制動である（図13）。

　以上が内反捻挫で損傷する靱帯に対する局所的関節アライメントの方向性であるが，同じ内反捻挫でもその固定肢位が違うので，圧痛点による損傷部位を確認して，その対処を的確に行わなければならない。また前距腓・踵腓靱帯損傷と前脛腓靱帯損傷の合併損傷があるが，足の機能に致命的な打撃を与える前方引き出し，距骨傾斜はしっかりと制動する必要があり，まずは前者を優先させ，これらの不安定性が解消されてから後者に対してアプローチする。

●三角靱帯損傷

　三角靱帯は前脛距靱帯，脛舟靱帯，脛踵靱帯，後脛距靱帯[45]の4つの靱帯からなる。前脛距靱帯と脛舟靱帯は背屈時に弛緩し，底屈時に緊張する。後脛距靱帯は背屈時に緊張し，底屈時に弛緩する。三角靱帯損傷のテーピングの目的は足部の過回内制動と，前脛距・脛舟靱帯損傷では足関節の底屈制動，後脛距靱帯では足関節の背屈制動である。

図10 圧痛点による靱帯損傷部位

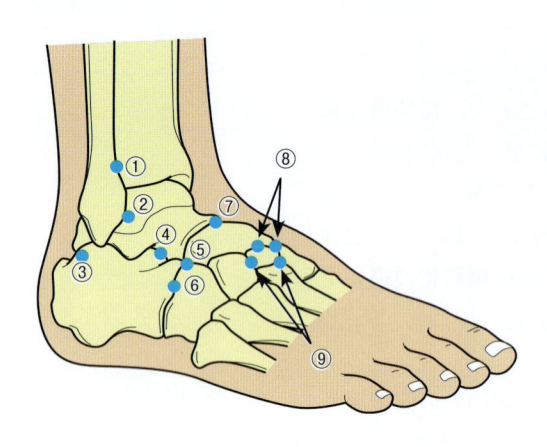

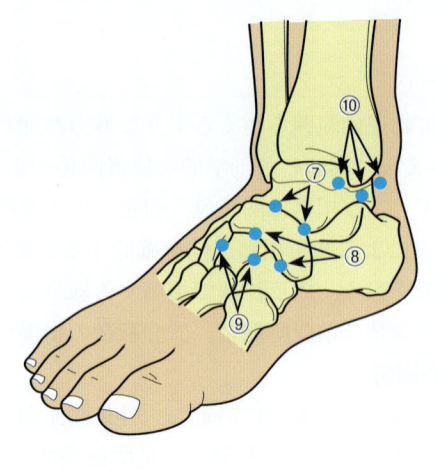

①遠位脛腓靱帯
②前距腓靱帯
③踵腓靱帯
④距骨脛靱帯もしくは骨間距踵靱帯
⑤二分靱帯
⑥踵立方靱帯
⑦距舟靱帯
⑧楔舟靱帯
⑨楔間靱帯
⑩三角靱帯

文献46)より引用改変

図11 前距腓・踵腓靱帯損傷のテーピング

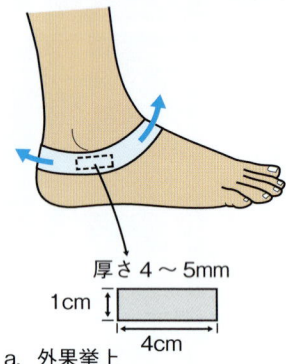

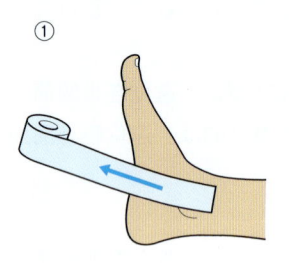

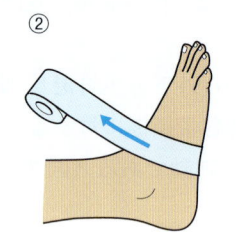

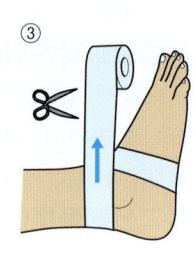

a. 外果挙上
厚さ4〜5mm
1cm　4cm

b. 8字型テープ（距腿関節）

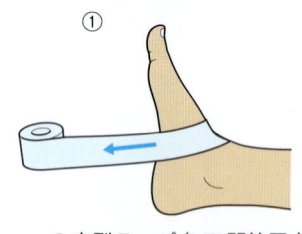

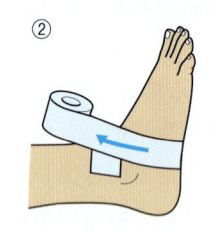

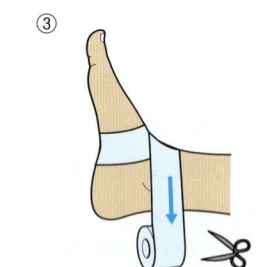

c. 8字型テープ（MT関節回内）

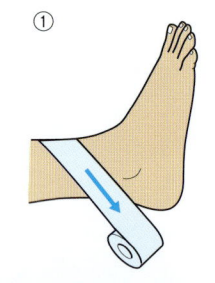

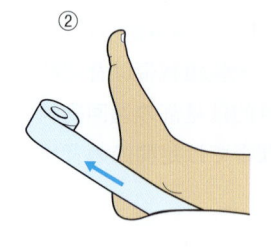

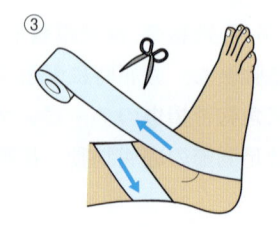

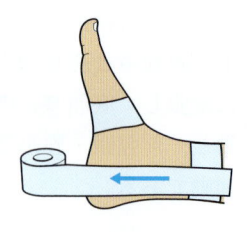

d. 外側ヒールロック

e スターアップ

図12 前脛腓靱帯損傷のテーピング

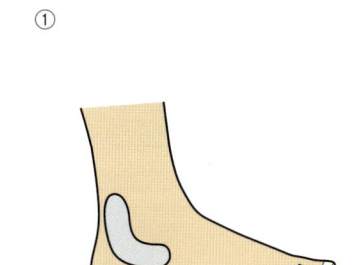

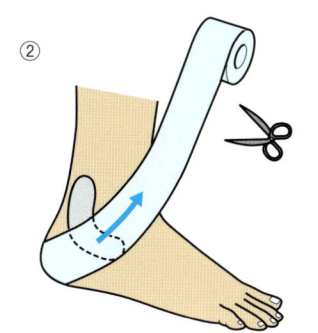

① ②

a. 遠位脛腓関節の固定

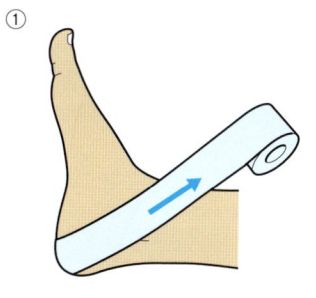

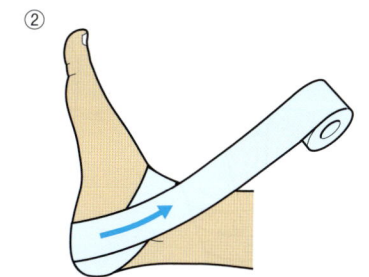

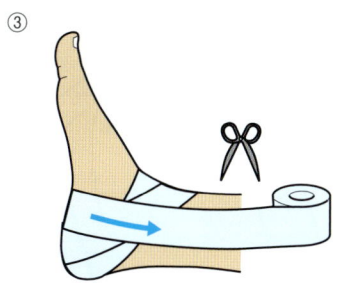

① ② ③

b. らせん型テープ（ST関節回外）

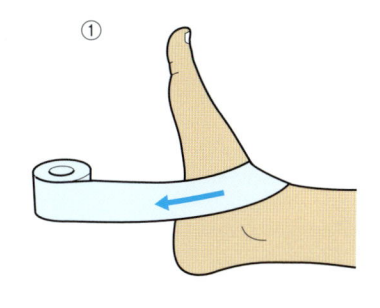

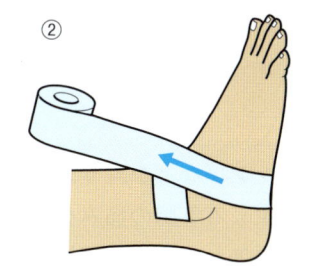

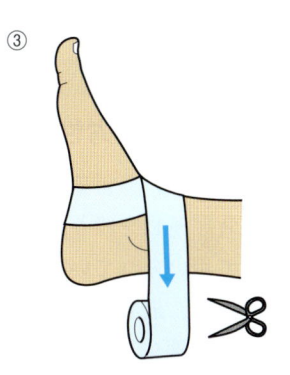

① ② ③

c. 8字型テープ（MT関節回内）

図13 二分靱帯損傷のテーピング

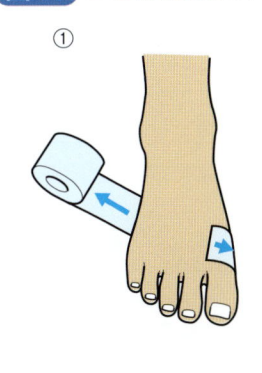

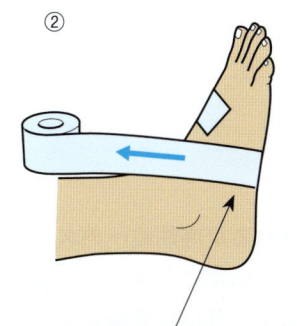

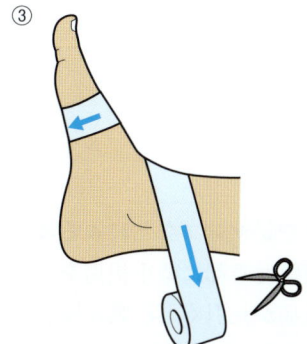

① ② ③

必ず第5中足骨底にかける

アキレス腱障害

アキレス腱障害はアキレス腱自体およびその周囲組織の障害であるアキレス腱炎あるいはアキレス腱周囲炎と，アキレス腱付着部の滑液包炎に分類される。アキレス腱炎はover useが主要な要因である。アキレス腱炎のテーピングは腱への伸張力を減ずることであり，滑液包炎では同部への圧迫力を減ずることである[47]（図14）。

図14 アキレス腱障害のテーピング

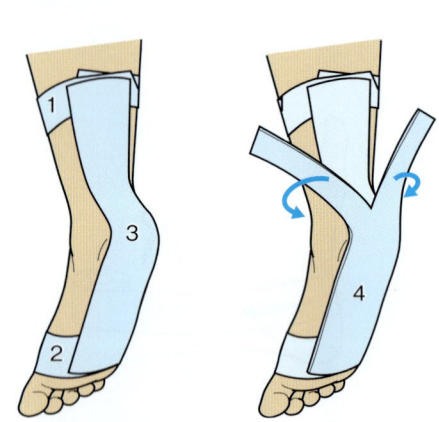

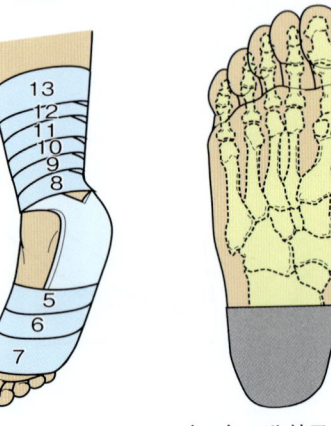

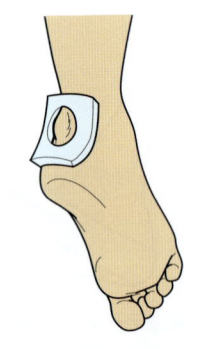

a. アキレス腱炎のテーピング　　　　　　　　　　b. ヒールリフト　　　c. アキレス腱滑液包炎のパッド

シンスプリント（過労性骨膜炎）

シンスプリントという言葉は，ランニングやジャンプなどを繰り返したり，強力に足関節の底背屈運動を繰り返したりしたときに生じる下腿の痛みを主症状とする症候群に対して用いられている[45]。これは筋・腱に加わった慢性機械刺激によって生じるものである。最も典型的なものは下腿の前内側中下1/3の部分に圧痛が認められるもので，通常シンスプリントという場合はこの状態をさす。これ以外にも下腿前外側縁に圧痛が認められるものもあり，前者をposterior shin splintsといい，後者をanterior shin splintsという。シンスプリントのテーピングはさまざまに紹介されているが，ほとんど効き目はなく，まさに入谷式足底板が奏功する。

足部障害

足底筋膜炎

足底筋膜炎はランニングやジャンプなどによる繰り返される足底筋膜へのストレスが踵骨隆起内側の足底筋膜付着部に微小損傷を生じさせ，同部にときとして腫脹を伴った炎症を生じる。炎症が長引くと筋膜が踵骨に付着する部位に骨棘を呈するようになる。足底筋膜への張力を減じるために足部アーチを保持するテーピングを行う[48,49]（図15～17）。

図15 アーチ保持のテーピング①

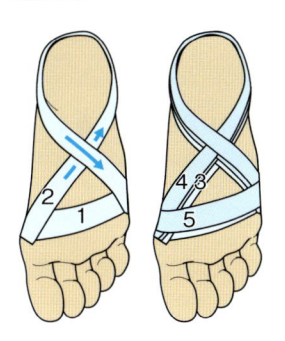

a．Xサポート

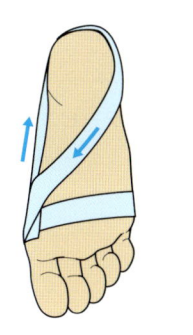

b．ダブルXと前足部のサポート

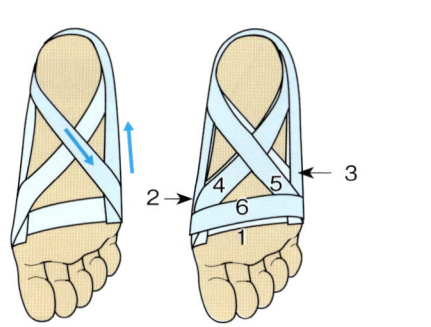

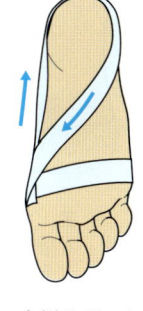

c．内側サポート
筆者が足部過回内障害に対して，足底板との併用でよく行っている方法である。

（Arnheim DDによる）

図16 アーチ保持のテーピング②

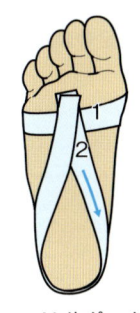

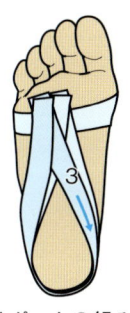

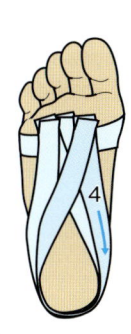

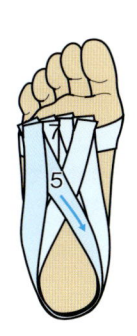

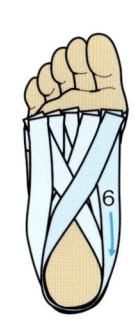

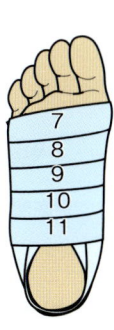

a．Xサポートとダブルサポートの組み合わせ

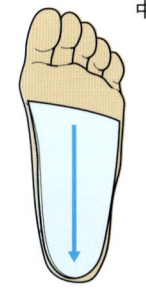

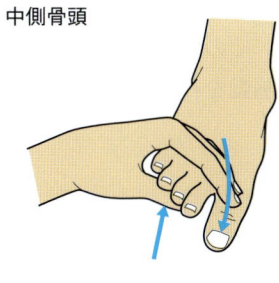

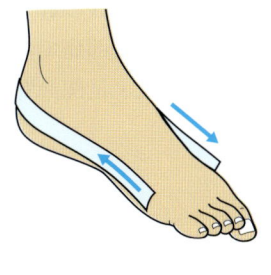

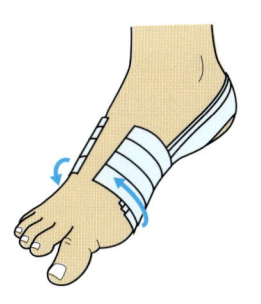

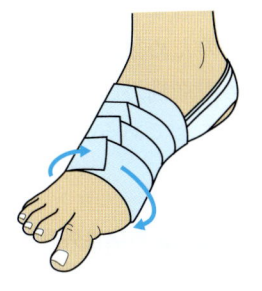

中側骨頭

b．ロー・ダイ・テーピング

（Arnheim DDによる）

273

図17 アーチ保持のテーピング③

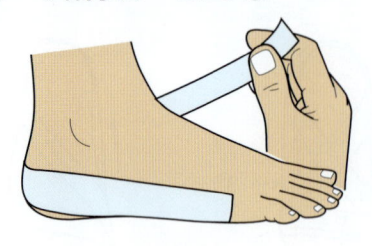

筆者が足底板との併用でよく使用するテーピング。

第1ステップ
第5中足骨頭外側からテーピングを始め，踵を回し足部内側に巻く。

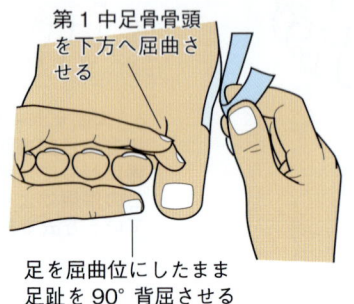

第1中足骨骨頭を下方へ屈曲させる

第2ステップ
第2～5趾を母指で中間位に保持し，第1中足骨頭を示指と中指で下方へ誘導し（第1列底屈），足趾を伸展させ，第1中足骨頭内側で終わる。

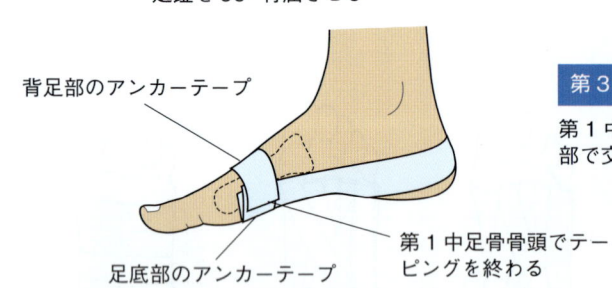

足を屈曲位にしたまま足趾を90°背屈させる

背足部のアンカーテープ

第3ステップ
第1中足骨頭内側から開始し，足底から足背，そして第1中足骨頭内側部で交差させるように停止する。

足底部のアンカーテープ
第1中足骨骨頭でテーピングを終わる

(Subotnick SIによる)

有痛性外脛骨障害

外脛骨は副骨の1つで，足舟状骨の内側端に存在し，約15％に認められている[41]。その存在自体病的ではないが，スポーツ活動などで痛みを伴う場合には有痛性外脛骨障害として扱う。多くの症例は扁平足を合併し，走るたびに足の過回内が起こり，そのため後脛骨筋に牽引され起こる外脛骨部を中心とした中足部痛である。そのため有痛性外脛骨障害のテーピングは足部過回内・前足部外転・足関節背屈制動を行うことである（図18）。

図18 有痛性外脛骨障害のテーピング

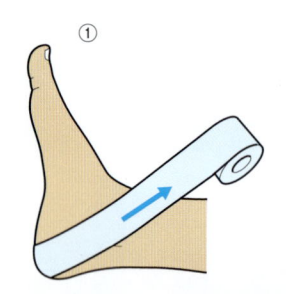

① ② ③

a. 螺旋テープ（ST関節回外）　　　　　　　　　　b. ヒールリフト

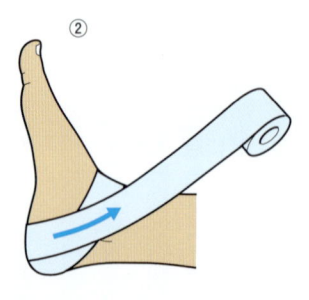

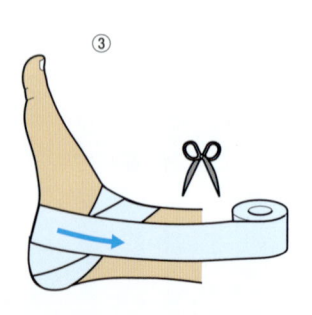

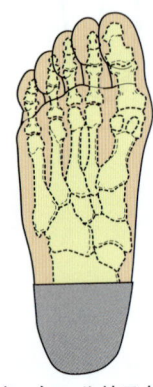

後脛骨筋腱炎

　後脛骨筋は脛骨後面より起始し，内果から前方へ方向を変え足関節とST関節運動を効率よく行うための滑車を提供し，舟状骨に最初に停止する。舟状骨結節の停止は2番目の滑車を準備し，MT関節での機能を高めるためのものである。舟状骨から枝を出し，3つの楔状骨，立方骨，第2〜4中足骨底の遠位に最終停止する。後脛骨筋はMT関節斜軸での強い回外筋で，またST関節を回外し，足関節底屈の重要なレバーアームをもつ[7]。後脛骨筋腱炎は過度な回内と足関節底屈，MT関節回内ストレスで炎症を引き起こし，爪先立ちや蹴り出し時に疼痛を惹起する。テーピングの目的は，ST関節回内，MT関節回内および足関節底屈ストレスを減ずることである（図19）。

図19　後脛骨筋腱炎のテーピング

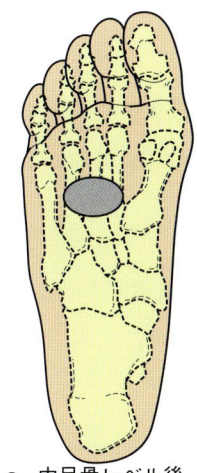

a. 中足骨レベル後方の横アーチ部分にパッドを当てる。

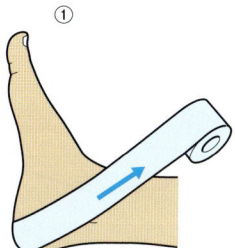

b. 螺旋型テープ（ST関節回外：足関節を背屈位に巻くのがポイント）

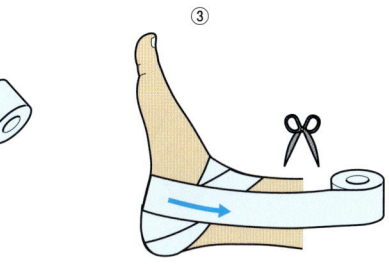

腓骨筋腱炎

　腓骨筋は長腓骨筋と短腓骨筋があり，前者は腓骨近位2/3より起始し，後者は腓骨遠位2/3より起始する。両者の腱は足関節外果後方を回り，踵骨外側を通る。前者は第1中足骨基部底側に，後者は第5中足骨底背側に付着している[37]。臨床でよく遭遇する疼痛は外果後方から踵骨の腓骨隆起までの腱鞘部分に沿ったものである。この疼痛は足関節底屈・足部回内で誘発される。また長腓骨筋腱炎は同筋が主として第1中足骨基部底側に付着しているために，足底部に腱の走行に沿った痛みがある。このような炎症は第1列底屈変形を伴っている場合が多い。第1列の構成部位と同筋が付着している部位とが一致しているために，体重負荷時に伸張ストレスが加わりやすいと考えられる。短腓骨筋腱炎は付着部に疼痛がある。足底外側で体重負荷すると疼痛が惹起され，また第5中足骨底が下方へ落ち込み，第5列が内

がえし位にあるものが多い。腱鞘部の炎症の場合のテーピングは，足部回内の制動と足関節底屈の制動である。長腓骨筋腱炎で足底部に炎症がある場合のテーピングは，第1列を確実に背屈位に保持することである。短腓骨筋腱炎のテーピングは，第5列を外がえし位に保持することである。

母趾種子骨障害

　第1中足骨頭の下には2個の小豆大の種子骨があり，荷重時の衝撃吸収とこれらに付着する短母趾屈筋，母趾外転筋，母趾内転筋の効率を高めている。また脛骨種子骨には分裂種子骨が多く，趾神経もこの下を通っている[46]。さまざまなスポーツ動作で，種子骨にはこれらの筋腱の牽引力と床反力が繰り返し加わり，分裂種子骨の痛み，疲労骨折，趾神経の障害が発生する。母趾球部障害のテーピングの目的は，母趾の動きの制動と母趾球部への衝撃吸収を行うことである[50]（図20）。

図20　母趾種子骨障害のテーピング

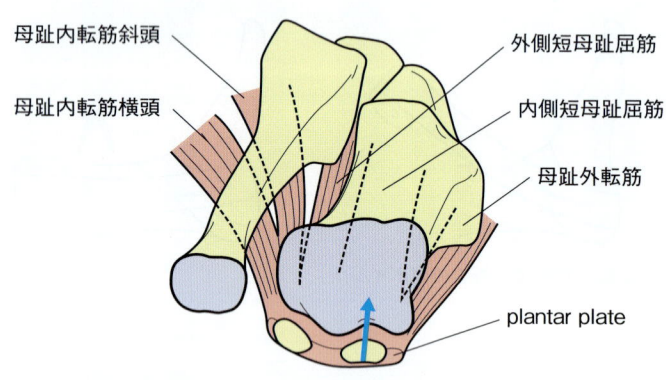

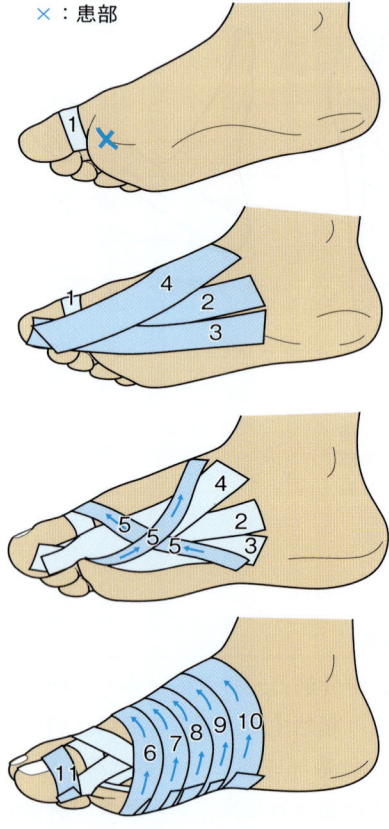

a. 種子骨の解剖図

b. テーピング

外反母趾

　外反母趾とは第1中足骨が内反し，MP関節で母趾基節骨が外反し，MP関節が内側に突出した"くの字状"の変形をいい，外反角が20°以上を外反母趾と診断する場合が多い[34, 36]。また種子骨亜脱臼による母趾回内変形を伴う場合が多い。先天的素因として第1中足骨内反，扁平足，開張足などがあげられ，外的素因として先の尖った靴やストッキングの使用による母趾の圧迫などがある。またリウマチなどの二次的な発症もある。外反母趾のテーピングの目的は母趾外反強制と母趾回内強制およびバニオン（炎症）部位の免荷である（図21）。強度な変形がある場合は外反母趾用の装具が必要になる。

図21 外反母趾のテーピング

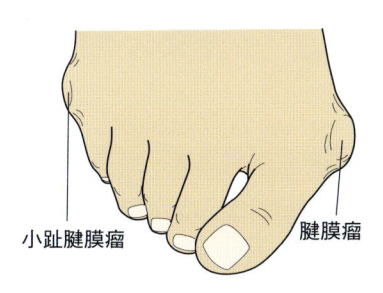

a. 外反母趾によるバニオンの形成　　b. 外反母趾強制　　c. 母趾回内強制

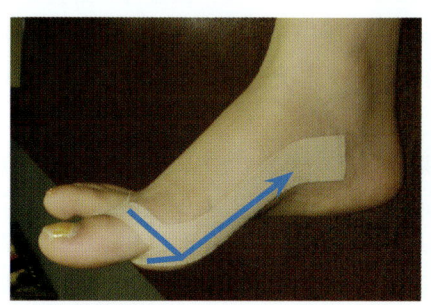

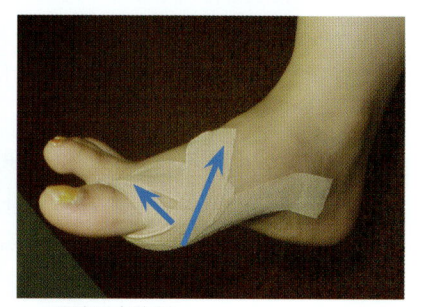

小趾腱膜瘤　　腱膜瘤

陥入爪

　巻き爪の原因は主に外部的要因であり，長年尖った靴を履いてきた人，肥満で足に過剰な負担がかかっている人，深爪している人，爪の切り方が適切でない人は巻き爪になりやすい[10]。また内因的要因としては糖尿病や下肢障害があげられる。爪の巻き込み方はさまざまある。陥入爪のテーピングの目的は，衛生消毒をして，陥入部位の皮膚を開くようにすることである（図22）。また爪の切り方の指導も必要になる。

図22 陥入爪のテーピング

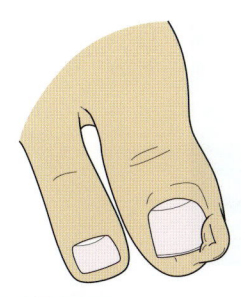

a. 母趾内側の陥入爪　　b. 陥入部位を開く

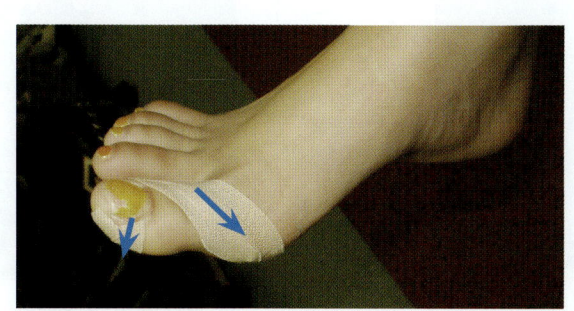

その他

変形性股関節症

　変形性股関節症は原因不明の一次性と，基礎疾患に起因する二次性に分類される。二次性股関節症の原因としては，先天性股関節脱臼，ペルテス病，大腿骨頭すべり症，化膿性股関節炎，関節リウマチ，血友病，骨系統疾患，特発性大腿骨頭壊死，骨折・脱臼などがある。わが国では，欧米と異なり一次性股関節症はまれで，ほとんどが先天性股関節脱臼や臼蓋形成不全由来の二次性股関節症（脱臼性股関節症）である。症状は疼痛，跛行，運動制限が主であり，関節周囲筋群の萎縮，骨萎縮もみられ圧倒的に女性に多く発生する。痛みの原因は関節不適合による軟骨破壊，骨棘形成，骨嚢腫形成により円滑な運動ができなくなり関節包の伸展性減少，骨内循環不全，滑膜炎症，関節軟骨炎症などにより発生し，また臼蓋唇の断裂や炎症なども痛みの発生原因になっているといわれる。股関節周囲の疼痛は特に骨盤回旋テストで疼痛誘発方向を確認し，歩行動作も疼痛誘発方向を制限させるようにすることが目的となる。

　変形性股関節症患者の歩行は前額面での形態異常が特徴である。床反力ベクトルが股関節の内方を通ると骨盤を外方へ移動させ，これにつり合うように股関節外転筋が働く（図23a）。しかし本疾患患者は外転筋が弱化しているので保持することができないため，体幹（上半身重心）を同側へ側屈させ股内転筋を使い下半身重心を内方へ向けさせ安定させる（図23b）。この歩行形態が中殿筋歩行である。またある程度中殿筋の筋力が回復してくると下半身重心の外方移動を行うようになるが，支持が不十分なために筋の張力に頼った形態になる。これがいわゆるTrendelenburg歩行である（図23a）。

図23　前額面における股関節に加わるモーメントのつり合い

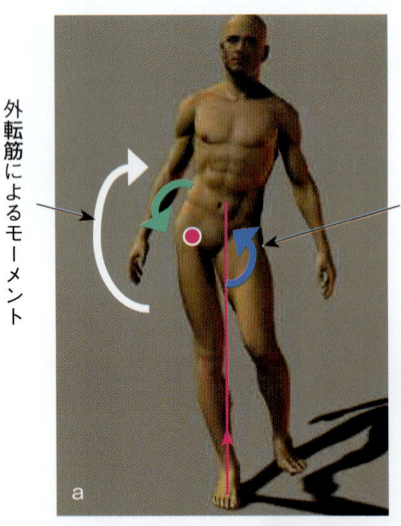

a. 股外転筋による保持
b. 股内転筋による保持

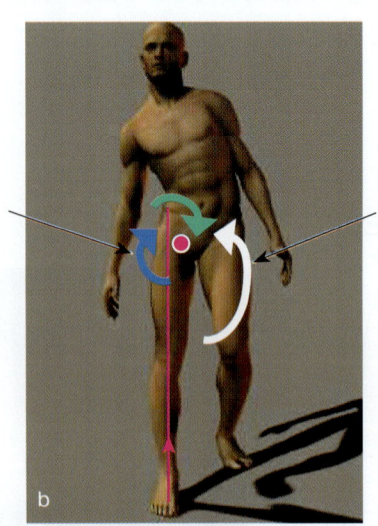

Ⅲ●下肢からみた動きと理学療法の展開

下肢の障害に対する理学療法の結果の出し方③
運動療法

　運動療法は立つ・歩くなど直接，機能に結びついたものでなければならない。前述したようにまずは障害局所の状態を知ることであり，疼痛を軽減できる関節アライメント方向をしっかりと認識することである。そして関節可動域制限や筋力低下がいかに影響を与えているかということがわかれば，その運動療法の方向性はおのずとわかる。そして近位の股関節・骨盤・体幹からの影響がどのように障害局所に悪影響を及ぼすかという運動連鎖的な見方をすることで近位の運動療法も決まってくる。足関節と下腿部の運動療法は障害部の回復程度に応じて段階的に進めていく必要がある。
　ここでは重要な筋強化法，ストレッチング法，固有感覚訓練を紹介する。

筋強化法

　身体の軸となる脊柱および骨盤帯を安定させることは，骨盤の下にある下肢の動きを小さいものにし，メカニカルストレスを小さくさせる意味がある。特に腹横筋，内腹斜筋，多裂筋，腸腰筋などは重要な筋である[50]。

股関節を安定させる筋の強化

　立位で身体重心がある骨盤に最も可動性が大きい関節で，この部位での不安定性は体幹および下肢でのバランスをとる反応が大きい。股関節外転・内転筋，回旋筋，屈伸筋ともに強化し関節を安定させることが重要である[50]。

膝関節を安定させる筋の強化

　膝関節は身体重心がある骨盤と床反力を直接受ける足部との中間に位置する人体最大の関節である。衝撃吸収・体重の支持・足部から身体への力の伝達・身体の動きの方向を決めるなど非常に重要な部分である。膝関節の安定化は近位関節へ効率よく機能させるためには必要不可欠な部分であり，関節の安定化を狙ったきめ細かな強化が必要になる。

足関節および足部を安定させる筋の強化

　足関節は構造的に外傷を受けやすい関節であり，足趾を含む足部は床反力を直接受け身体のバランスをとるためには重要な部分である。足関節周囲筋の強化にはゴムチューブを用いた強化，タオルを使った強化，下腿三頭筋を強化するカーフレイズがよく行われる[45, 47, 48]（図1）。また足趾の筋強化とともに巧緻目的に行われるビー玉つまみの訓練などがある[51]。

図1 足部・足関節・下腿筋の強化と可動域訓練

a. 一般的なタオルギャザーは，IP関節を屈曲させ長趾屈筋強化である。IP関節を伸展位でMP関節でタオルをつかませると虫様筋強化になる。後者のほうが訓練後，歩行などの荷重位で力が入りやすくなる人が多く，足趾をrigid beamへ変化させやすい。
b. 足部回外筋と回内筋の強化，c. 腓腹筋強化。

ストレッチング

　ストレッチングのストレッチとはある物体を「伸ばす」という意味で，医療では筋や腱の柔軟性を高め，障害の予防，コンディショニング，リハビリテーションとして用いられる。ストレッチはゆっくりと伸張する方法が筋組織に無理な伸張が加わらないので危険が少なく安全である。また筋腱を束ねている筋支帯にマッサージを施しストレッチを行うと，筋腱が滑走しやすくなるので効果的である。ここでは足関節と足部のストレッチ方法を載せた[48, 52, 53]（図2・3）。

図2 アキレス腱のストレッチング

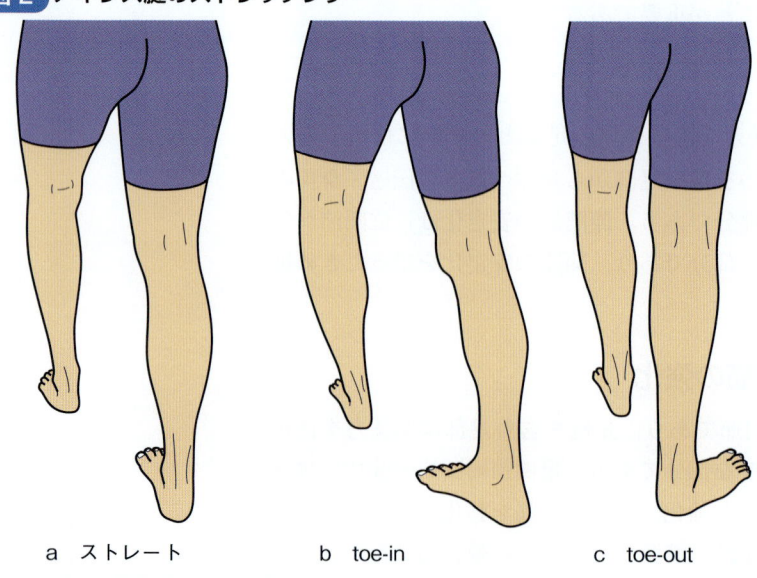

a　ストレート　　b　toe-in　　c　toe-out

足の置く位置でアキレス腱のストレッチ部位に違いがある。

図3 足関節・足部・下腿のストレッチング

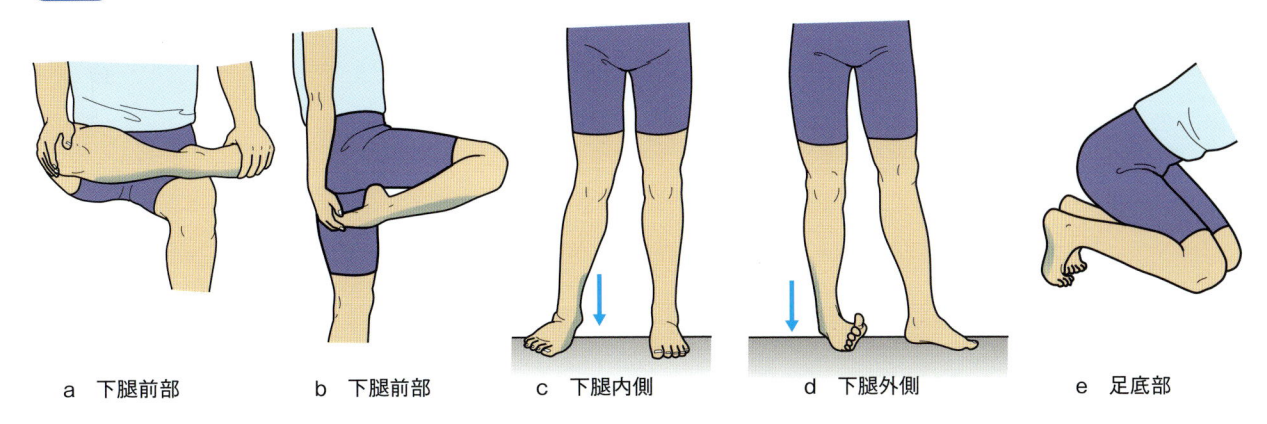

a　下腿前部　　　b　下腿前部　　　c　下腿内側　　　d　下腿外側　　　e　足底部

固有感覚訓練

　固有感覚は視覚を使わず身体の運動の方向や程度，その位置，さらに重量感や抵抗感を認知する感覚だといわれ，その感覚が障害されれば動作に不都合が生じる。特に下肢の障害ではバランスボードを使った荷重刺激を用いた訓練が効率的である[50, 52]（図4）。

図4 足関節と足部の固有感覚訓練

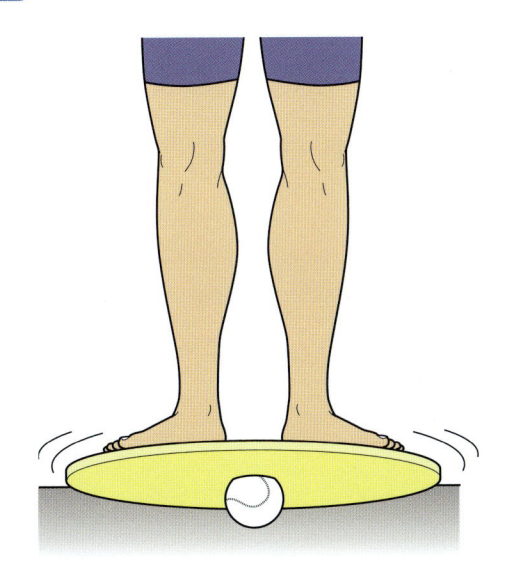

付録

文献
索引

● 文献

Ⅰ．上肢からみた動きと理学療法の展開（p2 — 73）

1) 池田 均ほか：肩診療マニュアル．医歯薬出版，1993．
2) 松本治之ほか：肩関節の機能と構築．関節外科 14：5-12, 1995．
3) 中川照彦：肩の機能とバイオメカニクス．関節外科 14：13-23, 1995．
4) 信原克哉：肩 その機能と臨床 第3版．医学書院，2001．
5) Gohlke F, et al：The pattern of the collagen fiber bundles of the capsule of the glenohumeral joint. J Shoulder Elbow Surg 3：111-128, 1994．
6) 畑 幸彦：関節唇の解剖学的検討．肩関節 16：195-199, 1992．
7) 原 寛徳：肩甲骨関節窩における関節唇と関節包の強度．肩関節 18：82-87, 1994．
8) Kadaba MP, et al：Intramuscular wire electromyography of the subscapularis. J Orthop Res 10：394-397, 1992．
9) 兼松美紀ほか：ヒト上腕二頭筋長頭は放射状の筋である．理学療法学 22 (Suppl)：S265, 1995．
10) 前田和彦ほか：棘上筋停止部に関する解剖学的検討．肩関節 31：209-211, 2007．
11) 西田圭一郎ほか：肩関節唇の微細線維構築について．肩関節 18：12-18, 1994．
12) O'Brien SJ, et al：The anatomy and histology of the inferior gleno-humeral ligament complex of the shoulder. Am J Sports Med 18：449-456, 1990．
13) 柴田 恵ほか：三角筋の三次元的構造．理学療法学 22 (Suppl)：S263, 1995．
14) 山本龍二：肩関節 Clinic．メジカルビュー社，1996．
15) Guyot J：Atlas of Human Limb Joints. Springer-Verlag Berlin and Heidelberg GmbH & Co, 1989．
16) Saha AK：Dynamic stability of the glenohumeral joint. Acta orthop Scand 42：491-505, 1971．
17) SOBOTTA-BECHER：図説人体解剖学 第1巻．医学書院，109, 1969．
18) Urist MR：Complete dislocations of the acromioclavicular joint. J Bone J Surg 28：813, 1946．
19) 福田公孝：Anatomikal and biomechanical studies of the ligamentous system of the acromioclavicular joint. 北海道整災誌 31：1-18, 1987．
20) Inman VT, et al：Observations on the function of the shoulder joint. JBJS 26：1-30, 1944．
21) Johnson G, et al：Anatomy and action of the trapezius muscle. Clin Biomech 9：44-50, 1994．
22) 伊藤信之：胸鎖関節の機能と解剖．関節外科 10：1131-1136, 1991．
23) 山中 芳：副神経麻痺と胸鎖関節亜脱臼．関節外科 10：1161-1169, 1991．
24) 平田光司ほか：肩関節の等速性内旋・外旋筋力特性について－投手に関する検討－．理学療法学 22 (Suppl)：44, 1995．
25) 久保祐子ほか：姿勢・動作分析における身体重心点の視覚的評価の検討．理学療法学 33：112-117, 2006．
26) 三原研一ほか：筋力測定器を用いた肩関節の機能診断の特性．肩関節 17：268-273, 1993．
27) 鈴木克憲ほか：肩関節の Dynamic stabilizer について－内・外旋筋の筋収縮様式の違いに着目して－．肩関節 17：77-80, 1993．
28) 高浜 照：肩の動き－屈曲について－．総合リハ 16：885-889, 1988．
29) 筒井廣明ほか：肩関節の安定化機構．肩関節 15：13-17, 1991．
30) 吉村英哉ほか：小胸筋の停止についての解剖学的研究．肩関節 31：217-219, 2007．
31) 日本リハビリテーション医学会評価基準委員会：関節可動域表示ならびに測定法，1995．
32) DiVeta J, et al：Relationship between performance of selected scapular muscles and scapular abduction in standing subjects. Phys Ther 70：470-479, 1990．
33) 松本大士：肩甲骨の加齢によるポジションの変化についての検討．理学療法学 27 (Suppl)：60, 2000．
34) Bigliani LU, et al：Shoulder motion and laxity in the professional baseball player. Am J Sports Med 25：609-613, 1997．
35) Brown LP, et al：Upper extremity range of motion and isokineticstrength of the internal and external shoulder rotators in major league baseball players. Am J Sports Med 16：577-585, 1988．
36) Helming P, et al：Glenohumeral movement patterns after puncture of the joint capsule：An experimental study. J Shoulder Elbow Surg 2：209-215, 1993．
37) 岩堀裕介ほか：少年野球選手の肩関節内旋可動域の減少．肩関節 27：415-419, 2003．
38) 牧内大輔：野球選手における肩甲骨関節窩傾斜角及び上腕骨後捻角の検討．肩関節 23：363-366, 1999．

39) Reagan KM, et al : Humeral retroversion and its relationship to glenohumeral rotation in the shoulder of college baseball players. Am J Sports Med 30 : 354-360, 2002.
40) 立花 孝ほか：肩関節．PTジャーナル 24：761-767, 1990.
41) 山口光國ほか：肩関節周辺の疼痛の評価．PTジャーナル 29：161-167, 1995.
42) Quiring DP : The functional anatomy of the shoulder girdle. Arch Phys Med Rehabili 27 : 90-96, 1946.
43) 佐藤達夫：【理学療法と基礎医学の接点】肩周辺の複雑な筋の配置を形態学的に解析する 肩甲筋の歴史的背景の理解のために．理学療法 20：709-718, 2003.
44) Wuelker N, et al : Dynamic glenohumeral joint stability. J Shoulder Elbow Surg 7 : 43-52, 1998.
45) 山嵜 勉 編：整形外科理学療法の理論と技術．メジカルビュー社，1997.
46) Allen E, et al : Eccentric and concentric strength of the shoulder and arm musculature in collegiate baseball pitchers. Am J Sports Med 23 : 638-642, 1995.
47) Evan V, et al : A comparison of two positions for assessing shoulder rotator peak torque : the traditional frontal plane versus the plane of the scapula. Isokinetic Exerc Sci 1 : 202-206, 1991.
48) Noffal GJ : Isokinetic eccentric-to-concentric strength ratios of the shoulder rotator muscles in throwers and nonthrowers. Am J Sports Med 31 : 537-541, 2003.
49) 山本尚司ほか：当院における肩内外旋筋力評価について－肩関節不安定症の筋力特性－．理学療法学 21（Suppl）：S118, 1995.
50) 中目有希子ほか：上肢挙上運動における肩甲帯機能の関与．神奈川県理学療法士県士会会報 20：107-108, 1993.
51) 嘉陽 拓ほか：スポーツ傷害肩における機能障害の追跡調査．理学療法学 27（Suppl）：137, 2000.
52) Liu SH, et al : A prospective evaluation of new physical examination in predicting glenoid labral tears. Am J Sports Med 24 : 721-725, 1996.
53) 中川滋人ほか：投球障害肩における上方関節唇損傷の診断法の検討－新たな疼痛誘発テストを中心に－．肩関節 27：567-570, 2003.
54) 山口光國ほか：肩関節拘縮（挙上障害）に対する評価の一思案－特に肩甲上腕関節について－．神奈川県士会会報 19：44-47, 1992.
55) 山口光國ほか：整形外科疾患とストレッチング－肩関節拘縮（特に挙上障害）に対して－．理学療法 7：327-335, 1990.
56) 山口光國：【上肢のスポーツ障害リハビリテーション実践マニュアル】理学療法士の立場から．Medical Rehabilitation 33：11-20, 2003.
57) 山口光國：投球障害肩に対する理学療法．スポーツ傷害 8：49-51, 2003.
58) 山口光國ほか：スポーツによる障害に対する理学療法．MB Med Reha 17：76-85, 2002.
59) Donatelli R, et al : Assessment of shoulder strength in professional baseball pitchers. J Orthop Sports Phys Ther 30 : 544-51, 2000.
60) 岩崎富子ほか：筋活動からみた肩周囲筋群の機能－外転運動における検討－．理学療法学 21（Suppl）：414, 1994.
61) 皆川洋至ほか：腱板を構成する筋の筋内腱－筋外腱移行形態について．肩関節 20：103-110, 1996.
62) 津山直一：新・徒手筋力検査法．協同医書出版社，1996.
63) 山口光國ほか：スポーツ障害肩における肩甲骨内転筋力－膝関節肢位の影響－．肩関節 20：325-328, 1996.
64) 鈴木一秀ほか：肩のバイオメカニクス 最近の知見 肩甲胸郭関節機能が腱板機能に及ぼす影響の筋電図学的検討．別冊整形外科 36：19-22, 1999.
65) 正木健雄：姿勢の研究 －休息立位姿勢の実態について－．体育学研究 4：79-85, 1960.
66) 中村隆一ほか：基礎運動学 第3版．医歯薬出版，1987.
67) 上羽康夫：手 その機能と解剖 第3版．金芳堂，1996.
68) Ebraheim NA, et al : Vulnerability of long thoracic nerve : An anatomic study. J Shoulder Elbow Surg 7 : 458-461, 1998.
69) Kauppila LI, et al : The long thoracic nurne : Possible mechanisms of injury based on autopsy study. J Shoulder Elbow Surg 2 : 244-248, 1993.
70) Pope HG Jr, et al : Muscle dysmorphia. An underrecognized form of body dysmorphic disorder. Psychosomatics 38 : 548-557, 1997.

Ⅱ. 体幹からみた動きと理学療法の展開 (p76 — 174)

1) 福井 勉ほか：肩関節屈曲伸展時の皮膚・浅層筋膜の運動特性について．理学療法学 34 (Suppl 2)：152, 2007.
2) Myers TW：The arm line, In Anatomy Trains, 159-182, Churchill Livingstone, 2001.
3) Lee D：The Pelvic Girdle, 3rd ed. , Churchill Livingstone, 82-132, 2004.
4) T Fukui, et al：The relationship between saggital and frontal moment of the hip during pelvic sway movement. XVIIth Congress of the International Society of Biomechanics, abstract 117, 1997.
5) Schultz RL, et al：The Endless Web, North Atlantic Books, 53-60, 1996.
6) 中村隆一ほか：基礎運動学（第6版），331-360, 医歯薬出版, 2003.
7) 福井 勉：力学的平衡理論・力学的平衡訓練．整形外科理学療法の理論と技術, 山嵜 勉 編, 172-201, 1997.
8) 福井 勉：動作分析と運動連鎖, 理学療法ジャーナル 32：237-243, 1998.
9) 久保祐子ほか：姿勢・動作分析における身体重心点の視覚的評価の検討, 理学療法学 33：112-117, 2006.
10) Perry J：Gait analysis, 19-47, SLACK Inc. , 1992.
11) Winter DA：Biomechanics and motor control of human movement, 2nd ed. , Wiley Interscience, 93-95, 1990.
12) 上田泰久ほか：頸椎屈曲伸展運動における運動中心の軌跡分析．理学療法学 32 (Suppl 2)：321, 2005.
13) 福井 勉ほか：スクワットにおける足関節可動制限が膝関節モーメントに及ぼす影響．体力科学 6：736, 1994.
14) 金 承革ほか：体幹の柔軟性と下肢関節の負担の関係．体力科学 6：738, 1994.
15) 福井 勉ほか：ジャンパー膝，Osgood-Scalatter病に対す運動療法．関節外科 15：74-82, 1996.
16) 福井 勉ほか：立位動作における下肢関節モーメント．日本臨床バイオメカニクス学会誌 23：259-264, 2002.
17) Vulcum AP, et al：Effects of bending on vertebral column during Gz acceleration. Aerospace Medicine 41：294-300, 1970.
18) 柿崎藤泰ほか：呼吸運動療法．呼吸運動療法の理論と技術, 本間生夫ほか編, 114-139, メジカルビュー社, 2003.
19) Richardson C, et al：Therapeutic Exercise for Spinal segmental Stabilization in Low Back Pain, Churchill Livingstone, 103-164, 1999.
20) Lee DG, et al：Thorax：An Integrated Approach for Restoring Function, Relieving Pain, Course text. 2007.
21) Sapsford R：Pelvic Floor, Course text, Division of Physiotherapy, School of Health and Rehabilitation Sciences, University of Queensland. Mater Misericordiae Hospital, Brisbane, 2006.
22) Franklin E：Pelvic power, Elysian Editions, Princeton Book Company, 34-77, 2002.

Ⅲ. 下肢からみた動きと理学療法の展開 (p176 — 279)

1) Morris D：ボデイウォッチング（藤田 統 訳）, 353-371, 小学館, 1992.
2) 森 優ほか：学習必携解剖学要覧，改訂第5版，南山堂, 1966.
3) Scranton Jr PE, et al：Dyanamic fibular function, A new concept. Clin Ortho 118：76-81, 1976.
4) Seibel MO：フットファンクション（入谷 誠 訳）, ダイナゲイト, 1996.
5) 入谷 誠：下肢の可動障害と足底板療法－入谷式足底板－．ザ ROM（理学療法科学学会 監）, 395-401, アイペック, 2007.
6) 入谷 誠：インソールの作製と適応－入谷式足底板－．アスレティックリハビリテーションガイド（福林 徹 編）, 370-376, 文光堂, 2008.
7) Elftman M：The transverse tarsal joint and its control. Clin Orthop Relat Res 16：41-45, 1960.
8) Tylkowski CM：Chapter3：Assessment of Gait in Children and Adolescent. Lowell&Winter's Pediatric Orthopaedics, 3rd ed, vol1 (Morrissy RT, ed) , 57-90, Lippincott, 1990.
9) Root ML, et al：Normal and Abnormal Function of The Foot：Clinical Biomechanics, vol2. Clinical Biomechanics Corp, 1977.
10) Perry J：Gait Analysis, Nornal and Pathological Function, SLACK Inc. , 1992.
11) Kapandji IA：カパンディ関節の生理学Ⅱ下肢（荻島秀男 監訳）, 医歯薬出版, 1986.
12) 入谷 誠：足底挿板療法．整形外科理学療法の理論と技術（山嵜 勉 編）, 62-83, メジカルビュー社, 1997.
13) 福井 勉：スポーツ動作と理学療法．スポーツ傷害と理学療法（福井 勉ほか編）, 13-21, 三輪書店, 2001.
14) 入谷 誠：足底板と歩行－入谷式足底板－．ザ歩行（理学療法科学学会編）, アイペック：p174-182, 2003.

15) 江原義弘ほか：歩き始めと歩行の分析．医歯薬出版，2002．
16) 入谷 誠：痛みに対する足底板療法－入谷式足底板－．理学療法 23（1）：219-225，2006．
17) Murray MP, et al：Normal postural stability and steadiness：quantitative assessment. J Bone&Surg 57（A）：510-516, 1975.
18) Root ML, et al：Biomechanical examination of the foot. Clinical Biomechanics Corp, 1971.
17) Wright DG, et al：Action of the subtalar and ankle joint complex during the stance phase of walking. J Bone&Joint Surg 46（A）：361-382, 1964.
18) Murray MP, et al：Walking patterns of normal men. J Bone&Joint Surg 64（A）：335-360, 1964.
19) Inman VT：Human locomotion, Canada. Med Assoc J 94：1047-1054, 1973.
20) Steindler A：Kinesiology. CC Thomas, SpringfieldⅢ, 1955.
21) Basmajian JV：Muscles alive：their functions revealed by electromyography, 3rd ed, Williams and Wilkins Co. , 1974.
22) Mann R, et al：Phasic activity of intrinsic muscle of the foot. J Bone&Surg 46（A）：469-481, 1964.
23) Meinel K：マイネル・スポーツ運動学（金子明友 訳），大修館書店，2000．
24) Baumgartner R, et al：足と靴，その整形外科的処置（佐野精司ほか監），フスウントシューインスティテュート，1999．
25) Gotz-Neumann K：観察による歩行分析（月城慶一ほか訳），医学書院，2005．
26) 入谷 誠：下肢疾患に対する足底板療法－入谷式足底板－．OS Now 17：96-100，2003．
27) 入谷 誠：下肢に対する足底板療法，疼痛の理学療法（黒川幸雄ほか編），250-259，三輪書店，1999．
28) 入谷 誠：下肢の障害に対する足底板療法－入谷式足底板－．愛知県理学療法学会誌 20（2）：102-105，2008．
29) 入谷 誠：下肢のスポーツ障害と足底板－入谷式足底板－．下肢のスポーツ障害，リハビリテーション実践マニュアル（河野照茂 編），53-59，全日本病院出版，2004．
30) 入谷 誠：「入谷式足底板」の現在．スポーツメディスン 102：6-12，2008．
31) 入谷 誠：足部障害に対する足底板療法－入谷式足底板－．実践にすぐ役立つアスレティックリハビリテーションマニュアル（福林 徹 編），全日本病院出版，2006．
32) Cailliet R：足と足関節の痛み（荻島秀男 訳），医歯薬出版，2004．
33) Regnauld B：足 病因・病理・病態と治療法（廣島和夫 監訳），シュプリンガー・フェアラーク，1988．
34) 入谷 誠：足の変形，痛みとの関係は？．評価から治療手技の選択（丸山仁司 編），文光堂，2004．
35) Alexander IJ：The Foot, Examination and Diagnosis, Churchill Livingstone Inc. , 1990.
36) 藤井英夫ほか：足診療マニュアル，医歯薬出版，1989
37) 川野哲英：ファンクショナルテーピング，ブックハウスHD，1988．
38) 清水正一監修：目でみるテーピングの理論と実際，不昧堂，1981．
39) 黒澤 尚ほか編：スポーツ外傷学Ⅳ，医歯薬出版，2001．
40) 坂西英夫：ジャンパー膝－発生要因，分類ならびに対策．臨床スポーツ医学 6：1095-1099，1989．
41) 腰野富久：膝診療マニュアル，医歯薬出版，1992．
42) 加藤晴康ほか：足関節外傷後のリハビリテーション．下肢のスポーツ障害（河野照茂 編），14-21，全日本病院出版，2004．
43) 鹿倉二郎：テーピングの役割と機能．下肢のスポーツ障害（河野照茂 編），45-50，全日本病院出版，2004．
44) 川村次郎ほか編：義肢装具学，医学書院，1992．
45) 高倉義典：足の診療ガイドブック，南光堂，2001．
46) 高倉義典ほか編：図説 足の臨床 改訂版（増原建二 監），メジカルビュー社，1998．
47) Micheli LJ：The Sports Medicine Bible（中嶋寛之 監訳），ナップ，2003．
48) Daniel D, et al：アーンハイムのトレーナーズ・バイブル（渡邉一夫ほか訳），医道の日本社，2004．
49) Subotnick SI：スポーツマンのフットドクター（田村 清ほか訳），大修館書店，1993．
50) 松田直樹ほか：骨盤・体幹のバランスと下肢のスポーツ障害：下肢のスポーツ障害（河野照茂 編），76-82，日本病院出版，2004．
51) 高嶋直美：足関節捻挫に対するセルフエクササイズ．理学療法 25（7）：1059-1064，2008．
52) Anderson B：ストレッチング（小室史恵ほか監訳），NAP，2002．
53) 中島幸則：下肢のスポーツ障害リハビリテーションにおけるストレッチング．Medical Rehabilitation 45：35-43，2004．

索引

あ

アーチ	185
アキレス腱炎	116
アキレス腱障害	272
アライメント	81,229
アロン体操	39
入谷式膝内外反テスト	245
インナーマッスル	81
ウィンドラスの巻き上げ機構	184
烏口肩峰靱帯	6,10
烏口鎖骨靱帯	10
烏口上腕靱帯	6,31
右側屈動作	98
うなずき運動	158
運動機能ライン	78,89,90
運動連鎖	76,85,87,88,92
遠位脛腓関節	178
遠心性収縮	34
円錐靱帯	10
横隔膜	92
横隔膜エクササイズ	163
凹足	234
オーバーストレッチ	32
起き上がり運動	159

か

臥位	141
外脛骨	274
解釈	25
回旋運動	134
回旋筋腱板	7
回旋動作	138
回旋部位	142
外旋抵抗テスト	46
外側支持機構損傷	263
外側縦アーチ	186,198
開張足	234
外反傾斜	206
外反扁平足	233
外反母趾	236,277
解剖学的関節	3
踵離地	219
下肢機能軸	83,84,129,130
下肢筋力	120
荷重転換	229
鵞足	266
鵞足炎	120
下腿三頭筋	92
肩関節周囲炎	38
肩関節不安定症	23
肩関節複合体	3
肩の触診	40
滑膜肥厚	39
可動域制限	38
下半身質量中心	96,100,102,118,126,129,131,144
果部捻転	236
果部誘導	250
寛骨	82
関節窩	17
関節可動域制限因子	30
関節上腕靱帯	5
関節内運動	18
関節包	5
関節包・靱帯	148,150,152,156
関節モーメント	114,122,125
関節モビライゼーション	40
陥入爪	277
拮抗筋	148
拮抗筋抑制	150,152,156
機能的関節	42
機能的脚延長	191
機能的脚短縮	193
機能評価	38
求心性収縮	34
胸郭出口症候群	51

胸鎖関節	15	腱板断裂	10
胸鎖乳突筋	69	後胸鎖靱帯	15
胸腰筋膜	92	後屈運動	132
棘下筋	7	後屈動作	98
棘上筋	7	後傾	126
距骨下外反	239	後脛骨筋	216
距骨下関節	212, 238	後脛骨筋腱炎	275
距骨下内反	239	後十字靱帯損傷	261
挙上抵抗テスト	43	鉤状趾	243
距腿関節	212, 237	後足部外反	205
筋	166, 168, 170	後足部内反	205
筋異形症	71	後足部レベルの横アーチ	197
筋活動コントロール	19	広背筋	92
筋活動バランス	36, 58	後方移動	126
筋間の滑走	175	股関節	146, 150, 152, 156, 210
筋強化法	279	股関節戦略	100, 106
筋緊張	114	五十肩	38
筋内腱	7, 53	骨間筋	222
筋膜	78, 168	骨盤	158
脛骨の前方モーメントの減速	217	骨盤回旋テスト	246
頸部形状	68	骨盤後傾	117
楔舟関節	199	骨盤後方移動	117
楔状骨レベルの横アーチ	196	骨盤前傾	117
蹴り出し脚	224	骨盤前方移動	117
肩甲下筋	7	骨盤底筋	92
肩甲胸郭関節	13	骨盤底筋エクササイズ	164
肩甲骨	137	固有感覚	281
肩甲骨棘下窩部	69	固有筋収縮	248
肩甲骨内側	69		
肩甲上神経	69		
肩甲上腕関節	4	## さ	
肩甲上腕リズム	31	座圧中心	136
肩甲舌骨筋部	69	座位	136
肩鎖関節	10, 11	支持基底面	97, 98
肩鎖靱帯	10	四十肩	38
肩章	2	指床間距離	27, 63
腱内腱	7, 53	姿勢評価	63
腱板機能	54	姿勢変化	3
腱板損傷	10	姿勢を制御	230

自然下垂位	66	接地期	208,215
膝窩筋	266	前胸鎖靱帯	15
自動体幹回旋テスト	247	前胸部	70
ジャンパー膝	125	前鋸筋	69
終末抵抗感	38	前屈運動	131
主観的要素	37	前屈動作	98
主動作筋	147,151,156	前傾	126
主動作筋抑制	152	前脛骨筋	215
手内筋	80	仙結節靱帯	92
瞬間中心	77,108,110	前十字靱帯損傷	261
瞬間中心法	108	尖足	235
小円筋	7	前足部外反	240
小胸筋	6	前足部内反	240
上肢帯機能	2	前方移動	126
踵足	236	前腕	41
上半身質量中心 96,100,102,111,112,116,120,126,129, 131,138,140,144,171		前腕肢位	41
		相対的機能	36
伸筋拡張	222	僧帽靱帯	10
シンスプリント	272	足圧中心	88,100,104,106,138
身体活動	16	足圧中心制御	106
身体重心	88,97,101,104	足関節尖足	237
身体重心制御	106	足関節戦略	100,106
伸張性欠如	40	足関節底屈	193
伸展下肢挙上	92	足関節捻挫	269
心理的因子	2	足関節背屈	193,220
随意性後方亜脱臼	21	側屈運動	133
推進期	209,219	足根骨	217
スクワッティング・テスト（ニュートラル・テスト） 244		足根骨の水平固定	217
		足趾	195,213
スクワッティング・テスト変法	244	足趾屈筋	92
スクワット運動	135	足底筋膜	92
スクワット動作	85,98,103	足底筋膜炎	272
スティフネス 77,79,80,82,110,112,120,129,145,146		足底板作製の手順	231
		足内筋	104
ストレッチング	280	足部アーチ	230
スポーツ動作	144	足部と下腿との運動連鎖	180
脊柱起立筋	92	足部の筋機能	214
脊柱単関節筋エクササイズ	164	足部の重要性	213
		足部誘導テスト	248

た

第1中足骨挙上	242
第1リスフラン関節	199
第1列	212, 242
第1列底屈	242
第1列底屈・回内	190
第1列背屈・回外	190
第1列誘導	249
第2肩関節	4
第5列	213
第5列誘導	250
体幹	160, 171
体幹回旋	137
体幹回旋運動	140
体幹下部	165, 168
体幹上部	170
体型	52
台形型	112, 173
台形対応	138
代償機能	10
大腿骨	82
大殿筋	92
大転子	127
多裂筋	92
単関節筋	150
単関節筋エクササイズ	154
短腓骨筋	216
中足骨の水平固定	220
中足骨レベル後方部分の横アーチ	196
中足骨レベル前方部分の横アーチ	195
虫様筋	222
腸脛靱帯	266
長趾屈筋	215, 216
長腓骨筋	216
長母趾屈筋	215, 216
直接的評価の前評価	232
椎間板	166
椎間板ヘルニア	131
爪	189
テーピング	261
疼痛誘発テスト	42
頭皮筋膜	92
徒手筋力評価	51
トレーニング	77

な

内外側縦アーチ間隙部分	251
内旋抵抗テスト	47
内側楔状骨矯正誘導	250
内側側副靱帯損傷	261
内側縦アーチ	186
内転足	235
内反傾斜	206
内反足	235
中敷きベース	255
二関節筋	84, 86, 120, 122, 147
二関節筋活動	122
日常生活様式	33

は

ハイスティッフネスエリア	113
ハムストリングス	92
バランス	107, 135, 146
瘢痕組織	39
反復性肩関節脱臼	19
ハンマー趾	243
腓骨筋腱炎	275
膝関節	210
膝伸展機構	265
膝サポーターを用いた評価	245
皮皺線	68, 71
皮膚・浅筋膜	148, 151, 154, 156, 165, 168
皮膚・浅筋膜とテーピング	174
腓腹筋	215, 216
腓腹筋尖足	237
評価項目の記載	256

病態評価……38
ヒラメ筋……215,216
ヒラメ筋尖足……237
腹横筋……92
腹横筋エクササイズ……160
腹腔内圧……160
複合エクササイズ……156
踏み出し脚……224
振り子運動……39
平行四辺形型……112,173
平行四辺形対応……138
変形性股関節症……278
変形性膝関節症……268
扁平足……220
防御サイン……37
帽状腱膜……92
ボールジョイント……218
歩行……224
歩行周期……208
母趾種子骨障害……276
補償……200
ボディターン……138

ま

マレット趾……243
メカノレセプター……22
モーメント……112,135

や

遊脚相……213
床反力……208
床反力作用点……118
床反力ベクトル……278
癒着……40
腰仙筋膜……92
横アーチ……188

ら

リスフラン関節……182
リズム……228
立脚中期……209,216
流動性……228
列……182
レッグカール……116
レバーアーム……89,91,122

A-Z

ankle mortise……178
area sign……24
break test……51
Codman 体操……39
distruction……50
Duchenne 肢位……120
end feel……31,38
finger sign……24
Gleno-Humeral Rhythm……18
high arc……48
horizontal arc……49
impingement……43
inner muscles……34
loose shoulder……19
MP 関節……194
MT 関節……181,240
outer muscles……34
palm sign……24
rigid beam……184
rotational turning area……141
scapular plane……30
scapulohumeral rhythm……31
setting phase……59
SLAP Leison……39
Spino-Humeral angle……28
spring block……22,31,39
ST 関節……180
ST 関節回外……191

ST 関節回内 …………………………… *191*
ST 関節誘導 …………………………… *249*
thrust 現象 …………………………… *268*
Trendelenburg 肢位 …………………… *120*
Trendelenburg 歩行 …………………… *278*
Windlass の巻き上げ機構 …………… *184*
zero position …………………………*30*

数字

1st plane………………………………*28*
2nd plane ………………………………*28*
3rd plane………………………………*28*

結果の出せる整形外科理学療法

| 2009年 2月10日 | 第1版第1刷発行 |
| 2024年10月30日 | 第13刷発行 |

- ■著　者　山口光國　やまぐちみつくに
　　　　　　福井　勉　ふくいつとむ
　　　　　　入谷　誠　いりたにまこと

- ■発行者　吉田富生

- ■発行所　株式会社メジカルビュー社
　　　　　〒162-0845 東京都新宿区市谷本村町2-30
　　　　　電話　03(5228)2050(代表)
　　　　　ホームページ http://www.medicalview.co.jp/

　　　　　営業部　FAX 03(5228)2059
　　　　　　　　　E-mail eigyo@medicalview.co.jp

　　　　　編集部　FAX 03(5228)2062
　　　　　　　　　E-mail ed@medicalview.co.jp

- ■印刷所　シナノ印刷株式会社

ISBN978-4-7583-0666-9 C3047

©MEDICAL VIEW, 2009. Printed in Japan

・本書に掲載された著作物の複写・複製・転載・翻訳・データベースへの取り込みおよび送信（送信可能化権を含む）・上映・譲渡に関する許諾権は，(株)メジカルビュー社が保有しています．

・JCOPY〈出版者著作権管理機構 委託出版物〉
本書の無断複製は著作権法上での例外を除き禁じられています．複製される場合は，そのつど事前に，出版者著作権管理機構（電話 03-5244-5088, FAX 03-5244-5089, e-mail：info@jcopy.or.jp）の許諾を得てください．

・本書をコピー，スキャン，デジタルデータ化するなどの複製を無許諾で行う行為は，著作権法上での限られた例外（「私的使用のための複製」など）を除き禁じられています．大学，病院，企業などにおいて，研究活動，診察を含み業務上使用する目的で上記の行為を行うことは私的使用には該当せず違法です．また私的使用のためであっても，代行業者等の第三者に依頼して上記の行為を行うことは違法となります．